DROGEN

Dieses Buch ist meiner geliebten Frau Claudia gewidmet.

Dr. Bernhard van Treeck
(Hrsg.)

DROGEN

*Alles über Drogen und Drogenwirkung,
Prävention und Strafverfolgung,
Beratung und Therapie*

MIT BEITRÄGEN VON
Dr. Helmut Bläsner, Carsten Claus, Andreas Gantner,
Reiner Domes, Dr. Hans Ulrich Gresch, Dr. Bernhard van Treeck,
Claudia van Treeck, Udo v. Wachtendonk und Nadja Wirth

MIT ILLUSTRATIONEN VON
Boris Hoppek

Schwarzkopf & Schwarzkopf

Anmerkung:

Das Buch wurde mit großer Sorgfalt recherchiert und geschrieben. Dennoch kann es den Arzt oder den Juristen nicht ersetzen. Es wird ausdrücklich darauf hingewiesen, dass im Zweifel bei gesundheitlichen und juristischen Problemen der Gang zum entsprechenden Facharzt oder zum Anwalt unumgänglich ist. Dieses Buch kann vielleicht aber dazu beitragen, dass rechtzeitig geeignete Hilfe gesucht wird.

INHALT

TEIL 3: DROGENNOTFÄLLE

TEIL 4: PRÄVENTION, BERATUNG UND THERAPIE

TEIL 5: INTERVIEWS

TEIL 7: RECHT UND GESETZ

TEIL 8: ADRESSEN UND LITERATUR

EINLEITUNG

Wenn von Drogen die Rede ist, gibt es viele Meinungen, aber nur wenige Fakten. In Diskussionen geht es oft um Moral. Das ist absurd, denn Sucht existiert auch im Tierreich und Tiere kennen keine moralischen Prinzipien. Ratten, denen man im Tierversuch wahlweise Wasser oder mit Drogen versetzte Lösungen zu trinken gibt, entscheiden sich durchweg für einen mehr oder weniger ausgeprägten Drogenkonsum (Experiment von Andrea Heine & Prof. J. Wolfgramm, Klinische Neurobiologie, Universitätsklinikum Benjamin Franklin, Berlin, 1998). Etwa die Hälfte der Tiere steigern den Konsum und nehmen – selbst nach Phasen mehrmonatiger Abstinenz – freiwillig extrem hohe Dosen der Drogen zu sich. Der Konsum wird selbst dann fortgesetzt, so das Experiment, wenn der Lösung Bitterstoffe beigemischt werden, die Ratten normalerweise nicht freiwillig zu sich nehmen würden. Ein solches Verhalten ist typisch für Sucht. Tiere setzen die Suchtmittel auch in freier Wildbahn gezielt zur Stimulation ein; so berauschen sich in Afrika z.B. Elefanten gerne an vergorenen Palmenfrüchten.

Rauschmittel begleiten den Menschen seit Anfang seiner Geschichte. Größere Probleme traten erst mit dem Beginn der Industrialisierung auf. Nicht nur die maschinelle Fertigung von alltäglichen Gebrauchsgütern wurde effizienter, auch im Bereich der Entwicklung von Pharmazeutika gab es rasanten Fortschritt. Insbesondere im deutschsprachigen Raum wurden hochpotente Suchtmittel wie Heroin, Kokain, LSD und Ecstasy entwickelt, die bezüglich ihrer Wirkungen die alten Pflanzendrogen weit in den Schatten stellten. Die Folgen sind bekannt. Beeinflusst von Modeströmungen wurden Drogen periodisch in so großer Menge konsumiert, dass dies zu gesellschaftlichen Problemen führte: In den zwanziger Jahren war Kokain en vogue, in den Siebzigern kamen Halluzino-

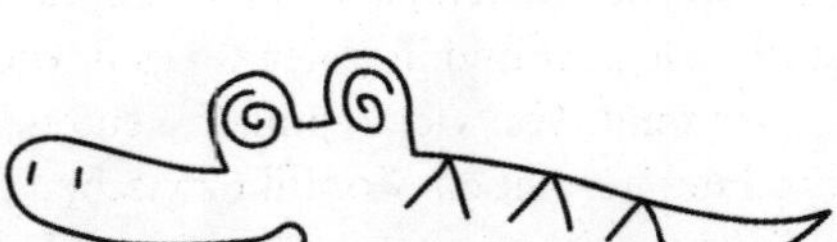

gene in Mode und in der Folge das Heroin. Anfang der neunziger Jahre folgte europaweit die massenhafte Verbreitung von Ecstasy (das eigentlich seit Jahren bekannt war, aber ein Ladenhüter) in Verbindung mit der immer größer werdenden Technoszene. Gleichzeitig erfreuen sich seit Mitte der neunziger Jahre alte Pflanzendrogen steigender Beliebtheit. Die größten Probleme aber werden seit vielen Jahren unverändert verursacht durch die Massendrogen Alkohol, Nikotin und Cannabis. Während die Fakten zu den erstgenannten Drogen im Wesentlichen bekannt sind, besteht zu Cannabis großer Aufklärungs- und Hilfebedarf.

Suchterkrankungen sind die am häufigsten auftretenden psychischen Erkrankungen. Die Lebenszeitprävalenz in der TACOS-Studie lag bei einer Stichprobe von 18- bis 64-Jährigen (unter Ausschluss von Tabakabhängigkeit) bei 25,8 %, das heißt, etwa ein Viertel aller Menschen weisen nach dieser Studie ein süchtiges Verhalten auf. Für die USA schwanken die Angaben zwischen 19,3 % (ECA-Studie mit N=19182) und 26,6 % (NCS-Studie mit N = 8098). Männer sind wesentlich häufiger süchtig als Frauen. Zudem treten Suchterkrankungen tendenziell häufiger in den Unterschichten auf.

Einfache Rezepte zur Lösung des Problems gibt es nicht. Repressionen, wie sie als Gegenmaßnahme von staatlicher Seite häufig praktiziert werden, greifen nicht immer wie gewünscht. Fachleute wissen seit langem: Mit Repression allein kann keine Drogenpolitik gelingen. Bei offener werdenden Grenzen und unüberschaubarer werdenden Kommunikationsstrukturen (Stichwort Internet) ist eine effektive Umsetzung der Strafverfolgung oft kaum noch möglich. Der personelle Aufwand, der zur Durchsetzung einer effektiven Strafverfolgung nötig wäre, ist schon lange nicht mehr finanzierbar. Polizei und Justiz laufen den Problemen seit Jahren nur noch hinterher. Dem Massenkonsum ist mit dem knappen Personal von Polizei und BGS kaum beizukommen. Zudem ist der Nutzen von Repression nicht unumstritten. Die Kriminalisierung der Drogenkonsumenten schadet manchmal mehr, als sie nützt. Zudem wird die Ungleichbehandlung legaler und illegaler Drogen, wie sie das Betäubungsmittelgesetz vornimmt, von vielen jungen Leuten weder verstanden noch akzeptiert. Hier besteht ein Konflikt zwischen den Generationen. Viele jüngere Leute kritisieren offen, dass z.B. Alkohol eine legale Droge ist, die verkauft und sogar beworben werden kann, während Cannabis und Ecstasy verboten sind. Nicht immer ist die Auseinandersetzung mit dem Thema konstruktiv. Die Diskussion wird überwiegend mit dem Austausch von Meinungen geführt, Fakten gibt es hingegen kaum. Fast alle Studien im Suchtbereich sind das Papier nicht wert, auf dem sie gedruckt sind. Aussagefähige wissenschaftliche Studien (mit statistisch signifikanten Ergebnissen in randomisierten, Placebo-kontrollierten Stichproben) zu Drogen und Sucht sind absolute Mangelware. Die meisten Entscheidungen im Bereich Drogen und Suchthilfe werden seit Jahren aus dem Bauch heraus ohne hinreichende Datenbasis getroffen.

Wichtig ist, offen über Drogen zu sprechen. Es lässt sich gar nicht verhindern, dass Jugendliche damit in Kontakt kommen und diese werden vielleicht erleben, dass Drogen auch Spaß machen können. Schon deswegen sollten Risiken, Wirkungen und Nebenwirkungen dieser Stoffe heutzutage jedem bekannt sein. Letztlich überwiegen die Nachteile aller Drogen einschließlich Alkohol deren Vorteile. Wer sich das bewusst macht, dürfte weniger Angst haben, offen über Drogen zu sprechen. Setzte man früher rein auf Abschreckung (Stichwörter: »Just say no!« und »Keine Macht den Drogen«), so ist zumindest in den letzten Jahren das Bemühen erkennbar, sachgerechter mit dem Thema umzugehen. Weder soll verharmlost werden noch verteufelt. »Just say know« ist das Schlagwort, das die Drogenpolitik seit einigen Jahren mitbestimmt. Dramatische Erfolge sind durch den Wechsel von »Just say no!« zu »Just say know!« allerdings nicht erreicht worden. Die in dem Wort »Just« suggerierte Einfachheit der Lösung wird den komplexen Problemen in Verbindung mit Suchtmittelkonsum eben nicht gerecht. Leider reicht Wissen allein kaum. Jeder Raucher weiß inzwischen, dass Zigaretten gesundheitsgefährdend sind; trotzdem haben sich die Probleme mit dem Tabakrauchen kaum reduziert.

Bei den illegalen Drogen stellt sich die Sachlage insofern anders dar, weil der Wissensstand über Drogen bei vielen Konsumenten gering ist. Sie werfen Tabletten ein, deren Inhaltsstoffe sie nicht kennen, kombinieren Drogen, ohne an potenziell tödliche Wechselwirkungen zu denken, und beachten einfachste Vorsichtsmaßnahmen nicht. Jede Mystifizierung oder Dämonisierung ist hier genauso schädlich wie Drogenverherrlichung und Drogenkult (wie er in szenenahen Publikationen und in einigen Internetseiten praktiziert wird). Viele Menschen sind – direkt oder indirekt – mit Drogenproblemen konfrontiert. Grund genug für ein Buch, das alle in Zusammenhang mit Drogen auftretenden Fragen kompetent und auch für Laien gut verständlich beantwortet.

Im ersten Teil dieses Buches werden grundsätzliche Aspekte zu Drogen und Sucht erläutert. Die Grenze zwischen nichtsüchtigem und abhängigem Konsum wird erläutert. Im Sinne der Schadensminimierung stelle ich in diesem Teil Grundregeln im Umgang mit Drogen vor. Außerdem werden gesellschaftspolitische und ökonomische Aspekte im Umgang mit Drogen diskutiert.

Teil 2 des Buches beschäftigt sich mit der weit verbreiteten Untergruppe der Partydrogen. Die Besonderheiten der Technoszene werden vom Insider Carsten Claus vorgestellt. Fachleute aus der Suchthilfe berichten über die Konsummuster sowie über spezifische Probleme, wie z.B. Psychosen, die in diesem Zusammenhang häufiger auftreten.

Teil 3 des Buches befasst sich mit den Notfällen, die in Verbindung mit Drogen auftreten können. Praxisnah werden die Symptome von Vergiftungen beschrieben und was man dagegen tun kann. Zudem werden Medikamente aufgeführt, die gegen Vergiftungen helfen und Hintergründe zu den Behandlungsmöglichkeiten im Krankenhaus.

Im Teil 4 des Buches geht es um die Möglichkeiten von Vorbeugung, Beratung und Therapie. Hier wird beschrieben, an wen man sich mit welchem Problem wenden kann und wie z.B. das Angebot einer Drogenberatungsstelle, einer Selbsthilfegruppe, einer Entzugsklinik und einer Entwöhnungseinrichtung aussieht.

In Teil 5, dem Interviewteil, kommen u.a. die Betroffenen selbst zu Wort. Sie schildern, welche Rolle Drogen in ihrem Leben spielen und warum. So wird anhand von Einzelschicksalen plastisch, wie Drogen wirken, warum sie genommen werden und welche Probleme dabei auftreten. Mijk van Dijk, ein prominenter DJ, macht im Gegensatz dazu deutlich, warum er Drogen grundsätzlich ablehnt. Zu Wort kommen die Drogenbeauftragte der Bundesregierung, Marion Caspers-Merk (SPD) und – im Kontrast dazu – ihr prominentester Vorgänger Dr. Eduard Lintner (CSU).

Bei Medikamenten haben sich Beipackzettel zur Schadensabwendung bewährt. Dieses Konzept habe ich auf Drogen übertragen. Ähnlich werden in Teil 6 die Wirkungen und Risiken der wichtigsten Drogen detailliert vorgestellt. Zu jeder der vorgestellten Drogen finden sich Angaben zum Wirkstoff, zu Szenenamen, zum rechtlichen Status der Drogen, zur

Geschichte, zu Anwendungsformen, Verstoffwechselung, zu Abhängigkeitspotenzial, Akutwirkung, Schäden und Risiken.

Teil 7 des Buches beleuchtet alle rechtlichen Aspekte in Zusammenhang mit Drogen. Die entscheidenden Abschnitte des Betäubungsmittelgesetzes werden von Claudia van Treeck in für Laien verständlicher Form dargestellt. Teil 8 schließlich enthält alle wichtigen Adressen im gesamten Bundesgebiet. Jeder, der möchte, kann so anhand dieses Buches z.B. eine Drogenberatungsstelle in seiner Nähe finden. Das gibt es derzeit in keinem anderen Buch und unterstreicht die vom Herausgeber und den Autoren gesuchte Praxisnähe. Ein umfassendes Literaturverzeichnis rundet das Buch ab.

»Drogen« ist ein Buch für Drogenkonsumenten, Drogensüchtige, aber auch für junge Menschen, die keine Drogen nehmen. Letztere finden hier die Informationen, die sie brauchen, um ihre Freunde vor Schaden zu schützen. Gleiches gilt für Eltern, Erzieher und Lehrer, die nach Lektüre des Buches besser und vorurteilsfreier mit dem Thema umgehen können. Sozialarbeiter, Psychologen und Ärzte finden hier – übersichtlich präsentiert – die wesentlichen Informationen, die sie zum Umgang mit Partydrogen-Usern benötigen. »Drogen« ist kein Fachbuch und keine Enzyklopädie geworden. Hier gibt es bereits genügend Literatur. Wer sich über dieses Buch hinaus vertieft mit Fachwissen versorgen will, dem empfehle ich »Rauschdrogen« von Thomas Geschwinde oder mein »Drogen- und Sucht-Lexikon« (Lexikon Imprint Verlag). Fachausdrücke habe ich beim Schreiben dieses Buches bewusst so gut es ging vermieden. Mir war es wichtig, gut verständlich zu schreiben. Jeder soll das Buch verstehen können. Ziel war es, ein fachlich kompetentes, ausgewogenes Buch zu schreiben. Ich hoffe, das ist gelungen.

Düsseldorf, Oktober 2002
Bernhard van Treeck

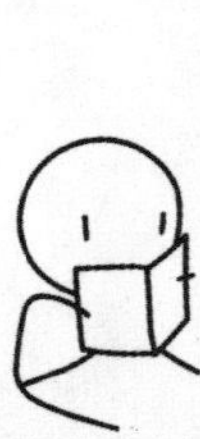

Teil 1

Grundsätzliches

GRUNDSÄTZLICHES ZU DROGEN UND SUCHT

von Bernhard van Treeck

Was ist Sucht?

Die Frage, was Sucht eigentlich ist, ist schwer zu beantworten. Jeder redet davon und jeder hat ein anderes Verständnis. Durch den inflationären Gebrauch des Begriffes ist es zu einer starken Ausweitung gekommen. Man spricht von Spielsucht, Arbeitssucht, Schokoladensucht und Partysucht, ohne dass klar ist, wo die Grenze zwischen normalem und krankhaftem Verhalten verläuft. Bei der drogenpolitischen Diskussion ist Unschärfe eines der Hauptprobleme. Mein Eindruck ist, dass in vielen Fällen weder die Legalisierungsbefürworter von Drogen noch deren Gegner ein Bedürfnis haben, die Grenze zwischen Genuss und krankhaft süchtigem Verhalten zu definieren.

Drogenkonsum geschieht oft aus Genusszwecken. Es gilt, sich die Unterschiedlichkeit der Konsummuster klar zu machen. Natürlich ist es so, dass es eine ganze Reihe von Leuten gibt, die Drogen konsumieren und die nicht abhängig sind. Dies gilt für alle Drogen (selbst für Heroin), wobei mit dem Vorliegen eines körperlichen oder psychischen Abhängigkeitspotenzials einer Droge das Risiko steigt, dass ein kontrollierter Gebrauch nicht mehr möglich ist. Was viele nicht wissen, ist, dass es auch bei Heroin und Kokain nicht wenige Menschen gibt, die diese Drogen kontrolliert ohne Zeichen einer Sucht konsumieren.

Wenn beim Konsum der Genuss im Vordergrund steht, wird selten ein Problem daraus. Kokainkonsumenten, die sich nur einmal im »Monat eine Line ziehen«, gehören ebenso zu den Genießern wie Menschen, die Alkohol nur auf Feiern und dann in Maßen trinken. Der Genusskonsument braucht normalerweise keine Hilfe. Er kommt mit seinem Leben zurecht und kennt in der Regel die Risiken seines Konsums. Hier besteht allenfalls ein begrenzter Beratungsbedarf in medizinischen und in juristischen Fragen. Weil dieser Konsument allenfalls sich selbst, aber nicht die Allgemeinheit schädigt, ist das Interesse der Allgemeinheit an Strafverfolgung gering. Dies spielt unter anderem auch bei der strafrechtlichen Bewertung eine Rolle (siehe hierzu: Rechts-Kapitel von C. van Treeck).

Genuss setzt voraus, dass man sich Zeit für den Akt des Genießens nimmt und dass der Konsum etwas Besonderes, d.h. etwas Nichtalltägliches, ist. Gewohnheit und Genuss sind folglich bereits schwerlich vereinbar. Sobald sich Routine in den Konsum einschleicht, d.h., sobald man z.B. nahezu täglich Alkohol trinkt, einen »Joint« (= Cannabishaltige Zigarette) raucht oder Ecstasy nimmt, ändert sich die Qualität der Rauschwirkung. Der Körper stellt sich auf die Droge ein, die Wirkung verändert sich. Man spricht dann von Toleranzentwicklung (oder eben von Gewöhnung). Gewohnheitskonsum stellt bereits eine problematische Phase dar. Soll die gleiche Rauschwirkung bei regelmäßiger Einnahme erzielt werden wie früher beim Gelegenheitskonsum, gibt es zwei Alternativen: Entweder eine Dosiserhöhung oder der Griff zu härteren Suchtmitteln. Der Übergang in die Entwicklung einer Sucht ist damit gebahnt.

Bei Dauerkonsumenten und abhängigen Menschen besteht nicht nur Beratungsbedarf. Solche Menschen brauchen darüber hinaus therapeutische Hilfe. Es kann eine Entwöhnungstherapie angezeigt sein; wahrscheinlich muss der Patient vor der Therapie eine Entgiftung (im Krankenhaus) machen und vielleicht hat er Phasen psychotischen Erlebens durchgemacht, die den Rat eines Psychiaters erfordern. Nicht wenige User sind in dieser Phase bereits kriminell geworden und brauchen einen Rechtsbeistand. Auf jeden Fall wird ein Dauerkonsument in vielen Fällen den Ausweg aus seinem Drogenproblem nicht allein finden.

Eine Suchterkrankung beginnt da, wo ursprüngliche Lebensperspektiven aufgegeben werden, wo die Bedeutung der Droge zunimmt und in unkontrollierbarer Weise Raum im Erleben des Menschen und in dessen Tagesgestaltung einnimmt. Wenn soziale Beziehungen zu nicht Drogenabhängigen abgebrochen werden, schulische oder berufliche Laufbahnen unterbrochen werden und kriminelles Verhalten zur Finanzierung der Sucht Teil des täglichen Lebens wird, spätestens dann liegt Sucht vor. Aber wo genau verläuft die Grenze, die es erst erlaubt, individuell richtig mit Drogenkonsumenten umzugehen? Wer ist abhängig und wer nicht? Die Internationale Classification of Diseases, die ICD, und das

DSM sind international verbreitete Diagnoseschlüssel, die beide als Orientierungshilfe für eine präzise Abgrenzung dienen können.

ICD und DSM – zwei Klassifikationssysteme

Die Internationale Classification of Diseases (ICD), herausgegeben von der Weltgesundheitsorganisation WHO, stellt weltweit anerkannte Kriterien auf, nach denen u.a. Probleme im Umgang mit Suchtmitteln einer Diagnose zugeordnet werden können. Die ICD10 (die Zehn steht für die 10. Auflage dieses Diagnoseschlüssels) beschreibt alle bekannten Krankheiten und ordnet sie in ein weltweit gültiges Schema ein. Das hat den Vorteil, dass Ärzte, Psychotherapeuten, Soziologen, Biologen und alle anderen Berufsgruppen, die sich mit Krankheiten beschäftigen, bei Benutzung der ICD viel schneller und einfacher Informationen über Krankheitsbilder austauschen können. Die psychiatrischen Erkrankungen finden sich in der 10. Auflage unter dem Buchstaben F und sind durch unterschiedliche Zahlen gekennzeichnet. Das ICD 10 enthält Einteilungen zu den verschiedenen Formen von Abhängigkeitserkrankungen und zwar unter F1x. Das X wird, je nach der Droge, um die es geht, durch eine Zahl ersetzt. Folgende Gruppen sind vorgegeben:

- F10 Störungen durch Alkohol
- F11 Störungen durch Opioide
- F12 Störungen durch Cannabinoide
- F13 Störungen durch Sedativa und Hypnotika
- F14 Störungen durch Kokain
- F15 Störungen durch andere Stimulantien, einschließlich Koffein
- F16 Störungen durch Halluzinogene
- F17 Störungen durch Tabak
- F18 Störungen durch flüchtige Lösungsmittel
- F19 Störungen durch multiplen Substanzgebrauch und Konsum anderer psychischer Substanzen

Ist klar, welches Suchtmittel Ursache der aufgetretenen Probleme ist (z.B. Cannabis: F12), kann ergänzend dazu verschlüsselt werden, welcher Art das beobachtete Problem ist. Eine durch Cannabis hervorgerufene Psychose wäre beispielsweise durch F12.5 zu verschlüsseln, ein Korsakow-Syndrom bei Alkoholkonsum durch F10.7. In Zusammenhang mit Sucht sind vor allem folgende zwei ICD10-Ziffern von Bedeutung: F1x.1 Schädlicher Gebrauch: Hierunter fallen all diejenigen Formen des Konsums, bei denen bereits nachweisbare psychische oder physische Gesundheitsschäden eingetreten sind, ohne dass eine Abhängigkeit besteht. Besteht z.B. eine depressive Episode durch chronischen Alkoholgebrauch, kann dies mit F10.1 verschlüsselt werden. Das Vorliegen einer akuten Intoxikation (F1x.0) oder die Tatsache, dass Personen aus der Umgebung des Patienten den Konsum ablehnen, reicht zur Diagnosestellung »Schädlicher Gebrauch« nicht aus. Das ICD10 ist diesbezüglich sehr medizinisch ausgerichtet.

F1x.2 Abhängigkeitssyndrom: Kennzeichnend für das Abhängigkeitssyndrom nach ICD10 ist ein Konsummuster, bei der ein starker Wunsch nach der Einnahme besteht, eine längere Zeit der Nichteinnahme Suchtmittels für den Konsumenten unmöglich erscheint, eine Toleranzentwicklung gegenüber der Drogenwirkung, eine Ausrichtung der Lebensführung auf die Einnahme des Suchtmittels unter Vernachlässigung anderer Aktivitäten und eine Fortsetzung des Konsums trotz offensichtlicher Gesundheitsschäden besteht. Die Diagnose soll gestellt werden, wenn drei oder mehr der folgenden Kriterien erfüllt sind:

- Starker Wunsch oder eine Art Zwang, die Substanz zu konsumieren.
- Verminderte Kontrollfähigkeit bezüglich des Konsums.
- Substanzgebrauch mit dem Ziel, Entzugssyndrome zu mildern bzw. positive Erfahrung herbeizuführen.
- Körperliches Entzugssyndrom.
- Toleranzentwicklung.
- Einengung des Verhaltens auf die Suchtmitteleinnahme.
- Vernachlässigung anderer Interessen.
- Fortgesetzter Konsum trotz schädlicher Folgen.

Von amerikanischen Psychiatern wurde, angelehnt an das ICD 10, ein noch ausgefeilteres Diagnosesystem entwickelt, das Diagnostic and Statistical Manual, kurz DSM. Das u.a. DSM IV (die IV steht für die 4. Auflage) benutzt die gleichen Buchstaben-Ziffern-Kombinationen wie die ICD. Substanzabhängigkeit ist, nach DSM IV, ein »unangepaßtes Muster des Substanzgebrauches«, das »in klinisch bedeutsamer Weise zu Beeinträchtigungen oder Leiden« führt. Die Zuordnung der Krankheiten zu Buchstaben-Ziffern-Kombinationen erfolgt ähnlich wie bei der ICD 10, aber – im Unterschied dazu – muss in dem DSM eine Substanzabhängigkeit *nicht* mit einer körperlichen Abhängigkeit, Toleranzentwicklung (Kriterium 1) oder Entzugssymptomen (Kriterium 2) einhergehen. Neben der nicht notwendigerweise vorliegenden körperlichen Abhängigkeit sind laut DSM IV für eine Substanzabhängigkeit kennzeichnend:

- Die Substanz wird häufig in größeren Mengen oder länger als beabsichtigt eingenommen.
- Es gibt den anhaltenden, aber erfolglosen Wunsch oder erfolglose Versuche, den Substanzgebrauch zu verringern oder zu kontrollieren.
- Der Patient verbringt viel Zeit mit Aktivitäten, um sich die Substanz zu beschaffen.
- Wichtige soziale und berufliche oder Freizeitaktivitäten werden aufgrund des Substanzgebrauches aufgegeben oder eingeschränkt.
- Der Substanzmissbrauch wird fortgesetzt trotz Kenntnis der dadurch verursachten Probleme.

Wie entsteht Sucht?

Die im vorangehenden Kapitel genannten Kriterien für Sucht sind nur beschreibend. Sie sagen nichts über die Ursachen. Wie letztlich Sucht entsteht, was eigentlich dahinter steht, darüber gibt es viele Hypothesen. Verschiedene Entstehungsmodelle werden diskutiert.

GENETISCHE URSACHEN DER SUCHT

Alkohol und Drogen wirken nicht auf jeden Menschen gleich. Manche Menschen bekommen zum Beispiel nach Alkoholkonsum immer Kopfschmerzen und Unwohlsein, andere wiederum haben kaum Nebenwirkungen. Das hat weitgehend biologisch-genetische Gründe. Die Menge an Enzymen, die den Alkohol abbauen, ist nicht bei jedem Menschen gleich. Ursache dafür ist die unterschiedliche genetische Ausstattung. Menschen mit weniger Alkohol abbauenden Enzymen haben nach dem

Konsum mehr unverarbeitete Abbauprodukte im Körper und fühlen sich entsprechend unwohl. Untersuchungen haben gezeigt, dass Menschen, die nach der Einnahme von Suchtmitteln wenig Negatives erfahren und die z.B. keinen »Kater« bekommen, gefährdeter sind, süchtig zu werden als diejenigen, bei denen solche Nebenwirkungen häufig sind. Vereinfacht gesagt: Wer durch körperliche Nebenwirkungen, wie einen »Kater«, für seinen Alkoholkonsum bestraft wird, hat weniger eine Neigung, bald wieder Alkohol zu trinken und bei demjenigen, der kaum Nebenwirkungen verspürt, ist es umgekehrt. Hier liegt also eine genetisch bedingte Mitursache von Sucht vor.

PSYCHOLOGISCHES ERKLÄRUNGSMODELL

Das am besten belegte Modell, mit dem Psychotherapeuten die Entstehung von Sucht erklären, basiert auf den Lerntheorien. Man geht dabei davon aus, dass jedes Verhalten, das wir zeigen, erlernt ist. Grob vereinfacht gesagt, wird angenommen, dass der Mensch Dinge, für die er belohnt wird oder die schön für ihn sind, häufiger tut und dass er Verhaltensweisen, die unangenehme Folgen haben, eher meidet. Die chemische Selbstbelohnung mit Suchtmitteln wirkt direkt auf das Gehirn und beeinflusst Gefühle und Wahrnehmung. Die Wirkung der Suchtstoffe wird überwiegend als angenehm empfunden. Alkohol »macht locker« und hebt die Stimmung, Cannabis »entspannt« und Heroin erzeugt Hochgefühle. Kokain macht selbstbewusst, LSD führt in traumähnliche Welten und Ecstasy öffnet das Herz.

Zumindest kurzfristig und am Anfang dominieren bei Drogen in der Regel die positiven Effekte. Es handelt sich bei der Drogenwirkung um komplexe chemische Reaktionen im Gehirn. Rezeptoren, die eigentlich für Körper-eigene Hormone gemacht sind und mit denen unser Gefühlszustand reguliert wird, werden auf unnatürliche Weise von den Drogen stimuliert. Drogen erzeugen so angenehme Gefühle, die mit der Realität nichts zu tun haben, die aber dennoch vom Konsumenten als real erlebt werden. Drogen sind somit nichts anderes als eine chemische Selbstmanipulation und Selbstbelohnung. Das macht sie besonders für solche Menschen interessant, denen es im richtigen Leben schwer fällt, angenehme Gefühlszustände auf normalem Wege herzustellen. Nicht die Drogen sind letztlich gefährlich, sondern die Art und Weise, wie der Mensch sie einsetzt. Patienten, die nach Operationen vom Arzt Heroin-ähnliche Schmerzmedikamente verabreicht bekommen, werden z.B. praktisch nie abhängig. Setzt aber jemand ein Opiat wie Heroin bewusst dazu ein, um sich besser zu fühlen, dauert es oft nur wenige Wochen, bis eine Sucht entstanden ist. Der Konsument hat rasch gelernt, sich auf bequeme Weise selbst zu belohnen. Alle Süchtigen benutzen Drogen, um Gefühlszustände zu manipulieren. Meist geht es darum, unangenehme Gefühle zu unterdrücken oder angenehme Gefühlszustände hervorzurufen. Oft dienen Drogen dazu, mehr Spaß zu haben. Die Nachschwankungen, z.B. der Kater beim Alkohol, das depressive Loch nach Ecstasy oder Kokain und die Konzentrationsstörungen nach Cannabis- oder LSD-Konsum werden von den Konsumenten zwar wahrgenommen, führen aber nicht zwingend zu den naheliegenden Verhaltensänderungen wie z.B. Konsumreduktion.

Natürlich kann man solche Gefühle wie Glück, Freundschaft, Angstfreiheit auch ohne Drogen erreichen. Das aber will gelernt sein und ist weitaus mühsamer. Im Zusammenspiel mit anderen ist es schwierig, geliebt zu werden, Anerkennung zu finden und seine Interessen angemessen durchzusetzen. Wer zufrieden mit anderen leben will, muss lernen, manchmal zu verzichten, Kompromisse zu finden, unvermeidliche Unannehmlichkeiten zu ertragen, Verantwortung zu übernehmen und sich für die Gemeinschaft einzusetzen. Wer Drogen nimmt, geht den bequemen Weg. Er verschafft sich über chemische Irritation seines Gehirns positive Erlebnisse, ohne dafür etwas getan haben zu müssen. Kurzfristig lohnt sich der Weg offensichtlich für nicht wenige Konsumenten. Sonst würde ja niemand zu Drogen greifen. Langfristig verliert die Droge an Wirksamkeit, der Betreffende bekommt zusätzliche Probleme. Je mehr die Droge Raum in seinem Leben einnimmt, umso größer wird die Gefahr, dass er in seiner Entwicklung zurückbleibt.

URSACHEN IM UMFELD

Ursache für Sucht können auch in der Umgebung des Menschen liegen. Hier spielt das Lernen am Modell eine wichtige Rolle. Wächst jemand in einer Umgebung auf, in der viel getrunken wird oder in der Drogenkonsum etwas Alltägliches ist, wird er weniger Hemmungen haben, Drogen zu nehmen als jemand, der in einer weitgehend suchtmittelfreien

Umwelt groß wird. Eltern und Geschwister sind für Heranwachsende ebenso wichtige Vorbilder wie die Clique (von Experten »Peer Group« genannt). Man spricht vom »Lernen am Modell«. Da Sucht vor allem in sozial schlechter gestellten Schichten häufiger auftritt, sind Kinder, die in solchen Vierteln aufwachsen, mehr gefährdet selbst süchtig zu werden. Der Druck auf den Einzelnen durch die Gruppe, Suchtmittel zu nehmen, kann sehr ausgeprägt sein. Wer dann nicht mittrinkt oder mitkifft, läuft Gefahr, in eine Außenseiterrolle zu geraten.

Lange bekannt ist, wie schädlich eine inkonsequente oder mangelnde Erziehung wirkt. Was andere, nichtsüchtige Menschen von ihren Eltern oder ihrer Umgebung gelernt haben, wurde den meisten Süchtigen nicht beigebracht. Das Erlernen eines angemessenen Sozialverhaltens setzt eine in weiten Teilen intakte Umgebung voraus. Nicht selten wurden Menschen, die suchtkrank sind, als Kind vernachlässigt, misshandelt oder geschlagen. Auch unangemessene Verwöhnung – meist durch die Mütter – spielt eine Rolle. Oft sind die Eltern von Drogenabhängigen selbst Alkoholiker oder medikamentensüchtig. Ein Großteil des pathologischen Verhaltens wurde ungeprüft von den Eltern einfach übernommen.

Eltern können Kinder mit Erwartungen konfrontieren, die diese vor unlösbare Aufgaben stellen. Ein Beispiel: Wenn Eltern einem Jugendlichen, der gerade vor der Ablösung aus dem Elternhaus steht, auf der einen Seite vermitteln: »Werde endlich selbständig!«, auf der anderen Seite aber fordern: »Wehe, du verlässt uns!«, dann kann der Jugendliche diese Forderungen nicht umsetzen. Er steht unter einer unerträglichen Spannung. Es gibt für ihn keine Möglichkeit, sich richtig zu entscheiden, ohne eine elterliche Weisung massiv zu missachten. Ein weiteres Beispiel: Wenn in einem anderen Fall ein überstrenger Vater dem Sohn vieles verbietet und auf der anderen Seite eine überfürsorgliche Mutter dem Sohn hinter dem Rücken des Vaters alles erlaubt, so kann das betreffende Kind daraus ebenfalls kein stabiles Selbstbild entwickeln. Einerseits wird seine Auseinandersetzung mit dem Vater, die auch ein notwendiger Bestandteil der Loslösung ist, nicht geführt, weil das Kind ja über die Mutter alles erhält, was es möchte. Der Vater kann in diesem Zusammenhang nicht als positives Vorbild erlebt werden, weil er durch das Verhalten der Mutter ständig entmachtet wird. So fehlt dem Betreffenden letztlich nicht nur das Vorbild, er kann auch nur schwer ein positives Selbstbild als Mann aufbauen. Auf der anderen Seite wird es ihm schwerfallen, ein positives Verhältnis zu Frauen zu entwickeln. Zwar hat er einerseits seine Mutter als beschützend erlebt und hat erfahren, dass er durch sie viele angenehme Dinge bekommt. Aber er hat auch erlebt, wie die Mutter den Vater ständig seinetwegen hintergangen hat. Es wird also gegenüber Frauen ein ständiges Misstrauen vorherrschen. Gleichzeitig wird er dazu neigen, sie auszunutzen, wie er es von zuhause kennt. Ein junger Mensch, der unter diesen oder vergleichbar schwierigen Bedingungen aufgewachsen ist, ist durch seine Erziehung handlungsunfähig in vielen Situationen. Er kann weder eine vernünftige Beziehung zu Frauen aufbauen, noch ist er in der Lage, in eine fruchtbare Konkurrenz zu anderen Männern zu treten. Im Verhältnis zu Vorgesetzten wird er z.B. versuchen, deren Autorität zu untergraben, was dann nicht selten zum Arbeitsplatzwechsel führen kann. Auf der anderen Seite wird er keine stabilen Beziehungen aufbauen können, weil sein Verhältnis zu Frauen ständig durch Misstrauen getönt ist. Eine nahe liegende Möglichkeit, die daraus resultierenden emotionalen Spannungszustände zu ertragen, ist dann die Flucht in eine Scheinwelt des Suchtmittelkonsums.

PSYCHISCHE KRANKHEITEN ALS URSACHE VON SUCHT

Anfällig dafür, süchtig zu werden, sind Menschen, die bereits psychisch krank sind. Drogen werden dann zur »Selbsttherapie« eingesetzt. Viele Schizophrene z.B. haben zusätzlich ein Suchtproblem. Alkohol vermindert die bei diesem Krankheitsbild häufigen Ängste und Nikotin reduziert die körperlichen Nebenwirkungen der Neuroleptika (= antipsychotische Medikamente). Auch Menschen mit Angststörungen, Depressionen und Persönlichkeitsstörungen sind gefährdet. Oft ist die psychische Erkrankung ein wesentlicher Grund dafür, warum überhaupt erst jemand süchtig wird. Die Erklärung dafür ist einfach: Jeder psychisch Kranke hat Probleme und Schwierigkeiten in der Alltagsbewältigung. Die Gefühlslage dieser Menschen ist normalerweise eher schlecht. Drogen helfen – kurzfristig – dabei, diese Probleme zu bewältigen und sich besser zu fühlen. Ein Angstpatient beispielsweise, der Alkohol, Beruhigungsmittel oder Heroin zu sich nimmt, wird erleben, dass seine Angst dadurch wesentlich geringer wird. Werden dann die Risiken des Suchtmittels unterschätzt, droht eine regelmäßige Einnahme und damit die Sucht. Ein weiteres Beispiel: Ein gehemmt-depressiver Mensch, der

Kokain schnupft, kann unmittelbar nach Einnahme besser mit Menschen Kontakt aufnehmen. Auch hier ist die Gefahr regelmäßiger Suchtmitteleinnahme gegeben. Alkohol und Drogen sind aber natürlich keine adäquate Lösung. Im Laufe der Zeit entstehen dadurch zusätzlich neue und schwerwiegendere Probleme. Dadurch steigt die Gefahr, dass mehr Suchtmittel eingenommen werden; ein Teufelskreis entsteht.

Das alles sind mögliche Erklärungsmodelle. In Wahrheit aber weiß man im Einzelfall nie bis ins letzte Detail, warum der eine Mensch süchtig wird und der andere nicht. Wahrscheinlich spielen alle genannten Ursachen eine gewisse Rolle. Das Schicksal jedes Süchtigen sieht anders aus, bedarf eines anderen Zugangs und erfordert individuell angepasste Lösungsansätze. Nur wer die Einzigartigkeit eines jeden Hilfesuchenden akzeptiert und daraus – gemeinsam mit ihm – ein Lösungsmodell entwickelt, hat eine Chance, sinnvolle Suchthilfearbeit zu leisten.

Die Einstiegsdroge

In den 70er Jahren wurde behauptet, dass Haschisch eine Einstiegsdroge sei. Man ging davon aus, dass jeder, der zunächst mit Cannabis in Berührung gekommen ist, zwangsläufig später auch zu harten Drogen wie z.B. Heroin greifen werde. Beweise für die These gab es nie. Die große Zahl der Kiffer im Verhältnis zu relativ wenigen Opiatabhängigen machte die These auch ohne eindeutige wissenschaftliche Beweise von Anfang an unwahrscheinlich. Trotzdem geisterte die Legende von der Einstiegsdroge Haschisch lange Zeit ungeprüft durch die Medien und verunsicherte die Bevölkerung. Hinter der Hypothese stand die Überzeugung, dass Drogenkonsumenten ihr Verhalten nicht steuern können; dass sie – wenn sie einmal mit Drogen in Berührung gekommen sind – dazu verdammt sind, einem stofflich vorgezeichneten Weg von weichen zu härteren Drogen zu folgen. Wäre dem so, dann wäre jede aufklärende Arbeit, jede Therapie sinnlos. Jeder Kiffer würde früher oder später zum Junkie werden. Wäre Haschisch eine Einstiegsdroge in diesem Sinne, wäre außerdem nur durch massivere Repression eine Bekämpfung der Drogenprobleme möglich. Inzwischen ist die These von der Einstiegsdroge Cannabis widerlegt. Es gilt als sicher, dass der Konsum von Cannabis ein vom Gebrauch harter Drogen weitgehend unabhängiges Phänomen ist. Weitere Untersuchungen zeigten, dass das Gleiche für Ecstasy gilt. Ecstasy ist ebenfalls keine Einstiegsdroge im klassischen Sinne. Die meisten Hasch-Raucher und Ecstasy-User greifen dauerhaft nicht zu Heroin oder Kokain, sondern bleiben bei »ihrer Droge«. Das ist zunächst einmal erfreulich.

Grund zur Entwarnung besteht bei sogenannten »weichen Drogen« dennoch nicht. Fast jeder Abhängige, der harte Drogen konsumiert, hat einmal mit Alkohol, Cannabis, Ecstasy oder Nikotin begonnen. Jede Droge birgt ein nicht ausschaltbares Risiko, dass der, der sie nimmt, süchtig wird. Wer Ecstasy, Cannabis oder Alkohol konsumiert, zeigt zumindest eine gewisse Bereitschaft, Gefühlszustände mit Hilfe von Suchtstoffen zu manipulieren. Das Risiko möglicher gesundheitlicher Schäden wird in Kauf genommen vor dem Hintergrund, die Befindlichkeit verbessern zu können, mehr Spaß zu haben, besser abschalten zu können. Insofern sind auch die früher zu Unrecht als Einstiegsdroge bezeichneten Rauschgifte nicht unbedingt harmlos. Bedenklich ist der unübersehbare Trend junger Leute zum Mischkonsum. Hier stehen bei nicht wenigen Konsumenten die »weichen« Drogen am Beginn einer problematischen Entwicklung, sind also bei einem Teil der User durchaus eine Einstiegsdroge im weiteren Sinne.

Das bisher Gesagte bezieht sich zudem ausschließlich auf psychosoziale Aspekte, nicht aber auf medizinisch-pharmakologische. Medizinische Untersuchungen belegen, dass viele der stofflichen Veränderungen, die durch die sogenannten weichen Drogen im Hirn bewirkt werden, sich qualitativ nicht von denen der »harten« Drogen unterscheiden. Gesund sind sie alle nicht.

Wie wirken Prävention und Repression?

Neben therapeutischen Interventionen kommt der Prävention, d.h. vorbeugenden und aufklärenden Maßnahmen, und der Repression, d.h. der Strafverfolgung von Drogendelikten, zur Eindämmung des Suchtmittelkonsums wichtige Bedeutung zu. Es lassen sich vier Gruppen von Personen, die sich bezüglich ihres Konsumverhaltens unterscheiden, relativ gut voneinander abgrenzen. Repression und Prävention wirken auf jede der Gruppen unterschiedlich, was sich durch die Lerntheorien (siehe oben) auch gut erklären lässt:

Die Süchtigen: Wer die Kriterien des ICD für »Substanzabhängigkeit« erfüllt, ist süchtig (ICD10-Schlüssel: F1x.2). Er braucht Hilfe, die über Aufklärung und Beratung hinausgehen muss. »Just say know«- und »Just say no«-Kampagnen gehen in aller Regel an diesen Drogenkonsumenten, den eigentlichen Süchtigen, vorbei. Strafandrohung nützt an dieser Stelle oft kaum etwas. Das Denken ist auf die Droge eingeengt, unangenehme Sachverhalte wie mögliche Inhaftierung werden ausgeblendet. Die Tatsache, dass viele Drogen illegal sind, erschwert den offenen therapeutischen Umgang mit den durch Drogen verursachten Problemen. Die in dieser Gruppe zusammengefassten Personen sind durch ihren Selbstbelohnungsmechanismus der Sucht bereits derart von anderen Einflüssen abgekoppelt, dass Prävention, Repression und oft auch Therapie keine Chance haben zu greifen.

Die Gewohnheitskonsumenten: Hier liegt ein regelmäßiger Konsum von Suchtmitteln (mehrmals pro Woche) vor, ohne dass die Kriterien für eine Abhängigkeit erfüllt sind. Die Steuerungsfähigkeit ist erhalten. Toleranzentwicklung und Reduktion der Wirksamkeit reduzieren in diesem Stadium den Genuss. Liegen Schädigungen vor, kann ggf. die Diagnose Suchtmittelmissbrauch (F1x.1) gestellt werden. Eine Beendigung des Konsums ist meist prinzipiell ohne größeren Aufwand möglich, doch oft wird die Notwendigkeit dazu nicht gesehen. Präventive Maßnahmen, sofern sie glaubwürdig und zielgruppenorientiert gestaltet sind, können hier gut wirken und zur Konsumbeendigung oder – häufiger – zur Konsumreduktion führen (Wechsel in Gruppe der Gelegenheitskonsumenten). Repression hat auf diese Gruppe spätestens dann eine konsumreduzierende Wirkung, wenn sie am eigenen Leib erfahren wird.

Die Gelegenheitskonsumenten: Hier steht der Genuss im Vordergrund. Die Mehrzahl der in diese Gruppe gehörenden Konsumenten benutzt die Drogen nur sporadisch (keine psychiatrische Diagnose oder ICD10-Diagnose F1x.1. Die Kriterien für F1x.2 sind nicht erfüllt). Diese Gruppe legt Wert darauf, dass andere Aktivitäten und die berufliche und soziale Einbindung durch die Drogen keinen Schaden nehmen. Sie erfüllen die Kriterien der Abhängigkeit nicht. Eine Beratung im Sinne eines »Just say know« ist hier sinnvoll, weil sie diesen Personen dabei hilft, das Risiko ihres Lebenswandels zu minimieren. Viele Gelegenheitskonsumenten verlieren im Laufe der Zeit das Interesse an Drogen wieder. Strafandrohung kann diesen Prozess in Richtung Abstinenz unterstützen, weil er die Kosten-Nutzen-Rechnung der Drogen weiter verschlechtert.

Die ablehnende Mehrheit: Viel zu wenig beachtet wird die Tatsache, dass die Mehrheit der Deutschen Drogen und Alkohol kritisch gegenübersteht. Diese Gruppe weiß um die Schädlichkeit, kann aber unter Umständen von Aufklärung im Sinne des »Just say know« profitieren. Für sie ist »Just say know« identisch mit »Just say no«. Personen dieser Gruppe können eine wichtige Mediatorenfunktion übernehmen, indem sie die Informationen an Freunde mit Drogenproblemen weitergeben und sie zum Ausstieg ermuntern. Die aktuelle Drogenpolitik berücksichtigt das meines Erachtens viel zu wenig. Strafandrohungen in Zusammenhang mit Drogen sind für diese Gruppe ohne direkte Bedeutung, da Drogen für sie nicht attraktiv sind.

Deutlich wird an der oben stehenden Aufzählung, dass Repression und Prävention bei der ganz überwiegenden Mehrheit (Gruppen 2–4) gute Wirksamkeit entfalten können, dass aber die am höchsten durch Suchtmittel gefährdete Gruppe der Süchtigen krankheitsbedingt meist nicht erreicht wird. Dies ist ein Dilemma, das in der allgemeinen Diskussion um die Wirksamkeit der Maßnahmen kaum beachtet wird.

Rückfälle

Rückfälle sind nicht die Ausnahme, sondern die Regel bei Suchtkranken. Das muss jeder, der mit dieser Patientengruppe beruflich oder privat zu tun hat, akzeptieren. Entscheidend ist, wie der Patient und sein Umfeld mit dem Rückfall umgehen. Es gilt, den einmaligen Rückfall nicht wieder zum Regelfall werden zu lassen. Die Gefühle, Gedanken und die auslösenden Situationen, die mit dem Rückfall in Zusammenhang stehen, müssen von dem Patienten unter Zuhilfenahme von Freunden, Selbsthilfegruppen und Therapeuten erkannt und bearbeitet werden. So kann der Rückfall sogar zu einem wichtigen Erkenntnisschritt im Rahmen der Therapie werden. Nach Entgiftung und Entwöhnungstherapie hat sich der Gesundheitszustand des Patienten in der Regel stabilisiert. Die psychosozialen Beeinträchtungen sind durch »Therapiebekanntschaften« vermindert, juristische Konsequenzen (»Therapie statt Strafe«) gemildert. Insgesamt geht es dem Patienten wieder wesentlich besser. Das kann zur Selbstüberschätzung führen. Nicht wenige Patienten neigen dazu, sich selbst zu betrügen mit Gedanken oder Aussagen wie den Folgenden:

- Einmal ist keinmal.
- Kiffen werde ich jetzt wohl wieder können, damit hatte ich nie Probleme.
- Ein Gläschen in Ehren kann niemand verwehren usw.

So oder so ähnlich wird gedanklich ein Rückfall vorbereitet. Kommen jetzt noch auslösende Faktoren hinzu, wie z.B. Streit mit dem Partner oder eine Einladung zum Drogenkonsum durch Freunde, ist es nur noch ein kleiner Schritt, bis die alten Muster wieder ablaufen. Aufgabe von Psychotherapie, aber auch der Sinn von Selbsthilfegruppen ist es, alles nur mögliche zu tun, dass Rückfälle nicht auftreten. Falls es aber trotzdem dazu kommt, gilt es, das Beste daraus zu machen. Aus einem schlechten Tag (nämlich der, an dem der Rückfall passiert ist) muss kein vergeudetes Leben (für den Fall, dass der Abhängige den Rückfall nutzt, um wieder mit dem regelmäßigen Rauschmittelkonsum zu beginnen) werden. Die häufig im Anschluss an Rückfälle gehörte Aussage: »Ich schaffe es ja doch nicht, von Drogen wegzukommen«, ist lediglich Ausdruck der Bequemlichkeit des Süchtigen, der zu faul ist, an sich zu arbeiten.

Co-Abhängigkeit – wenn gut Gemeintes schadet

Bisher habe ich viel zu den Konsumenten gesagt. Es gibt aber eine wesentlich größere, oft zu wenig beachtete Gruppe von Menschen, die von den Problemen mit Suchtmitteln genauso (oft sogar stärker) betroffen sind: Die Angehörigen. Vielen Angehörigen geht es durch die Belastungen derart schlecht, dass sie selbst therapiebedürftig werden. Angehörige können auch – ohne dies zu wollen – mit ihrem Verhalten dazu beitragen, dass die Sucht aufrechterhalten wird. Man nennt dies Co-Abhängigkeit. Abhängigen Menschen geht es meist nicht gut. Sie sind depressiv verstimmt und körperlich in schlechtem Zustand. Zudem haben viele Suchtkranke die ausgeprägte Eigenschaft, unangenehme Tätigkeiten (wie z.B. Behördengänge, Berufstätigkeit, Reinigung der Wohnung) so weit wie möglich zu vermeiden oder auf andere abzuwälzen. Bequemlichkeit geht den meisten von ihnen über alles. Es liegt für Angehörige somit nahe, dem »armen« Süchtigen Arbeit abzunehmen, wo immer es geht. Die Hilfsbereitschaft, eigentlich eine positive Eigenschaft des Menschen, wird im Umgang mit Süchtigen leicht zum Problem. Man spricht in diesem Fall dann von Co-Abhängigkeit beim nichtsüchtigen Partner oder Angehörigen. Der Begriff Co-Abhängigkeit hat also nichts damit zu tun, wie man vielleicht meinen könnte, dass der Partner des Abhängigkeitskranken ebenfalls zur Droge oder zum Alkohol greift.

Die Tatsache, dass dem Süchtigen lästige Dinge des Alltags abgenommen werden, führt in der Regel dazu, dass dieser sich noch mehr in die Unselbstständigkeit flüchtet. Er wird »belohnt« für seine Untätigkeit. Nach und nach entwickeln sich so Ungleichheiten in der Beziehung zwischen dem Süchtigen und seinen Angehörigen. Der nicht süchtige Angehörige gerät in eine Rolle hinein, in der er durch seine Überaktivität und Hilfsbereitschaft immer mehr reale und vermeintliche Defizite des Süchtigen kompensiert. So kann der Suchtkranke weiter ungestört von den Lästigkeiten des Alltages seine Droge konsumieren, ohne die dringend anstehenden Veränderungen in seinem Leben in Angriff nehmen zu müssen. Das Verhalten des nicht süchtigen Partners hat somit paradoxerweise zur Folge, dass der Süchtige in seiner Abhängigkeit verstärkt wird.

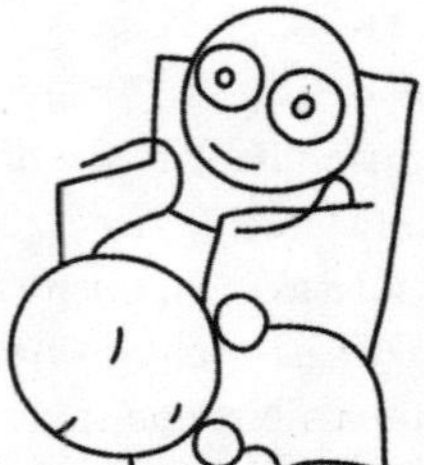

GRUNDREGELN IM UMGANG MIT DROGEN

Von Bernhard van Treeck

Dieses Kapitel ist ein besonders schwieriges. Keinesfalls möchte ich irgend jemanden dazu anleiten, Drogen auszuprobieren. Ich bin mir aber bewusst, dass, wann immer über Drogen geschrieben wird, die Gefahr besteht, dass Unerfahrene neugierig gemacht werden. Andererseits ist die drogenfreie Gesellschaft eine Utopie. Das Experimentieren mit Verbotenem und das Austesten von Grenzen ist in bestimmten Lebensabschnitten normal. Damit diese Versuche mit Drogen nicht zur unkalkulierbaren Achterbahnfahrt werden, ist es für den Einzelnen wichtig, Basisinformationen über das komplexe Gefüge der Drogenwirkungen zu besitzen. Nur so kann das Risiko körperlicher, psychischer und sozialer Schäden in Maßen gehalten werden.

Eine Ausprobierphase mit Drogenkonsum geht im Laufe einer normalen Entwicklung vorbei. Nur wenn der Konsum nicht regelmäßig erfolgt, sondern etwas Besonderes bleibt, werden Drogen nicht zwangsläufig irgendwann langweilig. Das gilt im Übrigen für jede Art von Konsum. Wer sich dieser Erkenntnis nicht verschließt, wird auch nicht versuchen, durch Mischkonsum oder Dosissteigerung das Unmögliche wahrzumachen.

Dieses Kapitel soll dafür sorgen, dass diejenigen, die glauben, ohne eine Experimentierphase mit Drogen etwas zu verpassen, so wenig Schaden wie möglich nehmen. Wie genau Drogen wirken, hängt von vielen Faktoren ab. Die Höhe der Dosis spielt eine Rolle; ebenso die Erwartungshaltung und Einstellung des Konsumenten (Set genannt). Die Umgebung, in der die Droge genommen wird (Setting genannt), ist als dritter Faktor bestimmend für die Wirkung der Droge. Wer Drogen nimmt, sollte unbedingt die drei Faktoren Dosis, Einstellung und Setting vor der Einnahme berücksichtigen. Dies ist wichtig, um mögliche Risiken zu minimieren. In der Regel wird – als Nebeneffekt – der Rausch dann auch genussvoller erlebt.

Dosierung und Drogenwirkung

Die Wirkung jeder Droge hängt ganz wesentlich von der Dosis ab, die man zu sich nimmt. Eine Tasse Kaffee wirkt zum Beispiel anregend-belebend, eine Kanne Kaffee aber macht unruhig, nervös und kann unter Umständen zu Herzrasen, Schweißausbrüchen und Übelkeit führen. Ein Glas Sekt löst die Stimmung, während eine Flasche Sekt bei den meisten Menschen einschläfernd wirkt.

Auch bei illegalen Drogen ist die Wirkung dosisabhängig. Unterdosiert wirkt z.B. MDMA (= Ecstasy) gar nicht; überdosiert kann es zu Muskelkrämpfen, Übelkeit, Überhitzung und Kreislaufproblemen führen. Nur in einem mittleren Dosisbereich von ca. 1,5 Milligramm MDMA pro Kilo Körpergewicht entfaltet sich in der Regel die erwünschte Wirkung. Das entspricht etwa 80 bis 120 Milligramm Wirkstoff.

Bei jedem Menschen wirkt aber die gleiche Dosis etwas anders. Wer wenig wiegt, ist in der Regel schon von einer geringeren Menge des Wirkstoffes berauscht.

Nicht nur das Körpergewicht spielt eine Rolle. Jeder Mensch hat eine etwas unterschiedliche Fähigkeit, Drogen über Lunge, Darm oder Schleimhäute aufzunehmen. Auch die Verteilung der Drogen im Körper verläuft individuell verschieden. Letztlich heißt das, dass die gleiche Dosis bei jedem Menschen unterschiedlich wirken kann.

Erwartungshaltung und Drogenwirkung

Der Mensch ist keine Maschine. Sein Erleben wird ganz maßgeblich von Einstellungen, Erwartungshaltungen und Gefühlen bestimmt. Das ist beim Erleben unter Drogen auch nicht anders. Schon Charles Baudelaire wusste: »Im Rausch tritt nur zutage, was in Anlage und Substanz eines Menschen schon vorhanden ist«. Eine Droge löst nicht ganz zwangsläufig einen bestimmten Trip aus. Die drogenbedingten Veränderungen von Wahrnehmung und Erleben werden ganz wesentlich von der Persönlichkeit und Verfassung des Konsumenten bestimmt. Auch lässt sich die Wirkung nach Einnahme noch zum Teil steuern und beeinflussen. Die Kontrollmöglichkeiten sind gegenüber dem drogenfreien Zustand aber eingeschränkt. Schon deshalb müssen Vorsichtsmaßregeln beim Konsum beachtet werden. Wie eine Droge wirkt, hängt wesentlich von der Gefühlslage ab, in der sie genommen wird. Viele Drogen können tendenziell die vorhandene Grundstimmung verstärken. Zum Teil droht dadurch Gefahr. Wer zum Beispiel vor Einnahme von LSD oder Cannabis ängstlich ist, wird die Erfahrungen unter der Drogeneinwirkung auch eher ängstlich verarbeiten. Ein sogenannter Horrortrip kann die Folge sein.

Wer in guter Laune Alkohol konsumiert, wird wahrscheinlich noch gelöster werden; beim Depressiven wird sich unter Alkohol die Stimmungslage weiter verschlechtern, unter Umständen bis hin zur Suizidalität. Angst und Nervosität werden durch Ecstasy eher verschlechtert, während bei guter Laune eine positive Rauschwirkung wahrscheinlicher ist. Amphetamine (= Speed) und Kokain können bei ausgeglichener Stimmung zu Hochgefühlen führen, bei misstrauischer Grundstimmung aber zu Paranoia und Verfolgungswahn. Die Konsequenz ist einfach. Drogen sollten – wenn überhaupt – nur im Zustand seelischer Ausgeglichenheit genommen werden. Nur dann sind positive Erfahrungen mit Drogen wahrscheinlich. Wer Angst vor Drogen hat, sollte auf sein Gefühl hören. Negative Erfahrungen mit Drogen sollten ernst genommen werden. Auch wenn der Freundeskreis Drogen nimmt, sollte sich der Betreffende nicht dem Gruppendruck beugen. Jeder, der psychische Probleme hat oder ein schwaches Selbstwertgefühl, sollte strikt die Finger von Drogen lassen. Gerade bei solchen Menschen kann allerdings die emotionale Abhängigkeit von der Clique eine besondere Schwierigkeit darstellen. Persönliche Probleme, welcher Art auch immer, werden durch Drogen allenfalls kurzfristig erträglicher. Bei chronischer Einnahme treten sie nur umso deutlicher zutage und bekommen Gesellschaft durch neue, mit der Droge verbundene Schwierigkeiten.

Umgebung und Drogenwirkung

Die Umgebung, in der eine Droge genommen wird, bestimmt ebenfalls ganz wesentlich ihre Wirkung. Wer Ecstasy z.B. auf einem Selbsterfahrungswochende zu sich nimmt, um in sein Inneres zu schauen, macht eine völlig andere Erfahrung als der Raver, der berauscht durch Ecstasy die Nacht durchtanzt. Die Drogen verändern die Wahrnehmung der Umgebung. Zum Teil werden Sinneseindrücke intensiver erlebt, zum Teil ist die Trennung zwischen unterschiedlichen Wahrnehmungsqualitäten aufgehoben. Das kann positiv getönte Rauscherlebnisse bewirken. Ein Umschlag in Horrortrips ist – je nach Umgebung – auch möglich.

Das Umfeld, in der die Drogeneinnahme geplant ist, sollte vorher gut ausgesucht werden. Jede Umgebung wird die Droge etwas anders wirken lassen. Partys sind tendenziell ein eher schlechter Ort, um Drogen zu nehmen. Zu viele Sinneseindrücke sind vom Besucher zu verarbeiten. Ist die Wahrnehmung und das Erleben durch Drogen verändert, kann es leicht zu Komplikationen kommen. Schon eine einzige unfreundliche »Anmache« kann reichen, den Drogentrip zum »üblen Film« werden zu lassen. Wenn man sich in einer Umgebung nicht sicher fühlt, sollte man dort keine Drogen nehmen. Wer nach einer Party z.B. noch einen längeren einsamen Heimweg durch unbewohntes Industriegebiet hat, sollte sich gut überlegen, ob er auf der Party Halluzinogene nimmt. Das heißt, dass Drogen am besten nur im Kreise von Freunden genommen werden sollten. Einer muss immer nüchtern bleiben, um mögliche Komplikationen abzufangen. Unpersönliche Großveranstaltungen bergen ein hohes Risiko unangenehmer Rauscherlebnisse mit Komplikationen.

Risikofaktor Mischkonsum

Ein kluger Mann hat einmal gesagt: Es gibt keine harten und weichen Drogen, es gibt nur harte oder weiche Konsummuster. Wesentlich ist demnach weniger die Tatsache, dass jemand Drogen konsumiert, sondern in welchen Maßen er das tut. Die sogenannten harten Drogen wie Heroin oder Kokain führen allerdings mit einer weitaus höheren Wahrscheinlichkeit zur Ausbildung von harten Konsummustern als weiche wie z.B. Cannabis oder Alkohol. Insofern ist die Unterscheidung zwischen harten und weichen Drogen nicht ohne Sinn. Mischkonsum ist das potenziell gefährlichste Konsummuster. Jede Droge, für sich genommen, birgt schon ein gewisses gesundheitliches Risiko. Selbst die einmalige Einnahme von Ecstasy oder Cannabis kann zu unkontrollierten Wirkungen und Schäden führen, auch wenn dies nicht wahrscheinlich ist. Beim

Mischkonsum können sich Wirkungen und Nebenwirkungen der Drogen in unkalkulierbarer Weise beeinflussen. Insbesondere bei der Wirkung auf das Herz-Kreislauf-System, die Atmung, auch auf die Psyche können sich die Wirkungen potenzieren.

Es ist in der Szene leider zunehmend üblich, nicht nur Ecstasy allein zu nehmen, sondern es z.B. mit Speed zu kombinieren. Dies ist schon deshalb unklug, weil die sogenannte entactogene Wirkung (*entactogen:* siehe Ecstasy-Monographie weiter hinten) des Ecstasy durch die Amphetamine weitgehend aufgehoben wird. »Speed killt den E-Film«, nennen erfahrende User das Phänomen. Wer zusätzlich andere Drogen als Ecstasy nimmt, ist aber meist soweit, dass Ecstasy nicht mehr entactogen wirkt. Problematisch ist weiter, dass die schädlichen Wirkungen auf das Herz-Kreislauf-System und auf das Atemzentrum bei antriebssteigernden Drogen wie Ecstasy, Amphetaminen und Kokain gleichsinnig sind. Die Gefahr einer Überhitzung des Körpers, die vom Konsumenten – drogenbedingt – nicht bemerkt wird, sowie die einer Überlastung des Herzens steigt. Ebenso das Risiko für psychische Störungen wie paranoides Erleben und unbegründete Aggressivität. Noch gefährlicher ist es, wenn Ecstasy mit Speed und Kokain oder Speed mit Kokain gemischt eingenommen wird. Da all diese antriebssteigernden Drogen auch den Blutdruck steigern, kann es bei entsprechend anfälligen Personen zu Blutdruckspitzen kommen, die in Einzelfällen sogar Schlaganfälle verursachen können. Nicht weniger gefährlich ist die Kombination von halluzinogen wirkenden Drogen wie LSD mit Cannabis oder LSD mit Ecstasy, da sich hier die halluzinogenen Wirkungen addieren können (siehe Kapitel »Partydrogen-Psychosen«). Unkontrollierbare Horrortrips oder Flashbacks sind die mögliche Folge. Unabhängig davon verlängert sich bei Mischkonsum nicht selten die Zeit, in der die einzelnen Drogen wirksam sind. Es wird zunehmend schwieriger, die Wirkung der Drogen zu steuern. Die Gefahr, süchtig zu werden, ist bei Mischkonsum besonders hoch. Viele Partygänger benutzen z.B. Cannabis, um die Wirkung der antriebssteigernden Drogen zu neutralisieren, um »runterzukommen«. Da Cannabis bei einem steigenden Konsum von Ecstasy und Co. oft nicht mehr ausreicht, greifen einige folgerichtig zum stärker wirkenden Heroin. Je mehr Drogen genommen werden, umso häufiger werden depressive Nachschwankungen und Entzugserscheinungen, die ihrerseits zum erneuten Konsum einladen. Der Teufelskreis kann beginnen.

Ein weiteres – viel zu wenig beachtetes – Risiko kommt hinzu: die möglichen körperlichen Schäden. Die meisten Drogen werden über die Leber oder die Niere abgebaut. Bei einem erhöhten Konsum kann es zu Schäden kommen, die zum Teil nicht mehr umkehrbar sind. Die Wechselwirkungen der kombiniert aufgenommenen Drogen sind noch kaum erforscht. Es ist durchaus möglich, dass in 20 Jahren eine ganze Reihe von Menschen an Leberversagen gestorben sein oder an einer künstlichen Niere hängen werden, nur weil sie in den 90ern Mischkonsum betrieben haben. Mischkonsum ist das Risiko Nummer eins bei Drogen und sollte in jedem Fall unterlassen werden.

Risikofaktor Qualitätsschwankung

Illegale Drogen unterliegen keiner Qualitätskontrolle. Der Wirkstoffgehalt der einzelnen Drogen schwankt stark. So enthielten von Eve & Rave analysierte Tabletten unterschiedliche Dosierungen zwischen 50 und 250 mg MDMA. Der Konsument weiß also nie, welche Menge der Droge er gerade erworben hat. Bei entsprechend an die Droge gewöhnten Patienten können zum Beispiel 50 mg kaum wirksam sein, 250 mg können aber unter Umständen, gerade für Erstkonsumenten, tödlich sein. Wenn nun ein unerfahrener Konsument bereits nach einer halben Stunde, nachdem er die 50-mg-Tablette eingeworfen hat, die nächste Tablette einwirft und dabei zufällig die 250-mg-Tablette erwischt, so kann es schon zu erheblichen Komplikationen kommen. Bei den anderen illegalen Drogen sieht es nicht anders aus. Der THC-Gehalt unterschiedlicher Cannabissorten schwankt stark, ebenso der Wirkstoffgehalt bei Kokain, Heroin oder LSD. Letztlich kann der Konsument nie genau wissen, wieviel Wirkstoff er jetzt zu sich nimmt. Dieses Risiko ist vom Konsumenten nicht zu beeinflussen (außer durch Drogenverzicht).

Risikofaktor Verunreinigung

Hinzu kommt, dass Drogen nicht selten mit anderen Wirkstoffen oder unwirksamen Stoffen gestreckt wurden. 142 von Eve & Rave untersuchte Tabletten, die als Ecstasy verkauft worden waren, enthielten nur zu 57 % MDMA. Die anderen enthielten andere Stoffe, z.T. mit Suchtpotenzial wie MDEA, MDBD, MDA, 2CB, Amphetamine, Methamphetamine, Koffein, Ascorbinsäure oder Paracetamol. Zudem waren die Tabletten zum Teil verunreinigt durch Produkte, die bei unsachgemäßer Herstellung entstanden waren.

Diese Verunreinigungen können erhebliche Gesundheitsschäden hervorrufen. Dramatischer ist das Problem der Verunreinigung bei Stoffen wie Heroin, wo sich die Zwischenhändler nicht scheuen, die Ware sogar mit hochwirksamen Giften wie Strychnin zu vermengen. Andere beliebte Streckmittel beim Heroin sind Talkum, Milchzucker oder Gips. Wenn Heroin auf Folie geraucht wird, so lösen sich aus der Metallfolie zum Teil hochtoxische Metallverbindungen, die krebserregend und nervenschädigend sind. Das gleiche gilt für bestimmte Anwendungsformen des Kokains wie das Freebasen (d.h. die Inhalation von Kokaindämpfen). Irreversible Lähmungen können die Folge sein. Wenn es bei der Einnahme von Drogen zu Zwischenfällen kommt, so muss dies also nicht unbedingt an der Droge liegen. Verunreinigungen oder Beimischungen können Ursache für die Komplikationen sein. Selbst eher harmlose Beimischungen wie Koffein sind in hoher Dosierung nicht ohne Risiko und können zu Schweißausbrüchen, Erbrechen, Übelkeit und Angstanfällen führen.

Bei Komplikationen steht der Notarzt fast immer vor dem Problem, dass er nicht genau weiß, welches Rauschgift die Beschwerden verursacht hat.

Selbst wenn der Konsument so genau wie möglich angibt, was er genommen hat, hilft das nicht immer weiter. Dies macht die notärztliche Behandlung von Drogenkonsumenten so schwer. Innerhalb der Szene kursieren Gerüchte, dass man sich an den auf den Tabletten befindlichen Aufdrucken orientieren könne, um sich zu schützen. Diese Sicherheit trügt. Hat sich eine Tablette als qualitativ hochwertig herausgestellt, so dauert es in der Regel kurze Zeit, bis ähnlich oder gleichaussehende Imitate im Umlauf sind, die entweder keinen Wirkstoff oder andere Wirkstoffe enthalten. So waren in Holland beispielsweise innerhalb eines Jahres über 100 unterschiedliche »Tauben« auf dem Schwarzmarkt, nachdem sich die ersten Taubentabletten durch »gute Qualität« ausgezeichnet hatten.

GESELLSCHAFTSPOLITISCHE ASPEKTE IM UMGANG MIT DROGEN

von Bernhard van Treeck

Modedrogen – Drogenmode

Auch Drogen unterliegen modischen Strömungen. Welche Droge gerade »in« ist, wird in wesentlichen Punkten von der herrschenden Mode und Musikform bestimmt. Blues beispielsweise ist eine Musikform, die mit Alkohol in Zusammenhang steht, mit Jazz wurde Haschisch groß. Durch die Rockmusik und die Hippiemusik der 60er und 70er Jahre wurden dann Halluzinogene wie LSD und Pilzdrogen salonfähig gemacht. Sie verschwanden mit der Hippie-Kultur für längere Zeit fast vollständig von der Bildfläche, um jetzt in Zusammenhang mit Acid- (man beachte den Namen) und House-Musik Wiederauferstehung zu feiern. Dies sind nur ein paar Beispiele. Drogen kommen und gehen. Sie sind Ausdruck bestimmter Zeitströmungen, und im Grunde ist das eher beruhigend. Bisher hat sich keine Mode ewig halten können.

Ein besonderer Aspekt bei den Partydrogen ist, dass jetzt auch die Drogen selbst Teil eines modischen Geschehens werden. Offensichtlich lassen sie sich so besser vermarkten. In schier unermeßlichem Erfindungsreichtum werden die Tabletten mit ständig neuen Logos versehen. Dinosaurier tummeln sich da ebenso wie Symbole untergegangener sozialistischer Kulturen oder Phantasietiere. Auch in Form und Farbe wird variiert. Es gibt gesprenkelte Tabletten, monochrome, abgerundete und flache. Zwar waren auch schon LSD-Trips in den Anfängen mit den unterschiedlichsten Motiven geschmückt, doch in Menge und Vielfalt lassen sich diese Ansätze nicht mit der jetzigen Drogenmode vergleichen. Problematisch dabei ist, dass die Motive auf den Tabletten verniedlichend wirken. Gedanken an mögliche Risiken können so vom Benutzer leichter verdrängt werden. Wer denkt bei Herzen, Friedenstauben und Comicfiguren schon an Übelkeit, Muskelkrämpfe, Depressionen und Kreislaufzusammenbrüche?

Just say know!?

Ob man nun illegale Suchtstoffe wie z.B. Ecstasy oder legale wie Alkohol betrachtet, die Einnahme jeder Droge birgt gesundheitliche Risiken, kann zu körperlichen, psychischen oder sozialen Schäden führen. Darüber herrscht Einigkeit über alle drogenpolitischen Lager hinweg. Insofern ist die Idee, den Drogenkonsum in der Bevölkerung so gering wie möglich zu halten, nur naheliegend.

Bislang setzt man zur Erreichung dieses Zieles oft auf Abschreckung (siehe auch Kapitel »Partydrogen-Psychosen«). Drogen wurden als unkontrollierbare Macht dargestellt, die den Konsumenten zwangsläufig in den Abgrund reißt. Natürlich ist eine solche Darstellung in ihrer Einseitigkeit falsch. In Zeiten, wo nur wenige Jugendliche eigene Drogenerfahrungen hatten, erfüllte dieses Vorgehen aber sicherlich seinen Zweck. Die Jugendlichen wurden abgeschreckt. Diese Zeiten sind – spätestens seit Beginn der neunziger Jahre – vorbei. Heute hat eine große Zahl von Jugendlichen eigene Drogenerfahrungen oder kennt zumindest Menschen, die Drogenerfahrungen haben. Diese Generation lässt sich nicht unkritisch auf dramatisierende Darstellungen ein.

Alternative Modelle zu Aufklärung und Prävention kamen aus der Szene selbst. Engagierte Raver taten sich zusammen, um dem wachsenden Drogenproblem entgegenzutreten und gründeten 1994 in Berlin Eve & Rave. Andere deutsche Städte schlossen sich an. Eve & Rave versuchen Schadensbegrenzung durch Aufklärung. »Just say know« ist der Slogan, der ihre Drogenpolitik bestimmt. Dahinter steht die Überzeugung: Je mehr die Konsumenten über Drogen wissen, umso weniger werden sie schädliche Konsummuster entwickeln. Positiv erlebbare Drogenwirkungen werden von Eve & Rave nicht unterschlagen, gleichzeitig wird vor den Gefahren von Drogen gewarnt. Ein solches Vorgehen ist für junge Leute glaubwürdiger als das althergebrachte Prinzip der Abschreckung.

Problematisch ist aber, dass einigen öffentlichen Äußerungen von Eve & Rave der nötige Abstand zum Thema fehlt. Persönliche Vorlieben für die eine oder andere Droge scheinen oft eine größere Rolle zu spielen als der Wunsch nach Objektivität. So werden Haschisch oder Ecstasy tendenziell verharmlost, Alkohol und Nikotin aber inadäquat negativ dargestellt. Ein Beispiel aus der Broschüre »Partydrogen« von Eve & Rave:

»Wirkungsprisma der Partydrogen
Ecstasy ist eine Harmoniedroge.
LSD und Zauberpilze sind psychedelische und halluzinogene Drogen.
Kokain ist eine Egodroge.
Speed ist eine lang wirksame Leistungsdroge.
Haschisch und Gras sind Entspannungsdrogen.
Alkohol ist eine (meist dumpfe) Geselligkeitsdroge
(ca 40.000 Tote/Jahr).
Nikotin ist eine Abhängigkeitsdroge
(ca 111.000 Tote in Deutschland).«

Eine solch einseitige Darstellung verzerrt die Wirklichkeit natürlich ebenso wie die Abschreckungsszenarien früherer Zeit. Außerdem muss Organisationen wie Eve & Rave vorgehalten werden, dass sie keine adäquaten Konzepte für Jugendschutz entwickelt haben und dass sie das Problem der Abhängigkeit oft nicht ernst genug nehmen. Von einer sachgerechten Annäherung an die Suchtproblematik kann bei Eve & Rave wegen der selektiven Ausblendung von Problemfeldern nicht die Rede sein. Ein wenig erinnern ihre Äußerungen oft an die Stellungnahmen der Zigarettenindustrie zum Thema Rauchen. Einschränkend muss allerdings gesagt werden, dass die Professionalität von Eve & Rave in den einzelnen Städten sehr unterschiedlich ist.

Änderungen müssten nicht nur bei einzelnen Eve & Rave-Gruppen, sondern auch auf Seiten offizieller Stellen forciert verfolgt werden. Mehr als bisher sollte bei Präventionsmaßnahmen Wert darauf gelegt werden, das direkte Umfeld der Süchtigen zu erreichen.

Die Einrichtung des Dancecube-Projektes, bei dem die Technozeitung »Raveline« gemeinsam mit der Bundeszentrale für gesundheitliche Aufklärung (BZgA) im Internet Präventionsarbeit leistet, kann als beispielhaft gelten (www.dancecube.de). Bei Dancecube arbeiten übrigens auch Eve & Rave-Mitglieder mit.

Es gilt, so viele Menschen wie möglich für die Thematik zu sensibilisieren. Eltern, Lehrer, Freunde und Verwandte sind mögliche Ansprechpartner. Sie haben fast immer eine hohe Motivation zu helfen. Sie zu Mediatoren, zu Helfern der Drogenarbeit zu machen, scheint mir ein wichtiges Ziel, das bisher vernachlässigt wurde. Meines Erachtens wird außerdem bei Aufklärung derzeit der Fokus noch zu sehr auf die rein stoffliche Ebene gelegt. Nicht die Droge ist das Problem – der kontrollierte Konsum ist bei vielen Drogen sogar häufiger als der süchtige. Die Chemie kann nichts dafür, wenn sie missbraucht wird. Erst in der Hand des Süchtigen wird die Droge zur Gefahr. Die sozialen und persönlichen Probleme des Einzelnen, die die Entwicklung einer Sucht erst möglich machen, müssten viel mehr als bisher in den Vordergrund gerückt werden. Wer zu sehr auf die Droge schaut, übersieht nur zu leicht die eigentlich dahinterstehenden Probleme und Unzulänglichkeiten des Betroffenen.

Doch Information ist kein Allheilmittel. Selbst eine umfassende, sachlich ausgewogene, differenzierte Aufklärung wird nicht verhindern können, dass Menschen mit Drogen ihr Leben ruinieren. Nicht bei allen Konsumenten führt Aufklärung zu einer Verringerung des Konsums, wie die Erfahrung mit legalen Drogen zeigt. Jeder weiß, dass es sich bei Alkohol und Nikotin um Gifte handelt, die eine Vielzahl von körperlichen und psychischen Schäden hervorrufen können. Trotzdem gibt es Alkoholiker und Menschen, die an den Folgen des Rauchens sterben. Manche Menschen sind offensichtlich zu gestört, um aus den Erfahrungen anderer zu lernen. Die legalen Drogen stellen ein massives Problem für die Bundesrepublik dar. Jedes Jahr verursachen sie Schäden in mehrstelliger Millardenhöhe durch Krankheit und Arbeitsausfallszeiten. Aufklärung allein wird bei zunehmender Verfügbarkeit von Drogen nicht verhindern können, dass die Zahl der Süchtigen steigt.

Drugchecking

Schadensbegrenzung, heutzutage Harmreduction genannt, ist zu einem wichtigen Stichwort moderner Drogenpolitik geworden. Wenn man schon die Entwicklung von Sucht nicht verhindern kann – so die dahinterstehende Überzeugung –, dann soll der Drogenabhängige zumindest so wenig Schaden wie möglich bei seiner Drogeneinnahme erleiden. Bekanntestes Beispiel sind die Substitutionsprogramme. Fixern werden Spritzen zur Verfügung gestellt, damit sie keine Nadeln zu tauschen brauchen. So soll die Gefahr von AIDS und Hepatitis vermindert werden. Begrenzte Erfolge konnten mit solchen Maßnahmen verzeichnet werden. Über Sinn und Unsinn solcher Maßnahmen ließe sich schon allein wegen der damit verbundenen Kosten dennoch trefflich streiten.

Auch im Bereich Partydrogen findet man Ansätze von Harmreduction. Eve & Rave und auch die DROBS Hannover z.B. boten eine Zeit lang die Möglichkeit, Drogen auf ihren Wirkstoffgehalt prüfen zu lassen. Drugchecking heißt dieser Vorgang auf Neudeutsch. Jeder, der wollte, konnte seine Drogen testen lassen. Er wusste dann, ob in der Tablette, die er gerade erstanden hatte, überhaupt MDMA war, und wusste gleichzeitig, ob sie nun 50 mg enthielt oder 200 mg. Dahinter stand die Überzeugung, dass ein Konsument, der um die Zusammensetzung der Droge weiß, weniger Risiken beim Konsum eingeht. Er könnte zum Beispiel Überdosierungen besser vermeiden.

An Menschen mit härteren Konsummustern, und das sind die eigentlich gefährdeten Personen, geht Drugchecking völlig vorbei. Menschen wie Sebastian und Björn (siehe Interviews) lieben ja gerade das Risiko, das Austesten von Grenzen. Für sie ist ein Drugchecking-Bus so attraktiv wie eine Bausparkasse. Sie würden ihn höchstens dazu nutzen auszutesten, welche Dosis sie maximal vertragen können nach dem Motto »Ich hab' gerade eine 200er E weggesteckt, was hast du zu bieten?«

Drugchecking bringt aber selbst Menschen mit weicherem Konsumverhalten kaum zusätzliche Sicherheit. Im Bereich der Partydrogen gibt es viele gleich oder sehr ähnlich aussehende Tabletten, die sich massiv bezüglich des Wirkstoffgehaltes unterscheiden. Aufgrund der Tests wiegt der Konsument sich bei gleichaussehenden Tabletten in falscher Sicherheit, es kann zu gefährlichen Nebenwirkungen und Überdosierungen kommen. Drugchecking ist sinnlos. Selbst wenn der Konsument weiß, welchen Wirkstoffgehalt seine Drogen haben, so kann er letztlich bei einer durchschnittlich verkraftbaren Dosis nicht davon ausgehen, dass die Droge ihm persönlich nicht schadet. Wie anfällig jemand zum Beispiel für psychotisches Erleben, für Herzkreislauferkrankungen, für Atemstillstände oder Niereninsuffizienz ist, läßt sich nie im Vorhinein sagen. Man kann sich zwar körperlich gründlich untersuchen lassen, eine 100%-ige Sicherheit aber gibt selbst das nicht. Hinzu kommt, dass beim Drugchecking lediglich bestimmte Stoffe ausgetestet werden. Eine Vielzahl von Verunreinigungen, Streckmitteln und Nebenprodukten aus unsachgemäßer Herstellung, die zum Teil hochtoxisch sind, wird nicht erfasst. Zusammenfassend heißt das, dass auch eine ausgetestete Tablette schaden kann und im schlimmsten Fall tödlich ist. Warum soll man Stoffe als Konsumvorbereitung austesten, deren Einnahme mit geringem Nutzen und nicht unerheblichen Risiken verbunden ist. Drogen sind keine Medikamente. Ziel von Prävention ist es, Missbrauch von potenziell schädlichen Stoffen wie z.B. Ecstasy einzuschränken und der Entstehung von Suchterkrankungen vorzubeugen. Drugchecking schadet da nur, weil es durch Vermittlung von Scheinsicherheiten zum Konsum eher einlädt.

Einzig der Berufsgruppe der Apotheker wurde durch eine Gesetzesänderung am 9.9.1992, bei der § 4 Absatz 1 Nr. 1 des BtMG geändert wurde, grundsätzlich erlaubt, Drogen zu untersuchen und zu vernichten. Aber: Das gilt nur dann, wenn der Apotheker Inhaber einer apothekenrechtlichen Erlaubnis ist (also nicht für jeden Apotheker) und auch nur dann, wenn die Untersuchung in der Apotheke stattfindet. Das BfArM (Bundesinstitut für Arzneimittel und Medizinprodukte) hat ausdrücklich festgestellt, dass eine solche Untersuchung nur innerhalb des Apothekenbetriebes, nicht aber an anderen Stellen, z.B. in einer Disco, erlaubt ist. Fahrbare Apotheken sind nach § 23 des ApG (Apothekengesetz) verboten.

Grundsätzlich besitzt der Tester im Moment der Untersuchung auch eine Sachherrschaft über die illegale Pille und verstößt damit z.B. gegen § 3 des BtMG. Nicht wenige Staatsanwaltschaften sehen im Drugchecking eine Maßnahme, die dem Konsum das abschreckende Risiko schädlicher Nebenwirkungen nehme. Drugchecking stellt grundsätzlich einen Verstoß gegen § 3 des BtMG dar, weil ein Erwerb und Besitz der Droge gegeben ist (Allerdings wurde Eve & Rave vom AG Berlin letztlich doch nicht wegen Drugcheckings verurteilt, weil sie die Drogen nach dem Testen vernichtet hatten.). Es ist es nicht von der Hand zu weisen, dass Drugchecking durchaus als öffentliche Aufforderung zum illegalen Konsum zu werten ist. Eine Rückgabe der Probe an den Konsumenten würde in jedem Fall den Tatbestand der Verschaffung einer Gelegenheit zum illegalen Konsum darstellen (siehe Rechtsteil von C. van Treeck). Zudem stellen sich haftungsrechtliche Fragen. Wenn z.B. ein Arzt im Rahmen des Drugcheckings eine Tablette untersucht, dem Konsumenten dann ein möglicherweise unbedenkliches Resultat mitteilt und wenn der Konsument durch den Konsum Schaden erleidet, ist der Arzt in vollem Umfang haftbar zu machen für die Schäden. Bleibt ein Hirnschaden mit lebenslanger Pflegebedürftigkeit zurück, kann der Arzt ruiniert sein.

Fazit: Drugchecking ist aus präventiver und therapeutischer Sicht sinnlos und stellt eine unnötige Verschwendung von Steuergeldern dar. Drugchecking kann als illegal betrachtet werden und ist somit mit erheblichen strafrechtlichen und zivilrechtlichen Risiken für die Ausführenden verbunden.

Legalisierung: Pro und Kontra

Ein Rechtsgrundsatz in Deutschland ist, dass Eigenschädigung straffrei ist (im Gegensatz zu Fremdschädigung). Deswegen ist der Konsum illegaler Drogen im Betäubungsmittelgesetz (BtMG) auch nicht unter Strafe gestellt. So weit, so gut. Der Gesetzgeber hat dann wohl doch kalte Füße bekommen und wegen internationaler Verpflichtungen und wegen der in der Geschichte durchweg schlechten Erfahrungen mit staatlich nicht eingegrenztem Suchtmittelgebrauch die Notbremse gezogen. Letztlich schädigen zumindest die abhängigen Drogenkonsumenten ja nicht nur sich selbst, sondern indirekt (Beschaffungskriminalität, Beratungs- und Therapiefolgekosten, Arbeitsausfälle, Krankengeld) auch die Allgemeinheit. Nach Abwägung der Interessen des Individuums und der Allgemeinheit gibt es gute Gründe dafür, dem Drogenkonsum mit Gesetzen entgegenzutreten.

So kam es zur Schaffung von Vorschriften wie 1920 dem Opiumgesetz und später dann zum Betäubungsmittelgesetz. Auch das Reinheitsgebot für Bier hatte bereits zum Ziel, den schädlichen Einfluss der früher im Bier enthaltenen Halluzinogene zurückzudrängen. Das BtMG ist ein merkwürdiges Gebilde. Der Konsum illegaler Drogen ist straffrei, doch Konsum ohne Besitz ist kaum möglich. Besitz illegaler Drogen aber ist nach dem BtMG strafbar und über diese absurd anmutende Konstruktion ist dann letztlich nach dem BtMG doch kein Konsum ohne Strafrisiko möglich (Ausnahme: Man bekommt ohne sein Wissen oder sogar gegen seinen Willen Drogen eingeführt, z.B. in einem sogenannten K.o.-Drink). Juristen mögen stolz auf diesen Kunstgriff sein; für den Laien ist er schlicht nicht nachvollziehbar. Recht und Gerechtigkeit setzen Transparenz und Nachvollziehbarkeit voraus. Ein Gesetz aber, das dem gesunden Menschenverstand nicht zugänglich ist und das somit in letzter

Konsequenz nicht transparent zu machen ist, kann somit nicht zu größerer Gerechtigkeit beitragen und verfehlt seinen Zweck. Logische Konsequenz wäre eine Abänderung bzw. Abschaffung des BtMG und Ersatz durch ein Gesetz, das auch Normalbürgern verständlich zu machen ist. Ob man sich in Deutschland nun dafür entscheidet, den Konsum einschließlich vorbereitender Maßnahmen (wie z.B. Besitz) grundsätzlich unter Strafe zu stellen oder straffrei zu machen, ist bezüglich der Schaffung von Transparenz des entsprechenden Gesetzes zweitrangig.

Legalisierung von Drogen und hier vor allem von Cannabis ist in Deutschland häufig in der Diskussion. Auf den ersten Blick scheint manches dafür zu sprechen. Da wäre zum einen das Gleichbehandlungsprinzip. Es ist schwer nachvollziehbar, dass Drogen wie Alkohol, Nikotin oder Koffein legal zu erhalten sind und dass deren Konsumenten nicht verfolgt werden, während auf der anderen Seite Konsumenten illegaler Drogen strafverfolgt werden (siehe hierzu: Rechtsteil von Claudia van Treeck). Wenn man einem Alkoholtrinker zugesteht, seine Droge ohne die Androhung von Strafverfolgung konsumieren zu können, so müsse man dieses Recht auch den Konsumenten anderer Drogen zugestehen. Zumindest dann, wenn die Droge nachweislich nicht schädlicher ist als Alkohol, so eine nicht selten formulierte Forderung.

Ob Ecstasy oder Cannabis nun gefährlicher sind als Alkohol, hängt sehr von der Art des Konsums ab. Viele Drogen-Konsumenten betreiben einen kontrollierten Gebrauch, und vielleicht ist ein solcher Gebrauch nicht unbedingt schädlicher. Dagegen spricht: Es gibt eine Reihe von Hinweisen darauf, dass selbst die von jungen Leuten chronisch bezüglich ihrer Gefährlichkeit unterschätzte Droge Cannabis erhebliche gesundheitliche Risiken birgt (Ausführlicheres hierzu: Bernhard van Treeck: »Das große Cannabis-Lexikon«, Lexikon-Imprint-Verlag). Was man weiß, ist, dass – absolut gesehen – immer mehr junge Menschen Erfahrung mit Drogen machen, weil sie so leicht verfügbar sind. Sicher ist auch, dass ein Teil der Konsumenten damit nicht umgehen kann und süchtig wird mit all den bekannten Problemen. Je jünger die Konsumenten beim Ersteinstieg werden – auch das ist ein unübersehbarer Trend –, desto anfälliger sind sie für die Entwicklung einer Drogenkarriere. Ein kontrollierter Konsum mit relativ kalkulierbarem Risiko ist möglich; aber erst bei ausreichend stabilisiertem Selbstbild. Und über dieses verfügen viele 12- oder 15-Jährige normalerweise noch nicht. Hierzu ist anzumerken, dass die Bedeutung des Schutzes der Jugend schon durch das Grundgesetz in besonderer Weise hervorgehoben wird.

Wird von offizieller Seite über Legalisierung nachgedacht, stehen meist ordnungspolitische Ziele dahinter. Legalisierung von illegalen Drogen würde für Polizei und Gerichte – vorübergehend – wahrscheinlich zu einer Arbeitsentlastung führen. Parallel dazu könnte bei sinkenden Preisen die sogenannte Beschaffungskriminalität sinken, weil die Konsumenten weniger Geld für ihre Drogen brauchen. Belegt ist dieser vermutete Effekt allerdings nicht. Den meisten Süchtigen ist die Gesellschaft recht herzlich egal. Sie werden weiterhin kriminell bleiben, auch wenn ihr Drogenkonsum durch Legalisierung einfacher wird. Die vielen Gelegenheitskonsumenten aber sind ohnehin – vom Konsum abgesehen – meist nicht kriminell, sondern bezahlen ihren Konsum mit Geld aus legalen Quellen. Allzu groß dürfte der kriminalitätssenkende Effekt also bei einer Legalisierung nicht sein. Aussagekräftige Untersuchungen aber gibt es – meines Wissens – zu diesem Thema bislang nicht.

Eine Trennung des Marktes von harten und weichen Drogen ist ein weiteres Argument, das zur Begründung z.B. der Legalisierung von Haschisch häufig ins Feld geführt wird. Die dahinterstehende Hoffnung ist, dass, wenn man die Konsumenten unbehelligt ihr Hasch konsumieren lässt, sie nicht mehr in Versuchung kommen, auch mal Heroin zu probieren, weil die Vertriebswege entkoppelt wurden. Das aber ist ein frommer Wunsch. Wer sich in Amsterdam einmal die Coffeeshops ansieht und dabei regelmäßig von Dealern angesprochen wird, die einem Ecstasy oder Kokain verkaufen wollen, weiß, wie unsinnig diese Idee ist. Bezüglich der Entwicklung einer Suchtkarriere spielt eine Trennung von Märkten nur eine untergeordnete Rolle: Die meisten Drogenabhängigen fangen ihre Suchtkarriere mit Alkohol und Nikotin an. Von einem Umstieg auf Heroin hat sie die Trennung der Alkohol- und Opiatszene nicht abgehalten. Den Süchtigen ist es egal, woher ihr Stoff kommt, ob er legal oder illegal ist. Hauptsache, die Wirkung stimmt. Die Zahl der Abhängigen wird mit jeder weiteren Droge, die man freigibt, steigen.

Die Erfahrung der Niederländer können als warnendes Beispiel dienen. Der Verkauf kleiner Mengen weicher Drogen ist zwar auch dort strafbar, wird aber in sogenannten Coffeeshops nicht strafverfolgt, wenn der Dealer sich an bestimmte Grundsätze hält. So dürfen höchstens 5 Gramm Cannabis an über 18-Jährige verkauft werden. Der Referent für

Drogenpolitik im niederländischen Gesundheitsministerium, Hans Roerink, stellte fest, dass es durch diese Shops zu einem deutlich höheren Konsum als in anderen Ländern gekommen sei. Da sich Störungen der öffentlichen Ordnung in der Umgebung solcher Shops häufen, hat die Regierung offiziell beschlossen, die Kontrollen zu verstärken. Letztlich scheint sich ein liberaler Umgang mit Drogen als Irrweg zu erweisen.

Alkohol und Tabak, zwei legale Drogen, verursachen immense gesundheitliche Probleme. Eine Legalisierung weiterer Drogen wäre mit Sicherheit ein Signal in die falsche Richtung. Die Probierbereitschaft der Jugendlichen ist jetzt schon zu hoch. Wie sollte man die Jugendlichen ohne Strafbewehrung noch effektiv schützen? Schon jetzt sind die Probleme mit den legalen Drogen kaum lösbar. Die Schäden, die durch Alkohol und Nikotin verursacht werden, können von der Gesellschaft kaum noch getragen werden. Dennoch sind derzeit – wegen der mächtigen Industrie, die hinter den legalen Drogen steht – nicht einmal Werbeverbote für legale Drogen durchsetzbar.

Legalisierung ist unbezahlbar. Schon jetzt leidet der Rehabilitationsbereich ebenso unter Kürzungen wie die Krankenversorgung in anderen Bereichen. Und wo kein Geld da ist, würde eine Verelendung die wahrscheinlich unvermeidbare Folge sein.

Substitution

Niemand käme auf die Idee, einen Alkoholiker dadurch heilen zu wollen, indem man ihm vom Arzt Schnaps verschreiben lässt. Genau das aber passiert aktuell in der sogenannten »Substitutionsbehandlung«. Substitution heißt nichts anderes, als dass ein Suchtstoff durch einen anderen ersetzt, sprich substituiert, wird. Menschen, die vom Opiat Heroin abhängig sind, wird dabei vom Arzt Polamidon (Methadon) oder Buprenorphin (Subutex®) verabreicht. Letzteres wird vor allem in Frankreich viel gegeben.

Es ist falsch, was viele, die mit der Materie nicht so befasst sind, glauben: Methadon und Buprenorphin sind keine harmlosen Medikamente wie Aspirin. Nein, es sind Opiate wie Heroin. Der Entzug von Methadon ist um Vieles heftiger und schwerer als der von Heroin. Ebenso wie

Heroin sind auch Methadon und Subutex® potenziell tödliche Drogen. Jahr für Jahr sind in ganz Deutschland – nahezu unbemerkt von der Öffentlichkeit – eine Vielzahl von Methadontoten zu beklagen. Sie kommen zu Tode durch einen Stoff, der nicht etwa von Dealern, sondern von Ärzten auf den Markt gebracht wird. Eine zeitlich nicht begrenzte Substitution macht nicht nur keinen Sinn – sie ist therapeutisch kontraindiziert und unethisch. Nahezu vergessen ist vielerorts, dass auch die Substitution in ihrer ursprünglichen Absicht sowohl die Abstinenz wie auch die Resozialisierung der Patienten als Fernziel hatte. Über den Zwischenschritt der Substitution war ursprünglich geplant, Schwerstabhängige therapeutisch so anzubinden, dass dann weitere Maßnahmen wie Entgiftung und Entwöhnung angeschlossen werden können. Die dafür nötigen Strukturen aber wurden nicht geschaffen. Dafür hätte man von Anfang an Therapieketten aufbauen müssen, in denen die Bausteine »Substitution – Entgiftung – Entwöhnung – Nachsorge« institutionalisiert zusammengefasst sind. Die derzeitige Substitutionspraxis sieht erschreckend aus: Nicht nur Schwerstabhängige (für die das Programm geplant war), sondern auch immer mehr Patienten, die früher ganz normal entgiftet und entwöhnt worden wären, verschwinden über lange Zeit im toten Gleis der sogenannten »Substitutionsbehandlung«, ohne dass wesentliche therapeutische Effekte realisiert werden. Knapp die Hälfte aller Opiatabhängigen befinden sich in Deutschland mittlerweile in Substitution. Die ärztlich verabreichte Opiatgabe verhindert somit in vielen Fällen, dass die Patienten die für sie geeigneten Therapien überhaupt antreten. Substitution ohne Begleitmaßnahmen ist sinnlos. Die begleitend zur Substitution geforderte psychosoziale Betreuung der Patienten aber ist vielerorts dünn. Zu bedenken ist außerdem, dass unter der Methadonbehandlung eine Psychotherapie (falls sie denn überhaupt [vom Patienten] gewünscht, [von der Institution] angeboten und durchgeführt wird) allenfalls eingeschränkt wirksam ist, weil Aufmerksamkeit und Konzentrationsfähigkeit der Substituierten gestört sind. Methadon ist nun einmal ein Opiat und wie alle Opiate beeinträchtigt es die Psyche. Um es plastischer auszudrücken und um auf das Beispiel vom Beginn dieses Kapitels zurückzukommen: Ein Alkoholiker, der vom Arzt mit Schnaps substituiert würde, wäre in besoffenem Zustand auch kaum in der Lage von begleitender Psychotherapie ausreichend zu profitieren. Und genauso sieht dies bei den Patienten in Substitution aus.

Die wirkliche Lage der Substituierten in Deutschland ist aber noch schlimmer: Eine Vielzahl der substituierten Patienten betreibt regelmäßig Beikonsum, d.h. es werden zusätzlich zum Methadon Kokain, Cannabis, Alkohol und andere Suchtmittel eingenommen. In Verbindung mit dem stark auf das Atemzentrum und das Herz wirkenden Methadon ist dadurch das Risiko des Drogentodes erheblich erhöht. Sucht hat keine Grenze – was immer verfügbar ist, wird eingenommen. An eine Resozialisierung ist angesichts des fortbestehenden regelmäßigen Kontaktes zur Drogenszene einschließlich Beschaffungsprostitution und Beschaffungskriminalität natürlich kaum zu denken. Es gibt keine Hinweise darauf, dass sich die ursprüngliche Hoffnung, durch Substitution Abhängige nachhaltig von der Drogenszene zu entfernen, erfüllt hat. Oft läuft der Tagesablauf eines Substituierten so ab: Morgens holt man sich das Methadon vom Arzt, im Laufe des Tages wird gestohlen, »gedealt und vertickt«, um sich weitere Drogen zu besorgen. Eine messbare Senkung der Drogenkriminalität hat sich durch Einführung der Substitution nicht eingestellt. Substitution ist ineffektiv. Nur einem verschwindend geringen Teil der Patienten in Substitution gelingt es, beruflich und privat wieder Fuß zu fassen. Substituierte Patienten können keine Maschinen bedienen und kein Auto fahren. Dadurch können viele Substituierte, gerade in ländlichen Gebieten, ihre Arbeitsstellen nicht erreichen (Einige Therapeuten fordern deswegen, das Autofahren unter Substitution zu erlauben und ignorieren damit in unverantwortlicher Weise die damit für die Allgemeinheit verbundenen Gefährdungsaspekte.).

Ein Leistungsbild der Substituierten liegt allenfalls für einfache Arbeiten vor und das auch nur dann, wenn kein relevanter Beikonsum vorliegt. Im Wesentlichen ist durch Substitution für den Suchtkranken alles beim Alten geblieben mit dem einzigen Unterschied, dass jetzt ein zeitlich nicht limitiertes Programm in die Welt gesetzt worden ist, das dem chronisch finanzschwachen Gesundheitssystem (und hier insbesondere der klassischen Drogenhilfe) Gelder entzieht. Geld, das an anderer Stelle dringend fehlt. M.E. ist die Substitution mit dem in §12 des Sozialgesetzbuches V festgeschriebenen Wirtschaftlichkeitsgebot nicht in Einklang zu bringen. Ein ineffektiveres Therapieverfahren als die Substitution ist kaum denkbar. Wer nun glaubt, dass die oben aufgeführten Zustände zu einem Umdenken der Verantwortlichen geführt hätten, irrt. Längst leben nicht wenige Menschen ganz gut von der Substitution. Niedergelassene Ärzte, Institutsambulanzen und Sozialarbeiter verdienen daran. Die gravierenden Probleme werden klein geredet, das Versagen geschönt und geradezu absurde Lösungsvorschläge unterbreitet. Um das Problem des Beikonsums in den Griff zu bekommen, wird beispielsweise vorgeschlagen, gleich Heroin zu verabreichen, da Methadon eben keine so euphorisierende Wirkung wie Heroin habe und dass deswegen andere Drogen zusätzlich genommen würden. Womit sich der Kreis der Geschichte schließt. Heroin wurde nämlich in seinen Anfängen u.a. dazu eingesetzt, Morphinabhängige zu heilen. Müßig zu erwähnen, dass diese historischen Bemühungen von Anfang an ebenfalls zum Scheitern verurteilt waren. Um nicht missverstanden zu werden: Unter bestimmten Rahmenbedingungen ergibt eine Substitutionsbehandlung auch in meinen Augen Sinn. Die Voraussetzungen wären:

Die Substitution ist immer zeitlich begrenzt und keine Dauerlösung. Nach wenigen Monaten endet die Substitution automatisch. Wiederholungssubstitutionen sind erst nach Darlegung einer hinreichend günstigen Prognose (erkennbar z.B. an Verhaltensänderungen des Patienten im Vorfeld der Wiederholungssubstitution) möglich.

Substitution darf nur in Verbindung mit einer engmaschigen psychosozialen Betreuung erfolgen, deren Ziel es ist, den Patienten zur Durchführung weiterführender Maßnahmen zu motivieren.

Substitution wird nur in Verbindung mit weiterführenden Maßnahmen eingesetzt, z.B. als Vorstufe zu Entgiftung - Entwöhnung - Nachsorge. Substitution darf nur von Institutionen angeboten werden, die nahtlos Anschlussbehandlungen anbieten können.

Die Therapieziele der Substitution sind zu Beginn der Behandlung ebenso wie der konkrete Therapieplan zu erstellen und den Kostenträgern zur Genehmigung vorzulegen (ähnlich wie bei Rehabilitationsbehandlungen). Beikonsum führt zum sofortigen Ausschluss des Patienten aus der Substitution. Eine Wiederholungssubstitution ist nur möglich, wenn es Hinweise im Verhalten des Suchtkranken gibt, die für eine hinreichend günstige Prognose einer erneuten Substitution sprechen.

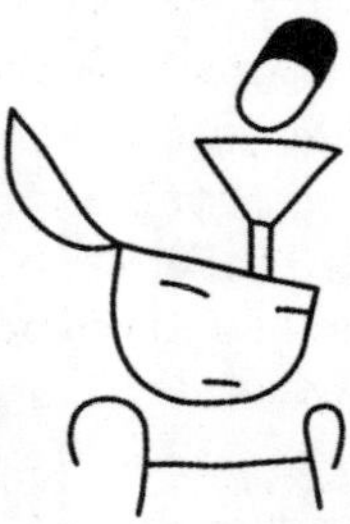

ÖKONOMISCHE ASPEKTE DES DROGENKONSUMS

von Udo V. Wachtendonk

Drogen kosten Geld. Viel Geld. Das ist der Grund, warum organisierte Kriminalität das Geschäft mit den Drogen als eine ihrer wesentlichen Einnahmequellen betreibt. Die simple Ursache dafür, dass der Preis für Drogen recht hoch ist, liegt ganz einfach im Gewinnstreben der entsprechenden »Handelsorganisationen«. Im Wesentlichen gestalten sich die Preise am Drogenmarkt genauso wie in der freien Wirtschaft: durch Angebot und Nachfrage. Wird das Angebot erhöht, wie z. B. um Geld für Waffen zu beschaffen (z.B. als Auswirkung des Afghanistan-Krieges), sinken die Preise. So hat sich der Marktpreis für Kokain seit den Achtzigern um ca. 40 % gesenkt. Das mag unter anderem auch an der verminderten Nachfrage liegen: In Deutschland wurden im Jahr 2000 zwar immerhin noch 913,40 kg Kokain sichergestellt[1]. Das sind aber 53,8 % weniger als im Vorjahr und außerdem die geringste Menge der letzten zehn Jahre. Dennoch ist die Zahl der (entdeckten) Delikte beträchtlich, dazu nachfolgend ein paar Daten und Zahlen:

Die Anzahl der Rauschgiftdelikte (erfasste Fälle) im Jahre 2001 betrug 246.518[2], davon 23.976 in Verbindung mit Kokain und 45.591 in Verbindung mit Heroin. Auf Platz Nummer eins sind unangefochten die Delikte mit Cannabis: gesamt 131.662, wohingegen Delikte mit Amphetaminen und Amphetaminderivaten (einschließlich Ecstasy) lediglich auf eine Anzahl von 26.118) registrierten Fällen kommt. Allein in Berlin verdoppelte sich die Anzahl der registrierten Delikte im Bereich der Drogenkriminalität innerhalb der letzten Dekade auf insgesamt 14.385 Straftaten.[3] Es ist naheliegend zu vermuten, dass diese Steigerungsrate unmittelbar mit dem Fall der Mauer in Verbindung zu bringen ist. Offensichtlich besteht hinsichtlich des Drogenkonsums ein erhöhter Nachholbedarf in den neuen Bundesländern. Die Zunahme an Konsumdelikten innerhalb der letzten 10 Jahre beträgt immerhin 60,9 %.[4]

1. *Quelle: Jahresbericht BKA*
2. *BKA Jahresbericht 2001*
3. *LKA Berlin Rauschgiftjahresbericht 2000*
4. *BKA Rauschgiftjahresbericht*

Neben den oben bereits erwähnten Mengenangaben sichergestellter Rauschgifte (Heroin und Kokain) wurden zudem noch folgende Mengen anderer Drogen beschlagnahmt:

- 271,2 kg Amphetamin/Methamphetemini
- 1.634.683 Konsumeinheiten Ecstasy
- 43.924 LSD Trips
- 8.525,2 kg Cannabisharz (Haschisch)
- 15.021,8 kg Cannabiskraut (Marihuana)
- 168.833 Cannabispflanzen

Die Aufklärungsquote der erfassten Delikte liegt immerhin bei 95,4 % – was darauf zurückzuführen ist, dass entdeckte Fälle auch relativ leicht aufzuklären sind – wobei natürlich die Anzahl der unentdeckten Straftaten (also die Dunkelziffer des Konsums) wesentlich höher liegen dürfte. Nach Angaben des BKA ist der illegale Handel mit Rauschgiften nach wie vor »extrem profitabel«. Sämtliche Drogen seien »flächendeckend verfügbar«. Weiterhin vertreten einige Experten die Auffassung, dass die Bemühungen der Strafverfolgungsbehörden keine spürbare Auswirkung auf Angebot und Nachfrage am Rauschgiftmarkt hätten.

Man kann sich leicht vorstellen, dass die Anzahl unentdeckter Straftaten bzgl. Handel und Konsumdelikten weitaus höher liegt. Ausgehend von einer »Entdeckungsquote« von 25 % kann man sich eine ungefähre Vorstellungen von erwirtschafteten Umsätzen der Schattenwirtschaft vor Augen führen: Basierend auf der Annahme einer 75%igen Dunkelziffer würden sich o. g. Angaben der real vorliegenden Straftaten um den entsprechenden Faktor erhöhen. So dürfte die tatsächlich konsumierte Menge an Amphetamin/Methamphetemin bei über 800 kg liegen. Die Anzahl der Konsumeinheiten Ecstasy läge bei ca. 4.904.049 – bei einem Marktpreis von (angenommen) ca. 10 Euro läge der Gesamtumsatz bei ca. 50 000 000 Euro p. a. – ca. das Doppelte der Einnahmen von Disneyworld Europe. Extrapoliert man die Mengen der beschlagnahmten illegalen Drogen mit dem angenommenen Faktor der Dunkelziffer, multipliziert die Gesamtmenge mit dem geschätzten Marktpreis und berücksichtigt dabei fehlerhafte Mengenangaben (größtenteils durch Unreinheit – bzw. »Beimischungen« und Streckmittel) der Dealer, dann ergibt sich eine Summe von ca. 250 Millionen Euro p. a. – allein in Deutschland. Diese »Einnahmen« fließen ausschließlich in die Kassen der organisierten Kriminalität. Dort werden sie nicht nur (wie manche meinen) zur Finanzierung verschwenderischer Amusements benötigt, sondern vielfach zur Beschaffung von Waffen und zur Finanzierung von Rebellion und (Bürger-)Kriegen. Auch hier bietet sich Afghanistan als Beispiel an, dessen Krieger sowohl den Widerstand gegen russischen Invasoren und US-amerikanische »Imperialisten« in erster Linie durch den Drogenhandel finanzierten.

Kosten der Drogenproduktion (oder die Kalkulation der Kartelle)

Der eigentliche Kostenbegriff stammt aus der Fachterminologie der Betriebswirtschaftslehre und wird (vereinfacht) definiert als die Gesamtsumme des Gütermäßigen Verbrauchs innerhalb einer (Produktions-) Periode, die zur Erstellung von Produkten und Dienstleistungen aufgewendet werden muss und stellt die (mathematisch-) negative Erfolgskomponente in der Erfolgsrechnung (als Gegensatz zur Leistung) dar. So weit, so gut. Wenn man dies jetzt nun in Klartext zum Thema Drogen übersetzt, ergeben sich zur Gewinnermittlung folgende Faktoren:

KOSTEN FÜR:

- Anbau, Aufzucht, Ernte
- Rohstoffgewinnung und Weiterverarbeitung
- Personalkosten (Laboranten und Söldner)
- Hilfs- und Betriebsstoffe (Chemikalien)
- Miete, Strom und Nebenkosten (für Labors und/oder Haziendas)
- Transportkosten (Flugzeuge, Boote, etc.)
- Bestechungsgelder (für Regierungstruppen und Grenzposten)
- Ausfallquote (Verluste durch Entdeckung und Beschlagnahmung)

In rein ökonomischer Hinsicht sind Drogen ein durchaus interessantes Produkt, denn die reinen Herstellungskosten belaufen sich nur auf einen Bruchteil des eigentlichen »Verkaufspreises«. So bekommt ein Bauer in Peru für 1 kg geernteter Kokablätter ca. $ 5,00 – was ungefähr dreimal so viel ist wie für die gleiche Menge an Kaffeebohnen. Die Aufkäufer von Dallmayr, Tchibo oder Starbucks zahlen eben keine höheren Preise, weil die Konsumenten, z.B. von »Jacobs Krönung«, einfach nicht bereit sind höhere Preise zu zahlen (Anm.: deren Kinder teilweise für Drogen schon, wie man sieht ...). Im genannten Kilopreis sind bereits die Pacht des Bauern sowie das Schulgeld für seine Kinder als auch etwaige Pflanzenschutzmittel von Schering oder Bayer und die Altersvorsorge enthalten. Krankenversicherungsbeiträge sowie Beiträge an die IHK – oder andere Lohnnebenkosten – werden wohl genauso wenig entrichtet wie eine Katastrophenschutzversicherung gegen Verwüstungen von Regierungstruppen, die gegenüber der DEA ein paar Alibi-Erfolge vorweisen müssen, damit sie weiter mit finanziellen Zuwendungen für die Drogenbekämpfung aus den USA rechnen können.

Nach dem Trocknen der geernteten Blätter wird daraus die Kokainbase und dann Kokainhydrochlorid gewonnen. Aus 10 kg Kokapaste werden 4 kg Kokabase gewonnen und daraus entsteht ca. eine halb so große Menge an Kokainhydrochlorid – dem Endprodukt.

Hier beträgt der Marktpreis ca. $ 100,00 pro Gramm. Dennoch muss man bei der Preisermittlung die Unreinheit der Straßenware berücksichtigen, deren Beimischungsquote schätzungsweise zwischen 20 und 60 % beträgt. Die (gewinnsteigernden) Zusätze von Kokain sind: Paracetamol, Phenanzon, Lactose (Milchzucker), Saccharose und Koffein.

Auch am Beispiel Heroin lässt sich die »Ehrlichkeit« der Dealer in etwa bewerten. Heroin wird aus Rohopium hergestellt, das aus der Kapsel der Schlafmohnpflanze gewonnen wird. Das Umwandlungsverhältnis von Rohopium zu Heroin beträgt 10 : 1. Demnach wird aus 10kg Morphinbase 1 kg reines Heroin gewonnen und zur Gewinnsteigerung »gestreckt«. Von 4.975 untersuchten Proben wiesen 63 % einen Gehalt an Diacetylmorphin von weniger als 20 % auf. Als Zusätze und Verschnittstoffe werden z.B. Ascorbinsäure, Acetylsalicilsäure (der Wirkstoff von Aspirin), Calciumcarbonat, Glukose, Stärke/Mehl, Quarzsand oder Talkum verwendet. So lassen sich aus einem Kilo reinen Heroins mit wenig Aufwand 5 Kilo »Handelsware« herstellen. Leider ist es dem Autor nicht möglich die oben genannten Kostenfaktoren der Produktion von Heroin und Kokain festzustellen und daher präzise entsprechende Gewinne zu ermitteln, da entsprechende Bilanzen nicht vorliegen. Es kann jedoch mit einer erheblichen Gewinnspanne gerechnet werden (ähnlich wie einer weltweit sehr verbreiteten Software ...), die für die Produzenten und den Vertrieb einen gewissen Luxus und einen recht angenehmen Lebensstil zulässt – wenn man die unangenehmen Risiken und Gefahren außer Acht lässt. Außerdem sind die Kosten für Werbung und Marketing relativ (im Vergleich zur legalen Wirtschaft) gering, denn wird einmal das Bedürfnis nach Drogenkonsum beim Interessenten erzeugt (Erstkonsumenten), ist damit oft die Grundlage für eine langfristige Nachfrage (Entwicklung zu Gewohnheitskonsum und Abhängigkeit) geschaffen. Nach vergleichbarem Prinzip hat Rockefeller gehandelt, als er *netterweise* Öllampen verschenkte, um anschließend den Lampenbesitzern für gutes Geld langfristig Öl zu verkaufen (das Lampengeschenk ist hier ähnlich dem »ersten Schuss« ...). O.k., der Vergleich hinkt etwas, ist aber durchaus zulässig um die Technik der Verkaufsförderung in Zusammenhang mit dem Profitstreben der Dealer zu bringen (die sich im Allgemeinen vom Establishment distanzieren). Abgesehen davon hat Rockefeller bekannterweise ja auch seine Reichtümer auf Kosten anderer erwirtschaftet, indem er seine Arbeiter auf den Ölfeldern unter unwürdigen Bedingungen arbeiten ließ. Das führte 1914 in Ludlow/Colorado zu einem ausufernden Streik, bei dem es sogar zu Schusswechseln zwischen Ölarbeitern und Werksmiliz kam. Als Reaktion auf den Streik ließ Rockefeller die Streikenden von seiner Miliz – mitten im Winter – aus den Werkswohnungen werfen. Die Streikenden mussten sich mit Not-Zelten vor dem Erfrieren retten. Nach erbitterten Schießereien über die Dauer von 10 Tagen ging den Ölarbeitern schließlich die Munition aus. Daraufhin übergoss Rockefellers Miliz die Zelte der Arbeiter mit Öl und zündete sie an. 33 Menschen starben. Abgesehen davon hat Rockefeller sein Monopol (fast 90 % des Marktes) durch Bestechung, Korruption, Spionage, Manipulation der Aktienkurse, Preisabsprachen sowie die Kontrolle der Transportwege und Ausschaltung seiner Konkurrenz aufgebaut. Interessanterweise entsteht bei näherer Betrachtung eine erschreckende Analogie beider Wirtschaftszweige (des »legalen« und des »illegalen«): Der Konsument ist immer der Dumme. Denn beim Kampf um Marktanteile und Moneten sind die großen Konzerne durchaus erfinderisch. Mancher Leser mag sich z.B. schmerzhaft daran erinnern, – wie er einen »günstigen« Drucker des Herstellers HP gekauft hat, – um dann beim Nachkauf einer Tintenpatrone (anscheinend in Gold aufgewogen) die »wahren Kosten« des Printers zu realisieren.

DIE KOSTEN DER DROGENBEKÄMPFUNG

Wenn man die Ergebnisse zur Kostenermittlung einer Studie aus dem Jahr 1992 anhand der Steigerungsraten in der Drogenkriminalität auf aktuelle Zahlen umrechnet und entsprechende Zahlenwerte extrapoliert, ergeben sich folgende Größen: Die jährlichen Aufwendungen von Bund und Ländern für Drogendezernate und Teile des Bundesgrenzschutzes belaufen sich auf ca. DM 3.274.113.200:

- 313 Mio. DM Justizkosten (Gerichte und Staatsanwaltschaften)
- 1.259 Mio. DM Inhaftierungskosten
- 1.288 Mio. DM Polizeikosten zur Durchsetzung des BTM (durchschnittlich 5 % der Gesamtkosten), u.a. verursacht durch 246.518 Rauschgiftdelikte. Demgegenüber beträgt die Gesamtzahl der Straftaten 6 363.865 im Jahre 2001.[6]

Dazu im Vergleich ein paar Zahlen zur Relation: Die Gesamtzahl der Einwohner der BRD beträgt 82 259 540 (2001)[7]. Innerhalb eines Jahres wurde ein Bruttoinlandsprodukt von 2.063 Milliarden Euro erwirtschaftet. Das entspricht einer (rein rechnerischen) Pro-kopf-Produktivität von ca. 25.079,16 Euro. Wobei sich die Anzahl der Erwerbstätigen auf weniger als die Hälfte beläuft, nämlich auf ca. 38,3 Millionen. Demnach müsste man also den Betrag der Pro-kopf-Produktivität im entsprechenden Maße erhöhen (also verdoppeln). Damit läge dann der rechnerische Beitrag des Berufstätigen zum Bruttoinlandsprodukt bei ca. 50.000 Euro. Diese Summe könnte man theoretisch mit der Anzahl der Drogentoten eines Jahres in Verbindung setzen sowie mit der durchschnittlichen Dauer der »Unproduktivität« (Arbeitsunfähig- und -willigkeit) von Drogenkonsumenten (Produktionsausfälle).

KOSTEN DURCH PRODUKTIONSAUSFÄLLE:

Folgende Fakten sollte man sich ausgehend von den Rauschgifttoten (die allerdings sicher ein negativ vorselektioniertes Klientel darstellen) vor Augen führen. Bei 1.149 Rauschgifttoten stellte sich die zuletzt ausgeübte Tätigkeit so dar:

6. *Polizeiliche Kriminalstatistik 2001*
7. *Quelle: Bundesamt für Statistik*
8. *Quelle: Bundeszentrale für Gesundheitliche Aufklärung*
9. *Quelle: Polizeiliche Kriminalstatistik 2001*

- arbeitslos: 63,5 %
- Arbeiter/Handwerker: 24,6 %
- Beamte/Angestellte: 3,1 %
- Schüler/Studenten/Azubis: 6,4 %
- sonstige Berufe: 2,4 %

Zusätzlich erscheint es an dieser Stelle angebracht eine weitere, verwandte Ursache für Produktionsausfälle zu erwähnen, nämlich den Alkoholmissbrauch: Die Summe für Rehabilitationsaufwendungen Alkoholkranker seitens der Rentenversicherung liegt bei ca. 8,15 Mrd. Euro/Jahr. 167.000 Behandlungen infolge von Alkoholabhängigkeit. Etwa 66.000 Fälle von Leberzirrhose wurden im Jahre 2000 bekannt, von denen 9.609 Personen an den Folgen verstorben sind.[8] Die Anzahl der Unfallverkehrstoten lag in 2000 bei insgesamt: 7503 Personen gegenüber 2030 Todesfällen in Folge von Drogenmissbrauch (in 2000; zum Vergleich: 1835 in 2001)[9] . Folgende Todesursachen wurden bei den Drogentoten gefunden:

- 81,4 % Überdosierungen (wobei unklar ist, welcher Anteil der Überdosierungen in suizidaler Absicht erfolgt ist)
- 9,7 % infolge langzeitlichen Missbrauchs
- 7,2 % Unfälle unter Drogeneinfluss
- 1,7 % Suizide

Die Folgen des Drogenkonsums verursachen eine Reihe an Kosten, die auf den ersten Blick nicht unmittelbar in den Focus des Betrachters rücken. Denn nicht nur reale Kosten im Gesundheitswesen oder der Drogenbekämpfung, sondern auch Verluste sind eine (abstrakte) Größe, der man bislang zu wenig Aufmerksamkeit geschenkt hat.

ENTBEHRUNGEN UND VERLUSTE DURCH DROGENKONSUM

- abgebrochene Schul- und Berufsausbildung
- Verlust des Arbeitsplatzes und der Möglichkeit eine solide Existenz aufzubauen
- Beschränkung in der Zukunft durch vergebene Chancen und ungenutzte Talente (Verminderung qualifizierter Arbeitskräfte auf dem Arbeitsmarkt)

- Beschränkung der freien Entscheidungen und Wahlmöglichkeiten
- Selbstverwirklichung erschwert oder verunmöglicht
- Rente/Altersversorgung ungesichert (wegen fehlender Berufstätigkeit)
- Kontakt zu Familie gestört oder abgebrochen
- Gesundheitsschäden
- Perspektiven jedweder Art eingeschränkt
- Freiheitsentzug (konkret in Form von Inhaftierung, abstrakter in Form von Geldmangel, gesundheitlichen Einschränkungen u.ä.)

KOSTEN DURCH »BESCHAFFUNGSKRIMINALITÄT«:

Der Gedanke, die Kosten der Freigabe von Heroin mit denen der Verbrechensbekämpfung (und denen der Folgekriminalität) in Relation zu setzen, ist nach wie vor nicht abwegig und durchaus interessant. Diese Strategie aus Kosten-politischer Hinsicht zu betrachten und kontrovers zu diskutieren, erscheint aufgrund aktueller Tendenzen und Trends durchaus sinnvoll. Der finanzielle Tagesbedarf eines Drogenabhängigen beträgt zwischen 50 und 150 Euro (während des aktiven Konsumierens und abhängig von der Intensität der Sucht in Anbetracht der zwangsläufigen Steigerung der Dosis).

Die erforderlichen Einkünfte werden ca. zu 35 % aus Drogenhandel »erwirtschaftet«. Eigentumsdelikte und Hehlerei machen ca. 30 % aus, ca. 15 % werden durch Prostitution erzielt. Der Rest des Geldes zur Beschaffung von Drogen stammt aus »legalen Quellen« wie Arbeitslosengeld, Sozialhilfe, Arbeitseinkommen und auch private Zuwendungen – bzw. durch Spenden. Hinzu kommt, dass ein Teil der Drogen zu Lasten der gesetzlichen Krankenversicherung über ärztliche Rezepte oder über Substitution finanziert wird.

Nach Expertenmeinung liegt der beim Hehler zu erzielende Preis für gestohlene Güter, d.h. der Erlös – oder auch der Verdienst des Beschaffenden – zwischen 10 und 20 % des offiziellen Marktpreises eines Gutes (wie z.B. Autoradios, CDs, Computerspiele, Fahrräder, Elektrowerkzeuge, Notebooks, Handys, Uhren, Videorecorder, etc.). Bedingt durch die vergleichsweise geringe Ausbeute, muss der Bedürftige also Diebesgut mit einem Warenwert von ungefähr 600 Euro beschaffen, um seinen Tagesbedarf erwerben/finanzieren zu können! Nach Schätzungen der Behörden entsteht somit durch »Beschaffungskriminalität« ein jährlicher

Schaden von insgesamt ca. 6.956 Mio. Euro; zzgl. der o.g. Aufwendungen zur Drogenbekämpfung.

Weiterhin verursachen Drogenkonsumenten und Drogensüchtige Kosten durch Präventions-, Beratungs- und Therapienachfrage. Diese Nachfrage wird durch Bildung eines entsprechenden Gesundheitsanbietermarktes befriedigt. Dadurch entstehen weitere Kosten. Aus den gestiegenen Kosten im Bereich des Gesundheitswesens folgen höhere Beiträge der Krankenkassen. Diese erhöhten Beiträge haben direkte Auswirkung auf Unternehmen der Wirtschaft, die somit unmittelbar einem erhöhten Kostendruck (Lohnnebenkosten) ausgesetzt werden. Das wirkt sich wiederum negativ auf die Beschäftigungspolitik (tendenzieller Stellenabbau und Vermeidung von Neubesetzungen) der Arbeitgeber aus.

Vor dem Hintergrund einer umfassenden Kostendiskussion lässt sich somit letztendlich nur der Schluss ableiten, dass (illegaler) Drogenkonsum immer zu kostspielig für den User ist und dass er zusätzlich stets mit hohen Kosten für die Allgemeinheit und hier im speziellen für die arbeitende Bevölkerung (der durch Steuern und Sozialabgaben die Kosten letztlich aufgebürdet werden) verbunden ist. Daraus erklären sich auch die Versuche der User, die Kosten ihres Konsums zu minimieren (z.B. durch Teilnahme an Substitutionsprogrammen) – sowie das Ansinnen der Steuer- und Beitrag zahlenden Bevölkerung, den Drogenkonsum möglichst gering zu halten (z.B. durch Prävention und Repression).

Gemäß einer Studie von Hartwig und Pies[10] liegen die Kosten einer medizinischen Heroinvergabe bei ca. 75 DM pro Tag. Diese im Vergleich (zu o.g. Summen der Beschaffungskriminalität und deren Bekämpfung, etc.) geringen Kosten scheinen in ökonomischer Hinsicht eine freie Vergabe nahezulegen. Abgesehen von ethisch-moralischen Bedenken kann man sich anhand der katastrophalen Folgen des Alkoholmissbrauchs allerdings ausmalen, welch schwerwiegende Folgen im Falle einer freien Heroinvergabe zu erwarten wären. Es ist naheliegend, dass eine freie Vergabe von Heroin und ähnlichen Drogen die Folgen des Drogenkonsums verharmlosen würde, was wiederum die Barrieren zum Erstkonsum deutlich senken dürfte (In diesem Zusammenhang reicht eigentlich der Hinweis auf die Anfangszeit nach der Entdeckung von Heroin, als die uneingeschränkte Verschreibbarkeit zu weit verbreitetem Konsum –

[10]. *Hartwig, K.H.: Rationale Drogenpolitik in der Demokratie: wirtschaftswissenschaftliche und wirtschaftsethische Perspektiven einer Heroinvergabe / von K. H. Hartwig und I. Pies. - Tübingen 1995*

und Abhängigkeiten – führte.). Daran kann letztendlich niemand – in Anbetracht der enormen Folgeschäden – ein ernsthaftes Interesse haben. Ferner wäre für den »freien Konsum« ein Mindestmaß an Selbstdisziplin erforderlich, sowie die Einhaltung einer gewissen Ordnung unabdingbar. In Anbetracht des immer mehr ausufernden Mischkonsums (mehrerer Drogen gleichzeitig) der meisten Betroffenen ist es illusorisch, entsprechende Eigenschaften bei den Konsumenten vorauszusetzen.

FAZIT:

Letztendlich erscheinen präventive, therapeutische aber auch die bekannten repressiven Maßnahmen der Drogen- und Suchtbekämpfung als gangbare und sinnvolle Wege im Interesse um Schäden im Sinne aller Beteiligten so gering wie möglich zu halten.

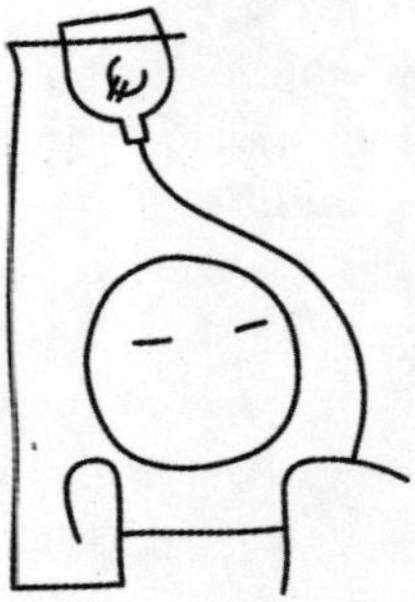

Teil 2

PARTYDROGEN

PARTYDROGEN – ALTER WEIN IN NEUEN SCHLÄUCHEN

von Bernhard van Treeck

Seit Anfang der neunziger Jahre des letzten Jahrhunderts hat sich in Verbindung mit der Entwicklung synthetischer Musik – die Rede ist von Techno und all seinen Unterformen – eine weitere Drogenszene etabliert. Leitdroge der Technobewegung ist die synthetische Droge Ecstasy (Inhaltsstoff MDMA). Doch auch andere synthetische Drogen werden vor allem in Verbindung mit Musikveranstaltungen, hier Raves genannt, konsumiert. Für Ecstasy (und ähnliche Drogen in Tablettenform) hat sich die verharmlosende Bezeichnung Partydrogen etabliert. Viele der Partydrogen sind alte Bekannte – Ecstasy wurde z.B. schon 1913 entdeckt und war über Jahre hinweg zwar bekannt, aber kaum verbreitet. Erst Techno und eine geschickte Vermarktungsstrategie der Dealer machte in Verbindung mit reißerischen Medienberichten aus dem ehemaligen Ladenhüter einen Dauerbrenner.

Was war das Besondere, das Neue an Techno? Die ständige Weiterentwicklung des Computers machte damals die Hard- und Software in rasanter Weise billiger. Dadurch wurde es dem Einzelnen möglich, ohne großen finanziellen Aufwand Musik zu produzieren und unabhängig von großen Firmen zur Marktreife zu entwickeln. Es entstand eine von der Großindustrie unabhängige Subkultur. Techno ist eine Kultur, die alle Bereiche des täglichen Lebens beeinflusst, verändert und bereichert hat. In ihrer Bedeutung für die Allgemeinheit ist diese Bewegung kaum zu überschätzen. Die Kompositionsmöglichkeiten in den Bereichen Musik, Video und Tanz wurden revolutioniert. Techno ist, laut Goethe-Institut, der derzeit wichtigste Kulturexport Deutschlands. Es kann, wenn man über Partydrogen spricht, also in keinem Fall darum gehen, diese Musikrichtung und die damit verbundenen Lebensformen zu verurteilen, auch wenn Partydrogen in Zusammenhang mit der Technokultur groß geworden sind. Zumindest in den Anfangsjahren war die Technobewegung sinnstiftend für viele junge Menschen. Alle beklagten in den Neunzigern die Vereinzelung der Menschen, den Verlust tragender familiärer

Strukturen, das abhanden gekommene Gemeinschaftsgefühl sowie ein Zunehmen von Aggression und den Verlust der Lebensfreude. Die heranwachsende Generation der Raver brachte damals Hoffnung in ein als verfahren erlebtes Gesellschaftssystem. Techno sollte einen Gegenentwurf zu den als etablierten, als verkrustet empfundenen Strukturen schaffen (ähnlich, wie es zuvor Rock'n'Roll, Beat und Punk versucht hatten). Die Techno-Anhänger hatten Spaß, schafften sich ein Gemeinschaftsgefühl und feierten aggressionsfrei ausufernde Partys. Toleranz war anfangs in der Technoszene kein Fremdwort, sondern selbstverständlich. Ob schwarz oder weiß, hetero- oder homosexuell, jeder wurde so genommen, wie er ist. Diese Zeiten aber sind lange vorbei. Was Rock'n'Roll, Beat und Punk widerfuhr, passierte auch Techno. Die Anhängerschaft vergrößerte sich, Techno wurde Mainstream, das spezifische Profil ging verloren. Inzwischen ist die Technoszene weitestgehend durchkommerzilisiert und unterscheidet sich allenfalls noch marginal von anderen Musikszenen. Wo früher Kreativität den Ton angab, beherrschen nun professionelle Marketingstrategen großer Unternehmen die Szene und versorgen die finanziell attraktive Zielgruppe der Raver mit allem, was gewünscht ist. Viele Partygänger nehmen die Angebote dankend an. Statt sich selbst ein interessantes Outfit auszudenken, wird auf Markenlabels zurückgegriffen. In einer zunehmend von Passivität und Vermassung geprägten Partyszene haben es Drogen leichter.

Wo früher das Gemeinschaftsgefühl, die Musik und die Bewegung in Extase versetzte, sind heute häufig Suchtmittel im Spiel. Ecstasy, LSD, Cannabis und anderen Drogen sind unter jungen Leuten weit verbreitet. Und auch hier wird die Nachfrage des Marktes flächendeckend befriedigt. Die neu geschaffenen Drogenprobleme sind weit über die ursprüngliche Szene hinaus ein Thema.

Partydrogen sind in aller Munde. In Jugendclubs und in ganz normalen Diskotheken und auch auf Schulhöfen werden die Drogen verkauft. Ob in der Hip Hop-Szene, unter Punks oder bei Rockern, Ecstasy und Co. sind überall. Eigentlich kann man kaum noch von »Party«-Drogen sprechen. Betrachtet man die Entwicklung der Drogenszene der letzten Jahre, so sind einige Veränderungen unübersehbar. Waren in den 80er Jahren noch überwiegend schlafanstoßende, beruhigende Drogen wie Cannabis, Opiate und Benzodiazepine die Lieblinge der Drogenkonsumenten, so vollzieht sich in den letzten Jahren ein deutlicher Trend hin zu antriebssteigernden Drogen und Halluzinogenen. In Zusammenhang mit der Partykultur der neunziger Jahre hat sich eine neue Drogenkultur etabliert. So verzeichnet der Rauschgift-Jahresbericht 1994 eine Zunahme der Ecstasy-Sicherstellungen um weit über 100 %, eine Verdreifachung der Sicherstellung des Kokains gegenüber einem Rückgang von sichergestelltem Heroin um 50 %. Auffällig ist in diesem Zusammenhang auch, dass sich das Muster bei erstauffällig Konsumierenden harter Drogen deutlich verschoben hat. 1994, auf dem Höhepunkt der Technobewegung, lag der Anteil Heroinkonsumierender bei den von der Polizei erstmals mit Drogen aufgegriffenen Personen zum ersten Mal in der Geschichte des Rauschgiftes unter 50 %. Gegenläufig dazu war der Partydrogenanteil bei den Erstauffälligen erstmals 1994 auf über 50 % angestiegen. Zudem muss vermerkt werden, dass jeder zehnte Neueinsteiger Ecstasy konsumiert. Die Zahlen sind alarmierend. Oder ist das alles nicht so wild? Wir haben gar kein Drogenproblem, behaupten immer noch einige Raver. Was haben wir mit Junkies oder mit geistig abgebauten Alkoholikern zu tun? Wir sehen gut aus und sind gut drauf, wo liegt das Problem? Vielen Partygängern gelingt ja auch der kontrollierte Konsum. Die Mehrheit der Raver dürfte nicht in Gefahr sein, mit Drogen abzustürzen. Es gibt Unterschiede zu früheren Zeiten. Die Drogen sind entmystifiziert worden. Der Glaube an Bewusstseinserweiterung und an spirituelle Reisen mit Hilfe von Drogen ist nicht prägend für die jetzige Raving-Society. Drogen werden als das genommen, was sie sind, nämlich als chemische Stoffe, mit denen man Bewusstseinszustände manipulieren kann. Die heutige Generation weiß: Drogen können keine Wunder bewirken, und alles hat seinen Preis. Insofern unterscheidet sich der Drogenkonsum in der Partyszene nicht wesentlich vom Umgang mit Alkohol in der übrigen Gesellschaft. Würde das so bleiben, es wäre erfreulich. Ein offener, aufklärender und risikoabwägender Umgang mit Drogen ist mit den pragmatisch denkenden Menschen der Partyszene möglich.

TECHNO UND DROGEN

Von Carsten Claus

Immer wieder ernte ich misstrauische Blicke, wenn ich Leute auf ihre Frage, ob ich, der ich mich zu großen Teilen meiner Zeit mit Techno beschäftigte, die oftmals mit dieser Musik assoziierten Drogen konsumiere, ein souveränes Nein entgegnen kann. Häufig belächelt werde ich stehengelassen. Der keinesfalls vorurteilsfreie Frager zieht belustigt von dannen (das kann ich ja nicht ernst gemeint haben).

Dass die ewiggestrige Gleichung Techno = Drogen aufgehen muss, wird einem ja in einschlägigen Reportagen permanent auf die Nase gebunden – sei es durch öffentlich-rechtliche oder durch private Medien unter aufreißerisch gestalteten Vierfarb-Aufklärungsreports. Da gehe ich in ruhigen Momenten in mich und frage: Bin ich allein auf weiter Flur, gibt es außer mir nur verpillte Partyjunkies, die mit untertellergroßen Pupillen durch die Nächte wandeln in der großen weiten Technowelt? Den Medien nach wohl schon. Doch da erinnere ich mich stets an eine Vielzahl netter Menschen, mit denen ich mich auf Partys auf das Vortrefflichste unterhalten kann, und sie machen keinerlei benommenen Eindruck. Sollten diese Menschen zeitweise ergriffen scheinen, beruht dies nicht auf Chemie, sondern zumeist auf den Künsten des DJs, der Kenner und Genießer in Verzückung versetzt.

Die Medien geben sich oftmals so, als sei wie bei der Frage, ob zuerst das Ei oder die Henne da war, nur noch zu klären, ob Drogen zu Techno führten oder doch Techno zu Drogen? Was soll das? Ich habe noch nie jemanden fragen gehört, ob LSD die Hippie-Ära geschaffen hat. Die Diskussion ist fruchtlos. Es wäre anmaßend, würde ich mir zutrauen zu entscheiden, ob jemand Drogen genommen hat, doch denke ich, Prozentangaben von 85 und mehr Drogenkonsumenten, von denen man liest, sind schlichtweg aus der Luft gegriffen.

Doch ebenso muss zugestanden werden, dass es bezüglich der Drogen auch in dieser Szene unschöne Szenen gegeben hat. Besonders die Partys, die sich dem Kampf der Drogen verschrieben hatten, schienen demonstrativ als Test-Schlachtfeld neuester Pillenderivate herhalten zu müssen. Genauso gibt es aber Veranstaltungen, auf denen sich die meisten Besucher wie angehende Weihepriester ausnehmen. Einige Jahre bin ich, seit jeher drogenfrei, nun schon dabei und meine feststellen zu können, dass man keine konkreten Zahlen über einen Drogenkonsumentenanteil nennen kann. Genauso, wie es gute und schlechte, volle und leere, teure und preiswerte Partys gibt, gibt es welche mit vielen und welche mit wenigen Konsumenten.

Die Medien treiben hier nicht selten Schindluder mit der im Kern absolut uninformierten Masse der Bevölkerung. Eine solche Darstellung schadet nur. Es ist wichtig aufzuzeigen, dass es sich hier um die größte jemals dagewesene Jugendbewegung handelt, dass Techno mehr ist als nur »Bumm Bumm«. Wer weiß schon, dass ohne das Zutun von vier netten radsportbegeisterten und wohlerzogenen Düsseldorfer Herren um die fünfzig (gemeint ist die Gruppe Kraftwerk) Techno nicht das wäre, was es heute ist. Es geht mir darum zu zeigen, dass man Techno sehr wohl viel besser ohne Drogen »aushalten« kann. Deshalb soll auf den folgenden Seiten der Werdegang dieses Genres samt kommerzieller Ausschlachtung dargestellt werden.

Am Anfang war die Steckdose ...

Wenige Begriffe in der heutigen Zeit werden derart missverständlich aufgefasst wie Techno. Eines der facettenreichsten Musik-Genres wird komplett auf einen, wenn auch wichtigen, Bestandteil reduziert, nämlich die Tatsache, dass die Musik elektronisch hergestellt und vom Rhythmus dominiert wird. Für die einen ist es der Inbegriff der wohl größten je dagewesenen Jugendbewegung und der musikalischen Revolution, quasi die Ablösung des Rock durch Elektronik, für die anderen ein rotes Tuch, die Horrorvorstellung einer unpolitischen, zum Egoismus verzogenen Generation. Dabei hatte alles so beschaulich angefangen. Diejenigen, die man heute als die Urväter des Techno bezeichnet, wollen oder können nicht so recht realisieren, was ihr Tun für Auswirkungen zeigen sollte – wurden sie doch in ihren Anfangstagen nicht selten belächelt. Die Rede ist von Kraftwerk, Yello, Klaus Schulze, Tangerine Dream, Cabaret Voltaire und anderen.Der mittlerweile fast fünfzigjährige Pionier der elektronischen Musik, Klaus Schulze, der seit mehr als einem Vierteljahrhundert für mehr Produktionen verantwortlich ist, als ein Sumo-Ringer zu tragen vermag, ward denn auch zum Anblick des Ausmaßes gebeten: Zur Love-Parade 1995, die mit gut einer halben Million zugereister Jungzappler die größte »Demonstration für Liebe & Frieden« weltweit war, bat ihn das (inzwischen konkursbedingt dahingeschiedene) Szene-Magazin »Frontpage« als Ehrengast in die heiligen Redaktionshallen am Berliner Tauentzien, dem Logenplatz über einem Heer von Techno-Ameisen. »Klaus, komm mal ans Fenster und schau dir an, was du angerichtet hast!«, winkte ihn ein Mitarbeiter herbei, und so recht konnte keiner verstehen, was dort wirklich vor sich ging.

Klaus Schulze bildet zusammen mit Tangerine Dream und Kraftwerk das magische Dreieck der elektronischen Musik. Denn beinahe jeder Künstler aus diesem Bereich beruft sich auf wenigstens ein Mitglied dieses Triumvirats. Während Kraftwerk nach wie vor ihren Einfluss auf die heutige Musik von sich weisen, definierten sie doch schon in den frühen siebziger Jahren, wie Musik ihrer Meinung nach zu klingen habe: »Klack, Zisch, Bumm, Peng, Ratsch« – Geräusche des Alltags als Stilmittel, gar als tragende Gerüste ganzer Stücke. Oder wie Kraftwerk-Mitglied Ralf Hütter konstatierte: »Wir sind keine Rockstars, wir hängen uns keine Gitarre um den Hals und machen pling-pling.« Und ferner: »Die Gitarre ist ein Instrument aus dem Mittelalter.« Auch wenn sie es leugnen, Kraftwerk sind die wahren Ziehväter der heute alles dominierenden Musikrichtung. Das Lied, der Song, musste dem Track weichen. Klassische Strukturen verschwanden. Jeder konnte, ohne jemals Unterricht gehabt zu haben, Musik machen. Monotonie, die von vielen Außenstehenden als primitiv im negativen Sinne missverstanden wird, ist lediglich das musikalische Fundament, auf dem alles aufbaut. Der Preisverfall der Instrumente – bei stetig verbessertem Entwicklungsstand – beschleunigte den Prozess der Popularisierung – man kann schon von der Demokratisierung der Produktionsmittel sprechen. Für viele ist diese noch immer andauernde Entwicklung durchaus besorgniserregend. In England forderten um ihre Existenz besorgte Orchester gar das Verbot von Samplern und Geräten, die nahezu jedes natürliche Instrument nachahmen können. Klaus Schulze beschreibt den heutigen Techno derart: »Das ist ja fast genau das Gleiche, was wir in den siebziger Jahren gemacht haben, nur dass die Produzenten heute eine durchgehende Bassdrum darunterlegen«. Diese »durchgehende Bassdrum«, ein stampfender Rhythmus im 4/4-Takt, war das revolutionäre Element dieses Genres überhaupt. Sein Ursprung lässt sich dahin zurückverfolgen, wo auch der Person des Discjockeys, kurz DJ, zuerst eine ganz neue Bedeutung zuteil wurde, in Chicago. Zwei Protagonisten der frühen Achtziger waren die Amerikaner Grandmaster Flash und Africa Bambaataa. Während sich bis dahin jeder DJ schimpfen konnte, der wusste, dass eine Platte rund ist und zwei Seiten hat, prägten diese beiden ein neues Bild vom DJ, indem sie sich nicht mehr damit begnügten, stur eine Platte nach der anderen abzuspielen. Sie begannen damit, zwei gleichzeitig nebeneinander laufende Platten zu synchronisieren, sprich vom Tempo her anzugleichen, sie zusammenzumischen und so beide gleichzeitig hörbar laufen zu lassen. Hieraus ergaben sich völlig neue Klangmöglichkeiten. Aus zwei völlig unterschiedlichen Schallplatten wurde ein neues Stück, der »Track«. Heutzutage gibt es sogar DJs, welche derer drei übereinanderlegen, um neue Musik daraus zu machen.

DJ-ing ist eine Kunst, die man in keiner Schule der Welt erlernen kann. Es basiert alles auf Übung, Talent und dem richtigen Gespür für Musik. Eine weitaus größere Zahl von DJs scheint hingegen die Historie kalt zu lassen, kommen sie doch oft wieder über den Status des bloßen Auflegers nicht hinaus. Oft genug sind sie mit dieser Art Anspruchslosigkeit noch erfolgreich. Als irgendwann die ersten Schlagzeugcomputer auf den Markt kamen, erwuchs daraus der Gedanke, die Musik mit einem durchgehenden Beat zu versehen. So wurde die Illusion hergestellt, man höre die ganze Nacht hindurch nur ein einziges Stück, da Übergänge – ein gewisses Talent des DJs vorausgesetzt – unhörbar wurden. Der DJ avancierte zum »Magier der Nacht«, der Stimmungen steuerte, aufsog und weiterverarbeitete. Ähnliches fand nicht selten auch im heimischen Studio statt, welches oft aus einer Schar kleiner Klangerzeuger bestand, die um die Bettstatt geschart wurde (womit auch schon der viel gebrauchte Begriff der Wohn- und Schlafzimmerproduktion erklärt ist).

Immer häufiger waren nun DJ und Produzent in Personalunion anzutreffen. Zwei Städte gehörten nach und nach untrennbar zu House und Techno wie die Taste zum Klavier: Chicago mit seinem eher durch den Disco-Boom der 70er geprägten Sound, dem Chicago-House, sowie die Motor-City Detroit, in der es etwas »härter« brodelte, was für das, was heute als Techno gilt, wohl noch entscheidender war. Die sehr kalt klingende Musik Kraftwerks (wie gesagt vier adrette, gutsituierte und klassisch ausgebildete Herren aus Düsseldorf), die in Deutschland lange Zeit alles andere als Beifall fand, fiel ausgerechnet in der rezessionsgebeutelten nordamerikanischen Stadt auf fruchtbaren Boden. Die schwarze Bevölkerungsschicht, musikalisch eher durch Jazz und Blues geprägt, griff diese Musik auf, da sie wie keine andere das alltägliche Leben mit seiner unsäglichen Monotonie und Gefühlskälte widerspiegelte. Von den Vorreitern der Detroiter Szene wie Juan Atkins oder Derrick May wird diese Musik gar als Initialzündung bezeichnet, ohne die es Techno in seiner heutigen Form wohl nie gegeben hätte.

Während der Chicago-House eher dem funktionellen Aspekt unterlag, als Club-Werkzeug die Masse zum Tanzen zu bringen, benutzten die Detroiter Produzenten ihre Stücke, um Empfindungen und Gefühle zu vermitteln, und zwar indem sie futuristische Synthesizersounds einsetzten. In Europa wurde diese Form der Musik zuerst von denjenigen DJs verstanden und aufgegriffen, die noch heute zu den führenden Köpfen zählen. In Deutschland sind dieses unter anderem Westbam und Sven Väth, in Frankreich Laurent Garnier sowie Carl Cox oder Colin Favor in England. Mitte der 80er war wohl für die meisten nicht abzusehen, was diese kleine musikalische Revolution für eine Lawine lostreten würde. Zu den ersten DJs, die sich in Deutschland als Produzenten versuchten, waren die Frankfurter Luca Anzilotti und Michael Münzing, die noch heute das Projekt »Snap« darstellen. Doch damals flogen sie noch im hohen Bogen aus den A&R-Büros. Die Talentscouts der Plattenfirmen verlachten sie. Der Gedanke, dass jemand, der keinerlei Noten lesen kann, geschweige denn ein Instrument beherrscht, charttaugliche Musik produzieren könne, war einfach noch zu abstrakt.

Als Konsequenz gründeten sie ihre eigene Firma, das Plattenlabel Logic Records. Ihre erste Single »The Power« war vom Sound her revolutionär und belegte weltweit die Spitzen der Charts. Der Erfolg machte nachdenklich und führte zum Umdenken. Langsam dämmerte es auch in den Manageretagen der Plattenindustrie, dass der DJ derjenige ist, der permanent mit dem Publikum in Interaktion tritt, der sieht, welche Platte »funktioniert« und welche nicht und daraufhin nur noch die erfolgreichen Elemente in neue Produktionen umsetzen muss. Er ist am Puls der Zeit. Der Kontakt zu DJs wurde vermehrt gesucht. Einen (vor allem finanziell) vergleichbaren Erfolg mit dem von »Snap« vermochte bis heute zwar niemand zu wiederholen, doch wurde ein deutliches Zeichen gesetzt. Die Erkenntnis setzte sich durch, dass jeder, insbesondere jeder DJ, der weiß, was die Leute hören wollen, in der Lage ist, erfolgreich Musik zu machen. Mit einem eigenen Label ist der DJ bis zu einem gewissen Grade autark, er entscheidet frei, was veröffentlicht wird und was nicht. »Snap« testeten zunächst jede Produktion in ihrer eigenen Disco, dem »Omen«, in Frankfurt (bis heute eine Art Kultstätte) und unterwarfen sie dem Urteil des wohl wichtigsten Kritikers – dem Publikum. Bestand diese jene Hürde, wurde sie veröffentlicht. Wenn nicht, wurde sie überarbeitet bzw. verworfen.

Andere DJs arbeiteten ähnlich. Derartige kleine Kreativzellen – im Zusammenspiel mit einem kompetenten Vertriebspartner (im Falle Logic's war es die BMG Ariola, die dafür sorgte, dass ein erfolgreicher Titel innerhalb kürzester Zeit in allen europäischen Plattenregalen zu finden war) – waren von nun an Trumpf. Im Laufe der Zeit richteten alle großen Plattenfirmen sogenannte »Dance Departments« ein, jedoch mehr um von der Entwicklung zu profitieren, als diese zu forcieren. Obgleich viele die Sorge in sich trugen, eine kommerzielle Ausschlachtung des »Trends Techno« könne dessen vorzeitigen Tod hervorrufen wie wenige Jahre zuvor bei der Neuen Deutschen Welle, erwies sich diese Befürchtung als unbegründet. Techno wurde von Jahr zu Jahr bunter. Techno war ein Chamäleon, NDW dagegen eine graue Maus, zu starr, zu wenig wandelbar. Techno überlebte. Es erlaubt die Einbeziehung aller (und ich meine aller) Musikrichtungen, die es je gegeben hat. Ob Jazz, Funk, Klassik oder bisweilen gar Rock – alles ist schon eine Liaison mit Techno eingegangen, was mitunter zu fürchterlichen Missverständnissen über Techno geführt hat. Bei Techno bedeutet Monotonie die Möglichkeit für den DJ, mit einem flexiblem Werkzeug zu arbeiten. Es bedeutet nicht, die Elemente des klassischen Pop-Songs mit Techno-Versatzstücken aufzufüllen, was nämlich dann zum vielgehörten Kirmes-Techno à la DJ Bobo oder Scooter ausartet. Aber Achtung: Das ist kein Techno, sondern nur Pop-Musik mit Techno-Zitaten!

Denn: Das macht ja die ganze Zeit nur »Bumm Bumm«. Techno klingt beim ersten Mal alles andere als vielseitig, doch irgendwo muss es ja herkommen, dass immer mehr gestandene Musiker Techno als ideales Ausdrucksmedium begreifen. Der Berliner Künstler Cosmic Baby ist klassisch ausgebildeter Konzertpianist und hat sich doch repetitiven Strukturen, sich endlos in die Tiefe schraubende Loops und scheinbar willkürlich gespielten Tönen verschrieben. Auch Ralf Hildenbeutel hatte nicht wenige Jahre Klavierunterricht, spielte in diversen Bands, ohne seine Mutter zu erhören, die entsetzt zur Kenntnis nahm: »Oh je, der Bub will Musik machen!«. Nun produziert Hildenbeutel schon seit geraumer Zeit die Platten des erfolgreichsten deutschen DJs, Sven Väth. Kürzlich wurde ihm vom Musiksender VIVA der COMET, der Preis für den besten Produzenten, verliehen. Überhaupt lässt sich vermehrt feststellen, dass »echte Musiker« gerne, insbesondere wenn es sich um kommerziell ertragreichere Produktionen handelt, mit DJs ein Gespann bilden. Das Duo Jam & Spoon besteht z.B. neben dem DJ Markus Löffel aus dem studierten Musiker Rolf Elmar. Westbam und Marusha werden vom Hausfreund Klaus Jankuhn, einem klassisch ausgebildeten Musiker, produziert. Dieses geschieht jedoch meistens dann, wenn Platten von den Merkmalen klassischer Popsongs leben und deshalb solides Musikerhandwerk gefragt ist.

Im Gegenzug scheinen immer mehr reine Pop-Nummern vom Szene-Wissen einzelner DJs zu profitieren. Schließlich sind Remix-Aufträge an der Tagesordnung, die Standard-Stücke in ein Technokorsett zwängen und oft sogar erfolgreich werden lassen. Die House-Version des New Yorker Underground-Königs Todd Terry des Titels »Missing« von »Everything But The Girl« ist das wohl aktuellste und eindrucksvollste Beispiel. Aus dem ruhigen Song einer Gitarrenband wurde durch den Remix ein Dancestück, das seinen Siegeszug über alle Kontinente antrat. Die bis dahin nur Insidern bekannte Band »Everything But The Girl« kam über Nacht zu ungeahntem Ruhm.

Die Tatsache, dass dieser Musikstil sich nahezu jedem beliebigen anderen zu öffnen vermag, dass im Umgang mit ihm die unterschiedlichsten Herangehensweisen möglich sind, sollte man zu verstehen versuchen. Schließlich wird es seinen Grund haben, dass allein auf dem Sektor Technohouse allein pro Woche zwischen 200 und 300 Platten erscheinen. Die kann sich zwar kein Mensch alle anhören, aber irgend jemand kauft immer ein Exemplar, sodass Kleinserien von einigen hundert Stück verkauft werden. Sie tragen dazu bei, dass es jedem DJ möglich ist, einen ganz spezifischen Stil zu entwickeln. So entsteht Vielfalt. Oft ist es nur der reine Zufall, eine bestimmte Platte ergattern zu können, denn sind die besten Stücke erst einmal über die Theke gewandert, ist Nachschub nur selten zu ordern – zu gering ist die Auflage vieler Veröffentlichungen. Bestimmte, schon länger vergriffene Platten erzielen gar dreistellige Sammlerpreise. Doch meist liebt ein DJ seine Platten zu sehr, als dass er sie hergeben würde. Oft ernähren sich die sogenannten »Vinyljunkies« die letzten Tage des Monats von Mamas Eintopf und trockenem Toastbrot, nur um sich ihre heißgeliebten Scheiben kaufen zu können. Glücklich ist, wer sein Hobby zum Beruf machen konnte. Nicht nur, dass 2000 Mark im Monat für Schallplatten dann aus der Portokasse zu berappen sind, man kann sie auch noch beim Finanzamt geltend machen. Ein anderer Punkt ist noch, wie voreingenommen häufig von offizieller Seite mit Techno umgegangen wird. Besonders hart ist es, wenn bayerische Politiker diese Musik gar gesetzlich verbieten wollen, mit Argumenten, bei denen es einem die Weißwurstpelle abzieht.

Da ist davon die Rede, Techno verstärke die Gewaltbereitschaft, fördere den Drogenkonsum und bisweilen sei er gar ein Werk des Teufels. Die Beweise versucht man dadurch zu erbringen, indem regelmäßige Razzien mit noch gründlicheren Leibesvisitationen durchgeführt werden. Die Erfolge solcher Aktionen stehen natürlich meist in keinem Verhältnis zum Einsatz, wurden doch einmal bei einer Großveranstaltung am alten Flughafen Riem, bei der am Eingang über zehntausend Leute durchsucht wurden, ganze drei Ecstasy-Pillen und einige Gramm Haschisch gefunden. Sicherlich wurden einige Drogen durchgeschmuggelt, doch wäre man bestimmt in jedem U-Bahnhof auf eine vergleichbare Menge gestoßen.

Auf in die Hände der Massen

Am Anfang war Techno zwar nicht elitär, schließlich war er als grenzenlose Musik für jedermann gedacht, doch spielte er sich eher an verwegenen Orten ab. Das Berlin nach dem Mauerfall bot den idealen Nährboden für kleine Partys, die mit viel Liebe und wenig Aufwand gestaltet wurden, zum Teil in verfallenen Gebäuden, deren Eigentumsverhältnisse noch nicht geklärt waren. In einem verfallenen alten Bankgebäude fand vor über fünf Jahren der wohl legendärste deutsche Club seine Bleibe. Er ist bis heute Sinnbild für den Beginn dieser Bewegung geblieben – der »Tresor«. Schon einige Male vom Aussterben bedroht, scheint sein

Vorhang nun endgültig 1997 zu fallen. Sein Wirken wird aber darüber hinaus in Gedanken unvergesslich bleiben.

Berlins Clubleben und die Produzentenlandschaft Frankfurts traten, auch durch die Medien geschürt, in der Folgezeit in Konkurrenz zueinander. Es ging um die Frage: Wer würde bedeutender sein? Zwei Plattenlabels der ersten Stunde spiegeln die Atmosphäre wider. In Berlin war dies »Low Spirit« mit seinem damals noch recht geradlinigen Technosound. In Frankfurt, genauer in Offenbach, waren es EYE Q in der Strahlenberger Strasse 125a – eine Adresse, die schon länger bekannt war, residierten hier doch schon Logic Records, die Meinungsmacher. Im weiteren Verlauf sammelten sich auf der EYE Q-Etage die Studios der Leute, die den Sound einer Ära prägten. Die Platten von Produzenten wie Oliver Lieb, Ralf Hildenbeutel oder Steffen Britzke alias Stevie B-Zet, die unter einer Vielzahl von Projektnamen veröffentlicht wurden, avancierten zum Inbegriff des 93er Hardtrance-Soundes.

Sphärische Klänge vermochten Gefühle auszudrücken wie nie zuvor. Auf einmal fühlten sich immer mehr Menschen fasziniert und angesprochen von der sich immer vielfältiger aufsplitternden Musikrichtung. Cosmic Baby, Vernon, Sven Väth oder Paul van Dyk – mit jedem dieser Namen wurden Gefühle verbunden, ein besonderes Erlebnis. Die Musik dieser Leute hat bis heute nichts von ihrer Aktualität verloren, doch der Träger der Ära, EYE Q, ist mittlerweile Geschichte. Anfang '97 zog das Label noch hoffnungsvoll nach Berlin, um der Hauptstadt den Puls zu fühlen, doch reichte die eigene Energie gerade bis Anfang Juni 1997 – Konkurs.

Ein weiteres Phänomen war zu beobachten: Das Plattenlabel wurde zum Imageträger, zum Identifikationspunkt. Während im bisherigen Verlauf der Musikgeschichte der Künstler im Vordergrund gestanden hatte, waren es auf einmal die Firmen, die die Musik herausbrachten. Wohl nicht zuletzt deshalb, weil sich das Geschehen am Anfang mangels Masse auf nur wenige Labels konzentrierte und die Macher im einzelnen nicht bekannt waren (heutzutage scheint es mehr Labels zu geben als Plattenkäufer). Ein Künstler konnte damals direkt mit einem Label in Verbindung gebracht werden und umgekehrt. Es war eine Art Symbiose, einer profitierte vom anderen.

Schnell klinkten sich sämtliche großen Plattenfirmen in das Geschehen ein, indem sie in zunehmend inflationärer Masse Kooperationen mit den kleinen Plattenlabels eingingen. So versuchen sie zum Teil noch heute, sich mit horrenden Summen in die Szenen regelrecht einzukaufen, um überhaupt ein Bein auf die Erde zu bekommen.

Vorschusszahlungen an Künstler in sechsstelliger Höhe sind bis heute an der Tagesordnung, einige wenige sollen es gar zu siebenstelligen gebracht haben. Angesichts der oft wenig berauschenden Verkaufszahlen scheint dieses wohl nur durch eine gesunde Mischkalkulation möglich zu sein. Jedenfalls wurde Techno durch die Macht der Industrie omnipräsent. Will man Techno heutzutage aus dem Weg gehen, muss schon festes Schuhwerk geschnürt sein. Es dauerte nicht lange, bis sich die ersten Techno-Tracks in den Charts festsetzen konnten. Schnell wuchs auch das Interesse an den Raves, den großen Technopartys mit mehreren Tausend Besuchern. Auf den Flyern, die die Partys ankündigten, war es unerlässlich geworden, hinter den Namen der auftretenden Künstler die Labels, für die sie produzierten, sowie alle weiteren Aktivitäten wie Radio-Shows bis hin zum Plattenladen, in dem sie gegebenenfalls arbeiteten, mit anzugeben. Und so entwickelte sich etwas, was eigentlich verhindert werden sollte.

Vom Plattendreher zum Plattenpapst

Ziel war es gewesen, das Startum des Künstlers, das insbesondere durch die Rock-Ära manifestiert wurde, aufzubrechen. Nur die Musik sollte im Vordergrund stehen. Am Anfang sah auch alles danach aus: Eine kleine Gemeinde trat ihren Revolutionszug an, die Platten in kleinen Auflagen von wenigen Hundert Stück, aus Kostengründen meist ohne Beschriftung (die sogenannten Whitelabels), fungierten einfach als »Werkzeug«. Damals steckte Techno eben noch in seinen Kinderschuhen, und die Bandbreite war noch nicht richtig einzuschätzen.

Die Massenbewegung konnte erst einsetzen, als die Voraussetzungen dafür geschaffen waren: Massenkompatibilität. Der monotone Sound Detroits, eine sich wiederholende Klangschleife, die von kleinen Veränderungen lebte, wich einprägsamen bis penetranten Melodien oder individuell programmierten Klängen, die den Platten einen Wiedererkennungswert verliehen, das sogenannte Rave-Signal. Die Auflagen wuchsen allein auf dem Vinylsektor, der guten alten Schallplatte, zum Teil in fünfstellige Bereiche. Immer zahlreicher strömten die Menschen zu den immer häufiger stattfindenen Raves. Vom intimen Großstadtkeller verlagerte sich das Geschehen zusehends in Sport- und Schützenhallen auf dem flachen Land. Namen einzelner Künstler rückten in den Vordergrund, fungierten (und fungieren) als Zugmittel, um die Arena zu füllen. Das Wir-Gefühl der Underground-Bewegung rückte in den Hintergrund, dem finanziellen Aspekt fiel steigende Bedeutung zu. Immer mehr wollten etwas vom immer größer werdenden Kuchen abbekommen.

Getreu dem Motto »Handwerk hat goldenen Boden« kassieren Top-DJs wie Sven Väth oder Westbam zwischen zehn- und fünfzehntausend Mark pro Auftritt. So ist auch nicht verwunderlich, dass schon für relativ unbekannte Namen fast 2000 Mark berappt werden müssen. Hinzu kommen Anreise und Hotel, nicht selten Buchungsgebühr für die Agentur und Mehrwertsteuer, es sei denn ... Ob dies gerechtfertigt ist, mag dahingestellt sein, doch können, vorausgesetzt, ein Veranstalter kennt den DJ nicht privat, schnell 3000 Mark für einen Allerweltsnamen hinfort sein. Bei Großveranstaltungen mit zehn und mehr DJs, entsprechenden räumlichen Kapazitäten, Werbeetat sowie Licht und Sound kommt man da auf Summen, die die Eintrittspreise oft in Dimensionen schrauben, wo sie mit keinem normalen Taschengeldsatz mehr zu vereinbaren sind. In der jüngsten Vergangenheit sind so auch nicht wenige, zum Teil dilettantisch organisierte Veranstaltungen regelrecht baden gegangen und diverse Veranstalter nagen noch heute an den Folgen ihrer sechsstelligen Pleite von vor drei Jahren.

Den ursprünglichen Underground kann man auch heute noch antreffen. Er ist größer geworden und bleibt nach wie vor Impulsgeber für neue »Trends«. Vorwiegend lässt sich in den jeweiligen »Entwicklungszentren«, den Tummelplätzen technobegeisterter Aktivisten, vieles frühzeitig als Trend absehen. Jede Stadt und jede Region hat im Laufe der Zeit ihre eigenen Stilmerkmale entwickelt, die sie von den anderen unterscheiden. Techno ist nirgendwo gleich, es ist ein himmelweiter Unterschied, ob man sich gerade in Berlin oder Frankfurt, in Hamburg oder Wien aufhält. Ist ein bestimmter Stil in Stadt A der große Renner, muss er den Leuten in der Stadt B noch nicht einmal ein mildes Lächeln ins Gesicht zaubern. So gibt es Lokalmatadore, die außerhalb ihres Refugiums nicht einmal einen Job als Gläsereinsammler bekommen würden.

Ein bisschen mehr als nötig: Partykunst

Eine Technoparty besteht, so der Grundgedanke, aus mehr als einer Halle, einer Musikanlage und ein paar lärmenden Plattenauflegern.

Die wenigen noch verbliebenen Veranstalter, die einer Party ein liebevoll gestaltetes Gesamtkonzept zugrunde legen, beherzigen hier einen der wichtigsten Aspekte, der Techno eigentlich zu dem gemacht hat, was er heute ist. Von der Flyergestaltung, der Hallendekoration bis hin zur Zusammenstellung des Programmablaufs sollte alles in sich stimmig sein, um den Leuten, die selten nicht wenig Geld bezahlen, auch einen schönen Abend zu bereiten. In der jüngsten Vergangenheit betraten immer wieder regelrechte Abzocker das Feld, die für wenig Aufwand viel Geld verlangten und so den ehrlichen Veranstaltern das Leben schwer machten. Da Tanzen auf solchen Partys eine schweißtreibende Angelegenheit ist, hatte es sich schon frühzeitig etabliert, sogenannte Chill-out-Zonen zu schaffen, Bereiche, in denen man die Gelegenheit hat, sich bei ruhiger Sphärenmusik auszuruhen, etwas zu trinken oder zu essen.

Häufig wird auch frisches Obst angeboten, was zeigt, dass Techno nicht nur aus Drogen besteht, wie es manche Zeitgenossen glauben machen wollen. Eine auf die Musik abgestimmte Lichtanimation ist ebenso wichtig wie Visuals, Bildprojektionen und der immer wieder gerne gemietete Videobeamer.

Die Mutter aller Partys ist die halbjährlich stattfindende »Mayday«, der Tanz in den Mai. Besonders die in der Dortmunder Westfalenhalle jedes Jahr am 30. April stattfindende Mammutveranstaltung lenkte die Aufmerksamkeit auf diese Musik. Allein der Produktionsaufwand liegt schon im siebenstelligen Bereich und verdeutlicht, was für ein Markt hier an der Angel hängt. Das Besondere ist nicht, dass 25.000 Menschen in einer Halle zusammenkommen, das schafft auch Westernhagen. Vielmehr ist es die Tatsache, dass die Mayday einerseits die wohl massivste Zusammenkunft an Top-DJs ist. Es ist die für diese Halle aufwendigste Produktion überhaupt, bei der das Equipment aus halb Europa herangekarrt wird. Und dass die Menschen von nahezu überall anreisen, spielt sicher auch eine Rolle. Ob Frankreich oder Kroatien, es ist die wohl multikulturellste Veranstaltung überhaupt. Allerdings werden auch hier die Stimmen lauter, die ein abfallendes Niveau zugunsten eines höheren Profites befürchten.

Technoide Medienwelt

Parallel zur musikalischen Entwicklung vollzogen sich auch außerhalb der Produzenten/DJ-Zirkel Wandlungen. Neue Medien spielten eine immer größere Rolle. Den Anfang machten die Gestalter von Flyern, kleinen Handzetteln, auf denen die kommenden Partys angekündigt wurden. Anfangs oft von Hand collagenartig und regelrecht zusammengeschnipselt, wurde ihnen mit jedem Wochenende immer mehr Bedeutung zuteil. In den ersten Tagen des Technofiebers genügte es oft noch, wenige Tage vor einer Party mit deren Ankündigung aufzuwarten, der Keller war garantiert voll. Denn noch war alles neu und interessant.

Sehr bald wandelte sich der Flyer vom bloßen Informationsträger zum Kunstobjekt. Leistungsfähige Computer und Grafikprogramme rückten in finanziell erreichbare Dimensionen, nicht selten ließ sich schon an der grafischen Aufmachung erkennen, ob der musikalische Inhalt der Party dem eigenen Geschmack entsprechen würde. Von minimalistischen, klar angeordneten Fernsehtestbild-Adaptionen bis hin zu psychedelischen Farbschichtungen wurde nichts mehr ausgelassen.

Und sammelte man vor wenigen Jahren noch jeden Flyer, den man in die Finger bekam, kann man heute ob der Flut teils sehr uninspirierter Kreationen schon Anfälle bekommen. Etwas, das sicher bis heute von keinem weiteren Genre erreicht worden ist, ist die große Anzahl an Printmedien, die sich ausschließlich mit Techno auseinander setzen. Definitiver Pionier auf diesem Sektor ist die Zeitschrift »Frontpage«, erstes deutsches Techno-Magazin überhaupt. Angefangen hat die Zeitung, wie auch die Flyer und nicht zuletzt aus Kostengründen, alles in Schwarzweiß. Dank »Frontpage« gab es auf einmal Interviews mit den Protagonisten der Szene, den DJs und Produzenten, es gab Gesichter zur Musik. Sicher wurde dadurch einiges entmystifiziert, doch gab es endlich ein Forum für eine immer größer werdende Gemeinde, die immer mehr Informationen verlangte.

Plattenlabels wurden vorgestellt, Platten rezensiert, ein Partykalender ins Leben gerufen. Somit war es auch jemandem aus Hamburg möglich, etwas über das Nachtleben in München oder Frankfurt zu erfahren. Denn ein weiteres Phänomen von Techno war und ist die Bereitschaft der Tanzjünger, drei bis vier Stunden im Auto zu sitzen, nur um zu einer bestimmten Party zu gelangen. Regelmäßig wurden Rückblicke auf Partys der vergangenen Wochenenden geworfen. Besonders engagierte Leser schickten sogenannte »Cityreports«, einen Überschweif über das Geschehen in einer gewissen Region, an die Magazine.

Neben der immer umfangreicher und auflagenstärker werdenden »Frontpage« erblickten weitere Magazine das Licht der Welt. Die wichtigsten und noch immer bestehenden im Format A4: »Groove« (Frankfurt/Main), »Ten Dance« (Frankfurt/Oder), »Raveline« (Krefeld), »Beam Me Up« (Köln), »House Attack« (Köln). Im Format A6: »mushroom« (Soltau), »Flyer« (Berlin) und »Partiesan« (insgesamt elf verschiedene Regionalausgaben mit sechsstelliger Gesamtauflage).

Eine wichtige Besonderheit ist die Tatsache, dass bis Mitte 1995 alle Magazine gratis erhältlich waren und sich nur durch Anzeigen finanzierten. »Frontpage« und »Raveline« sind dann mit einem Preis von 5,–DM an den Kiosk gegangen. Diese Entwicklung hat Konsequenzen gehabt, »Frontpage« gibt es mittlerweile nicht mehr.

Alle weiteren Magazine sind gratis erhältlich, bei vierfarbigen Hochglanzdrucken mit teilweise über 200 Seiten sicher eine kleine Sensation. Wichtig scheint auch die Tatsache, dass die Mehrzahl der Magazine auf eine gewisse Integrität Wert legt, sich somit nicht von der Industrie kaufen lässt und eben nur die innovativen Aspekte ausführlich beleuchtet. Thematisch setzen die Magazine, dem Umfeld der jeweiligen Macher entsprechend, unterschiedliche Schwerpunkte. So hat jedes Magazin sein Markenzeichen, durch das es sich von den anderen unterscheidet. Kopiert wird selten, lieber lässt man sich etwas Neues einfallen. Der »mushroom« hat seine »Drogerie«-Rubrik, in der beratend auf die Drogenproblematik eingegangen wird, das Frankfurter Groove-Magazin hat sich durch seine einzigartigen Comic-Strips in die vorderste Reihe der Beliebtheitsskala gespielt. Die speziellen Rubriken werden fast immer von Dritten erarbeitet und dann für die jeweiligen Ausgaben zur Verfügung gestellt. Auffallend ist der stete Zuwachs an Modethemen. Mal werden ganze Firmenkollektionen präsentiert, ein anderes Mal die Werke einzelner Designer. Ebenso gewinnen die Technikrubriken in stärker werdendem Maße an Bedeutung.

Die neuesten Entwicklungen aus dem DJ-Bereich werden ebenso vorgestellt wie Instrumente, die primär für die Produktion von Techno-Musik ausgerichtet sind. Einige bekannte Firmen schließen sich so regelmäßig zusammen und touren mit ihren Geräten durch die wichtigsten Clubs der Republik. Durch das Zusammentreffen von Produzenten, Produktspezialisten und Interessenten existiert nun ein Forum, welches den Bedürfnissen der scheinbar zahlungskräftigen Käuferschar zunehmend gerecht wird. Durch die Kooperation der Firmen mit den Magazinen wird so eine lückenlose Informationsversorgung gewährleistet.

Verglichen mit den englischen Magazinen nehmen sich die Heftchen hierzulande aber noch recht bescheiden aus. Im Mutterland des Techno, den USA, hingegen herrscht definitiver Nachholbedarf, dort ist man noch nicht so weit wie in Deutschland.

Fester Bestandteil der Technokultur sind Radiosendungen geworden, die mittlerweile auf dem ganzen Erdball zu finden sind. DJs mixen live und nonstop. Über den Äther ausgestrahlt erreichen sie ein Vielfaches des Publikums, welches sich auch sonst intensiv mit Techno auseinander setzt. Dem moderierenden DJ verhilft solch eine Sendung zu einem ungeheuren Popularitätsschub.

Als Paradebeispiel für Deutschland sei Steve Mason genannt, der lange Zeit auf dem britischen, für in Deutschland stationierte Soldaten eingerichteten Sender BFBS seine Sendung »The Steve Mason Experience« moderierte. Der auf der Insel gänzlich unbekannte DJ wurde hierzulande zu einem der meistgebuchten und teuersten DJs. Wo er auflegte, versammelten sich Horden von Tanzwütigen.

In Deutschland hat mittlerweile jede Stadt oder Region mindestens einen Sender mit einer regelmäßig stattfindenden Show. Somit ist immer die Möglichkeit geboten, sich aus erster Hand über diese Musik zu informieren. Eine Frage der Zeit war es dann nur noch, bis sich das Fernsehen dem Technohouse und seinen Spielarten zu öffnen wagte. Das Fernsehen gibt sich zwar heute noch immer recht reserviert, Berichte erfolgen nur sehr sporadisch und häufig wird auch nur auf den angeblich so hohen Drogenkonsum in der Szene eingegangen.

Ferner wird Techno immer nur recht platt als »hämmernder Rhythmus« pauschalisiert, mit Tempoangaben um die 200 Beats pro Minute. Dichtung und Wahrheit liegen hier wohl nicht zuletzt aufgrund mangelnder Recherche weit auseinander. Die Fernsehausgabe eines bekannten Hamburger Nachrichtenmagazins verstand es z.B., in einem Beitrag derart unqualifiziert über Techno zu berichten, dass einem bei dem Gedanken, alle übrigen Themen würden mit ähnlicher Sorgfalt aufbereitet, nur noch angst und bange werden konnte.

Die Medien scheinen oft nicht über das Klischee hinwegzukommen, Techno sei nur in Verbindung mit Drogen zu ertragen. Ich möchte keinesfalls behaupten, dass Drogen keine Rolle spielen, doch sollte das Maß realistisch angesetzt werden.

Horror-Meldungen verkaufen sich natürlich immer besser als die Tatsache, dass Jugendliche einfach nur Spaß haben, sich durch das Zusammenwirken von Musik und Licht in glückselige Zustände zu tanzen. Die dabei stattfindende Ausschüttung von Glückshormonen schürt lediglich eine Sucht – die nach mehr Musik. Etwas, was die fünfminütigen Beiträge ohnehin sprengen würde, wäre die Notwendigkeit, dass man den Begriff »Techno« ebenso als Überbegriff sehen und erklären sollte wie Rock, Pop oder Klassik.

Howard Carpendale zählt ebenso zum Pop-Genre wie z.B. Take That. Dennoch wird im Fernsehen selten in einem Atemzug von beiden berichtet. Bei Techno gibt es ebenso krasse Unterschiede. Ich denke da an die zum Teil peinlichen Erscheinungsformen, die sich einfach nicht in einigen Sätzen abhandeln lassen. Selbst Aktivisten der ersten Stunde fällt es oft genug schwer, den Überblick zu behalten, da sich ständig neue Kombinationen verschiedenster Einflüsse auftun. Lediglich der Musiksender VIVA vermochte bislang mit der Sendung »Housefrau« einmal wöchentlich einen einstündigen Anriss über diese Musikrichtung zu etablieren, der das vorhandene Potenzial jedoch bei weitem nicht ausschöpfen kann. Auch das Internet bietet immer mehr Möglichkeiten. Clubs, Labels, Magazine und auch die berühmt-berüchtigten Markenartikelfirmen haben eigens gestaltete Seiten, aus denen sich jeder Interessierte Informationen holen kann.

Das Gleichnis vom Raver und der Melkkuh

Selten wurde eine Jugendbewegung finanziell derart ausgeschlachtet wie die um Techno. Die abstrusesten Werbeideen treten bisweilen zutage, von der ravetauglichen Damenbinde bis zu knusperknabberknackigfrischen Chips wird alles zum unabdingbaren Partyaccessoire erklärt. Die Loveparade bietet da Jahr für Jahr einen ebenso guten wie abschreckenden Überblick. Allen voran marschiert die Tabakindustrie als übermächtiger Sponsor diverser Großevents. Die Krönung der immer kostenintensiveren Engagements sind sicherlich die von Camel veranstalteten »Airraves«, wo ein Flugzeug gechartert und der zahlungsfreudige Raver für taschengeldfreundliche tausend Mark zum Tanzen nach Las Vegas geflogen wird.

Nun gibt es aber neben den schon immer dagewesenen Glimmstengeln, die lediglich eine neue Zielgruppe für sich gewinnen wollen, auch Produkte, die erst mit und durch Techno entstanden sind. Da sind zum einen die zahlreichen Energydrinks, die angeblich neue Kräfte mobilisieren sollen (wobei sie erfahrungsgemäß aber selbst von Apfelschorle in den Schatten gestellt werden), und wo man bei 1,50 Euro für den Viertelliter ein oft zweifelhaftes Geschmackserlebnis geboten bekommt (Siehe Kapitel Guarana und Herbal Ecstasy.).

Auffallend ist, dass nicht wenige dieser Zuckerwässerchen sich in ihrer Namensgebung mit einer Droge in Verbindung bringen, die Techno anhaftet wie nichts anderes – Ecstasy. Wahrscheinlich soll den an sich harmlosen Mixturen ein leicht illegaler, kultiger Touch verliehen werden. Fast täglich gibt es neue Versionen alter Gaumenbeleidiger in immer schrilleren Aufmachungen.

Selbst Kapseln, die lediglich bessere Vitaminpräparate sind, werden in grellbunter »Technoaufmachung« sogar an Tankstellen verkauft, zu einem Preis jedoch, bei dem das vitale Lachen schnell vergehen kann. Obgleich Techno ein Musikstil sein soll, der jeglichen Gruppen gegenüber offen ist, gewinnen auch hier immer mehr gewisse Richtlinien die Oberhand, an denen eine Gruppenzugehörigkeit erkennbar wird. Der Bekleidungssektor fand mit Techno ein völlig neues Betätigungsfeld: Von den klassischen Sportmarken mit eigenen techno-orientierten Kollektionen über reine Merchandising-Firmen, die Einheitsshirts mit den Logos von Plattenlabels oder Clubs versehen, bis hin zu Designern, die der Haute Couture ähnliche Kreationen in die Partyszene aussenden. Allerdings wird längst nicht mehr alles von den Ravern akzeptiert. Zu durchsichtig scheinen oft die Absichten.

Eine Resistenz gegen vermeintliche Rave-Pflicht-Produkte scheint sich einzustellen, was hoffentlich einmal die Grenzen des Erträglichen (sofern nicht schon längst überschritten) aufzeigen wird. In vielen Bereichen, ob rein musikalisch oder bei der Konsumindustrie um Techno, wird sich zwangsläufig ein Gesundschrumpfungsprozess einstellen.

Schließlich ist alles irgendwann ausgereizt. Einige wenige Marken vermochten sich zu etablieren und sorgten landesweit für einen einheitlichen Look. Es wurden Klischees geschaffen vom blonden Zopfgirlie mit Rucksack, Dreistreifenkleidchen und Babyschnuller bis zum ständig übernächtigten Raver mit ellenlangen Sweatshirts, die vor neonfarbenen, reflektierenden Logos nur so strotzen.

Eine Bewegung, die eigentlich dazu beitragen sollte, die Individualität zu fördern, scheint in das Gegenteil umzuschlagen, indem sie alle gleichsam einem Kostümzwang unterwirft – die Revolution frisst ihre Kinder. Wenn man sich auf den Partys umsieht, wird man den Eindruck nicht los, es gebe eine Technouniform. Ganz im Gegensatz dazu sind die DJs und Produzenten oft nicht ohne Weiteres als solche auszumachen, ist ihr Auftreten – Ausnahmen bestätigen die Regel – häufig doch sehr unspektakulär. Jedenfalls scheinen die Nutzerdemographien der Zeitschriften die Zielgruppe »Techno« auch als melkbedürftig zu klassifizieren, wird doch immer wieder angegeben, es handele sich um eine überaus finanzkräftige, konsumfreudige Käuferschicht, von der knapp die Hälfte ihr Geld zu 25–50 % für Techno ausgibt. Arbeitslose kommen so gut wie gar nicht vor, bei den Zielsetzungen der Veranstalter und Firmen sicher nicht verwunderlich, obwohl ja immer wieder das »Wir-Gefühl« in der Szene erwähnt wird – nun ja.

Musikalischer Grundkurs

Nichts ist schlimmer, als ein Urteil über etwas zu fällen, von dem man zu wenig oder gar nichts weiß. Auch ist Techno in seiner Verschiedenartigkeit nur schwer zu beschreiben.

So möchte ich im Folgenden einige CDs nennen, von denen ich denke, sie könnten dem Laien ein wenig helfen, sich über diese Musik zu informieren. So ungewohnt und fürchterlich sie vielleicht im ersten Moment auf das ungeschulte Ohr wirken mag – da muss man durch, will man ein wenig über Techno erfahren.

Da die unten aufgeführten CDs von bekannten Firmen vertrieben werden, sollte es kein Problem sein, sie auch noch zu einem späteren Zeitpunkt zu erwerben. Mit diesen Tonträgern werden die wichtigsten Stilbereiche des Techno angerissen. Alles ausführlich beleuchten zu wollen, würde den Rahmen bei weitem sprengen.

- Mixed Up Series Vol.2 von Jeff Mills (Vertrieb: Sony Music. Stil: harter Detroit-Techno, von einem der weltbesten DJs live im Club gemixt und aufgenommen).
- DJ-Kicks, eine Serie des Berliner Labels K7!, auf der die besten US-DJs einen Überblick über das Techno/House-Spektrum geben. Besonders hervorzuheben sind die Mix-CDs der DJs Carl Craig, sowie Claude Young. (Vertrieb: Rough Trade)
- LTJ Bukem – »Logical Progression« (Vertrieb: Polygram). Hier wird der derzeit angesagte Drum'n'Bass-Sound von einem der Altmeister präsentiert.
- »Nu York – Nu Skool« (Sm:)e) /Edel). Das New Yorker Drum'n'Bass! Eine der zeitlosesten Perlen überhaupt.
- »Five Years Of EyeQ Music« (EyeQ Music im Vertrieb der WEA). Das Frankfurter Traditionslabel – mittlerweile nicht mehr existent, dennoch wegbereitend – zieht hier Bilanz. Trance-Sound, der emotional ist.
- In Order To Dance 5 (R&S Records im Vertrieb von Rough Trade). Das belgische Label der ersten Stunde mit allem, was Techno ausmacht.
- Aphex Twin – »Selected Ambient Works Vol.2« (Warp Records im Rough Trade Vertrieb). Schöner kann Ruhe nicht sein. Entspannungsmusik eines gefeierten Genies. Ambient ist elementarer Bestandteil von Techno.
- Strictly Rhythm Allstars (Vertrieb: Motor Music). Das New Yorker Traditionslabel in Sachen House mit einer Zusammenstellung seiner besten Stücke.
- Klaus Schulze – »Are You Sequenced« (Eye Of The Storm/WEA). Der Altmeister feiert ein halbes Jahrhundert und bleibt zeitgemäß forsch.
- Kraftwerk – »Computerwelt« und »Electric Cafe« (EMI Electrola). Ohne diese beiden Platten der Düsseldorfer Combo hätte es Techno wohl nie gegeben.

KONSUMMUSTER BEI PARTYDROGEN

Von Andreas Gantner

Unter der Projektleitung von Andreas Gantner *(siehe Interview in Teil 5)* wurde in Berlin die erste Ecstasy-Hotline Deutschlands eingerichtet. In der Zeit vom 1.11.95 bis zum 29.02.96 konnte im Therapieladen zum Thema Ecstasy angerufen werden. Dieses senatsgeförderte Projekt hatte zum Ziel, mehr Erkenntnisse über das Konsumverhalten jugendlicher Partydrogenkonsumenten zu gewinnen. Zu diesem Zweck wurden am Telefon und in Clubs der Technoszene mittels eines halbstandardisierten Fragebogens Interviews mit Ecstasykonsumenten durchgeführt. Aufgrund der angestiegenen Nachfrage nach Beratung und ambulanter Therapie in Zusammenhang mit Partydrogenmissbrauch war ein weiteres Ziel des Projekts, im Bedarfsfall über die Hotline ein Beratungsangebot zur Verfügung zu stellen. Die Beratungsgespräche wurden qualitativ-inhaltlich ausgewertet.

Ergebnisse der Befragung am Telefon und in den Clubs

1. STICHPROBE:

Im Projektzeitraum wurden insgesamt 246 Konsumenten befragt. Die Teilnehmer an der Telefonbefragung waren durchschnittlich 21,8 Jahre alt, insgesamt waren 77 Frauen (31,3 %) und 169 Männer beteiligt. Das durchschnittliche Alter der befragten Frauen lag bei 20,9 Jahren, das der Männer bei 22,2 Jahren. Jede vierte Teilnehmerin war jünger als 18 Jahre, während 22 % der Männer älter als 25 Jahre waren.

Die Mehrzahl der Befragten hatte mittlere Reife (38,9 %), Abitur hatten 29,5 %, der Anteil an Hauptschulabschlüssen war mit 13,9 % vergleichsweise niedrig. Die Mehrzahl der Befragten war berufstätig (30 %), in der Ausbildung befanden sich 24 %. 38,2 % der Befragten wohnten noch im Elternhaus, was auf das durchschnittlich junge Lebensalter der Teilnehmer zurückzuführen ist.

2. KONSUMKONTEXTE:

Unter Konsumkontexten wird die zeitliche, räumliche und soziale Einbettung des Konsums verstanden. Bei der Ermittlung der Konsumkontexte wurden die Teilnehmer gefragt, wo und mit wem sie konsumierten. Dabei wurde zwischen dem erstmaligen und letztmaligen Konsum unterschieden, um Veränderungen der Konsumgewohnheiten herausarbeiten zu können. Es wurde deutlich, dass der Konsum stark an Orte der Techno-Musik-Kultur geknüpft ist. Etwa jeder fünfte Teilnehmer gab an, zuhause konsumiert zu haben, während mehr als 60 % im Techno-Kontext konsumierten. Um in Erfahrung zu bringen, in welchem personalen Kontext der Drogenkonsum erfolgt, wurden die Teilnehmer gefragt, mit wem sie beim ersten und letzten Mal Ecstasy konsumiert haben. Freunde haben hier eine besondere Bedeutung: Jeder zweite Befragte hat die Ersterfahrung mit einem Freund oder einer Freundin gemacht, während der fortgesetzte Konsum in einen Gruppenkontext eingebettet ist. Während beim ersten Mal nur 5,7 % allein konsumierten, waren es beim letztmaligen Konsum immerhin schon 11,5 %.

Geht man davon aus, dass der Ecstasy-Konsum vorwiegend in der Gruppe stattfindet und mit dem Besuch von Techno-Einrichtungen verbunden ist, so ergibt sich die Frage, was die Konsumenten nach dem Ecstasy-Konsum machen, welche Aktionen mit dem Drogenkonsum verbunden sind. Das Ergebnis bestätigt die These, dass der Ecstasy-Konsum in Gruppenbezüge eingepasst und mit dem Besuch von Technolokalen verknüpft ist: Danach wird das Wirkspektrum von Ecstasy hauptsächlich zum Tanzen (61,7 %) und zur Kommunikation mit anderen (46,9 %) genutzt. Aktiver Sex (9,4 %) spielt eine eher untergeordnete Rolle.

3. KONSUMMUSTER (HÄUFIGKEIT, INTENSITÄT, MISCHKONSUM):

Um eine Einschätzung über die Risiken des Drogenkonsums zu bekommen, wurden die Teilnehmer gefragt, wie häufig sie Ecstasy und andere Drogen konsumieren und in welcher Menge.

Entsprechend des Zugangskriteriums wiesen alle Teilnehmer Erfahrung mit Ecstasy auf. Außerdem hatten 94,3 % Erfahrung mit Cannabis, 69,9 % hatten schon mindestens einmal in ihrem Leben Halluzinogene, 85,8% Speed und 59,8 % Kokain konsumiert. Es ist eine generell hohe Affinität zu illegalen Drogen festzustellen, wobei Opiate ausgenommen sind und praktisch keine Rolle spielen: 75,6 % konsumierten innerhalb des letzten Monats Ecstasy, fast ebenso viele auch Cannabis, jeder zweite konsumierte Speed, 25,4 % konsumierten im letzten Monat Halluzinogene und 20,2 % Kokain.

Häufigkeit des Konsums: 43,5 % haben an 1–4 Tagen im letzten Monat Ecstasy konsumiert, 26 % an 5–14 Tagen, jeder 4. gab keinen Konsum im letzten Monat an. 29,7 % gaben täglichen Cannabiskonsum an, viele Gelegenheitskonsum von Amphetaminen (Speed), Halluzinogenen und Kokain, während eine geringe Konsumfrequenz von Alkohol zu verzeichnen ist: 35,9 % konsumierten im letzten Monat keinen Alkohol, 31,4 % an maximal 4 Tagen des vergangenen Monats. Ein täglicher Ecstasykonsum konnte nicht festgestellt werden, während ein Drittel (!) der Befragten einen täglichen Cannabiskonsum angab.

Drogenkonsum im letzten Monat:

	an keinem Tag	an 1–4 Tagen	an 5–14 Tagen	an 15–24 Tagen	(fast) täglich
Ecstasy	24,4	43,5	26,0	4,9	1,2
Cannabis	24,8	17,5	16,3	11,8	29,7
Speed	53,1	25,5	16,9	2,9	1,6
Halluzin.	74,6	21,3	3,3	0,8	0
Kokain	79,5	16,3	4,2	0	0
Alkohol	35,9	31,4	23,7	5,3	3,7

Konsumintensität in Bezug auf Ecstasy:

- 40 % gaben an, ½ bis 1 Pille pro Nacht/Tag zu konsumieren.
- 40 % konsumieren bis zu 2 Pillen.
- 22,3 % konsumieren mehr als 2 Pillen pro Tag/Nacht.

4. KOMPLIKATIONEN UND PROBLEME:

Die Teilnehmer wurden danach gefragt, ob und welche Komplikationen sie im Zusammenhang mit dem direkten Drogenkonsum hatten, ob sie nach dem Konsum über mehrere Tage Probleme hatten und wie diese sich äußerten. 46,7 % hatten Komplikationen im Zusammenhang mit dem direkten Ecstasy-Konsum, 50 % hatten Probleme über mehrere Tage. Es traten folgende Arten von Problemen auf: 21,2 % berichteten über Übelkeit und Erbrechen, 19,5 % nannten emotionale Probleme wie Traurigkeit, Weinerlichkeit und Depressionen nach dem Konsum von Ecstasy. 16 % gaben an, Angstzustände im Zusammenhang mit dem Ecstasykonsum erlebt zu haben.

Körperliche Symptome wie Zittern, Schwindelgefühle, Kreislaufprobleme, Kiefer-, Nieren-, Kopf- und Rückenschmerzen wurden ebenfalls mit dem Drogenkonsum in Verbindung gebracht.

Es wurde auch gefragt, ob im Freundes- oder Bekanntenkreis Probleme im Zusammenhang mit dem Partydrogenkonsum wahrgenommen wurden. Auffallend hierbei war, dass ein größerer Anteil der Teilnehmer (69,1 %) angab, Probleme beim Konsum im Freundeskreis festgestellt zu haben. Dabei wurden überwiegend psychische Probleme beobachtet, während man bei sich selbst eher körperliche Probleme wahrnahm.

5. RISIKOEINSCHÄTZUNG DER KONSUMENTEN:

80 % der Befragten gehen davon aus, dass Ecstasy süchtig machen kann, wobei die meisten wissen, dass es keine körperliche Abhängigkeit gibt und sich somit für sie das Risiko der Sucht zu relativieren scheint. Die überwiegende Mehrheit der Konsumenten (65,2 %) gibt an, ihren Konsum fortsetzen zu wollen, 16,4 % sind in ihrer Antwort unschlüssig und etwa jeder fünfte (18,4 %) bekundet, den Konsum von Ecstasy nicht fortsetzen zu wollen.

Ergebnisse der Beratung

Alle Teilnehmer an der Hotline wurden nach einem Beratungsbedarf im Zusammenhang mit Partydrogenproblemen befragt. Im Projektzeitraum gab es 46 Anmeldungen zu Beratungsgesprächen, tatsächlich haben 26 Konsumenten das Beratungsangebot genutzt.

A) KONSUMMUSTER

Bei allen Beratungsfällen lag Mischkonsum vor. Am häufigsten war die Kombination von Cannabis, Ecstasy und Speed anzutreffen. Die meisten konsumierten auch gelegentlich LSD und/oder Kokain. Betrachtet man die Konsumentwicklung der Klienten, wird erkennbar, dass der Einstieg in den Ecstasykonsum zeitlich mit dem Speedkonsum zusammenfällt, während je nach Alter ein zum Teil mehrjähriger Konsum von Cannabis vorausging. Hinsichtlich des aktuellen Konsummusters kann man grob zwei Gruppen unterscheiden. Die einen konsumieren Ecstasy, Speed, sporadisch LSD/Kokain ausschließlich am Wochenende zu Party-Events, während im Wochenalltag regelmäßig Cannabis konsumiert wird. Die anderen konsumieren auch im Wochenalltag Speed (weniger Ecstasy) bzw. haben Mischkonsum unterschiedlicher Substanzen.

B) KONSUMMOTIVATION

Das Bedürfnis nach Spaß, Ekstase und friedlicher Harmonie im Zusammenhang mit der Technopartykultur und in Entsprechung der dort vorhandenen Werte kann als Haupt- bzw. auch Einstiegsmotivation des Drogenkonsums betrachtet werden.

Einem Teil der Klienten gelang es zunächst, ihre Rauscherlebnisse auf das Partywochenende zu beschränken, doch die Folgen des regelmäßigen Wochenendrausches wurden bald spürbar. Die depressiven Verstimmungen beim Ausklang des Rausches (»Abtörn«) verstärkten sich und dauerten auch im Wochenalltag an. Einige Konsumenten verstärkten darauf ihren Cannabiskonsum im Alltag mit der Motivation, den Übergang nicht so krass zu empfinden, während andere den Amphetaminkonsum im Alltag fortsetzten. Mit diesem Konsummuster zeichnet sich eine Veränderung in der Motivation zum Drogenkonsum ab, der auch in der Einschätzung bezüglich Missbrauchs- und Abhängigkeitsentwicklung eine entscheidende Rolle spielt. Nicht mehr das Herstellen beziehungsweise Verstärken positiver Gefühle, sondern das Vermeiden und Entschärfen negativer Befindlichkeiten war das Motiv des Drogenkonsums.

C) PROBLEMBESCHREIBUNGEN

Bei allen Klienten waren psychische und psychosoziale Probleme der Anlass für den Beratungskontakt. Jeder zweite hatte im Zusammenhang mit dem Partydrogenkonsum Ängste entwickelt, die durch psychotisches Erleben in Folge des Drogenkonsums ausgelöst wurden. Eine zweite Gruppe klagte über massive Befindlichkeitsstörungen mit zum Teil länger anhaltenden depressiven Symptomen. Bei einer dritten Gruppe waren soziale Konflikte und Beziehungsprobleme die zuerst genannten Probleme.

Bei den Beratungsgesprächen wurde deutlich, dass der Drogenkonsum als Bewältigungsfunktion intrapsychischer und zwischenmenschlicher Probleme fungierte. Insbesondere bei den psychisch labileren Personen kam es durch den praktizierten Drogenmischkonsum zu schweren psychischen Krisen, die bei einigen eine (ambulante) psychiatrische Behandlung erforderten. Zirca ein Drittel der Klienten bewarb sich in Anschluss an die Beratungsgespräche für eine ambulante Therapie.

PARTYDROGEN-PSYCHOSEN

von Hans Ulrich Gresch

1. Grundsätzliches

Reefer Madness. 1936 kam ein Film in die amerikanischen Kinos, der vor den Gefahren des Marihuana-Konsums warnen sollte; sein Titel: »Reefer Madness«. Die Botschaft des Films war, dass Marihuana Gewalt provoziert und die Raucher früher oder später in unheilbaren Wahnsinn treibt. Dieser Film ist ein bemerkenswertes Beispiel, wie Drogenprävention nicht betrieben werden sollte. In der Flower-Power-Zeit Ende der sechziger, Anfang der siebziger Jahre erlebte »Reefer Madness« eine weltweite Renaissance in Studio-Kinos, wo der Film ein meist heftig bekifftes Publikum in überschäumende Heiterkeit versetzte.

»Reefer Madness« ist der Urahn einer Drogenprävention, die mit den Mitteln der politischen Propaganda arbeitet und sich von der Gleichung »Droge = Wahnsinn« eine abschreckende Wirkung verspricht. Auch in Deutschland waren sich Anfang der siebziger Jahre die Anti-Drogen-Kämpfer weitgehend einig, dass drogenbedingte geistige Erkrankungen zu den Hauptgefahren des Drogenkonsums zählen. Begriffe wie »Wahnsinnsdroge LSD« geisterten durch die Medien und wurden zumeist durch ungeprüfte und in vielen Fällen nicht stichhaltige Horrorstories ausgeschmückt. Junge Drogenkonsumenten verglichen diese wohlmeinenden Mythen mit der Realität ihrer eigenen Erfahrungen und schlossen daraus, dass die Warnungen der Eltern-Generation generell übertrieben oder sogar völlig unsinnig seien.

DEFINITIONEN

Heute ist die Drogenprävention zum Glück realistischer, wenngleich zumindest die Medien bei jeder neuen Modedroge dazu neigen, in die alten Sünden zu verfallen. Es dürfte inzwischen weitgehend bekannt sein, dass der Konsum illegaler Drogen keineswegs zwangsläufig in den Wahnsinn führt. Dies bedeutet andererseits jedoch nicht, dass es überhaupt keinen Zusammenhang zwischen Drogen und psychischen Störungen gibt. Hier sind drei Formen des Zusammenhangs zu unterscheiden:

Eine zuvor bestehende psychische Erkrankung verführt zum Drogenkonsum. Der Drogenkonsum kann dabei als Selbstheilungsversuch gedeutet werden. Der Drogenkonsum ruft Symptome hervor, die für psychische Erkrankungen charakteristisch sind. Diese Symptome verschwinden meist, spätestens nach einigen Monaten, wieder, wenn die auslösende Droge abgesetzt wird.

Drogenabhängigkeit und psychische Krankheit bestehen gleichzeitig, stehen zwar in keinem ursächlichen Verhältnis zueinander, verstärken sich jedoch wechselseitig.

Kleine psychische Auffälligkeiten oder Neurosen plagen die meisten Menschen und gleichermaßen auch Drogenabhängige. Diese alltäglichen Störungen werden im Folgenden nicht thematisiert. Es geht hier vielmehr um schwerere psychische Erkrankungen, die in der Regel auch behandlungsbedürftig und oft mit einer Selbst- bzw. Fremdgefährdung verbunden sind. Die Psychiatrie spricht bei diesen Erkrankungen von Psychosen. Dabei handelt es sich allerdings um keinen exakten, genau definierbaren Begriff. Die Vielfalt schwerer psychischer Störungen erlaubt hier keine begriffliche Schärfe, wie wir sie aus anderen Bereichen der Medizin kennen. Wir sprechen von Psychose, wenn die Fähigkeit, den alltäglichen Anforderungen zu entsprechen, erheblich eingeschränkt ist – und zwar aufgrund gravierender seelisch-geistiger Störungen z. B. des Denkens, der Gefühle und/oder der Wahrnehmung.

Die Psychiatrie unterscheidet zwei Grundformen der Psychose:

- **Die exogene Psychose.** Bei diesen Psychosen ist die körperliche Ursache bekannt. So können zum Beispiel Hirntumore, Infektionen oder Vergiftungen (z. B. Alkohol, Drogen) psychotische Symptome hervorrufen.
- **Die endogene Psychose.** Eine Psychose wird als endogen eingestuft, wenn die exakte körperliche Ursache nicht bekannt ist. Dies bedeutet allerdings nicht, dass es keine körperlichen Ursachen gibt. Man nimmt vielmehr an, dass körperliche und Umweltfaktoren im Ursachenbündel dieser Erkrankungen zusammenwirken. In vielen Fällen dürften diese Störungen auch erblich mitbedingt sein.

  Bei den endogenen Psychosen unterscheiden wir wieder zwei Gruppen, nämlich **a) die Schizophrenien** und **b) die Zyklothymien.** Die Schizophrenien sind eine Gruppe von Erkrankungen, die durch Halluzinationen, Wahnvorstellungen und Realitätsverlust gekennzeichnet sind. Bei den Zyklothymien handelt es sich um eine Gruppe von Erkrankungen, für die manische und/oder depressive Symptome charakteristisch sind.

AUSSERGEWÖHNLICHE BEWUSSTSEINSZUSTÄNDE

Wenn wir den Zusammenhang zwischen Drogen und Psychosen verstehen wollen, ist eine weitere Begriffsklärung unbedingt erforderlich. Manche Drogen rufen psychische Wirkungen hervor, die psychotischen Symptomen ähneln, mit diesen aber nicht identisch sind. Sie gehören vielmehr zum spezifischen Wirkspektrum dieser Drogen. Hier ist vor allem an Drogen wie LSD oder Meskalin zu denken, die bei entsprechend hoher Dosierung zu Halluzinationen führen. Halluzinationen sind nun aber auch für die meisten Erkrankungen des schizophrenen Formenkreises kennzeichnend. Dennoch ist der LSD-Trip keine schizophrene Episode. In Experimenten konnten im übrigen Schizophrene LSD-induzierte Halluzinationen eindeutig von denen unterscheiden, die sie ohne den Einfluss eines Halluzinogens erlebt hatten.

Nicht jeder außergewöhnliche Bewusstseinszustand, nicht jede vom »Normalen« abweichende Wahrnehmung ist also ein psychotisches Symptom. Bei den spezifischen, regelhaft eintretenden Wirkungen von Drogen handelt es sich demgemäß nicht um drogeninduzierte psychotische Symptome. Davon können wir erst bei individuellen Reaktionen sprechen, die sich nicht unmittelbar auf die pharmakologischen Eigenschaften der jeweils konsumierten Drogen zurückführen lassen. Es handelt sich in diesen Fällen um Reaktionen, die nach Form, Inhalt und Dauer deutlich von den spezifischen Drogenwirkungen unterschieden sind. Die Abgrenzung ist sicher nicht immer einfach. Wenn ein psychotischer Mensch halluzinogene Drogen nimmt, dann werden sich Drogenwirkungen und psychotische Symptome unter Umständen unentwirrbar miteinander verbinden. Wenn andererseits ein psychisch stabiler Mensch LSD konsumiert, dann wird er bei entsprechender Dosis wahrscheinlich halluzinieren, durch diese Halluzinationen jedoch nicht dauerhaft in seiner Lebensführung beeinträchtigt sein wie ein Schizophrener.

VERLAUFSFORMEN

Exzessiver Drogenkonsum bzw. der Entzug von Drogen kann zu psychotischen Reaktionen führen, die – Abstinenz vorausgesetzt – relativ rasch wieder abklingen. Diese Reaktionen sind einerseits Ausdruck einer drogenbedingten Störung des Nervensystems bzw. des Hirnstoffwechsels. Andererseits dürfte es sich aber auch um ein Streßphänomen handeln. Exzessiver Amphetaminkonsum führt zum Beispiel nach einer gewissen Zeit zu schweren körperlichen und geistigen Erschöpfungszuständen, die unter Umständen auch mit psychischen Funktionsstörungen verbunden sein können.

Andererseits kann Drogenkonsum psychotische Störungen auslösen, die nach dem Absetzen der Droge nicht wieder verschwinden. Dies lässt darauf schließen, dass der Betroffene unter einer vom Drogenkonsum unabhängigen Anlage zur Psychose leidet. Halluzinogene, Kokain und Amphetamine bewirken unter diesen Bedingungen in der Regel eine Verschlimmerung der Erkrankung. Stark beruhigende Drogen wie z. B. Opiate können demgegenüber sogar zu einer Linderung der Symptome führen. Es ist daher nicht auszuschließen, dass einige Menschen mit einer psychotischen Disposition Opiate bewusst oder unbewusst zur Unterdrückung schizophrener Symptome einsetzen.

KENNZEICHEN PSYCHOTISCHER STÖRUNGEN

Psychosen gehören zweifellos nicht zu den bedeutendsten Risiken des Drogenkonsums, obwohl in einigen Studien immerhin 10 bis 15 Prozent der untersuchten Drogenabhängigen psychotische Symptome aufwiesen. Andererseits gehören Drogenkonsumenten mit schweren und lang andauernden psychotischen Symptomen zu den besonders gefährdeten Problemgruppen, zumal auch die Suizidgefahr deutlich erhöht ist.

Es ist mitunter sogar für Fachleute und erst recht für Laien schwierig, psychotische Symptome von abweichenden Verhaltensmustern zu unterscheiden, die ein drogenorientiertes Leben nun einmal mit sich bringt. Es ist jedoch ganz einfach, jemand für verrückt zu erklären, dessen Verhalten nicht unseren Erwartungen entspricht.

Eltern, Lehrer, Vorgesetzte, Freunde und Bekannte, also Laien, werden jedoch als erste mit potenziellen psychotischen Symptomen konfrontiert. Sie wissen in der Regel nur sehr wenig über Drogen und Drogenabhängigkeit, aber so gut wie gar nichts über Psychosen. Zum Glück gibt es einige Kennzeichen psychotischer Störungen, die auch ein Laie ohne psychiatrisches Grundwissen erkennen kann:

Konfuses Denken. Das Denken ist wirr, unzusammenhängend und sprunghaft. Die Gesetze der Logik werden missachtet. Es fällt den Betroffenen unter Umständen schwer, sich zu konzentrieren und sich an die Inhalte von Gesprächen zu erinnern. Diese Störungen treten auch auf, wenn der Betroffene momentan nicht unter Drogen steht.

Falsche Überzeugungen. Die Betroffenen sind fest von Sachverhalten überzeugt, für die es keinerlei Beweise gibt, die oft sogar der Erfahrung widersprechen. Dabei ist die Fehleinschätzung nicht auf aktuellen Drogeneinfluss zurückzuführen. Die Betroffenen sind rationalen Argumenten nicht zugänglich. Sie lassen sich auch dann nicht überzeugen, wenn andere über die Sachlage offensichtlich genauso gut informiert sind wie sie selbst.

Halluzinationen. Die Betroffenen sehen, hören, fühlen, riechen oder schmecken Dinge, die tatsächlich nicht vorhanden sind. Es ist ihnen jedoch nicht bewusst, dass sie halluzinieren. Sie lassen sich davon auch nicht durch rationale Argumente überzeugen. Oftmals werden die Halluzinationen in Wahnvorstellungen eingebaut. Wer ihre Realität bestreitet, beweist damit aus der Sicht des Betroffenen, dass er böse Absichten gegen ihn im Schilde führt.

Veränderte Gefühle. Die Gefühle der Betroffenen verändern sich ohne erkennbaren Grund. Sie fühlen sich plötzlich in einer fremden Welt, in der alles einst Vertraute plötzlich unvertraut geworden ist. Auch dies ist keine Folge eines aktuellen Drogeneinflusses. Gefühlsschwankungen zwischen Euphorie und Depression sind häufig. Hier sind jedoch nicht jene vorübergehenden depressiven Verstimmungen gemeint, die sich regelhaft nach exzessivem Amphetamin- bzw. Ecstasy-Konsum einstellen. Oft wirken die Betroffenen auch dauerhaft emotionslos, ausgebrannt oder ausgepumpt.

Verändertes Verhalten. In psychotischen Zuständen ist das Verhalten gegenüber dem »Normalzustand« extrem verändert. Die Betroffenen können überaktiv sein, aber auch lethargisch. Entweder entwickeln sie eine heftige Geschäftigkeit ohne erkennbaren Nutzeffekt, oder sie hängen den ganzen Tag nur herum. Mitunter werden sie ohne sichtbares

Motiv aggressiv, oder sie ziehen sich mit untergründiger Feindseligkeit schmollend von ihren Mitmenschen zurück.

Die genannten Symptome und ihre Ausprägungen variieren von Person zu Person und im Zeitverlauf. In der Regel bilden sie ein System, das bei oberflächlicher Betrachtung rätselhaft erscheint, dem zumeist aber ein psychologischer Sinn zugrunde liegt. Wenn ein Drogenkonsument ein einzelnes dieser Symptome zeigt, zum Beispiel den ganzen Tag herumhängt, bedeutet dies keineswegs, dass er psychotisch ist. Die Diagnose wird um so sicherer, je mehr psychologisch zusammenhängende Symptome vorhanden sind und je weniger sich dieses Symptombündel durch die spezifischen Wirkungen der konsumierten Drogen erklären lässt.

Man mag über den Begriff der »weichen Droge« streiten. Mit Sicherheit sind für die überwiegende Mehrheit der Konsumenten harte Drogen wie Heroin oder Crack gefährlicher als die sogenannten Partydrogen. Für Menschen jedoch, die auf diese Substanzen psychotisch reagieren, gibt es keine weichen Drogen. Für psychisch labile, desorientierte Menschen mit diffusem Selbstbild, die vielleicht sogar unter einer psychotischen Anlage leiden, sind gerade diese weichen Drogen gefährlich, zumal sie in vielen Fällen Halluzinationen hervorrufen, auf jeden Fall aber die Wahrnehmung, das Denken und Fühlen verzerren. Sehr labile Menschen sind diesen psychischen Auswirkungen oftmals nicht gewachsen.

2. Besonderheiten einzelner Drogen in Bezug auf Psychosen

Im Folgenden werden exemplarisch einige Drogen herausgegriffen, die auf Raves häufiger konsumiert werden. Eine vollständige Darstellung habe ich nicht angestrebt. Die verschiedenen Aspekte und Dimensionen des Zusammenhangs zwischen Drogen und Psychosen dürften aber auch durch diese Auswahl deutlich werden.

ECSTASY

Bei Ecstasy (MDMA) bzw. den anderen Substanzen aus der Gruppe der Phenylethylamine handelt es sich um Drogen, die Eigenschaften von Amphetaminen und Halluzinogenen vereinen. Dabei ist zu bedenken, dass die Wirkung der Halluzinogene sich keineswegs in Halluzinationen erschöpft bzw. dass Halluzinationen das Wesentliche des Halluzinogen-Rausches seien. Halluzinogene führen vielmehr zu veränderten Bewusstseinszuständen, die stark von den alltäglichen Formen des Denkens, Fühlens und Wahrnehmens abweichen. Die Grenzen zwischen Innen- und Außenwelt verschieben sich, werden unscharf oder verschwinden völlig. Die Phenylethylamine erzeugen kaum, zumindest keine ausgeprägten, Halluzinationen (Trugwahrnehmungen). Charakteristisch vielmehr sind neben den anregenden, antriebssteigernden Amphetaminwirkungen eine milde Euphorie, gelegentlich leichte Wahrnehmungsverzerrungen und ein »inneres Berührtsein«, das Gefühl eines vertieften Bezugs zum eigenen Selbst.

Reine, drogeninduzierte MDMA-Psychosen scheint es nach bisheriger Erfahrung nicht zu geben. Da sich bei MDMA schnell eine Toleranz bezüglich der Effekte auf die Psyche entwickelt, ist ein exzessiver Missbrauch über einen längeren Zeitraum mit täglicher Einnahme eher unwahrscheinlich. Der Konsument muss nach einem Ecstasy-Rausch ein paar Tage pausieren, bevor sich die volle Wirkung wieder einstellt. Und so sinkt auch die Wahrscheinlichkeit einer drogeninduzierten Psychose, die allein auf den exzessiven Missbrauch dieser Substanzgruppe zurückgeführt werden kann. Dies unterscheidet MDMA von den chemisch verwandten Amphetaminen. Ein Sonderfall ist das sogenannte Schwarze Loch, in das manche Ecstasy-Konsumenten nach einem durchtanzten Wochenende fallen. Man könnte diese innere Leere als Symptom einer Erschöpfungsdepression deuten.

Reg. Frombury erklärt in der Internet-Newsgroup *uk.music.rave* die Depression nach einem Ecstasy-Rave mit seiner Theorie der »Hedonistischen Dissonanz«: Der Ecstasy-Tänzer erlebt die Rave-Party als »sozialpsychologischen Himmel«. Die Menschen seien wunderbar, freundlich, es gäbe keine Aggression, keinen Sexismus, nichts erinnere an die brutale Atmosphäre der »Fleischmarkt-Clubs« mit ihren »grapschenden Bier-Monstern«. Für manche Tänzer würde die Rave-Party zum einzigen Ort in ihrem Leben, an dem sie wirklich sein möchten. Der graue Alltag, in den sie zurückkehren müssten, würde dann als alptraumhafte Gegenwelt zu diesem Tanzboden-Himmel erfahren. Diese Theorie hat etwas für sich, auch wenn sie die wahrscheinlichen Schädigungen des Hirnstoffwechsels durch Ecstasy außer Acht lässt. MDMA senkt den Serotonin-Spiegel im Gehirn, und Serotonin-Mangel gilt als eine Ursache für Depressionen. Serotonin ist ein sogenannter Neurotransmitter. Dies sind Substanzen, die im Nervensystem Erregungen weiterleiten.

Ein Interviewpartner der Psychologin Katrin Krollpfeiffer, die Ecstasy-Erfahrungen in unterschiedlichen sozialen Gruppen untersuchte, bringt das Dilemma der Ecstasy-Konsumenten auf den Punkt: »Oh, wie traurig ist die Welt und wie grau und wie bleich. Wir wussten nicht, wie wir die Ecstasy-Erfahrung verstehen sollten. Sie war mit nichts vergleichbar, was wir bisher erlebt hatten.«

Wer, beschwingt durch Drogen, Musik, Tanz und distanzlose Intimität, beinahe mühelos den »Stairway to Heaven« emporsteigt, dem fällt naturgemäß die Rückkehr in die Realität der Fabriken, Büros, Schulen und des familiären Einerleis schwer. Dort aber müssen die anstehenden Probleme gelöst werden. Und so bringt die Droge das Leben aus dem Gleichgewicht. Dagegen helfen auch keine Hangover-Tabletten.Ein Leben, das sich um Partys und Partydrogen dreht, ist also ganz schön anstrengend. Der damit verbundene psycho-soziale Stress wird allerdings von manchen Techno-Freunden nicht verkraftet. Symptome wie erhöhte Unruhe, depressive Stimmung, Übermüdung und Appetitlosigkeit sind auch für »ganz normale« Partygänger charakteristisch. Nicht selten ist die Fähigkeit eingeschränkt, geistige und körperliche Aufgaben zu erfüllen. Bei entsprechender Veranlagung kann dieser Lebensstil bei dem einen oder anderen durchaus über kurz oder lang zu einer psychoseartigen Symptomatik führen. Auch wenn diese dann im strengen Sinne nicht durch Ecstasy verursacht wurde, wäre sie vielleicht mit einer den eigenen Kräften und Möglichkeiten besser angepassten Lebensweise zu vermeiden gewesen. Generell gilt: Wer an einer psychotischen Erkrankung leidet, oder auch nur eine Anlage dazu besitzt, ist durch jeden Drogenkonsum – einschließlich Alkohol – höchstgradig gefährdet.

Bei Ecstasy-Konsumenten werden nicht selten auch schwere Angstzustände bzw. Panikattacken beobachtet, deren Ursache weitgehend noch ungeklärt ist. Hier spielen die physiologischen Auswirkungen der Droge auf das Gehirn eine sicher nicht zu unterschätzende Rolle. Dabei dürfen aber auch psychologische Faktoren nicht außer Acht gelassen werden. Ecstasy kann das Unbewusste öffnen und Abwehrmechanismen aufheben. Der Betroffene wird dann unter Umständen von konfliktgeladenen oder auch traumatischen psychischen Inhalten überschwemmt, mit denen er sich bisher noch nicht auseinander gesetzt hat. Dies kann seine Fähigkeit überfordern, innere Realitäten zu bewältigen. Angst und Panikattacken wären somit als Symptom dieser Überforderungssituation zu deuten. Manche Ecstasy-User leiden unter Gefühlen der Depersonalisation und Derealisation. Depersonalisation bedeutet, dass man sich selbst, Derealisation meint, dass man die Umwelt nicht mehr als real empfindet. Wenn man sich die Extrem-Situation eines Techno-Events vor Augen führt, sind derartige Symptome leicht nachzuvollziehen. Man könnte sie als Signale auffassen, die auf ein völlig überreiztes Nervensystem und eine überforderte Psyche hinweisen. In selteneren Fällen sind diese Symptome aber auch Ausdruck einer psychotischen Grunderkrankung oder einer Epilepsie. Flashbacks sind unvermittelt einsetzende, drogenspezifische Rauschzustände, lange Zeit nach dem letzten Drogenkonsum, also ohne direkte Substanzeinwirkung. Obwohl Flashbacks von Ecstasy-Konsumenten berichtet wurden, scheinen sie nicht allzu häufig zu sein. In vielen Fällen können sie vermutlich auf die kombinierte Einnahme von LSD und MDMA (candy-flipping) zurückgeführt werden. Flashbacks sind oft eine Reaktion auf sehr traumatische Drogenerlebnisse (Horror-Trips) und teilen mit dem ursprünglichen Rauscherlebnis meist dessen negative Färbung.

LSD

D-Lysergsäurediethylamidtartrat (LSD 25) hat immer noch das Image der klassischen »Wahnsinnsdroge«. Dieser Ruf begleitet LSD, seitdem es die Labors der pharmazeutischen Industrie verließ und zur Straßendroge wurde. Medienberichte über Morde und Selbstmorde unter dem Einfluss dieser Droge und andere Schreckensmeldungen haben das Bild dieses Halluzinogens in der Öffentlichkeit nachhaltig geprägt. Im scharfen Kontrast dazu stehen die Erfahrungsberichte vieler LSD-User, die von Erlebnissen traumhafter Schönheit, grandiosen Visionen oder sogar religiösen Offenbarungen sprechen. Es werden aber auch Horror-Trips geschildert, die mit unbeschreiblicher Angst, Verzweiflung und existenzieller Not verbunden waren. LSD-Erfahrungen oszillieren offenbar zwischen Himmel und Hölle, Leben und Tod, Tag und Nacht.

LSD kann sämtliche Filter und Abwehrmechanismen außer Kraft setzen, die uns vor der Konfrontation mit den unbewussten Bereichen unserer Psyche schützen. Die Droge erzeugt unter Umständen tiefe Trancezustände, in denen wir uns durch unsere Innenwelt bewegen, als sei es eine herrliche Parklandschaft mit Blumenpracht und glitzernden Wasserfällen. Mitunter wird dieser Traum aber auch zum Alptraum, wenn wir die Türen zu jenen verborgenen Kellern und Verliesen unserer Seele öffnen, wo gesichtslose Monster hausen und körperlose Klauen uns in den unermesslichen Schlund des kalten, namenlosen Grauens ziehen. Im Grunde gibt es keine Sprache, die Himmel und Hölle des LSD-Rausches angemessen beschreiben könnte.

Bevor LSD zur Straßendroge wurde, benutzte es die Psychiatrie zur Erzeugung »experimenteller Psychosen«. Man bezeichnete diese Droge auch als Psychotomimetikum und vermutete weitgehende Übereinstimmungen zwischen dem LSD-Rausch und einem akuten schizophrenen Schub. Inzwischen spielt LSD in der Schizophrenieforschung keine nennenswerte Rolle mehr. Dieses Halluzinogen erzeugt zwar veränderte Bewusstseinszustände, diese lassen aber keine Rückschlüsse auf die psychischen Prozesse zu, die für die verschiedenen Formen der Schizophrenie charakteristisch sind. In anderem Zusammenhang verdient LSD allerdings durchaus die Bezeichnung »Wahnsinnsdroge«. Sie wurde nämlich im Rahmen der Gehirnwäsche-Experimente (Mind Control) des amerikanischen Geheimdiensts CIA eingesetzt. Sie erwies sich auch für diesen Zweck als, wenn überhaupt, nur sehr bedingt geeignet – und dies im übrigen ausschließlich in Kombination mit anderen Methoden. Die Auswirkungen des LSD auf die Psyche sind – vor allem in höherer Dosierung – so tiefgreifend, dass die vertrauten Welt- und Selbstbilder vollständig ins Wanken geraten können. Emotional instabile Menschen sind oftmals nicht in der Lage, diese neuen, überwältigenden Erfahrungen psychisch zu verarbeiten und zu integrieren. Diese Menschen reagieren nicht selten mit psychotischen Symptomen, auch wenn sie in ihrem bisherigen Leben keine psychotischen Tendenzen erkennen ließen. Diese drogeninduzierten psychotischen Episoden können sich über Monate erstrecken. Sie äußern sich in ängstlicher Verstimmung, Verwirrtheit, Antriebsarmut, Verfolgungserlebnissen und erhöhter Suizidalität.

Drogeninduzierte Psychosen bleiben in der Regel vorübergehende Episoden im Leben der Konsumenten, wenn diese – aus Erfahrung klug geworden – zukünftig auf diese Droge verzichten. Bei Menschen mit Veranlagung zu Psychosen aber kann LSD-Konsum die Chancen einer Heilung oder eines Stillstands der Erkrankung erheblich verschlechtern. Es trifft zwar zu, dass einige Psychiatrie-Außenseiter versucht haben, Schizophrene mit einer LSD-gestützten Psychotherapie zu behandeln; Erfolge konnten jedoch wissenschaftlich nicht nachgewiesen werden. Im übrigen unterscheidet sich der LSD-Gebrauch im Rahmen einer Psychotherapie fundamental vom Missbrauch der Droge unter unkontrollierten Bedingungen. Hier fehlen nämlich in der Regel die kompetente Begleitung der LSD-Rausches und die angemessene Unterstützung des Konsumenten bei angstvollen oder konfliktreichen Erfahrungen.

Eine Party ist im Übrigen wohl einer der am schlechtesten geeigneten Orte, LSD zu nehmen. Die intensiven Reize durch Musik, Lichtmaschinen und das Gewimmel der Tanzenden können das durch LSD übersensibilisierte Nervensystem schnell überfordern. Unter diesen Stressbedingungen verlagert sich der Brennpunkt der Aufmerksamkeit oft nach innen, wobei die überreizten Nerven womöglich die Nachtseiten des Unbewussten hervortreten lassen. Wenn sich dann ein Horror-Trip einstellt, ist unter Umständen niemand da, der den Betroffenen beruhigen und in ein ruhigeres Milieu begleiten kann. »LSD hat eine ganz tiefe Wirkung auf das Bewusstsein«, sagte der Entdecker dieses Halluzinogens, Albert Hofmann.« »Und das Bewusstsein ist der Kern unseres Wesens. Damit kann man nicht spielen.«

Ein wesentliches Charakteristikum des LSD-Rausches ist die Verschmelzung von Subjekt und Objekt, von Innenwelt und Außenwelt. In extremen Fällen hat der Konsument das Gefühl, sich durch sich selbst hindurch zu bewegen, wenn er sich durch die Außenwelt bewegt – und umgekehrt erlebt er seine Streifzüge durch seine Innenwelt wie Wanderungen oder Reisen in der Außenwelt. Diese eigenartige »Fusion der Welten« lässt sich nicht mit dem schizophrenen Zusammenbruch der Ich-Grenzen vergleichen; hier handelt es sich um ein fundamental unterschiedliches Phänomen. Der psychisch gesunde LSD-Nutzer ist sich nämlich bewusst, dass dieses Erleben einer kosmischen Einheit auf die Drogenwirkung zurückzuführen ist. Er hat vielleicht den Eindruck, dass ihm die Droge damit eine tiefe Erkenntnis vermittelt, die Ähnlichkeiten mit der Erleuchtung im buddhistischen Sinne aufweist. Aber er weiß auch, dass er in das Alltagsleben zurückkehren und sich dort wieder mit der Trennung zwischen Innen- und Außenwelt, Subjekt und Objekt arrangieren wird. Der LSD-Berauschte ist sich der Relativität seines Zustandes durchaus bewusst, nicht so jedoch der Schizophrene in einer akuten Phase seiner Erkrankung.

Menschen mit einer psychotischen Disposition haben in der Regel ein diffuses Selbstbild. Ihr Identitätsgefühl ist mehr oder weniger gestört. Ihre Schwierigkeit, Innenwelt und Außenwelt, Phantasie und Wirklichkeit auseinander zu halten, liegt in ihrer fundamentalen Identitätsschwäche begründet. Diese Menschen können es sich nicht leisten, unter dem Einfluss halluzinogener Drogen mit der Grenze zwischen innerer und äußerer Realität zu experimentieren. Bei ihnen verwandelt sich die chemisch induzierte »Unio Mystica«, das ozeanische Einheitserleben in ein überaus bedrohliches, angstgeladenes Gefühl des Sich-Auflösens und Verschmelzens mit der Außenwelt. Dies ist die wohl fürchterlichste Form des Horror-Trips, die sich der Beschreibung weitgehend entzieht. Wir sehen auch hier, dass eine Droge wie LSD, die von reifen, stabilen Menschen ohne größeren Schaden maßvoll gebraucht werden könnte, für psychisch labile Menschen zu einer erheblichen Gefahr mit eventuell tödlichem (suizidalem) Ausgang werden kann.

Was für Ecstasy und ähnliche Drogen gesagt wurde, gilt erst recht für LSD: Diese Droge kann derart beängstigendes psychisches Material aus dem Unbewussten freisetzen, dass die Flucht in die Psychose für den Betroffenen subjektiv die einzige Möglichkeit darstellt, auf den Horror-Trip zu reagieren. In der psychotischen Episode kann dann die als unerträglich erlebte innere Realität verleugnet oder durch Größenphantasien überlagert und verdrängt werden. Diese Menschen schicken sich unbewusst selbst auf einen psychotischen Trip, um sich nicht mit den bitteren »Wahrheiten«, die der Drogentrip enthüllt hat, auseinander setzen zu müssen. Psychotische Zustände sind ja teilweise mit übersteigertem Kraft-, Macht- und Selbstgefühl verbunden.

Flashbacks nach LSD-Konsum sind offenbar bei psychisch labilen Menschen recht häufig, die einen Horror-Trip hatten. In einer Studie hatten zum Beispiel 50 von 65 LSD-Konsumenten, die sich wegen ihres Drogenkonsums in psychiatrischer Behandlung befanden, Flashbacks erlebt. Mit Flashbacks ist bevorzugt in Situationen zu rechnen, die durch starken emotionalen Stress gekennzeichnet sind. Andere Auslöser sind Übermüdung, Betrunkenheit, Cannabis-Konsum, unter Umständen auch meditative Zustände. Flashbacks sind keineswegs nur für bestimmte Drogen charakteristisch, sie können auch ohne jeden Drogengenuss auftreten. Jedes emotional aufwühlende Ereignis kann auch nach langer Zeit wieder sehr lebendig und plastisch ins Bewusstsein treten. Vor allem leicht beeinflussbare und zu Trancezuständen neigende Menschen sind von Flashbacks betroffen.

Es trifft zwar zu, dass es keine Haschisch- bzw. Marihuana-Flashbacks gibt, die zu einer ernsthaften Beeinträchtigung der mentalen Leistungsfähigkeit führen. Aber Cannabisprodukte können LSD- bzw. Halluzinogen-Flashbacks auslösen, die mit schwerwiegenden Störungen geistiger Funktionen verbunden sind.

Dies sollte man natürlich auch bei der Beurteilung der Fahrtüchtigkeit eines Drogenkonsumenten berücksichtigen. Ein möglicher Flashback ist sicher kein Argument für die eingeschränkte Fahrtüchtigkeit eines reinen Cannabis-Konsumenten; raucht jedoch ein Halluzinogen-Konsument zusätzlich Haschisch oder Marihuana, so ist die Wahrscheinlichkeit eines Flashbacks erhöht. Dies sollten auch Partygänger bedenken, die nach dem Ausklingen des Ecstasy- oder LSD-Rausches beim Chillout noch ein Pfeifchen durchziehen und dann ins Auto steigen.

AMPHETAMIN, METHAMPHETAMIN UND VERWANDTE DROGEN – SPEED

Amphetamine machen munter, schnell, ausdauernd. Das Ego wird gewaltig aufgepumpt. Das Selbstvertrauen ist erhöht, die Denkvorgänge sind beschleunigt. Auch die körperliche Leistungsfähigkeit ist gesteigert. Man fühlt sich auf dem Gipfel der Kraft, Potenz und Lebensfreude. Müdigkeit und Hungergefühl werden unterdrückt. Tagelang kann man, ohne zu schlafen, ein Highlight nach dem anderen genießen. Doch früher oder später sind die Batterien leer; der Sturz in ein tiefes, schwarzes Loch ist programmiert. Dann nützen auch erneute Gaben des Stoffs nichts mehr. Völlige Erschöpfung lähmt Glieder und Geist. Das Strohfeuer ist abgefackelt. Der User fühlt sich dann oft ängstlich, nervös, ruhelos und irritiert. Der Wunsch, diesen quälenden Zustand durch beruhigende Mittel zu überwinden, ist verständlicherweise sehr groß. Die Folge ist nicht selten die Abhängigkeit von mehreren Suchtmitteln.

Obwohl der Mangel an Selbstkritik unter dem Einfluss von Amphetaminen dies unter Umständen suggeriert, wird die Qualität geistiger Produktionen durch Speed keineswegs gesteigert. Die für den Amphetaminrausch typische Selbstüberschätzung führt auch zu einer Verkennung der eigenen Leistungsgrenzen. Bei Sportlern zum Beispiel, die sich mit Speed dopen, kann dieses Phänomen schlimmstenfalls mit tödlichen Konsequenzen verbunden sein.

Es ist daher nicht weiter erstaunlich, dass chronischer Amphetaminmissbrauch zu paranoid-halluzinatorischen Zuständen führen kann. Diese sind durch starke Unruhe, illusionäre Verkennung der Wirklichkeit, Sinnestäuschungen und vage Gefühle der Entfremdung und des Bedrohtseins (Speed-Paranoia) gekennzeichnet. Nicht selten hört der Betroffene wie ein Schizophrener Stimmen, die außer ihm niemand vernimmt. Manche meinen, Geheimagenten oder Außerirdische würden Botschaften oder Befehle in ihr Gehirn projizieren oder ihre Gedanken überwachen. Das Risiko derartiger psychotischer Episoden ist bei Amphetaminen, die gespritzt werden, besonders groß. Die Symptome sind die unübersehbaren Konsequenzen einer völligen körperlichen Überforderung und geistigen Zerrüttung. Zum Glück verschwinden sie in der Regel nach dauerhaftem Absetzen der Droge, können aber dennoch bis zu einem Monat anhalten. Bei entsprechend disponierten Menschen kann Speed eine längerfristige psychotische Entwicklung anstoßen.

Die Speed-Paranoia kann gewalttätiges Verhalten provozieren, vor allem, wenn zusätzlich Alkohol konsumiert wird. Der Vandalismus mancher Rockerbanden ist mitunter auch so zu erklären. Im Zustand der Paranoia sind das kritische und selbstkritische Denken ausgeschaltet; der Betroffene hat keinerlei Zweifel daran, dass die Annahmen seines Wahnsystems zutreffen. Versuche, ihn vom Gegenteil zu überzeugen, bestärken ihn meist sogar noch in seinem Wahn. Wer den Wahn anzweifelt, wird als Verfolger oder Verschwörer betrachtet. Tritt dann die enthemmende Wirkung des Alkohols hinzu, steigt natürlich die Wahrscheinlichkeit aggressiver Entladungen. Manchmal bilden sich die Betroffenen ein, jemand trachte ihnen nach dem Leben. Die resultierende Todesangst kann bis zum Mord aus vermeintlicher Notwehr führen. Die alte, oft selbst von Drogenfreunden ernstgenommene Warnung »Speed kills« bekommt so eine schaurige Nebenbedeutung.

In den Vereinigten Staaten gilt die Speed-Paranoia bereits als eine der wesentlichen Ursachen für bestimmte Formen der Gewaltkriminalität, wie zum Beispiel Geiselnahmen. Auch bei häuslicher Gewalt, z. B. bei handfesten Auseinandersetzungen zwischen Ehegatten, ist vielfach Speed im Spiel, und zwar bei beiden Geschlechtern.

Natürlich ist nicht für jeden Speed-Gebraucher der Weg in die Gewaltkriminalität vorgezeichnet. Neben den Wirkungen der Droge spielen hier natürlich auch die Persönlichkeit und das Milieu eine entscheidende Rolle. Es mag durchaus sein, dass die meist friedliche Atmosphäre der Raves den aggressiven Tendenzen entgegenwirkt, die durch Speed ausgelöst werden können.

CANNABIS

Obwohl das Gegenteil gelegentlich behauptet wird, scheint die Wahrscheinlichkeit einer »Cannabis-Psychose« bei psychisch stabilen, nicht vorgeschädigten Menschen außerordentlich gering zu sein. Studien, die angeblich den Nachweis einer Verursachung psychotischer Störungen durch Cannabisprodukte erbringen, erweisen sich bei näherer Betrachtung als methodisch äußerst unzulänglich.

Dies bedeutet aber keineswegs, dass damit das Thema »Cannabis und Psychosen« abgeschlossen sei. Wer unter Störungen seiner Identität, Ich-Schwäche, geringem Selbstwertgefühl leidet, Schwierigkeiten hat, enge persönliche Beziehungen aufzubauen, dessen psychische Gesundheit kann durch den Konsum von Cannabisprodukten erheblich gefährdet sein. Besonders Menschen mit einer diffusen Identität, mit einem schwach entwickelten Selbst können durch diesen Wirkstoff psychisch geschädigt werden. Die Rauschwirkung fördert in diesen Fällen den Zerfall der ohnehin schlecht integrierten Persönlichkeit in zahllose Fragmente. Schwere psychotische Störungen werden durch Cannabis vermutlich nur bei Menschen ausgelöst, die unter einer entsprechenden Disposition leiden. Hier ist Cannabis also nicht die Ursache der psychotischen Symptome, kann aber psychotische Schübe hervorrufen und verstärken. Unglücklicherweise fühlen sich Menschen, die Cannabisprodukte bzw. Halluzinogene sehr schlecht vertragen, besonders von diesen Substanzgruppen angezogen.

Die Zahl der psychisch kranken Menschen, die zugleich illegale Drogen konsumieren, liegt zwischen 15 und 30 Prozent. Die überwiegende Mehrheit dieser Menschen missbraucht Haschisch, Marihuana und LSD. Dabei ist Cannabis der eindeutige »Spitzenreiter«.

Es überrascht, dass Heroin bei Psychotikern kaum eine Rolle zu spielen scheint, obwohl die Opiate als starke Beruhigungsmittel zweifellos psychotische Symptome zu dämpfen vermögen. Andererseits erfreuen sich Drogen, die psychotische Symptome verstärken, im Kreis der Betroffenen besonderer Beliebtheit. Dies bestätigt und ergänzt die Hypothese des Psychiaters Erich Wulff, der die Selbstauslösung psychotischer Zustände als »suchtanaloges« Verhalten thematisiert.

Eine eindeutige Klassifizierung von Marihuana und Haschisch ist nicht möglich. Man kann diese Substanzen weder den Beruhigungsmitteln noch den Stimulanzien zuordnen. Sie bilden vielmehr eine Kategorie für sich. Cannabis hat beruhigende, aber auch anregende Wirkungen – es kann Müdigkeit vertreiben, zugleich aber auch schlafanstoßend wirken. Es hat letztlich, anders als z. B. Alkohol oder Heroin, wenig spezifische Wirkungen, die Effekte sind höchstgradig situationsabhängig.

Die Droge ist ein »Gefühlsverstärker«. Wer üble Laune hat, fühlt sich nach dem Rauchen meist noch schlechter. Wer gutgelaunt ist, wird oft euphorisch. Unangenehme Erfahrungen mit Cannabisprodukten sind daher gar nicht so selten, obwohl die Konsumenten dies gegenüber Haschisch-Gegnern meist nicht zugeben. Recht häufig sind Angstzustände bis hin zu Panikattacken, eventuell mit paranoiden Einfärbungen. Damit ist vor allem bei hohen Dosierungen zu rechnen, und zwar vor allem, wenn die Droge in einer unvertrauten oder gar bedrohlichen Umgebung konsumiert wird. Diese unangenehmen Erfahrungen erreichen bei psychisch relativ stabilen Menschen in der Regel nicht die Intensität eines Horror-Trips unter LSD; bei Haschisch-Rauchern mit psychotischen Tendenzen kann dies aber – vor allem auch in Form eines LSD-Flashbacks – durchaus der Fall sein.

3. Was tun?

Wer psychotische Reaktionen der beschriebenen Art bei sich entdeckt bzw. von Freunden darauf aufmerksam gemacht wird, sollte, wenn er gutem Rat überhaupt noch zugänglich ist, den Konsum von Drogen zumindest für einige Wochen einstellen. In vielen Fällen verschwinden diese Symptome bei Drogenabstinenz nach einiger Zeit von allein. Es ist wenig sinnvoll, z. B. eine Speed-Paranoia durch Beruhigungsmittel zu bekämpfen. Dies führt nur in einen ewigen Teufelskreis. Unter Umständen ist jedoch eine medikamentöse Behandlung durch einen Psychiater sinnvoll. Diesem sollte man die Art und das wahre Ausmaß des Drogenkonsums nicht verschweigen.

Falls die Symptome immer wieder auftreten und sich auch durch vorübergehende Abstinenz nicht lindern oder beseitigen lassen, ist an eine ernsthafte psychotische Erkrankung zu denken. In diesem Fall muss unbedingt professionelle Hilfe gesucht werden. Es kann sein, dass durch Drogenkonsum eine psychotische Entwicklung angestoßen wurde, die möglichst frühzeitig behandelt werden sollte. Dann nämlich hat die Therapie die größten Erfolgsaussichten.

Wenn der Drogengebrauch zu einer echten Drogenabhängigkeit geführt hat, ist in den meisten Fällen eine stationäre Langzeittherapie erforderlich. Die meisten Therapeutischen Gemeinschaften für Drogenabhängige behandeln jedoch keine User in einem akuten psychotischen Schub. Bei milderen drogeninduzierten psychotischen Symptomen werden aber häufig Ausnahmen gemacht. Die Therapeuten vertrauen meist zu Recht darauf, dass die Symptomatik in einem drogenfreien Raum schnell wieder verschwindet.

Leider gibt es in Deutschland bisher nur wenige Spezialeinrichtungen, die Menschen mit der Doppeldiagnose »Sucht & Psychose« adäquat behandeln können. Die Anschriften dieser Einrichtungen finden Sie im Adressteil dieses Buches. Es ist zu hoffen, dass zügig weitere Einrichtungen dieser Art entstehen, denn leider werden immer noch viel zu viele suchtkranke Psychotiker nicht angemessen therapiert.

Das Auftreten psychotischer Symptome beim Konsum von sogenannten weichen Drogen ist immer ein sehr ernstes Warnsignal. Dabei spielt es keine Rolle, ob die Symptome nur leicht und vorübergehend sind. Dieses Warnsignal bedeutet, dass der Konsument zu den Menschen zählt, die diese Drogen sehr schlecht vertragen. Für diese Menschen ist es völlig unerheblich, dass andere mit Haschisch, Ecstasy oder LSD tatsächlich oder auch nur scheinbar keine Probleme haben. Man kann psychotische Phänomene durchaus als Unverträglichkeitsreaktion deuten. Genauso, wie man ein Lebensmittel meiden sollte, von dem man z. B. Ausschlag bekommt, muss man auf eine Droge verzichten, die von der Psyche nicht vertragen wird.

Statistisch gesehen ist die Behauptung sicher eine Legende, Haschisch oder Ecstasy seien Einstiegsdrogen, die zwangsläufig zum Konsum gefährlicherer Substanzen wie Heroin oder Kokain führen. Bei den meisten Konsumenten dieser Drogen ist der Übergang zu härteren Drogen äußerst unwahrscheinlich. Bei einer kleineren Gruppe ist das Risiko jedoch erheblich. Der entscheidende Faktor ist hier der Lebensstil. Wenn sich das Leben nur noch um Ecstasy, Speed, LSD und Haschisch bzw. Techno und Raves dreht, wenn eine Party die nächste jagt, wenn die Nerven blank liegen und die Paranoia um sich greift, dann sind Kokain und Heroin mitunter nicht weit. Besonders gefährdet sind psychisch labile Menschen, die mit ihrer Umwelt im Clinch liegen, z. B. ständig Zoff mit dem Lehrer oder Arbeitgeber oder immer nur Stress mit Eltern oder dem Partner haben. Wer damit zu kämpfen hat, sollte wissen, dass für ihn die sogenannten weichen Drogen gar nicht so harmlos sind, wie viele meinen.

IN KONTAKT KOMMEN – BESONDERHEITEN BEI DER BERATUNG ZU PARTYDROGEN UND CANNABIS

von Nadja Wirth

Konsumenten von synthetischen Drogen oder Cannabis unterscheiden sich teilweise erheblich von denen anderer Drogen wie Heroin und Alkohol. Nadja Wirth, Autorin und Drogenberaterin, erläutert am Beispiel von inECHTZEIT, Krisenhilfe e.V. Bochum, wie ein auf die unterschiedlichen Zielgruppen zugeschnittenes Beratungskonzept aussehen kann.

Die Krisenhilfe e.V. Bochum ist seit 25 Jahren im Hilfesystem für illegale Drogen gewachsen und hat sich im Laufe dieser Zeit entlang dem Hilfebedarf ausdifferenziert. Die Fachbereiche der Krisenhilfe lassen sich grob in suchtvorbeugende und suchtbegleitende bzw. -behandelnde Angebote aufteilen:

- Fachstelle für Suchtvorbeugung (Schwerpunkt Primärprävention)
- inECHTZEIT, Beratungsstelle für synthetische Drogen und Cannabis (Schwerpunkt Sekundärprävention)
- »Niedrigschwelligkeit« (Café für Heroinkonsumenten mit angeschlossener medizinischer Betreuung und einem Konsumraum)
- »klassische« Drogenberatungsstelle (schwerpunktmäßig für Heroinkonsumenten)
- Methadonambulanz (tägliche Ausgabe des Ersatzstoffes für Heroin mit begleitenden Gesprächen) als Tochtergesellschaft des Vereins die Fachklinik Bussmannshof mit stationärer und angegliederter ambulanter Therapie.

1995/96 tauchten im Café für Opiatabhängige vereinzelt Jugendliche auf, die keine Erfahrung mit Heroin, wohl aber mit synthetischen Drogen hatten. Uns war unwohl bei dem Gedanken, dass sich diese Klientengruppen mischen könnten. Andererseits fragten wir uns, warum im Verhältnis zu den hohen Konsumentenzahlen aus Repräsentativumfragen so wenig Jugendliche zu uns in die Beratung kamen, die Probleme mit Cannabis oder synthetischen Drogen hatten. So eröffneten wir im Mai 1997 ein spezialisiertes sekundärpräventives Angebot für Konsumenten synthetischer Drogen und Cannabis und deren Bezugspersonen, das räumlich und konzeptionell von den Angeboten im Heroinbereich getrennt ist. Inhaltlich ist inECHTZEIT zwischen der Primärprävention und der Suchtbehandlung anzusiedeln.

Mit der Trennung der Zielgruppen in Drogenkonsumenten und Drogenabhängige haben wir gute Erfahrungen gemacht. Uns ging es auch darum, nach außen zu dokumentieren, dass je nach Art des Konsums unterschiedliche Aspekte im Vordergrund stehen. Wir unterstützen dabei die starke Abgrenzung der meisten jugendlichen Konsumenten gegenüber Heroin. Stetig steigende Beratungszahlen und Rückmeldungen zeigen uns, dass die räumliche Trennung der Angebote bei Jugendlichen Hemmschwellen senkt (»So fertig bin ich ja nicht, dass ich mich zu den Junkies setzen würde!«). Bei Eltern wirkt das der Angst entgegen – wie es politisch lange suggeriert wurde – dass ihr 16-jähriger kiffender Sohn früher oder später an der Nadel hängen wird.

Wenn ich Jugendliche nach einem Erstgespräch oder einem Gruppeninfo frage, wie sie sich Drogenberatung denn vorher vorgestellt haben, wird mir deutlich, wie viel noch zu tun ist: Weitverbreitete Einschätzung ist, dass die Mitarbeiter dort wenig Ahnung von Drogen und dem Leben drumherum hätten, der verlängerte moralische Zeigefinger der Eltern seien und einem Drogen »ausreden« wollten. Selbst über die Schweigepflicht besteht Unsicherheit. So dachte jemand, dass er ja noch nicht 18 sei, etwas Kriminelles mache und dass ich deswegen verpflichtet sei, seine Eltern zu benachrichtigen.

»Das bringt nichts, zur Drogenberatung zu gehen«, kann man auch als Schutzbehauptung werten, sich nicht mit seinem Konsum auseinander setzen zu müssen. Trotzdem denke ich unabhängig davon, dass sich die Drogenhilfe in Deutschland auf den Weg machen sollte, sich für Jugendliche attraktiver und einschätzbarer zu machen. Das bedeutet auch, sich vor ihnen zu qualifizieren (z.B. mindestens Grundwissen über Drogen haben), Flyer mit Angeboten der Beratungsstelle zu verteilen und auf Konsumenten zuzugehen, z.B. mit einem Infostand bei einer Party.

Die folgende Tabelle gibt plakativ und in kurzen Stichworten die Unterschiedlichkeit der verschiedenen Zielgruppen und damit auch der Arbeitsbereiche wieder:

	Sekundärprävention für Konsumenten synthetischer Drogen und Cannabis	**»klassische« Drogenberatung für Konsumenten von Heroin und Methadon**
Ziel / Arbeitsschwerpunkt	Sucht verhindern	Sucht behandeln / begleiten
Zielgruppe	eher jüngere Konsumenten, die i.d.R. soziale Bezüge haben; Klienten experimentieren mit Drogen, sind (noch) nicht festgelegt oder zeigen Suchttendenzen	eher ältere, oft langjährig und mehrfach abhängige Klienten, die angewiesen sind auf ein umfassendes Hilfesystem (soziale Bezüge fehlen i.d.R.)
Anlässe für Beratung	***- Schwierigkeiten in bestimmten Lebensbereichen und –situationen (z.B. Ablösung, Schulprobleme)*** ***- Auffälligkeit im sozialen Umfeld: Reaktionen von Eltern, Pädagogen, Justiz*** ***- durch den Konsum synthetischer Drogen »angeschobene« seelische Erkrankungen (z.B. Psychose)***	- Ausstiegs- und (meistens stationäre) Therapiemotivation - Sucht wirkt sich auf alle Lebensbereiche aus, u.a. durch - Kriminalisierung - Gesundheitsschäden - Bedrohung der Lebensgrundlage (z.B. Schulden, Wohnung)
Betreuungsdauer	gutes Drittel: Kurzkontakte; ein Drittel: 10 -20 Gespräche; knappes Drittel: langfristig bis zu ca. einem Jahr Betreuung	eher langfristig über verschiedene Phasen hinweg
Kooperationspartner	Einrichtungen im Jugendhilfebereich, Schule, Ausbildungsbetriebe, Psychiatrie	Institutionen im Drogenhilfesystem (körperliche Entgiftung, stationäre Therapie, Methadon verschreibende Ärzte); Justiz

Arbeitsbereiche von inECHTZEIT

Die personelle Kapazität bei inECHTZEIT wechselte über die Jahre. Neben einer festen, von der Stadt finanzierten Stelle gab es meistens noch eine weitere über das Arbeitsamt.

Derzeit liegen unsere Arbeitsschwerpunkte auf der Beratung und längerfristigen Begleitung von Konsumenten und deren Bezugspersonen und dem Bundesmodellprojekt »FreD« (Frühintervention bei erstauffälligen Drogenkonsumenten). Das Projekt unter der Trägerschaft des Landschaftsverbandes Westfalen-Lippe macht Jugendlichen zwischen 14 und 21 Jahren, die wegen Besitzes von Drogen zum ersten Mal bei der Polizei auffällig werden, ein Kursangebot (2 mal 4 Stunden) zur Reflexion ihres Konsums. Dies geschieht zum einen auf freiwilliger Basis über § 31a des Betäubungsmittelgesetzes, zum anderen als Alternative zu z.B.

Sozialstunden über eine Weisung im Zusammenhang mit § 45 des Jugendgesetzes. Enge Kooperationspartner sind die Mitarbeiter der Anlauf- und Clearingstelle *Sprungbrett* der Evangelischen Jugendhilfe. Deren Angebot in Form eines Jugendcafés steht allen Jugendlichen offen, die Unterstützung wünschen (z.B. bei ungewollter Schwangerschaft, Gewalterfahrungen), schwerpunktmäßig jedoch für obdachlose junge Menschen. Die Mitarbeiter vermitteln oder begleiten zu spezialisierten Einrichtungen oder betreuen die Jugendlichen selbst. Neben den kurzen Wegen bei gegenseitigen Fragen sind wir in unregelmäßigen Abständen zu Cafézeiten präsent oder machen Infoveranstaltungen im *Sprungbrett*.

Seit der Eröffnung von inECHTZEIT deckten wir neben der Beratung in wechselnden Schwerpunkten folgende Arbeitsbereiche ab:

- Betrieb eines Jugendcafés
- Infoveranstaltungen für Gruppen Jugendlicher (Schule, Ausbildung, Jugendhilfe)
- Multiplikatorenarbeit (Lehrer, Mitarbeiter der Jugendhilfe und Jugendfreizeithäusern) zu Substanzinfos und zum Umgang mit konsumierenden Jugendlichen
- Öffentlichkeitsarbeit (Zeitung, Radio, Infostände bei öffentlichen Veranstaltungen)
- Aufsuchende Arbeit (Infostände in verschiedenen Clubs und Diskotheken)

Gerade sind wir dabei, ein Gruppenangebot für konsumierende Jugendliche zu konzipieren. Die Anregung dazu kam hin und wieder von Jugendlichen selbst, die gerne andere Leute kennen lernen wollten, die sich in ähnlicher Situation wie sie selbst befinden. Viele Jugendliche, die etwas an ihrem Drogenkonsum verändern möchten, sind damit konfrontiert, Lebensbereiche »umkrempeln« zu müssen. Da konsumierende Jugendliche meist Freundeskreise mit ähnlichem Konsummuster haben wie sie selbst, ist es eine große Aufgabe, sich davon abzugrenzen und eigene, alternative Handlungsmöglichkeiten zu finden. Unter Umständen haben sie sich gleichzeitig mit Einsamkeit, Langeweile und Identitätssuche in Abgrenzung zum Konsument-Sein auseinander zu setzen. An dieser Stelle möchten wir Jugendliche in Kontakt miteinander bringen und die Möglichkeit eröffnen, sich gegenseitig Unterstützung und Rückmeldung zu geben. Weiterer Hintergrund ist unsere Erfahrung, dass im Ursprung von problematischem Konsum oft Beziehungsschwierigkeiten stecken und eine Gruppe ein geschütztes Übungsfeld sein kann.

GRUNDHALTUNGEN UND ZIELE

Konsum an sich nimmt eine wichtige Rolle in unserer Gesellschaft ein. Jeder muss sich fast täglich entsprechend seinen persönlichen Vorlieben und finanziellen Möglichkeiten damit auseinander setzen, aus einem Überangebot auszuwählen (Nahrungsmittel, Reisen, Computerspiele, Kleidung, Fernsehen usw.). Konsumieren kann auch dazu dienen, eigene Bedürfnisse weniger spürbar zu machen oder einen kurzfristigen Ersatz dafür zu haben. Ich halte es für eine wichtige Kompetenz u.a. zum Schutz gegen Suchttendenzen, um seine persönlichen Handlungsmöglichkeiten im Umgang mit unangenehmen Gefühlen zu wissen. Ebenso, unterscheiden zu können, mit welchen Strategien man Belastungen ausweicht (z.B. sich vom Fernseher »einlullen« zu lassen) und mit welchen man produktiv damit umgehen kann. Zu bestimmten Zeitpunkten auszuweichen oder zu Ersatzbefriedigungen greifen zu können, ist notwendig. Risikoreich wird es, wenn man sich auf Dauer bestimmten Realitäten und Gefühlen nicht stellen kann oder will.

Vor diesem Hintergrund möchten wir Jugendliche bei der Entwicklungsaufgabe unterstützen, bewusst mit Rausch- und anderen Konsummitteln umgehen zu lernen. Von zentraler Bedeutung ist dabei die Förderung von Genussfähigkeit (Genuss zeichnet sich aus durch Selbstkontrolle und Verzicht), Risikobewusstsein und die Stärkung der Selbstwahrnehmung. Der Konsum von legalen und illegalen Drogen ist – sowohl für Jugendliche wie auch Erwachsene – ein häufig gewählter Weg, Gefühle zu regulieren. Im Risikoverhalten gibt es dabei Geschlechtsunterschiede. Mädchen greifen eher zu legalen Substanzen und sind bei illegalisierten zurückhaltender als Jungen. Besonders unter männlichen Jugendlichen wird vor allem der Konsum von Cannabis immer »normaler«. Meine Kolleginnen von der Fachstelle für Suchtvorbeugung führten Ende 1999 eine Befragung an weiterführenden Schulen zum Konsum von legalisierten und illegalisierten Drogen durch, wobei gut die Hälfte der 16- und 17-jährigen männlichen Jugendlichen angab, Erfahrungen mit Cannabis zu haben (Mädchen zu 38 %). 5 % der männlichen und 2 % der weiblichen Befragten zwischen 10 und 21 Jahren konsumieren diese Substanz täglich. Für Ecstasy und/oder Speed ergibt sich eine Konsumerfahrung unter den 16-/17-jährigen von 11 % bei den Mädchen und 17 % bei den Jungen. 1 % der Schüler und Schülerinnen nehmen diese Substanz/en täglich.

Eine Haltung und selbstverantwortliche Umgangsweise mit Rausch- und anderen Konsummitteln zu entwickeln, wird eine immer wichtiger werdende Kompetenz auf dem Weg zum Erwachsenwerden. Angesichts der hohen Verbreitung und Verfügbarkeit von Drogen ist es wichtig, Jugendlichen Informationen darüber an die Hand zu geben. Diese Informationen sollten sich nicht nur auf die Vermittlung von Wirkungen und Risiken beschränken, sondern auch darauf, welche individuell seelischen und sozialen Funktionen Drogen haben können und welche verschiedenen Konsummuster verschieden problematisch sind. Die Auseinandersetzung mit diesen Themen kann Jugendliche in die Lage versetzen, sich eine eigene Haltung zu legalisierten und illegalisierten Drogen zu erarbeiten. Gleichwohl lässt sich der Umgang mit Drogen auch als ein Beispiel betrachten, das auf andere Konsumgüter und Verhaltensweisen (Kaufen, Glücksspiele, arbeiten usw.) übertragen werden kann. Auch für Nicht-Konsumenten ist das Wissen um positiv und negativ erlebte Wirkungen von verschiedenen Drogen hilfreich. Differenziert für sich selbst Gründe zu wissen, warum man sich bewusst gegen Drogen entschieden hat, stärkt auch, diese Meinung gegenüber jemandem zu vertreten, der einem Drogen anbietet.

In unserer Arbeit möchten wir bei Jugendlichen ein Bewusstsein dafür schaffen, dass man etwas dafür tun muss, dass es einem gut geht und wohlige Gefühle sich selten »einfach so« einstellen. Sogar für Verliebtsein muss man vorher vor die Tür gehen, mutig sein und Kontakt aufnehmen. Wenn man Drogen nimmt, muss man kaum etwas für positive Gefühle tun. Man schluckt einfach eine Pille herunter und wird mit einem Blick durch die rosarote Brille »belohnt« oder raucht einen Joint und – schwups – ist die Entspannung da, wo jemand anderer in der Zeit gerade sein Sportzeug angezogen hat. In diesem Zusammenhang sehe ich das steigende Risiko parallel zum sinkenden Einstiegsalter in den Konsum. Wenn Drogen früh im Leben eine Rolle spielen, entwickelt sich das Zutrauen in eigene Fähigkeiten, mit unangenehmen Gefühlen und Schwierigkeiten zurechtzukommen und gute Kicks aus sich selbst herauszuholen, nur eingeschränkt.

Viele Eltern fragen ihre Söhne/Töchter in Beratungsgesprächen, warum sie denn nicht auch ohne Ecstasy oder Speed auf einer Party Spaß haben können. Meine »FreD-Kollegin« Andrea Wulsten, DRK Hennigsdorf, hatte in diesem Zusammenhang einen guten Vergleich: Ein Jugendlicher, der in seinem Leben positive außergewöhnliche Erfahrungen nur unter Drogeneinfluss erlebt hat, muss den Vorschlag, abstinent zu sein, als einen Abstieg vom Mount Everest in den Harz empfinden.

Den Harz als Synonym für ein Drogen-unabhängiges Leben gilt es in Gesprächen »schmackhaft« zu machen. Es geht nicht mehr so hoch hinaus, dafür ist es aber auch nicht mehr so kalt. Man ist nicht mehr auf eine Pille angewiesen, um sich zu wärmen, sondern kann das aus sich heraus und in Beziehungen mit anderen.

Als Bedingung für Beratung die Aufgabe des Konsums zu fordern, wirft i.d.R. jeden Spalt zu, den sich ein Jugendlicher öffnet. Zu sehr würde die Betonung auf der Substanz liegen und Klienten würden beginnen, das Konsumverhalten als Teil ihrer Identität zu verteidigen. Um überhaupt eine Gesprächsbasis eröffnen zu können, gehört zu unseren zentralen Grundhaltungen, keine Abstinenzforderungen zu stellen. Wir geben Einschätzungen, begleiten kritisch und wägen Ambivalenzen mit ab. Die Entscheidung über Veränderung des Konsumverhaltens trifft aber jeder Klient selbst. Ausgehend davon, dass nicht automatisch jeder Konsum von Drogen gleichbedeutend mit einem Problem ist, kann der selbstverantwortliche, kontrollierte Konsum ein mögliches gutes Ziel von Beratung sein. Eltern entgegnen manchmal, dass besonders sehr junge Konsumenten doch noch gar nicht eigenverantwortlich entscheiden könnten. Aber wer sonst kann die Verantwortung dafür tragen? Letztendlich entscheidet jeder Konsument über jede Pille, die (nicht) heruntergeschluckt und jeden Joint, der (nicht) geraucht wird. Das Zutrauen in ihr eigenverantwortliches Handeln unterstützt Jugendliche, sich auf sich zu besinnen und sich nicht als Opfer zu sehen, das vor soundso vielen Jahren leider an den falschen Freundeskreis geraten ist.

Ein häufig genanntes substanzbezogenes Ziel ist es, den wochenendlichen Konsum von Ecstasy und Speed zu beenden, aber am täglichen Kiffen (zumindest erst einmal) nichts ändern zu wollen. Ich halte das für eine gute Ausgangslage, die gemeinsame Arbeit zu beginnen. Es können Ressourcen aktiviert und erste Alternativen für den Konsum gefunden werden. Im steigenden Vertrauen zu sich selbst und in die eigenen Fähigkeiten kann es im Verlauf der Gespräche dazu kommen, dass der weitere Cannabiskonsum als Behinderung für die nächsten Schritte in Unabhängigkeit wahrgenommen wird. Daraus kann der Entschluss folgen, gar nicht mehr zu konsumieren oder Cannabis nicht mehr als Hilfs-, sondern als Genussmittel zu gebrauchen. Der Angst vor Veränderung ist damit schrittweise begegnet worden.

Die Zielgruppe von inECHTZEIT und Erstkontakt

Die Kontaktaufnahme zu uns erfolgt telefonisch, über die offene Sprechstunde oder seltener über E-mails. Ungefähr ein Fünftel der Konsumenten kommt mit Wissen um unser Angebot aus eigenem Antrieb, der Großteil wird von Bezugspersonen oder anderen Einrichtungen (Jugendhilfe, Psychiatrie, Schule, Gefängnis mit halboffenem Vollzug) zu uns vermittelt oder begleitet. Ein typisches Beispiel ist, dass besorgte Eltern in die Sprechstunde kommen und zum nächsten Gespräch Sohn/Tochter mitbringen. Es bestehen dann die Möglichkeiten, zunächst getrennt zu sprechen oder direkt eine Familienberatung in Anspruch zu nehmen.

Das Alterspektrum der Konsumenten, die zu uns kommen, ist verhältnismäßig weit – zwischen 12 und 36 Jahren. Den Schwerpunkt bilden jedoch die 16 bis 24-Jährigen. Das Geschlechterverhältnis ist äquivalent zu Konsumentenzahlen bei illegalisierten Drogen unausgewogen, demnach haben wir ungefähr dreimal so viele männliche wie weibliche Klienten. Diese kommen quer durch alle sozialen Schichten und führen einen sehr verschieden von Drogen beeinflussten Lebensstil. Innerhalb einer Woche kommen z.B. eine 18-Jährige, die Sorgen hat, ihr Abitur nicht zu schaffen, weil sie sich wegen des häufigen Kiffens nicht mehr konzentrieren kann; ein 16-Jähriger Kiffer, der seiner »Mutter zuliebe« kommt, aber »kein Problem mit dem Rauchen« hat; eine 19-Jährige, die mit Cannabis immer gut zurecht gekommen ist, aber am letzten Wochenende im ersten Ecstasy-Rausch eine Panikattacke hatte; ein 21-Jähriger, der durch den Dauerkonsum von Speed und Ecstasy in eine Psychose geraten ist und ein ½ Jahr in der Psychiatrie war und ein 26-Jähriger, der sich von seinem Ordnungsdrang nur mit Hilfe von Cannabis entspannen kann und dessen Freundin mit Auszug gedroht hat.

Das Erstgespräch hat eine wichtige Bedeutung. Wie anfangs schon gesagt, ist das Image von Drogenberatungsstellen unter Jugendlichen recht schlecht. Anders als Heroinkonsumenten, die vor ihrem eigenen ersten Gespräch schon viele Erfahrungen von anderen Konsumenten einholen und sich vielerorts über das niedrigschwellige Café herantasten konnten, wissen Jugendliche i.d.R. nicht, was sie erwartet. Nur der kleinere Prozentsatz kann die Vorstellung an sich heranlassen, dass Beratung nützlich für sie sein kann. Sie kommen aufgeregt und haben manchmal sogar Angst. Ein 14-Jähriger dachte vor dem Erstgespräch, dass er Urin abgeben müsse, weil ich ihm »beweisen« wolle, dass er kiffe.

Um die Anspannung etwas abzubauen und mich selbst einschätzbarer zu machen, leite ich das Erstgespräch immer mit einer Vorstellung unserer Einrichtung ein. Ich sage etwas zu unserer Grundhaltung, zur Schweigepflicht, was Beratung ist und worum es da gehen kann, dass Gespräche i.d.R. wöchentlich über eine Stunde stattfinden und es verschiedene Angebote zum Zeitraum gibt.

Wir bieten Jugendlichen nach dem Erstgespräch an, zunächst noch drei Mal zu einer persönlichen »Standortbestimmung« zu kommen. Weiter unten ist diese Kurzberatung näher erläutert. Unserer Erfahrung nach wirkt es angstreduzierend, wenn der erste Kontaktrahmen überschaubar ist und es danach völlig frei steht, gehen oder bleiben zu können.

In der Tendenz nehmen jüngere Konsumenten weniger Gespräche in Anspruch als ältere. Das kann damit zusammenhängen, dass sich Jugendliche unter ungefähr 18 oder 19 Jahren schlecht auf etwas Längerfristiges einlassen können. Vielleicht bräuchten Jüngere auch eigentlich etwas anderes als Gesprächsangebote (z.B. Freizeitgestaltung), was wir aber nicht anbieten. Der »schlichte« Grund kann auch sein, dass kein Veränderungswunsch besteht, weil positive gegenüber negativen Konsequenzen durch den Konsum überwiegen. Wenn nicht in der Wirkung an sich begründet (z.B. Angst), stellen sich negative Konsequenzen durch Dauerkonsum meistens erst mit der Zeit ein: z.B. Toleranzentwicklung, Stimmungsschwankungen, Interesselosigkeit, Gleichgültigkeit, Gedächtnis- und Lernstörungen, finanzielle Probleme, Antriebsarmut, »Gefühlskälte«, sich selbst und die Umwelt als »unreal« empfinden und depressive Verstimmungen. Diese und ähnliche Entwicklungen werden oft lange vor sich selbst geleugnet und erst im zweiten Schritt in Zusammenhang mit dem Konsum gesetzt. Neben der angenehm empfundenen Wirkung überwiegt vielleicht, sich über Drogen abzugrenzen, Identität und Zugehörigkeitsgefühl zu finden. Ich denke, dass die gemeinsame Identifizierung mit dem Image einer Substanz eine große Rolle spielt. Jemand schlägt sich beispielsweise an die Brust und sagt: »Ich bin naturverbundener Kiffer wie meine Freunde auch und wir haben mit der Spießerdroge Alkohol nichts zu tun!« oder »Ich bin in der Gabber-Szene, trage *Kappa* und *Nike Classics* und nehme Speed.« Gespräche darüber, wer wo und für wie viel das beste »piece« der Stadt kaufen kann, haben sich noch nicht erschöpft. An dieser Stelle gilt es zu akzeptieren, dass zurzeit (noch?) kein Veränderungswunsch bei diesem Jugendlichen besteht. Trotzdem kann man für Risiken durch Dauerkonsum sensibilisieren. Schon allein durch Kontakte mit anderen Konsumenten fällt Jugendlichen i.d.R. einiges ein, woran sie merken würden, wann es an der Zeit wäre, die Bremse zu ziehen. Es kann hilfreich sein, diese Ideen untereinander zu schreiben, z.B. »wenn ich mein Geld nur noch für Drogen ausgebe«, »wenn ich die Schule schwänze, weil ich zu lange gefeiert habe«, »wenn Freunde sich Sorgen um mich machen«, »wenn ich mich oft durcheinander fühle« usw. Grundsätzlich geht es darum, nicht als Kontrollinstanz, sondern Unterstützungsmöglichkeit begriffen zu werden. Unterstützung anzunehmen, kann aber schwierig sein. Vielleicht wurde Hilfe schon oft empfunden als Bevormundung, Belehrung und gezwungen zu werden, »den einzig richtigen Weg« zu gehen. Viele Jugendliche schämen sich auch, Beratung in Anspruch zu nehmen. Diese Scham kann einerseits vor ihren Freunden, andererseits vor sich selbst sein: »Mit dem Gang durch diese Tür habe ich Problem auf der Stirn stehen!« Es lohnt sich, solche Hinderungsgründe zu besprechen. Das mag vielleicht nichts an der Entscheidung ändern, zu diesem Zeitpunkt keine weiteren Gespräche zu wollen. Es kann aber den Weg ebnen, irgendwann auf das Angebot zurückzukommen.

Kurzberatung

Wie oben schon gesagt, vereinbaren wir nach dem Erstgespräch zunächst drei weiterführende Gespräche zur Klärung der eigenen Situation – es sei denn, die Anfrage hat sich schon erledigt, z.B. weil es lediglich um Informationen zur Substanz ging oder kein weiteres Interesse besteht oder weil direkt der Wunsch nach längerfristiger Begleitung geäußert wurde. In diesen Gesprächen erarbeiten wir verschiedene Elemente:

SUBSTANZINFOS UND GGF. SAFER-USE-MÖGLICHKEITEN

Über Wirkungen, Risiken und rechtliche Infos lässt sich gut in gegenseitigem Austausch reden. Eine sehr wichtige Frage finde ich die zu positiv erlebten Wirkungen. Sie verdeutlicht einerseits unsere Grundhaltung, dass wir angenehme Effekte durch den Konsum nicht leugnen wollen, sondern darüber ins Gespräch treten wollen. Andererseits kann die Antwort erste Hinweise auf die Konsummotivation und dahinterliegend die Funktion des Rauschmittels geben. Man erfährt mit dieser Frage viel, z.B., ob/welche Gefühle weniger spürbar gemacht werden und wie reflektiert jemand ist. Es macht in meinen Augen einen großen Unterschied, ob jemand Kiffen schätzt, »weil ich dann endlich mal für mich sein kann und ohne schlechtes Gewissen nichts tuend auf dem Bett liege« oder »weil ich dann nicht so aggressiv bin«. Gute Erfahrung habe ich auch damit gemacht, die positiven und negativen Wirkungen der »Lieblingsdroge« malen zu lassen.

Malen kann einen erleichterten Zugang zu Gefühlen ermöglichen. Ich finde es auffällig, dass nur wenige der Klienten ihre Gefühle differenzieren können. Vor allem in längerfristigen Gesprächen lege ich einen Schwerpunkt darauf, verschiedene Gefühle wahrnehmen und benennen zu können. Bei einem Konsumanlass mit der Erklärung »mir ging's schlecht« ziehen wir einzelne Gefühle (z.B. enttäuscht, wütend, eifersüchtig, gekränkt) auseinander. So lässt sich besser eine Handlungsalternative finden als zu etwas Verworrenem. Trotzdem versuche ich auch in der Kurzberatung, Wirkungen wie »breit«, »geil«, »Optiks« oder »Absturz« näher beschreiben zu lassen.

WAS LÄUFT GERADE GUT? WELCHE INNERLICHEN UND ÄUSSERLICHEN STÜTZPFEILER GIBT ES? UND UMGEKEHRT: WO LIEGEN GERADE SCHWIERIGKEITEN?

Mit äußerlichen Stützpfeilern meine ich alles, was stabilisierend um einen Menschen herum sein kann (verliebt in nichtkonsumierende Freundin; Job, der Spaß macht usw.). Für die innerlichen hat es sich als sehr hilfreich herausgestellt, mit der Broschüre »Drogen und Du« vom *The-*

rapieladen e.V. Berlin zu arbeiten. Von einer zur nächsten Woche gebe ich Klienten dieses Heft mit und sie können mit Ruhe zu Hause den »Check Dich Test« machen, der zwölf persönliche Themengebiete beleuchtet (z.B. »Kontaktfreude«, »Körper und Sexualität«, »Krisen und Schwierigkeiten bewältigen«). Beim nächsten Mal können wir den Test besprechen und unter verschiedenen Aspekten damit weiterarbeiten, vielleicht eine Skalierung vornehmen, wo persönliche Stärken und Schwächen liegen; ob es Themen gibt, die beim Konsum eine besondere Rolle spielen und an welchen am dringlichsten Veränderungen anstehen sollten. Für einen Gesamtüberblick kann es auch hier nützlich sein, die verschiedenen Stützpfeiler und Schwierigkeiten auf Flip Chart-Bögen mit Symbolen zu malen oder aufzuschreiben. Nach dem Gespräch kann diese zusammengerollt und mit nach Hause genommen werden.

Ein wichtiges Thema in diesem Element ist das Besprechen von Handlungsalternativen zum Konsum. Das kann unter Umständen schwierig sein; sei es, weil den Klientinnen und Klienten außer »Playstation spielen« nichts einfällt oder einzelne Ideen mit großen Hürden verbunden werden. Ein 18-Jähriger meinte beispielsweise, er würde ja gerne wieder zum Fußballtraining gehen, aber die Jungs von früher wüssten alle, dass er Probleme mit Drogen habe und das sei ihm peinlich. Den Schritt, trotzdem loszugehen, erleichterte, dass er ein paar Wochen vorher zur Verbesserung seiner Kondition mit Joggen anfing und wir in kurzen Rollenspielen überlegten, welche Reaktionen der Fußballer auf sein Kommen er befürchtet und welche Möglichkeiten zu antworten er hat.

IN ERSTEN ANSÄTZEN, WELCHE FUNKTION DIE KONSUMIERTE SUBSTANZ INNE HAT UND EINSCHÄTZUNG DES EIGENEN »KONSUMSTATUS«

In diesem Element ziehen wir die Ergebnisse der anderen beiden zusammen. Grundsätzlich geht es darum herauszufinden, ob die Substanz/en eher als Genuss- oder eher als Hilfsmittel eingesetzt wird/werden. Soll mit dem Konsum positive Stimmung verstärkt oder negative weniger spürbar gemacht werden? Welche Grundstimmung herrscht vor? Nach der Betrachtung weiterer Aspekte wie Konsumhäufigkeit, Dosierung, möglichem Mischkonsum, in welchem Alter angefangen und wie sich das Konsummuster seit dieser Zeit bis heute entwickelt hat, versuchen wir eine tendenzielle (!) Einordnung in einen genussorientierten, missbräuchlichen, gewohnheitsmäßigen oder abhängigen Konsumstatus. An dieser Stelle gebe ich Klienten meine persönliche Einschätzung, wo ich bei ihnen einerseits Ressourcen, andererseits mit dem Konsummuster verbundene Risiken sehe. Diese Risiken können auf körperlicher, sozialer, rechtlicher (u.a. Verlust des Führerscheins) und seelischer Ebene liegen. Eine gute Idee zum Bewusstwerden von Zusammenhängen z.B. zwischen bestimmten Stimmungen, sozialer Situationen und Drogenkonsum hat Anneke Groth (BOA e.V. Berlin) mir bei einer Tagung erzählt. Sie schlägt Klienten vor, ein Drogentagebuch zu schreiben. Darin sind z.B. jeder Konsum, dessen Anlass, Gefühle vor und während des Rausches verzeichnet. In den wöchentlichen Gesprächen kann gemeinsam Rückschau gehalten werden, ob es auffällige Wiederholungen gibt, welche Pillen am ehesten verzichtbar gewesen wären usw.

WIE SOLL ES MIT DEM KONSUM WEITERGEHEN UND / ODER WERDEN SONSTIGE ZIELE AUFGESTELLT?

So wie Drogen selbst erwünschte und unerwünschte Wirkungen haben, sind auch Absichten zu verändertem Konsumverhalten unweigerlich ambivalent besetzt. Sich vorher damit auseinander zu setzen, was die persönliche Kosten-Nutzen-Analyse ist, kann helfen, nicht beim ersten Rückschlag aufzugeben.

Miller und Rollnick drücken in ihrem Buch »Motivierende Gesprächsführung« (1999) diese Analyse bildlich aus. Über einer gezeichneten »Ambivalenzenwaage« steht – je nach Ausgangslage der Klienten – die Vorstellung: »Wenn ich meinen Konsum beenden/einschränken würde ...«.

In die eine Waagschale sollen Klienten die positiven Auswirkungen, in die andere die negativen schreiben. Beide Schalen sind jeweils unterteilt

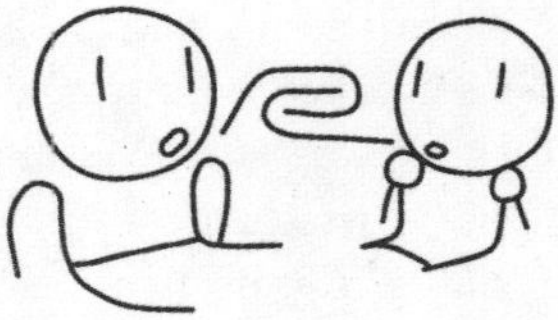

in kurz- und langfristige Konsequenzen. Neben dem weiteren Umgang mit Drogen ist auch das Besprechen sonstiger Ziele wichtig, da beides in direktem Zusammenhang steht. Das Vorhaben, keine Drogen mehr zu nehmen, aber sonst im Leben nichts zu ändern, halte ich für unrealistisch. Die durch Abstinenz erst einmal entstehende Lücke muss mit Alternativen für Kicks im Leben und Entspannung gefüllt werden, z.B. mit: »Ich mache einen Fotokurs« oder »Trotz meiner Angst vor Zurückweisung möchte ich mich mal ohne Pille intus trauen, sympathische Leute anzusprechen.«

Bei Bedarf biete ich Unterstützung beim Verfolgen der Ziele an, also, längerfristige Gespräche zu vereinbaren.

Teil 3

Drogennotfälle

DROGENNOTFÄLLE, EINE EINFÜHRUNG

von Bernhard van Treeck

Drogennotfälle können überall passieren. In Diskotheken, Jugendclubs, auf Live-Veranstaltungen und sogar auf Schultoiletten. Kenntnisse, was bei Vergiftungen mit Drogen zu tun ist, sollte jeder haben. Viele Jugendliche wissen gar nicht, welche Risiken sie mit ihrem Konsum eingehen. Trotz des inzwischen eher akzeptierenden Umgangs mit Süchtigen sind Drogen heute natürlich nicht gesünder als früher. Auch ärztlich vergebenes Methadon kann tödlich sein.

»Life fast – die young!«, dieser Slogan wird von den jungen Leuten zwar häufig zitiert, aber kaum ein Drogenkonsument hat ernsthaft den Wunsch, jung zu sterben. Die meisten Drogennotfälle passieren unabsichtlich.

Dieser Teil des Buches beschäftigt sich mit den akuten Problemen, die bei Überdosierungen mit Rauschgiften auftreten können. Ich beschreibe Vergiftungsymptome, die häufig zu sehen sind, und was man dagegen tun kann. Akute und längerfristige Nebenwirkungen und Risiken der am häufigsten benutzten Drogen werden wie in einem Beipackzettel beschrieben, um Vergiftungen besser einschätzen zu können. Dem Einzelnen wird außerdem dadurch eine bewusste Entscheidung gegen bestimmte Drogen leichter gemacht. Lange schon weiß man, dass sich in Erster Hilfe geschulte Menschen risikobewusster verhalten. Auch das ist Schadensbegrenzung.

Über eines sollte sich jeder Konsument im Klaren sein: Die Erste-Hilfe-Maßnahmen sind keine Garantie dafür, dass jeder Drogennotfall damit folgenlos aufgefangen werden kann. Immer wieder sterben aus unterschiedlichsten, nicht vorhersehbaren Gründen Menschen an Drogen. Die körperliche Anfälligkeit jedes Einzelnen ist unterschiedlich; die Medizin ist nicht allmächtig. Und auch wenn die Betreuung im Notfall optimal verläuft, sind unumkehrbare Folgeschäden nicht auszuschließen. Einen Freifahrtschein gibt es bei Drogenkonsum nicht. Im Notfall müssen Informationen schnell zugänglich gemacht werden. Ich habe mich bemüht, diesen Teil so übersichtlich wie möglich zu strukturieren. Es ist dennoch sicher hilfreich, ihn sich zunächst einmal in Ruhe von vorne bis hinten durchzulesen. Für Menschen, die öfter als andere mit Drogennotfällen konfrontiert sind, kann es günstig sein, in unregelmäßigen Abständen einzelne Kapitel zu wiederholen. Das Notwendige ist im Ernstfall schneller präsent. Jeder, der direkt oder indirekt mit Drogen zu tun hat, sollte über die hier beschriebenen Maßnahmen informiert sein. Natürlich kann Erste Hilfe die Arbeit eines Notarztes nicht ersetzen. Oft ist die richtige Hilfe vor Ort in den ersten Minuten genauso entscheidend.

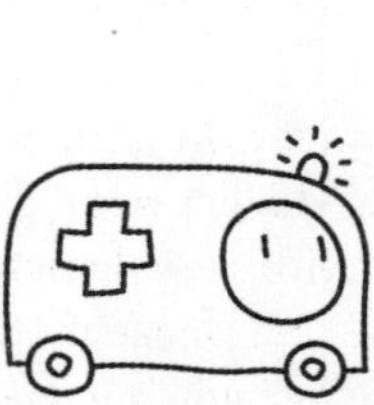

GRUNDSÄTZLICHES ZU VERGIFTUNGEN

von Bernhard van Treeck

Man kann Drogen – grob – in drei Gruppen unterteilen: *Upper* (= Stimulanzien), *Downer* (= Sedativa) und Halluzinogene. Vergiftungen mit Stoffen aus einer Gruppe ähneln sich, weswegen sie an dieser Stelle kursorisch gemeinsam besprochen werden. Es geht bei diesem Kapitel darum, ein grundsätzliches Verständnis für die drei Stoffgruppen zu legen. Detailliertere Angaben – jeweils bezogen auf die einzelnen Drogen – finden sich, alphabetisch sortiert weiter hinten im Buch in Teil 6 »Wirkungen und Risiken der einzelnen Drogen«.

Vergiftungen mit Uppern

Upper (Szenejargon, engl. ausgesprochen), das sind alle Drogen, die die Müdigkeit unterdrücken, in geringeren Dosen vorübergehend die Konzentrationsfähigkeit steigern, das Selbstbewusstsein und die Stimmung heben können und den Antrieb erhöhen. Der Fachausdruck für diese Stoffe ist Stimulanzien. In höheren Dosen sind sie lebensgefährlich (siehe unten). Eine körperliche Abhängigkeit wird durch *Upper* allenfalls in geringen Maße erzeugt. Weitaus gefährlicher ist das psychische Abhängigkeitspotential, das bei Kokain und seinen Abkömmlingen sicher so stark wie das von Heroin ist. Zu den *Uppern* gehören u.a.:

- Amphetamin (*Speed*)
- Cathin
- Coffein
- *Crack* (basische Form des Kokains)
- *Glass*
- *Ecstasy* (MDMA u.a.)
- Ephedrin

- *FreeBase* (basische Form des Kokains)
- Guarana
- Kokain
- Metamphetamin
- Nicotin

Pharmakologisch bilden die oben aufgeführten Rauschmittel keine Einheit. Weil aber Wirkungen und Nebenwirkungen ähnlich und weitgehend gleichsinnig sind, werden sie gemeinsam besprochen. Die Stärke der hier besprochenen Drogen ist sehr unterschiedlich. Coffein ist ein sehr schwacher *Upper* mit wenig Nebenwirkungen (obwohl man sich mit hohen Dosen von Coffein auch umbringen kann), *Crack* eine sehr starke Droge. *Ecstasy* hat zusätzlich zu seiner amphetaminähnlichen *Upper*-Wirkung eine Halluzinogen-ähnliche Wirkung und ist deshalb in beiden Kapiteln aufgeführt.

Neben der Rauschwirkung haben die hier beschriebenen Drogen auch Nebenwirkungen, die in den meisten Fällen als lästig und störend empfunden werden, manchmal aber auch gefährlich sind. Alle *Upper* stören mehr oder weniger die körpereigene Wahrnehmung, indem sie Hunger und Müdigkeit unterdrücken und den Wärmehaushalt durcheinander bringen. Zusätzlich kann es zu Erschöpfungszuständen kommen. *Upper* erhöhen den Blutdruck, bei entsprechend vorgeschädigten Personen (die nicht unbedingt Beschwerden haben müssen) kann es zu Infarkten und Schlaganfällen kommen. Zudem greifen *Upper* das Herz an, beschleunigen den Herzrhythmus, können zu Unregelmäßigkeiten des Herzschlages führen bis hin zum Herzstillstand. Insbesondere bei den stärker wirkenden *Uppern*, wie z.B. Kokain, gehört der Herztod zu den häufigen Todesursachen. Die meisten *Upper*, nicht nur Kaffee, erhöhen die Harnbildung und können damit zur Austrocknung führen. Einige der bisher bekannten Todesfälle bei *Ecstasy* sind darauf zurückzuführen, dass die Konsumenten zuwenig Flüssigkeit tranken und in überhitzten Diskotheken bei unterdrücktem Müdigkeitsgefühl und gestörtem Wärmehaushalt sprichwörtlich bis zum Umfallen tanzten. In Einzelfällen kann es durch *Upper* zur Auflösung von Muskelfasern mit nachfolgender Verstopfung der Nieren und dadurch bedingtem Tod gekommen. Die Ursache für die akut einsetzende, dramatische Muskelfaserauflösung ist bislang nicht bekannt. Unabhängig davon kann die Anspannung der Muskeln durch die hier besprochene Gruppe von Drogen bis zum Krampf erhöht werden, die allerdings nach Absetzen der Drogen nach einiger Zeit wieder verschwindet. *Ecstasy*-Konsumenten beschreiben öfters eine Verkrampfung der Kiefermuskulatur. Das ist unangenehm, geht aber meist ohne weiteres wieder weg. Manchmal dauert das allerdings Monate.

Psychisch führen *Upper* nicht selten zu Angstzuständen. Die Angst kann dabei übergehen in Verfolgungsangst bis hin zu Verfolgungswahn. Letzterer Zustand ist von einer paranoiden Psychose nicht zu unterscheiden. Es ist wichtig, dem Psychiater, den man in diesen Fällen stets zu Rate ziehen sollte, anzugeben, welche Drogen der Betroffene genommen hat. Medikamente werden bei einer drogeninduzierten Psychose nämlich meist über einen kürzeren Zeitraum gegeben als bei einer »richtigen« paranoiden Psychose. Die direkte Wirkung der *Upper* besteht in einer Hebung der Stimmung bis hin zu Überdrehtheit, Selbstüberschätzung, Großmäuligkeit. Nicht wenige Konsumenten klagen über Schlafstörungen. Die Agressivität kann – insbesondere bei *Speed*, Kokain und *Crack*-, gesteigert sein. Viele *Speed*nasen, *Kokser* und *Baser* sind so richtige kleine Arschlöcher. Gewalttaten unter *Crack* sind durch ihre z.T. beispiellose Brutalität vor allem in den USA bekannt geworden. Verbunden mit paranoidem Erleben kann die Agressivität zu Gewalt gegen andere führen. Dauerkonsumenten von *Speed* und Kokain werden nicht selten – vor allem in den Phasen, wo keine Drogen verfügbar sind – hochgradig depressiv bis hin zur Selbstmordgefährdung (siehe auch: ausführliche Beschreibungen zu den einzelnen Drogen weiter hinten im Buch).

Vergiftungen mit Downern

Downer (Szenejargon, engl. ausgesprochen), das sind alle Drogen, die müde machen, entspannen können, meist auch angstlösend sind. Der Antrieb ist – dosisabhängig – mäßig bis stark vermindert. Fachausdrücke für diese Gruppe sind Sedativa und Hypnotika, wobei die Opiate von den Medizinern unter der Rubrik Schmerzmittel geführt werden. In der Partyszene wird diese Gruppe von Drogen dazu eingesetzt, die Nebenwirkungen von *Uppern* wie Schlaflosigkeit, Überdrehtheit, Paranoia (s.o.) aufzuheben. Opiate werden zudem zum Abfangen von psychotischen Zuständen benutzt. Alle *Downer* besitzen ein mittleres bis sehr hohes körperliches und psychisches Abhängigkeitspotential. Zu den *Downern* gehören u.a.:

- Alkohol
- Benzodiazepine
- Barbiturate
- Codein
- Distraneurin (Clomethiazol)
- Fentanyl und Fentanylderivate
- Heroin
- Methadon
- Morphium
- MPPP
- MPTP
- Opium
- Polamidon

Pharmakologisch bilden die hier aufgeführten Stoffe keine Einheit. Weil Wirkungen und Nebenwirkungen der hier genannten Rauschgifte sich aber in vielem ähnlich sind, werden die Drogen gemeinsam besprochen. Alkohol z.B. bildet wahrscheinlich mit körpereigenen Neurotransmittern Produkte, die den Opiaten wie z.B. Heroin nahe stehen.

Eine übersichtliche Auflistung des Wirkspektrums der einzelnen Stoffe findet sich weiter unten. Cannabis ist hier nicht genannt. Es wird in der Szene zwar auch als *Downer* eingesetzt, ist aber eigentlich ein Halluzinogen und wird deshalb in dem Kapitel »Vergiftungen mit Halluzinogenen« aufgeführt. Fast alle *Downer* können bei regelmäßigem Konsum zu schweren körperlichen Schäden führen. MPPP und MPTP, die vor allem in den USA als Superheroin verkauft werden, können zu schwersten Hirn- und Nervenschäden bis hin zu parkinsonähnlichen Schüttellähmungen führen. Alkohol kann bei Dauerkonsum nahezu jedes Organ schädigen. Werden die Downer geblowt, lösen sich Metallverbindungen, die das Gehirn unumkehrbar schädigen können. Bei i.v.-Konsum drohen Infektionen mit HIV-, Hepatitis- und anderen Viren. Die oft beigemischten Streckmittel sorgen bei Downer für unkalkulierbare Risiken. Bei einer Akutvergiftung mit *Downern* sind Übelkeit und Erbrechen, Schock, Bewusstlosigkeit und Herz-Kreislauf-Vergiftungen häufig. Häufigste Todesursachen sind Herzstillstand und Atemlähmung. Bei Heroin und anderen Opiaten (wie z.B. Codein, Methadon, Morphium und Opium) hat man im Falle einer Vergiftung oft nur wenige Minuten Zeit für Erste-Hilfe-Maßnahmen (Weiteres siehe dort).

Vergiftungen mit Halluzinogenen

Halluzinogene sind, wie der Name schon sagt, Stoffe, die Halluzinationen hervorrufen können. Unter Halluzinationen versteht man Sinneswahrnehmungen, die ohne Realitätsbezug sind. Der Betreffende sieht, hört, riecht, schmeckt oder fühlt Dinge, die nicht da sind. Darüber hinaus verändern die hier aufgeführten Rauschgifte unterschiedlich stark die Wahrnehmung. Sie lassen die Grenzen zwischen Ich und Umwelt verschmelzen, unterschiedliche Sinnesqualitäten gehen ineinander über. D.h. Musik wird zum Beispiel als Farbe wahrgenommen, ein Geräusch als Geschmack usw. Im Gegensatz zur Psychose, bei der ähnliche Veränderungen das Erleben prägen, hat der Konsument von Drogen meist die Kontrolle über das Geschehen; weiß also, dass er in einem Rauschzustand ist und nicht verrückt. Viele geschichtlich schon lange verwendete Pflanzendrogen wie z.B. Alraune, Bilsenkraut, Kalmus, Kakteen, Mutterkorn, Pilze, Stechapfel, Tollkirsche und Windengewächse gehören zu den halluzinogen wirkenden Drogen. Es gibt aber auch eine Reihe synthetischer und halbsynthetischer Halluzinogene (erkennbar meist an Abkürzungen mit drei Buchstaben). Zu den Halluzinogenen gehören u.a.:

- Atropin
- Cannabis
- DOB
- DOM
- DMT
- *Ecstasy* (mit Einschränkungen; siehe: *Upper*)
- Ketamin
- LSD

- Mescalin
- Myristicin
- PCP
- Psilocybin
- Yohimbin
- 2CB

Halluzinogene erzeugen keine körperliche Abhängigkeit. Ob sie psychisch abhängig machen können, ist umstritten. Sicher ist: Einige Konsumenten gebrauchen Halluzinogene in hochgradig schädlichem Maße. Es gibt nicht wenige Anhaltspunkte dafür, dass Dauerkonsum zu Hirnschäden, Orientierungslosigkeit und Verblödung führen kann.

Es darf aber auch nicht verschwiegen werden, dass viele Halluzinogenkonsumenten einen gelegentlichen Gebrauch betreiben, der wahrscheinlich kaum schädlich ist. Je besser geplant der Gebrauch von Halluzinogenen geschieht und je stärker er rituell eingebunden ist, desto harmloser ist er in der Regel. Insbesondere bei Cannabis dürfte der wenig gefährliche Gelegenheitskonsum eher die Regel als die Ausnahme sein.

Vergiftungen mit den am häufigsten gebrauchten pflanzlichen Halluzinogenen, Cannabis und Pilzen, sind meist nicht gefährlich. Ruhiges Zusprechen und »Nicht-aus-den-Augen-lassen« des Betreffenden reichen bei körperlichen und psychischen Krisen oft.

Lebensbedrohliche Zustände können auch bei diesen Drogen zwar vorkommen (siehe bei Beschreibung der einzelnen Drogen), sind aber sehr selten. Gefährlicher sind Drogen wie Ketamin, Atropin, 2CB, LSD und PCP. Diese Halluzinogene führen häufiger zu lebensbedrohlichen Situationen. Der Tod kann z.B. durch Herzstillstand eintreten. Wenn man sich in einer Krisensituation unsicher ist, sollte man auch bei Halluzinogenvergiftungen den Notarzt rufen. Angstzustände und psychotisches Erleben erfordern die Hinzuziehung eines Arztes (Weiteres siehe: Erste-Hilfe-Maßnahmen bei Angstzuständen und Paranoia sowie bei Verwirrtheit und Psychosen).

Vergiftungen mit Gasen

Gase mit psychotroper Wirkung erzeugen meist einen halluzinogen-ähnlichen Rausch. In armen Regionen der Erde sind Schnüffelstoffe unter Straßenkindern verbreitet. Sie führen bei chronischem Gebrauch zu schweren Hirnschäden bis zu Schwachsinn und psychoseähnlichen Bildern. Seit Sommer 1997 erfreuen sich Gase mit bewusstseinsverändernder Wirkung auch in der Partyszene wachsender Beliebtheit. Vor allem Lachgas wird in Ballons abgefüllt und dann geschnüffelt, aber auch Butan und anderes.

Hauptgefahr hierbei ist, dass dem Körper und dem Gehirn zu wenig Sauerstoff zugeführt wird. Wer zu lange das Gas einatmet, riskiert Bewusstlosigkeit und evt. auch Hirnschäden. Der Helfer sollte also eingreifen, wenn er beobachtet, dass jemand den Ballon nicht mehr vom Kopf nimmt. Bei nur leicht vergifteten Personen, die noch ansprechbar sind, sollte man an die frische Luft gehen. Drogen, wie z.B. Lachgas, werden durch das Weiteratmen aus dem Körper entfernt. Reicht das nicht, muss mit einem Sauerstoffgerät beatmet werden. Bei anhaltender Bewusstlosigkeit, Atemstillstand oder Herzstillstand sind die (in den entsprechenden Kapitel beschriebenen) Maßnahmen zu ergreifen und der Notarzt zu rufen.

Wechselwirkungen

Mischkonsum ist mittlerweile weit verbreitet. Die Wechselwirkungen zwischen den einzelnen Substanzen sind kaum erforscht und nur schwer einschätzbar. Oft addieren sich die Nebenwirkungen nicht nur, sondern potenzieren sich. Das heißt, das Risiko, in eine riskante, unter Umständen lebensbedrohliche Situation zu geraten, ist durch Wechselwirkungen zwischen den einzelnen Drogen beim Mischkonsum deutlich erhöht.

Wird zum Beispiel *Ecstasy* gemeinsam mit *Speed* eingenommen, wird nicht nur ein Teil der erwünschten Rauschwirkung von *Ecstasy* unterdrückt (nämlich die halluzinogenähnliche, entactogene Wirkung), es steigt zudem das Risiko für Herzrhythmusstörungen, Schlaganfälle und Angstzustände. Bei Alkohol, in Verbindung mit anderen Drogen wie z.B.

Heroin oder Benzodiazepinen eingenommen, steigt die Gefahr von Atemlähmungen und Herzstillstand. Nimmt man Halluzinogene gemeinsam mit *Uppern*, so steht der Herzstillstand vielleicht schon vor der Tür. Bestimmte Antidepressiva führen, wenn sie gemeinsam mit *Uppern* oder manchen Halluzinogenen genommen werden, zu schweren, manchmal tödlichen Wechselwirkungen. Nach der Einnahme eines sog. irreversiblen MOA-Hemmers (siehe Beipackzettel) dürfen für den Zeitraum von einigen Wochen keine antriebssteigernde Drogen (*Upper*) eingenommen werden.

Kommt es bei Mischvergiftungen zum Notfall, ist es für den Notarzt oft extrem schwer, sich für eine geeignete Behandlung zu entscheiden, weil zusätzlich zu den Wechselwirkungen der Drogen untereinander die wechselseitige Verstärkung von Risiken mit Medikamenten beachtet werden muss. Auch mit einer Behandlung nach bestem Wissen und Gewissen können schwere Schäden dann oft nicht mehr vermeidbar sein.

GRUNDREGELN BEI DROGENNOTFÄLLEN

von Bernhard van Treeck

Kommt es nach Einnahme von Drogen zum Notfall, weil z.B. ein Freund unwissentlich eine hohe Dosis eingenommen hat, ist es nachvollziehbar, wenn man als ungeschulter Helfer in Panik gerät. Eben noch war vielleicht Partystimmung, jetzt ist da jemand, der einen Schock erlitten hat, bleich ist, nicht mehr antwortet. Selbst geschulte Menschen, wie z.B. Ärzte, fühlen sich in einer solchen Situation manchmal überfordert. Trotzdem – so schwer es fällt –, eine der wichtigsten Regeln im Notfall ist jetzt: Ruhe bewahren.

Der Patient, auch wenn er nicht mehr voll ansprechbar ist, spürt, ob der Helfer ruhig oder panisch ist. Fast alle Notfälle sind einfacher und besser zu behandeln, wenn man als Helfer ruhig bleibt. Das strahlt auf den Patienten aus. Und ein ruhiger Patient hat mehr Kraft, die krisenhafte Situation zu überstehen.

Grundregel Nummer 1: RUHE BEWAHREN.

Wichtig ist, dass der Patient keinen Moment aus den Augen gelassen wird. Hat man als Helfer das Gefühl, die Situation nicht alleine meistern zu können, ist es wichtig, rechtzeitig jemanden loszuschicken, der den Notarzt verständigt. Wenn der Notfall auf anonymen Großevents, z.B. der Mayday oder dem Oktoberfest, eintritt: Nicht zögern, auch fremde Hilfe in Anspruch zu nehmen. Wenn man niemanden kennt, muss man zufällig in der Nähe stehende Personen ansprechen und beauftragen, den Notarzt zu rufen.

Grundregel Nummer 2: DEN PATIENTEN NIE ALLEINE LASSEN (EVTL. EINE DRITTE PERSON LOSSCHICKEN, UM HILFE ZU HOLEN).

Als nächstes gilt es, ruhig und Schritt für Schritt, die Situation zu analysieren und folgende Fragen zu klären: Welche Symptome liegen vor? Was kann ich akut und vor Ort dagegen tun (Beschreibung der notwendigen Maßnahmen folgen unten). Kann ich die Situation alleine meistern oder brauche ich Hilfe (z.B. durch einen Notarzt)? Um abschätzen zu können, wie sich die Situation weiter entwickeln kann, ist die Beantwortung folgender Fragen wichtig:

- Welche Drogen, einschließlich der legalen Drogen, hat der Betroffene zu sich genommen?
- Welche Mengen davon hat er wahrscheinlich eingenommen?
- Sind Vorschäden wie Herzerkrankungen, Allergien, Leberschäden, Nierenschäden oder psychische Erkrankungen bekannt?

Letzteres ist wichtig, um besondere Risiken abschätzen zu können, die bei vorgeschädigten Personen bestehen können. Die ersten beiden Fragen sind gerade bei illegalen Drogen oft schwierig zu beantworten. Wer sich mit Drogen auskennt, hat aber anhand der Beschwerden zumindest einen groben Anhaltspunkt, welche Gruppe von Drogen wahrscheinlich eine Rolle spielt. Freunde wissen oft, welche Drogen der Betroffene am liebsten nimmt. Wenn der Betreffende noch Drogenreste bei sich führt, sollten diese unbedingt sichergestellt werden (für evt. notwendige spätere Analysen). Wurden die Drogen geschluckt, kann es sinnvoll sein, Erbrechen auszulösen, um einen Teil der Drogen zu entfernen. Hierzu kann man entweder dem Vergifteten den Finger in den Hals stecken oder reichlich Salzwasser trinken lassen (Weiteres siehe: »Erste-Hilfe-Maßnahmen bei Übelkeit und Erbrechen«). Wenn die Situation nicht alleine zu bewältigen ist, muss der Notarzt verständigt werden. Wichtig ist, mit diesem Schritt nicht zu lange zu warten. Nicht wenige Menschen sind an Drogen verstorben, weil sie nicht rechtzeitig ärztliche Hilfe bekommen haben. Manchmal – z.B. bei der Vergiftung mit Opiaten – hat man nur wenige Minuten Zeit. Dem Notarzt muss unbedingt mitgeteilt werden, welche Drogen eingenommen wurden. Zum einen gibt es gefährliche Wechselwirkungen von Drogen und Notfallmedikamenten, zum anderen kann der Notarzt so viel gezielter Hilfe leisten. Eine Anmerkung sei noch gestattet: Nicht ohne Grund unterliegen viele Medikamente der Verschreibungspflicht und dürfen nur vom Arzt gegeben werden (siehe hierzu auch Rechtsteil). Falsch angewandt, können viele Gegenmittel einen Menschen schwer schädigen und – im schlimmsten Fall – sogar umbringen. Ich kann nur jedem Laien dringend davon abraten, mit medikamentösen Gegenmitteln herumzuexperimentieren. Grund zur Sorge vor rechtlichen Folgen besteht bei Verständigung des Notarztes nicht: Der Arzt unterliegt der Schweigepflicht. Er darf weder der Polizei noch sonst jemandem etwas weitersagen.

Mit der Einleitung der ersten Hilfe vor Ort sollte man sofort beginnen, wenn man sich einen Überblick verschafft hat. Wer keine Erste Hilfe leistet, macht sich strafbar.

Grundregel Nummer 3: SITUATION RUHIG ANALYSIEREN UND ENTSCHEIDEN, WAS ZU TUN IST.

Grundregel Nummer 4: NACHDEM MAN SICH EINEN ÜBERBLICK VERSCHAFFT HAT: ERSTE HILFE LEISTEN UND EVT. DEN NOTARZT VERSTÄNDIGEN.

Grundregel Nummer 5: DROGENRESTE SICHERSTELLEN UND DEM NOTARZT ÜBERGEBEN.

Wenn es Angehörige, z.B. Eltern oder Lebensgefährten gibt, ist es sinnvoll, diese zu verständigen. Bei Minderjährigen sollte man dem Notarzt auf jeden Fall – sofern man das weiß –, die Telefonnummer und die Adresse der Eltern nennen. Ärzte müssen sich vor bestimmten Eingriffen, z.B. der Gabe von Medikamenten, rechtlich absichern und so geht keine wertvolle Zeit verloren.

Grundregel Nummer 6: ANGEHÖRIGE VERSTÄNDIGEN.

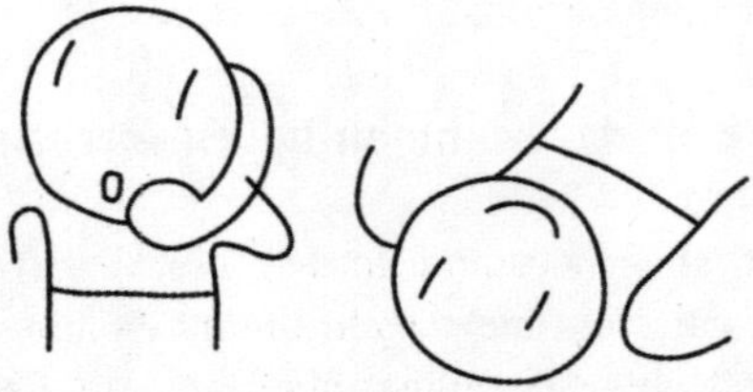

ERSTE-HILFE-MASSNAHMEN

von Bernhard van Treeck

Wer jemals mit einem Drogennotfall zu tun gehabt hat, kennt das Problem: Woher soll ich denn jetzt wissen, was der *User* nun genommen hat? Kaum eine illegale Droge enthält reine Substanzen. Nahezu alle illegalen Drogen sind durch Streckmittel oder Beiprodukte aus fehlerhafter Herstellung verunreinigt. Ob eine Tablette nun *Ecstasy*, *Speed*, Atropin oder 2CB enthält, weiß der Konsument nicht. Außerdem konsumieren nicht wenige *User* alle möglichen Rauschgifte einschließlich Alkohol durcheinander. Monokonsum ist zur Rarität geworden, immer mehr neigen die *User* zum gefährlichen Mischkonsum.

Wer Hilfe im Notfall leisten will, dem bleibt oft nichts anderes übrig, als sich nach dem zu richten, was er sieht. Der Helfer kann sich dabei an den Symptomen orientieren und bei Atemstillstand, Herzstillstand, Schock, Übelkeit, Erbrechen, aber auch Angstzuständen, Verfolgungserleben und psychoseähnlichen Zuständen das Richtige tun.

Deshalb folgt hier eine Auflistung der Erste Hilfe-Maßnahmen bei den häufigsten Symptomen von Drogenvergiftungen.

Oft liegen mehrere der unten aufgeführten Symptome gleichzeitig vor. Zur Orientierung, in welcher Reihenfolge man vorgehen sollte, kann die in der Ersten Hilfe gebräuchliche sogenannte **ABC-Regel** dienen:

- **A** wie Atemwege freimachen (z.B. durch Entfernung von Erbrochenem).
- **B** wie Beatmung (z.B. durch Mund-zu-Nase-Beatmung).
- **C** wie cœur (franz. = Herz), bzw. wie circulation (engl. = Kreislauf), d.h. Herz und Kreislauf stabilisieren (z.B. durch Herzmassage).

Erste-Hilfe-Maßnahmen bei Bewusstlosigkeit

Bewusstlosigkeit ist ein Zustand, in dem der Vergiftete die Umgebung kaum noch bzw. gar nicht mehr wahrnimmt. Es gibt verschiedene Grade, in denen das Bewusstsein eingetrübt sein kann. Bei leichteren Fällen öffnet der Patient auf Ansprache noch kurz die Augen und reagiert in irgendeiner Form, wenn auch nicht immer vernünftig. In schwereren Fällen reagiert er nur noch auf Schmerz (z.B. wenn man ihn fest in den Arm kneift). Die Reaktionen sind meist dann nicht mehr sinnvoll; der Vergiftete stammelt unvollständige Laute. In ganz schweren Fällen bleibt sogar eine Reaktion auf Schmerz aus. Ist der Vergiftete bewusstlos, so ist es zunächst gemäß der ABC-Regel wichtig zu sehen, ob die Atemwege frei sind, die Atmung funktioniert und das Herz schlägt (falls weitere Maßnahmen notwendig: Siehe unten).

Funktionieren Atmung, Herz und Kreislauf, muss man den Patienten in die stabile Seitenlage bringen. Wer in der Fahrschule war, kennt das. Der Patient wird dabei mit zurückgebeugtem Kopf auf die Seite gelegt. Wichtig ist, dass der Patient stabil liegt. Eine große Gefahr bei Bewusstlosen ist, dass sie an ihrem Erbrochenen ersticken. Deshalb soll man Menschen mit deutlich eingeschränktem Bewusstsein keine Flüssigkeiten einflößen. Die stabile Seitenlage sorgt, falls es zum Erbrechen kommt, dafür, dass das ganze nicht in die Lunge, sondern aus dem Mund läuft. Hat der Vergiftete erbrochen, so müssen die Speisereste so gut wie möglich entfernt werden.

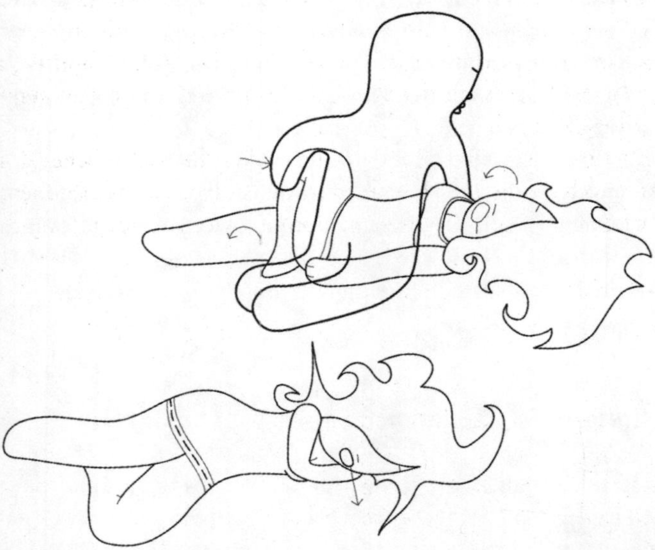

Nicht zögern: Falsche Scham oder Ekel kann hier tödlich sein. Wenn der Vergiftete nicht mehr atmet oder einen Herzstillstand hat, müssen zusätzliche Maßnahmen ergriffen werden (s.u.). In jedem Fall muss der Notarzt gerufen werden – anderenfalls riskiert man eine Anzeige wegen unterlassener Hilfeleistung.

Erste-Hilfe-Maßnahmen bei Atemstillstand

Bei einem Kreislaufstillstand kommt es nach ca. 20–30 Sek. zunächst zur Schnappatmung und dann zum Atemstillstand. Die Gesichtsfarbe kann grau werden. Wenn die Atmung aussetzt und das Hirn nicht mehr mit Blut versorgt wird, drohen schon nach wenigen Minuten unumkehrbare Hirnschäden, die zu bleibenden Behinderungen oder gar zum Tod führen können.

Folgende Maßnahmen müssen deshalb ohne Verzögerung ergriffen werden: Sind die Atemwege verlegt, z.B. durch Erbrochenes, müssen sie zunächst freigeräumt werden. Atmet der Vergiftete dann immer noch nicht, bringt man ihn (von der stabilen Seitenlage) in Rückenlage. Dann beginnt man mit der Mund-zu-Nase-Beatmung. Mit der rechten Hand (bei Rechtshändern) wird der Kiefer zugehalten. Die linke Hand liegt zur Fixierung des Kopfes auf der Stirn (bei Linkshändern ist die umgekehrte Position günstiger).

Dann atmet man tief ein, stülpt den Mund über die Nasenlöcher des Vergifteten und bläst die Luft hinein. Wichtig ist, langsam zu beatmen, d.h. über ca 2 Sek. in den Vergifteten ausatmen. Der Grund: Je langsa-

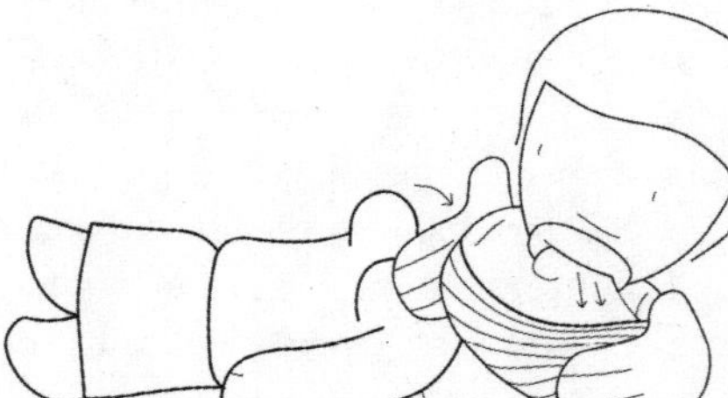

mer man die Luft einbläst, desto geringer ist der Luftwiderstand in den Atemwegen. An der Hebung des Bauches des Vergifteten sieht man, ob die Luft in den Lungen ankommt. Etwa ab 1 Liter eingeblasener Luft wird eine solche Hebung sichtbar.

Während der Helfer wieder einatmet, schaut er auf den Bauch des Vergifteten, ob sich dieser senkt. So kann man kontrollieren, ob überhaupt Luft aus den Lungen entweichen kann. Sollte das nicht der Fall sein, muss man die Hand kurz vom Kiefer nehmen, um die Luft durch den Mund entweichen zu lassen. Die Beatmung kann auch – wenn die Mund-zu-Nase-Beatmung nicht möglich ist, als Mund-zu-Mund-Beatmung erfolgen. Man sollte dies ca. 10–20 Mal wiederholen. Wichtig dabei ist, sich nicht völlig zu verausgaben. Verschiedene Helfer können sich abwechseln. Wenn nur ein Helfer vor Ort ist, soll er spätestens nach dem 20sten Mal eine kurze Pause einlegen. Die Atemspende darf aber nicht länger als fünf Sekunden unterbrochen werden.

In jedem Fall sorgt die korrekt durchgeführte Mund-zu-Mund-Beatmung, dass Sauerstoff beim Vergifteten ankommt.

Also:

Nicht entmutigen lassen, wenn der Betreffende nicht reagiert und weitermachen, bis die Atmung wieder einsetzt oder der Notarzt kommt.

Erste-Hilfe-Maßnahmen bei Herzstillstand

Wenn das Herz stehen bleibt, drohen schon nach wenigen Minuten unumkehrbare Organschäden, Behinderungen und der Tod.

Man erkennt einen Herzstillstand am fehlenden Puls. Zum Ertasten des Pulses legt man den Zeigefinger und den Mittelfinger der rechten Hand längs oberhalb des Handgelenkes auf die Arteria radialis. Ist am Unterarm des Patienten kein Puls tastbar, kann man es auch an der Halsschlagader und in der Leiste probieren. Am besten ist es, in Ruhe zuhause an sich selbst den Puls an verschiedenen Stellen zu suchen. Im Notfall – wenn es auf jede Minute ankommt – findet man ihn dann schneller. Auch beim Schock kann der Puls schwer tastbar sein; beim Herzstillstand fehlen aber zusätzlich die Herztöne. Der Vergiftete wird in die Rückenlage gebracht, damit man mit der Herzmassage beginnen kann. Man

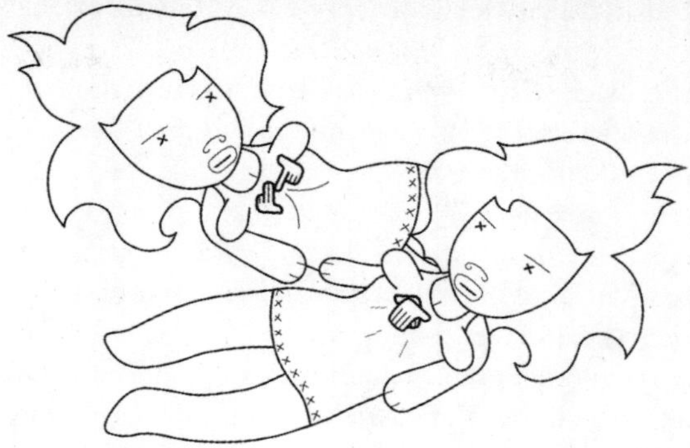

legt dabei beide Hände übereinander auf das Brustbein in der Mitte des Brustkorbes. Man drückt dann fest und bestimmt ca 1x/Sekunde kräftig nach unten.

Der Brustkorb drückt dabei auf das Herz und transportiert so einen Teil des Blutes weiter. Man darf dabei nicht zu zimperlich sein, sonst hat die Herzmassage keinen Effekt.

Merke:

Eine gebrochene Rippe heilt schnell wieder, ein durch Sauerstoffmangel geschädigtes Gehirn aber bleibt ein Leben lang. Parallel zur Herzmassage muss eine Mund-zu-Nase-Beatmung durchgeführt werden. Am besten ist es, wenn zwei Helfer das gleichzeitig machen. Hierbei sollte nach je 5 Herzmassagen eine Atemspende erfolgen (5:1-Regel). D.h. der Vergiftete erhält pro Minute ca 60 Herzmassagen und 12 Atemspenden. Ist der Helfer allein, musst er Herzmassage und Beatmung abwechselnd machen. Hierbei gilt die 15:2-Regel.

Nach 15 Stößen Herzmassage folgen 2 Mund-zu-Nase-Beatmungen. Im Wechsel macht man so kontinuierlich weiter, bis Herz und Atmung wieder einsetzen, bzw. der Notarzt eintrifft. Atemspende und Herzmassage dürfen dabei nicht länger als ca. 5 Sekunden unterbrochen werden.

Erste-Hilfe-Maßnahmen bei Schock

Ein Schock entsteht dann, wenn das zirkulierende Blutvolumen nicht ausreicht, um alle Organe ausreichend mit Blut und den im Blut gebundenen Sauerstoff zu versorgen.

Gründe dafür können sein:

- Blutverlust (das Blutvolumen reicht nicht mehr aus)
- Herzprobleme (das Herz pumpt nicht mehr genug Blut durch den Körper)
- Austrocknung (z.B. bei Konsum von *Ecstasy* und ungenügendem Trinken)
- allergische Reaktionen
- psychische Belastungen (Angst z.B. kann Gefäße weitstellen. Folge: Das Blut versackt unnütz in Armen und Beinen und das Gehirn bekommt zu wenig Blut).

Einen Schock erkennt man an:

- blasser, kalter Haut
- schwachem, kaum tastbarem Puls
- Pulsrasen
- Benommenheit bis hin zur Bewusstlosigkeit (durch Unterversorgung des Hirns)
- Verminderte Harnausscheidung
- Unruhe

Die Maßnahmen, die beim Schock ergriffen werden müssen, dienen in erster Linie dazu, die Blutversorgung des Hirns zu verbessern. Der Patient wird dazu in die sog. Schocklage gebracht: Rückenlage, evt. Kissen unter den Kopf, Beine hoch. Achtung: Ist der Schock durch Herzprobleme bedingt (erkennbar an den gestauten Halsvenen), so muss der Oberkörper hochgelagert werden und die Beine tief.

Ist der Patient ansprechbar, sollte Flüssigkeit zugeführt werden. Keinesfalls darf dafür Alkohol genommen werden, weil er die Ausscheidung von Flüssigkeit begünstigt und zudem das Bewusstsein weiter einschränkt. Größere Mengen reinen Wassers sind auch nicht gut, weil es

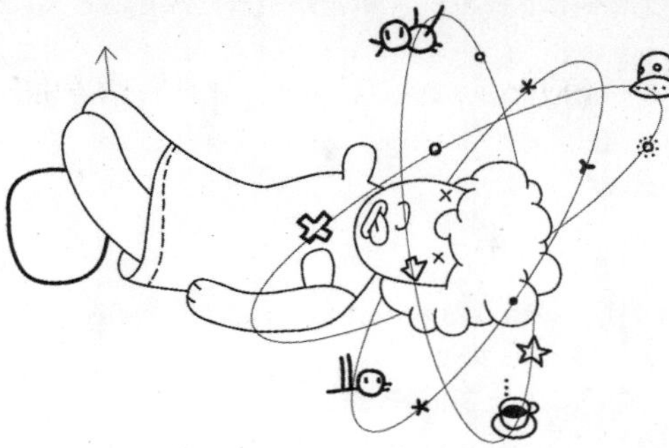

zu zuwenig Mineralien enthält und zu Wassereinlagerung ins Gehirn und andere Organe führen kann. Man glaubt es kaum, aber auch an Wasservergiftung sind schon *Ecstasy-User* gestorben. Am besten sind beim Schock Mineraldrinks. Hat man das Gefühl, die Lage nicht zu beherrschen, muss man auch hier den Notarzt verständigen und zwar lieber zu früh als zu spät. Dieser kann durch Infusionen die fehlende Flüssigkeit ersetzen.

Erste-Hilfe-Maßnahmen bei Übelkeit, Erbrechen

Übelkeit und Erbrechen sind Schutzreaktionen und können bei allen Drogen vorkommen. Der Körper wehrt sich damit gegen das Rauschgift und versucht, es aus dem Körper zu entfernen. Im besten Fall wird dadurch ein Teil der Überdosis eliminiert. Bei Personen, deren Bewusstsein nicht deutlich gestört ist und bei denen die Drogeneinnahme über den Mund noch nicht lange zurückliegt, kann es sinnvoll sein, das Erbrechen durch Reizung der Rachenhinterwand, Trinken von Salzwasser oder Rizinusöl auszulösen. Die Gabe von Ipecacuanha-Sirup löst ebenfalls Erbrechen sicher aus. Ein Teil der Drogen kann so aus dem Körper entfernt werden.

Keinesfalls darf Erbrechen ausgelöst werden bei Vergifteten, bei denen das Bewusstsein eingeschränkt ist. Eine Hauptgefahr ist – gerade wenn das Bewusstsein durch die Drogen eingeschränkt ist –, dass der Betreffende an seinem Erbrochenen erstickt. Um dies zu verhindern, muss das Erbrochene mit den Fingern ausgeräumt werden und der Betreffende in die stabile Seitenlage gebracht werden (siehe: Erste-Hilfe-Maßnahmen bei Bewusstlosigkeit).

Erste-Hilfe-Maßnahmen bei Krampfanfällen

Alle Drogen – außer einigen Halluzinogenen – senken die Krampfschwelle, erhöhen also die Wahrscheinlichkeit für einen Krampfanfall. Dabei kommt es zu rhythmischen Entladungen einzelner Gruppen von Nervenzellen oder aber des gesamten Gehirns. Die Folge sind Zuckungen entweder einzelner Muskelgruppen z.B. eines Armes oder aber des ganzen Körpers. Das Bewusstsein kann erhalten sein, in vielen Fällen sind Menschen während eines Krampfanfalles aber nicht mehr ansprechbar. Die Muskeln können starr verkrampft sein oder rhythmisch hin und her zucken. Die Dauer eines Anfalls liegt in der Regel zwischen wenigen Sekunden und einigen Minuten. Es ist möglich, dass der Betreffende unkontrolliert uriniert. Manche beißen sich im Anfall auch auf die Zunge. Der legendäre Schaum vor dem Mund ist aber nur selten zu beobachten. Ein Krampfanfall birgt folgende Gefahren:

- Verletzungen durch unkontrollierte Stürze
- Ersticken am Erbrochenen
- Unterversorgung des Hirns mit Sauerstoff durch langanhaltenden Krampfanfall oder eine Serie von Krampfanfällen
- Herzstillstand

Besonders Serien von Anfällen, die fast ohne Pause auftreten, sind gefährlich. Hier droht neben dem Herzstillstand (Maßnahmen: siehe dort) die Unterversorgung des Hirns mit Sauerstoff. Schwere Hirnschäden mit Lähmungen oder sogar der Tod können die Folge sein. In jedem Fall sollte bei einem Krampfanfall der Notarzt zu Hilfe gerufen werden. Liegt eine Serie von Anfällen vor, kann der Arzt sie medikamentös unterbrechen. Meist kommt er zwar erst, wenn der Anfall schon vorbei ist. Er kann den Patienten aber dann zur weiteren Beobachtung ins Krankenhaus mitnehmen. Die meisten Krampfanfälle sind nicht gefährlich. Wichtig aber ist, dass der Krampfende nicht stürzt, hart aufschlägt und sich dabei verletzt. Der Helfer sollte versuchen, ihn aufzufangen und so hinzulegen, dass er beim Krampfen nirgendwo gegenschlägt. Eine weiche Unterlage (z.B. eine Jacke oder ein Kissen) – wenn vorhanden – kann unter den Kopf gelegt werden. Früher schob man noch einen Gummikeil zwischen die Zähne, um zu verhindern, dass der Betreffende sich auf die Zunge beißt. Davon ist man abgekommen, es bringt nicht viel (mancher Helfer hatte sich dadurch schwere Verletzungen an der Fingern zugezogen, der Patient hatte nachher unter Umständen ein paar Zähne weniger). Sollte der Krampfende sich erbrechen, muss nach Abklingen des Krampfes das Erbrochene ausgeräumt werden (siehe Kapitel: Erste-Hilfe-Maßnahmen bei Übelkeit und Erbrechen).

Erste-Hilfe-Maßnahmen bei Angstzuständen und Paranoia

Viele Drogen können zu Angstzuständen bis hin zu Verfolgungswahn führen. Horrortrip heißt das im Szenejargon oder Paranoia. Vor allem Halluzinogene wie z.B. Haschisch oder LSD und antriebssteigernde Drogen wie z.B. *Speed* oder Kokain können Ängste auslösen oder verstärken. Dies gilt auch für die Modedroge der neunziger Jahre, für *Ecstasy*. Ob jemand mit Angst auf eine Einnahme einer Droge reagiert, hängt von den Faktoren Persönliche Veranlagung, Stimmung bei Drogeneinnahme, Stoffliche Potenz der Droge und der Umgebung ab. Die Erste-Hilfe-Maßnahmen vor Ort setzen beim letzten Faktor an.

Das Wichtigste ist in diesem Fall, ruhig mit dem verängstigten Menschen umzugehen. Leichtere Angstzustände, wie sie bei der Einnahme von Drogen häufig vorkommen, erledigen sich durch ruhiges Zusprechen und An-die-frische-Luft-Gehen vielfach von selbst. Schwieriger wird die Angelegenheit bei stärkeren Angstzuständen oder Paranoia. Scheint der Konsument Angst vor dem Helfer zu haben, so ist darauf zu achten, dass man ihm nicht zu nahe kommt. Er könnte die Annäherung als Bedrohung betrachten und unkontrolliert fliehen oder sich wehren wollen. Beruhigendes Zusprechen ist wichtig. Da die Aufnahmefähigkeit in solchen Zuständen beim Vergifteten eingeschränkt sein kann, ist es unter Umständen sinnvoll sein, einzelne Sätze öfters zu wiederholen. Man braucht als Helfer hier viel Feingefühl und Geduld. Ist man mit der Person vertraut, kann man vielleicht den Arm um die Schulter legen. Manchmal beruhigt das den Verängstigten enorm, in anderen Fällen wird es als Bedrohung erlebt. In letzterem Fall sollte man wieder etwas Abstand einnehmen. Wenn der Patient ruhiger wird, hat man den richtigen Abstand gefunden.

Wichtig ist, den Patienten an einen ruhigen Ort zu bringen. Je weniger Reize, desto besser! Eine Party wird in einem solchen Zustand z.B. oft als bedrohlich erlebt, weil zu viele Eindrücke auf den Betreffenden einprasseln, die er nicht mehr verarbeiten kann. Manchmal ist es bei schwereren Angstzuständen leichter, mit mehreren Personen die verängstigte Person in einen anderen Raum zu lotsen. Wichtig ist aber auch dabei, auf den nötigen Abstand zu achten.

Der Ort, an den man den verängstigten Menschen bringt, sollte möglichst nicht in der Nähe einer Straße oder Bahnlinie und nicht in größerer Höhe liegen. Menschen, die einen Horrortrip erleben, reagieren manchmal plötzlich und unkontrolliert. Es muss verhindert werden, dass der Patient z.B. unvermittelt vor ein Auto läuft oder sich aus dem Fenster stürzt.

Mit der nötigen Geduld sind solche Zustände oft ohne Notarzt zu meistern, den man im Zweifel aber immer rufen sollte. Akute Angstzustände klingen meist im Verlauf von einer halben Stunde bis einigen Stunden ab. Bei chronischem Konsum ist es allerdings möglich, dass sich Angstzustände und Verfolgungswahn über Wochen halten. Der Übergang in eine Psychose ist in seltenen Fällen möglich. Man sollte sich nicht scheuen, die Hilfe von Fachleuten zu suchen. Ein erfahrener Psychiater kann durch Medikamente und psychotherapeutische Techniken meist besser mit solchen Zuständen umgehen und damit helfen.

Die Sorge vor einer Zwangseinweisung in die Psychiatrie ist meist unbegründet: Eine Behandlung gegen den Willen ist in Deutschland nur in wenigen Fällen erlaubt (siehe unten). Die Kosten übernimmt in aller Regel die Krankenkasse.

Erste-Hilfe-Maßnahmen bei Verwirrtheit und Psychosen

Vor allem Halluzinogene können zu Verwirrtheitszuständen bis hin zur Psychose führen. Auch bei anderen Drogen ist eine solche Reaktion möglich. Warum einzelne Konsumenten unter Drogeneinnahme Psychosen entwickeln und andere nicht, ist bis heute nicht geklärt. Wahrscheinlich spielt die Veranlagung eine Rolle, genau weiß man es nicht.

Patienten mit einer drogeninduzierten Psychose sind in ihrem Erleben und ihrer Wahrnehmung deutlich eingeschränkt. Es ist ähnlich wie bei einem Trip mit dem Unterschied, dass die Kontrolle des Geschehens verloren gegangen ist und der Betreffende nicht mehr die Möglichkeit hat, sich von dem veränderten Erleben zu distanzieren. Er hält für real, was er sieht und fühlt und läßt sich davon auch durch gutes Zureden der anderen, die in einer anderen Welt leben als er, nicht abbringen. Das psychotische Erleben kann diffus-ungeordnet sein. Grenzen zwischen Ich und Umgebung werden nicht mehr oder nur noch verschwommen wahrgenommen. Verschiedene Sinneseindrücke werden zerstückelt und ungeordnet, z.T. durchmischt und verknüpft erlebt. Manchmal werden Dinge gehört, gesehen, gefühlt oder gerochen, die nicht da sind. Angstvolles Erleben ist häufig. Deshalb gilt in diesem Fall zunächst einmal alles, was im Kapitel »Erste-Hilfe-Maßnahmen bei Angst« (siehe oben) steht. Ruhe ist die erste Bürgerpflicht.

Kommunikation ist mit psychotischen Menschen nur eingeschränkt möglich. Andererseits bekommen auch solche Personen überraschend viel von ihrer Umgebung mit. Sie verarbeiten es aber langsamer, ungeordneter und zum Teil sinnlos. Selbst wenn der psychotische Mensch nicht sinnvoll antwortet oder reagiert, darf nicht übersehen werden, wie wichtig ein angemessenes Vorgehen des Helfers gerade hier ist. Es ist wichtig, die Aussagen des Psychosekranken so zu nehmen, wie sie sind. Sie sind wichtiger Schlüssel zum subjektiven Erleben des Betroffenen, helfen dabei seine Ängste, Sorgen und Wünsche zu verstehen.

Es hilft nichts, einem Menschen in der Psychose etwas ausreden zu wollen. Die meisten Psychotiker aber können, so meine Erfahrung, folgende Aussagen akzeptieren: »Sie erleben im Moment etwas, was für uns Außenstehende nicht nachvollziehbar ist. Meiner Meinung nach erleben Sie gerade eine Psychose und ich glaube, ich kann Ihnen helfen.« Eine solche Aussage respektiert den Standpunkt des anderen, bietet ihm aber gleichzeitig einen Ausweg aus dem als unangenehm empfundenen Zustand der Psychose (Zusätzliches Problem: Manche Psychosen werden als sehr angenehm, geradezu rauschhaft, erlebt: »Wie unter LSD nur ohne die körperlichen Nebenwirkungen«.

Die Motivation zur Heilung kann daher beim Patienten überraschend gering sein.). Da die Auffassung bei Menschen mit Psychosen gestört ist, empfiehlt es sich, wichtige Sätze ihnen gegenüber zu wiederholen. Früher oder später kommen sie so mit der nötigen Geduld im Bewusstsein des Gegenübers an.

Viele psychotische Patienten haben im Nachhinein berichtet, wie wichtig es für sie war, dass man ihre Äußerungen, so sinnlos sie im Rückblick z.T. scheinen, ernst genommen hat. Bei psychotisch dekompensierten Menschen ist es wichtig, dafür zu sorgen, dass sie in einen ruhigen Raum gebracht werden und dass ihnen jeder Schritt erklärt wird. Wenn irgend möglich, soll erläutert werden, welches Medikament gegeben wird, was es bewirken soll, welche Nebenwirkungen es hat. Man sollte nicht versuchen, dem Patienten seinen Wahn auszureden. Bei hohem Andrang in der Akutaufnahme der Psychiatrie fehlt allerdings manchmal die Zeit zu dem o.a. Vorgehen.

Eine drogeninduzierte Psychose erfordert fast immer die Hinzuziehung eines Notarztes, bzw. Psychiaters. Er kann Medikamente geben, die entängstigen und das Erleben wieder in normale Bahnen lenken. Die verbreitete Angst, dass Psychiater ihre Patienten mit Medimenten abfüllen und dass diese dann auf Nimmerwiedersehen in der geschlossenen Anstalt verschwinden, ist unbegründet. In den Anfängen der Psychiatrie war das vielleicht mancherorts so, heutzutage ist ein solches Vorgehen nirgendwo mehr üblich. Ziel jedes Psychiaters ist es, den Patienten so schnell wie möglich wieder in den Alltag zurückzuführen. Und dank der Medikamente, die ihm jetzt zur Verfügung stehen, gelingt ihm das auch bedeutend besser als früher. Ich weiß natürlich, dass die Allgemeinheit oft schlecht über den Einsatz von Psychopharmaka denkt. In Wirklichkeit aber haben diese Mittel in einem kaum vorstellbarem Maße zu einer Befreiung psychisch Kranker geführt und die Aufenthaltsdauer in psychiatrischen Kliniken dramatisch verkürzt. Also: Im Zweifelsfall sollte man nicht zögern, die Hilfe eines Psychiaters in Anspruch zu nehmen.

Wann muss der Notarzt kommen?

Den Notarzt sollte man immer dann rufen, wenn man das Gefühl hat, dass eine Situation nicht beherrschbar ist. In szenenahen Drogenbüchern liest man immer wieder Kritisches zur Arbeit von Notärzten. Im Zweifel sollte man sich davon nicht abhalten lassen. Das meiste in diesen Büchern ist maßlos übertrieben. Natürlich gibt es auch in der Zunft der Ärzte schwarze Schafe – keine Frage. Und nicht jeder Notarzt ist im Umgang mit Drogennotfällen geübt. Hinzu kommt, dass über Wechselwirkungen von Drogen und Medikamenten lange nicht alles erforscht ist.

Trotzdem: Ein Notarzt ist in allen kritischen Fällen der einzig richtige Ansprechpartner. Er ist geschult in allen Maßnahmen, die zur Erhaltung des Lebens notwendig sind. Er hat Möglichkeiten, Herz, Kreislauf und Atmung zu stabilisieren und kann professionelle Hilfe bei psychischen Notsituationen leisten. Zu lange zu zögern, kann ein tödlicher Irrtum sein. Wer einen Menschen sterben lässt, nur weil er Ressentiments gegen bestimmte Berufsgruppen hat, macht sich strafbar. Abgesehen davon: Wer kann schon damit leben, schuld am Tod eines Menschen zu sein?

WANN DARF JEMAND GEGEN SEINEN WILLEN BEHANDELT WERDEN?

von Bernhard van Treeck

Im Grundgesetz der Bundesrepublik Deutschland sind die Rechte des Einzelnen geschützt. Die Persönlichkeitsrechte sind ein hohes Gut. Das Grundgesetz garantiert u.a. das Recht auf Leben, auf körperliche Unversehrtheit und auf freie Entfaltung der Persönlichkeit. Die Tatsache, dass jemand psychisch erkrankt ist, ändert daran nichts.

Jede Spritze, die der Arzt gibt, erfüllt zunächst einmal den Tatbestand der Körperverletzung. Bestimmten Berufsgruppen – und nur diesen – wie z.B. Ärzten ist es unter bestimmten Voraussetzungen erlaubt, Medikamente zu spritzen, sprich eine Körperverletzung zu begehen (Laien, die bei Drogennotfällen gerne mit Medikamenten herumexperimentieren, muss klar sein, welches juristische Risiko sie – neben möglichen medizinischen Folgen – auf sich ziehen). Stimmt der Patient der Behandlung zu, darf der Arzt behandeln. Und selbst dann kann der Patient den Arzt verklagen, wenn er vorher nicht ausreichend über die Maßnahme aufgeklärt wurde.

Bei psychisch Kranken, z.B. wenn jemand *hängengeblieben* ist, ist das genauso. Wenn der Patient Medikamente, die ihm der Arzt empfiehlt, nehmen will, kann er das. Wenn nicht, darf er ablehnen und der Arzt kann dagegen nichts machen. Die Verantwortung für sich selbst liegt beim Patienten. Wenn jemand psychotisch ist oder paranoid, hat der Arzt noch lange keine Möglichkeit, ihn gegen seinen Willen zu behandeln. Tut er es trotzdem, riskiert er eine Klage.

Es gibt nur wenige Ausnahmen von dieser Regel: Wenn ein Patient in einem psychisch veränderten Zustand mit großer Wahrscheinlichkeit akut eine Gefahr für sich oder andere darstellt, kann er in der Psychiatrie untergebracht und gegen seinen Willen behandelt werden. Wenn ein Mensch z.B. Selbstmordabsichten äußert oder – weil er sich in der Paranoia bedroht fühlt – andere angreifen will, kann der Arzt ihn einweisen. Das Gesetz, das ihm das ermöglicht, heißt PsychKG. Weist er den Patienten nicht ein, z.B. weil Freunde und Angehörige des Patienten ihn darum bitten, und es passiert etwas, riskiert der Arzt eine Klage und kann für den durch seine Unterlassung entstandenen Schaden haftbar gemacht werden.

Für jeden Arzt ist es im Umgang mit Drogenpsychosen also immer eine schwierige Entscheidung, ob er jemanden einweist oder nicht, weil er stets mit einem Bein im Gefängnis steht. Wichtig ist, dass akut Gefahr besteht. Eine Einweisung ist nicht möglich, wenn z.B. davon ausgegangen wird, dass sich der Drogenkonsument vielleicht in den nächsten Monaten zu Tode spritzt. Hier würde mancher Arzt gerne aktiv werden und helfen; oft drängen auch die Eltern: »So tun Sie doch etwas, der Junge geht doch kaputt!« Gegen den Willen des Patienten kann man aber in diesem Fall z.B. nichts machen.

Der Arzt kann im Übrigen die Entscheidung, ob jemand gegen seinen Willen in der Psychiatrie untergebracht wird, nicht treffen; er kann sie nur bei Gericht vorschlagen. Über die Unterbringung entscheidet letztlich ein Richter. Der Arzt schreibt dazu zunächst an die Polizei oder das Amt für öffentliche Ordnung und begründet, warum er eine Einweisung des Patienten für sinnvoll hält. Diese Verwaltungsbehörde leitet dann eine Unterbringung ein. Es kommt – meist am nächsten Tag – zu einer Anhörung, bei der ein Richter des Vormundschaftsgerichtes den psychisch Kranken befragt. Der Patient hat natürlich das Recht auf einen Anwalt.

Erst nach der Anhörung entscheidet der Richter, ob der Patient gegen seinen Willen untergebracht oder behandelt werden muss. Der Arzt entscheidet letztlich also gar nicht, sondern das Gericht. Willkürliche Einweisungen sind so ausgeschlossen. Gegen eine Unterbringung kann sich der Betroffene außerdem durch eine »sofortige Beschwerde« wehren. Tritt ein Notfall auf zu einer Zeit, wo kein Richter erreichbar ist, hat der Arzt bei Vorliegen einer akuten Gefährdung das Recht, den Betroffenen für einige Stunden vorläufig nach bestem Wissen und Gewissen zu behandeln und das auch gegen seinen Willen.

Die Unterbringung in der Psychiatrie wird vom Gericht immer nur für einen begrenzten Zeitraum ausgesprochen. Dann kommt es zu einer erneuten Anhörung und Entscheidung. Natürlich hat jeder Patient jederzeit das Recht zur Beschwerde gegen ein Gerichtsurteil, das ihn in der Psychiatrie unterbringt.

Ist jemand längerfristig durch eine psychische Erkrankung nicht in der Lage, die richtigen Entscheidungen zu treffen, kann ihm das Gericht einen Betreuer zur Seite stellen, der dafür bezahlt wird, dass er in bestimmten, vorher festgelegten Situationen für den Patienten entscheidet und ihm damit hilft. Auch eine solche Betreuung wird zunächst für einen begrenzten Zeitraum ausgesprochen. In Deutschland ist – wie man sieht – der Missbrauch von ärztlicher Macht in der Psychiatrie so gut wie ausgeschlossen. Ich kann jedem nur raten, in Krisensituationen den Rat von Psychiatern einzuholen.

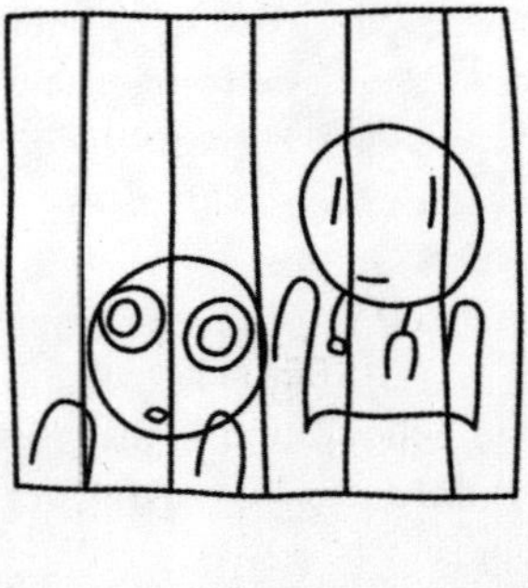

WELCHE MEDIKAMENTE WERDEN IM NOTFALL VOM ARZT EINGESETZT?

von Bernhard van Treeck

Es gibt natürlich eine Vielzahl von Medikamenten, auf die der Notarzt zurückgreifen kann. Sie alle aufzuführen, würde den Rahmen sprengen. Ich habe im Folgenden nur die wichtigsten Gruppen von Medikamenten aufgelistet. Alle diese Medikamente haben Nebenwirkungen und Risiken. Nicht ohne Grund spricht man auch von Gegengiften. Es macht einen großen Unterschied, ob ein Notarzt nach 6 Jahren Studium, 5 Jahren Facharztausbildung und einigen Jahren Berufserfahrung (unter Zugriffsmöglichkeit auf intensivmedizinische Geräte) diese Mittel verabreicht oder ein Drogenkonsument, der sich selbst überschätzt.

INFUSIONEN

Im Notfall ist es zunächst wichtig, einen ständigen Zugang zum Blutsystem des Patienten zu haben. Spitzt sich die Situation zu, kann man über diesen Zugang schnell die lebensrettenden Medikamente verabreichen. Es reicht aber nicht, einfach eine Nadel bzw. Braunüle in den Arm zu legen, denn diese würde unter Umständen innerhalb kurzer Zeit durch Blutplättchen verklebt sein und damit unbrauchbar.

Hängt man aber eine Infusion, z.B. mit Kochsalzlösung, an, so bleibt der Zugang offen. Durch die sich leerende Infusionsflasche hat der Notarzt außerdem stets einen Überblick, ob der Zugang noch frei ist. In manchen Situationen, z.B. bei Schock oder Austrocknung, kann man über Infusionen die fehlende Flüssigkeit ersetzen. Spezielle Infusionslösungen (z.B. Haes 10 % + Corticoide) verbessern außerdem die Hirndurchblutung.

ADRENALIN

Adrenalin wird u.a. beim Schock und beim Herzstillstand per Spritze oder Infusion gegeben. Es führt zur Verengung der Gefäße in Armen und

Beinen. Adrenalin stimuliert zudem das Herz. Meist wird es in Verbindung mit anderen Reanimationsmaßnahmen angewandt.

ANTIDEPRESSIVA

In einigen Notfällen, z.B. bei Cannabisvergiftungen, werden auch Antidepressiva eingesetzt und zwar vorwiegend solche, die in der Anfangszeit müde machen wie z.B. Doxepin. Im Gegensatz zu Benzodiazepinen machen sie nicht süchtig.

ANTIEPILEPTIKA

Antiepileptika benutzt der Notarzt, wie der Name schon sagt, zur Durchbrechung von Krampfanfällen. Hierzu gehört z.B. das Phenytoin. Antiepileptika haben zum Teil schwere Nebenwirkungen und gehören nicht in die Hände von Laien.

ATROPIN

Dieses auch als Rauschdroge (Risiken und Nebenwirkungen: siehe unten) verwendete Medikament wird vom Notarzt bei zu langsamem Herzschlag und bei Kammerflimmern eingesetzt.

BENZODIAZEPINE

Valium, Rohypnol, Tavor und Faustan sind Handelsnamen bekannter Benzodiazepine. Stoffe dieser Gruppe können als Tabletten, Zäpfchen, Spritzen oder über Infusionen verabreicht werden. Sie wirken entängstigend, beruhigend, manche auch schlafanstoßend. Bei Horrortrips und ängstlich gefärbten Drogenpsychosen sind sie das Mittel der Wahl. Auch bei Vergiftungen mit *Uppern* werden sie zum Beruhigen eingesetzt. Zudem gehören Benzodiazepine zu den Akutmedikamenten, die bei Krampfanfällen verabreicht werden. Es muss beachtet werden, dass Benzodiazepine selbst süchtig machen können und zu den am häufigsten missbräuchlich angewandten Medikamenten gehören. Die Anwendungsdauer wird daher von jedem verantwortungsbewussten Arzt begrenzt. In der Drogenszene werden Benzodiazepine als Heroinersatz gehandelt (Weiteres siehe unter: Benzodiazepine). Der Entzug von ihnen ist weitaus heftiger als z.B. ein Heroinentzug.

CHLORMETHIAZOL

Chlormethiazol, besser bekannt als Distraneurin, wird meist in Kapselform gegeben. Es dient zur Bekämpfung des ansonsten oft tödlich verlaufenden Alkoholdeliriums und ähnlicher Zustände. Auch zur Bekämpfung von Unruhezuständen bei alten Leuten wird es manchmal eingesetzt. Eine Gefahr von Distraneurin ist, dass es selbst schnell süchtig machen kann. Zudem kann es – überdosiert oder in Verbindung mit Drogen – zu Atemlähmung und Herzstillstand führen.

CORTIKOIDE

Cortison und verwandte Präparate beeinflussen die Immunabwehr. Sie werden eingesetzt bei Schockzuständen, die auf allergische Reaktionen zurückzuführen sind. Liegt eine Schwellung des Gehirns durch Wassereinlagerung vor (sog. Hirnödem), was bei Drogennotfällen vorkommen kann, so helfen Cortikoide bei der Abschwellung. Cortikoide sollten nicht über längere Zeit gegeben werden, da sie erhebliche Nebenwirkungen haben und sich in Einzelfällen auch eine Abhängigkeit ausbildet.

FLUMAZENIL

Flumazenil ist das Gegenmittel, das bei Vergiftungen mit Benzodiazepinen gegeben wird. Es erlaubt auch eine Aussage darüber, ob eine reine Vergiftung mit Benzodiazepinen oder eine Mischintoxikation vorliegt: Wird ein bewusstloser Patient nicht innerhalb von ca. einer Minute nach der Gabe von Flumazenil wacher, so sind mit großer Wahrscheinlichkeit noch andere Drogen im Spiel.

KOHLE

Medizinalkohle wird über den Mund gegeben. Es verhindert, dass noch im Darm befindliche Drogen über die Darmschleimhaut aufgenommen werden. Einige Drogen, wie z.B. Heroin, unterliegen einem sogenannten enterohepatischen Kreislauf. Das heißt, sie werden in den Darm ausgeschieden und weiter unten im Darm zum Teil wieder aufgenommen. Bei Heroinvergiftungen macht es deshalb Sinn, im Abstand von einigen Stunden Aktivkohle zu geben, die das Heroin im Darm bindet.

NALOXON

Naloxon wird als Gegenmittel bei Vergiftungen mit Heroin und anderen Opiaten (z.B. Codein) eingesetzt. Es blockiert die Rezeptoren, an denen Heroin angreift. Gefährliche Herzkreislaufkomplikationen durch die Gabe von Naloxon sind nicht ausgeschlossen. Es darf daher nur in Notsituationen und nur vom Arzt gegeben werden.

NEUROLEPTIKA

Diese Gruppe von Medikamenten wird in der Psychiatrie häufig eingesetzt. Die Erfindung der Neuroleptika bedeutete eine Revolution für psychotische Menschen. Patienten, die früher lebenslang in der Psychiatrie bleiben mussten, können dank diesen Medikamenten nun zum großen Teil nach wenigen Wochen wieder in ihr altes Umfeld entlassen werden. Natürlich gab es seitdem auch Fälle, in denen Ärzte und Pfleger missbräuchlich zu hohe Dosen gaben, aber das waren Ausnahmen.

Bei der Gruppe der Neuroleptika unterscheidet man hochpotente und niedrigpotente. Die Gruppe der hochpotenten Neuroleptika lenkt psychotisches Erleben wieder in geregelte Bahnen. Halluzinationen und Wahnvorstellungen werden zum Verschwinden gebracht oder zumindest deutlich gebessert. Zu den hochpotenten Neuroleptika gehört z.B. Haldol, das in Notfallsituationen häufig eingesetzt wird. Nebenwirkungen sind Steifigkeitsgefühl des Körpers (die Patienten fühlen sich z.T. wie eingemauert), bei längerer Einnahme auch Bewegungsstörungen. Mit der richtigen Dosierung lassen sich diese Nebenwirkungen aber oft auf ein Minimum beschränken.

Niedrigpotente Neuroleptika haben weniger Nebenwirkungen auf den Körper als hochpotente. Sie machen müde, nehmen Ängste und beruhigen, wirken aber nicht so stark auf psychotisches Erleben (daher der Name). Sie werden bei Horrortrips, Paranoia und Angstzuständen gegeben. Vorteil gegenüber Benzodiazepinen ist, dass Neuroleptika nicht abhängig machen (was vom Arzt bei Drogenkonsumenten in der Regel als Vorteil gewertet wird). Neben den klassischen Neuroleptika gibt es eine Reihe von atypischen Neuroleptika wie z.B. Leponex und Olanzapin, die den Vorteil bieten, weniger Nebenwirkungen auf die Motorik und das Körperempfinden zu haben. Sie werden dann gegeben, wenn jemand über einen längeren Zeitraum eine Neuroleptikamedikation braucht, die klassischen Neuroleptika aber nicht verträgt.

PHYSOSTIGMIN

Dieses Medikament (Handelsname Anticholum®) wird als Injektionslösung bei Vergiftungen mit Amphetaminen gegeben. Es hemmt das Enzym Cholinesterase und hebt einen Teil der Wirkung auf.

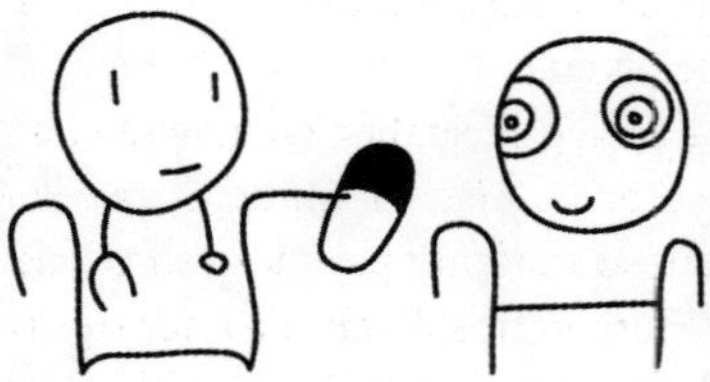

Teil 4

Prävention, Beratung und Therapie

IT'S NOT ABOUT DRUGS, IT'S ABOUT PEOPLE

Von Reiner Domes

Zur Verbreitung

Techno ist seit Ende der achtziger Jahre in Deutschland und anderen europäischen Staaten zu einer eigenständigen Unterhaltungskultur gewachsen. Inzwischen kann man mit gutem Recht sagen, dass Techno und seine diversen Abkömmlinge die Jugend nach 1989 ähnlich geprägt hat wie einst der Rock'n'Roll die 50er. Die Tatsache des Konsums vor allem stimulierender Drogen auf Partys und Tanzveranstaltungen, auf denen Techno- oder Housemusik gespielt wird, ist unbestritten. Einzig eine zwingende Verbindung zwischen dem Besuch von Techno-Veranstaltungen und dem Konsum von Partydrogen ist nicht auszumachen. Techno und Ecstasy, das gehört sicherlich weniger zusammen als Bier und Oktoberfest oder Kiffen und Reggae. Die Hauptdroge auf der Love-Parade ist z.B. mit weitem Abstand Alkohol.

Verlässliche Daten über die tatsächliche Verbreitung von Partydrogen auf entsprechenden Veranstaltungen sind angesichts drohender Strafverfolgung kaum zu gewinnen. Einige Hinweise auf Konsummuster und mit dem Konsum einher gehende Belastungen liefern anonyme Befragungen wie sie in Hamburg (G. Rakete/U. Flüsmeier) und Berlin (HP. Tossmann) mit den beiden Ecstasy-Hotlines, den beiden darauffolgenden BZgA-finanzierten Szenebefragungen sowie mit der Evaluationserhebung zum EU-Modellprojekt zur Ecstasyprävention im *ecstasy project* in Hamburg durchgeführt wurden. Alle Befragungen von Konsumenten bestätigen, dass neben Ecstasy vor allem Cannabis und Speed, in geringerem Maße auch LSD oder Kokain konsumiert wird. Ausschließlicher Konsum einer einzigen Substanz ist eher die Ausnahme. Die Evaluationsstudie zu einem EU-geförderten Präventionsprojekt vom Mai 1997 zeigt, dass sich die Konsummuster innerhalb der Szenen Hamburg, Manchester und Amsterdam in Konsumhäufigkeit und Drogenkombinationen unterscheiden. So gaben beispielsweise die in Amsterdam Befragten häufiger Kokain-Beikonsum an, während dort deutlich seltener LSD genommen wurde. Die Techno- und Partyszenen unterscheiden sich also innerhalb Europas und offensichtlich auch innerhalb von Deutschland. Von der Techno- oder Partyszene kann also kaum gesprochen werden, inzwischen gibt es zumindest in Berlin etliche Musikstile und Szenen, zu denen bzw. in denen Partydrogen konsumiert werden.Über den Konsum von Ecstasy in anderen Settings, etwa auf Selbsterfahrungs-Workshops, bei Heavy-Metal-Konzerten, zum gemütlichen Beisammensein unter Freunden, zum Sex oder durch Jugendliche nach der Schule liegen bisher keine verwertbaren Beobachtungen vor. Es ist aber anzunehmen, dass der Konsum längst auch außerhalb von Partyveranstaltungen und durch andere Konsumentenkreise stattfindet.

Nicht unerwähnt bleiben sollte die Verbreitung Ecstasy-ähnlicher Medikamente (selektive Seretonin-Wiederaufnahme-Hemmer, z.B. Fluctin®), die in den letzten Jahren zeitgleich mit der Ecstasywelle einen wahren Siegeszug durch psychiatrische Praxen und Apotheken angetreten haben und inzwischen mit großem Erfolg und Umsatz gegen Zwangsstörungen, Übergewicht, Depressionen und viele andere Störungen verschrieben werden.

Die Repräsentativerhebung 1995 zum Gebrauch psychoaktiver Substanzen bei Erwachsenen in Deutschland (K. Herbst et al. 1996) beziffert die Lifetime-Prävalenz2 der 18–20-Jährigen für Ecstasy mit 6,9 %. Ecstasy wird in seiner Verbreitung nur noch von Cannabis (22,6 %) übertroffen. Die 30-Tage-Prävalenz3 lag immerhin noch bei erstaunlichen 3,3 % (Cannabis 11,9 %, zum Vergleich: Heroin 0,6 %). Ecstasy ist also bei weitem kein Randphänomen mehr, es ist zumindest bei den unter 25-Jährigen nach Cannabis die am weitesten verbreitete Droge.

Zu den Risiken

Das Wissen um Risiken und mögliche negative Konsequenzen, die sich aus dem Konsum und der mit ihm verbundenen Lebensweise ergeben können, war in Konsumentenkreisen wie in Fachkreisen (der größte Teil ihres Wissens stützt sich letztlich auf Erfahrungen von Konsumenten) lange Zeit erschreckend gering, und entsprechend häufig kam es zu Notfällen, teilweise mit Todesfolge. Dank eingehender Forschung und entsprechenden Informationsmaterialien hat sich diese Situation deutlich gebessert. So sank in England die Zahl der Todesfälle durch Überhitzung in Zusammenhang mit Ecstasy schlagartig, nachdem u.a. das Lifeline Project in Manchester Info-Materialien mit konkreten risikovermindernden Verhaltenstips in den Clubs verteilte. In Deutschland entstanden ähnliche Broschüren z.B. bei Eve & Rave Berlin oder DROBS Hannover, teilweise gegen entschiedene Widerstände von Seiten professioneller Helfer.

Inzwischen, so zeigte z.B. auch die Hamburger Evaluationsstudie, ist die Szene über akute Risiken relativ gut informiert (60,7 % kannten die wichtigsten Gefahren). Hoher Informationsbedarf besteht allerdings weiterhin zu Langzeiteffekten, zu geschlechtsspezifischen Aspekten, zur Erkennung von Suchtentwicklungen und zu den lebensweisebedingten Risiken durch ausdauerndes Tanzen, Übermüdungsstress, Mischkonsum, hohen Zigarettenkonsum, unausgewogene Ernährung und möglicherweise HIV-relevanten Sexualpraktiken.

Szenebeobachtungen und -befragungen zeigen, dass sich der Konsum von Ecstasy und anderen Partydrogen sehr unterschiedlich auswirken kann. Was der oder die eine in kurzer Zeit mit dem Verlust der Arbeitsstelle und der Freunde, mit Verelendung, Vereinsamung oder gar psychiatrisch auffälligen Krisen bezahlt, ist für die oder den anderen ein Mittel zur Selbsterfahrung und kann als Bereicherung des Lebens empfunden werden. Es ist also nicht die Substanz und ihre Wirkung allein, die direkt zu entsprechenden Auffälligkeiten führt, es hängt vielmehr davon ab, welchen Stellenwert und welche Bedeutung der Rausch für den Konsumenten in seiner aktuellen Lebenssituation bekommt. Für den Bereich Drogen gilt das inzwischen geflügelte Wort: Es gibt nicht harte oder weiche Drogen, es gibt harte oder weiche Konsummuster.

Über die möglichen negativen Konsequenzen fortgesetzten Ecstasykonsums liegen neben einigen qualitativen Untersuchungen (u.a. Domes 1996) inzwischen auch zwei große quantitative Studien vor (Rakete/Flüsmeier und Tossmann). Qualitative wie quantitative Untersuchungen belegen, dass sich Konsumierende mit hartem Konsummuster (Tossmann) bzw. Abhängige (Rakete/Flüsmeier) von solchen mit weichem Konsummuster bzw. nicht abhängigem in Selbstbild, Depressivität und in ihrer

Fähigkeit, auftretende Probleme aktiv und gestalterisch anzugehen, unterscheiden.

Wer über ausreichende Kompetenzen und Ressourcen verfügt, wird in der Regel den Konsum nach einer gewissen Zeit ohne große Probleme reduzieren oder aufgeben, wenn auftretende unerwünschte Effekte die gewünschten positiven Effekte überwiegen. Für wen der Rausch aber Befriedigung von Wünschen und Bedürfnissen bietet, die im normalen Alltag nicht oder nur ungleich schwerer erreicht werden können, besteht leicht die Gefahr, dass das Rauscherleben der Realität vorgezogen wird. Solche Suchtentwicklung kann stofflich – also an eine Rauschsubstanz gebunden – wie nichtstofflich – nur an ein Verhalten gebunden, etwa Sexualität, fernsehen, essen – auftreten.

Die Erfahrung, dass einige der regelmäßig Partyfeiernden auch ohne Drogenkonsum ähnlich dramatische Entwicklungen (Verlust des sozialen Umfeldes, Vereinsamung und Depressionen unter der Woche, usw.) durchlaufen wie ihre konsumierenden Bekannten, spricht dafür, dass das Setting Party seine eigene Beteiligung an einem möglichen Suchtgeschehen haben kann. Das Erscheinungsbild einer solchen Party- und Drogen-Sucht ist bisher kaum beschrieben worden. Gängige Bilder über Sucht, wie Junkie-Elend und Beschaffungskriminalität, dürften sich allerdings kaum wiederfinden.

Kompetenzenorientierte Prävention

Konsumbegleitende Suchtprävention vermittelt nicht nur das unbestritten notwendige Wissen um Substanzwirkungen und Risiken, sondern gibt konkrete Hilfen zur Erkennung eigener Suchtgefährdungen und fördert die zur Vermeidung von Sucht notwendigen Kompetenzen bzw. stützt die notwendigen Ressourcen, soweit dies möglich ist. Einige Kompetenzen können gerade in der Partywelt erworben, eingeübt und praktiziert werden:

Wer Drogen konsumiert, trägt in hohem Maße *Selbstverantwortung*. Allzu fürsorgliche Angebote können leicht als Infantilisierung empfunden werden. Der Konsument sollte vielmehr in die Lage versetzt werden, seine Verantwortung zu erkennen und auch zu übernehmen. Hierzu sollten ihm alle notwendigen Hilfen und Informationen zugänglich gemacht werden. Wer hohe Risiken auf sich nimmt, sollte dafür auch Verantwortung tragen können.

Der Slogan »we are one family« mag Außenstehenden naiv erscheinen, er drückt aber das tiefe Bedürfnis nach Nähe und Geborgenheit aus, das sich viele, wenn auch nicht alle, in der Szene erfüllen. Damit untrennbar verbunden ist die soziale Verantwortung, die der Konsument für seine mitkonsumierenden Bekannten übernimmt. Hilfeverhalten in Notfällen, Beistand beim Abtörn, das Anbieten von Mineralwasser während des Tanzens sollten genauso selbstverständlich sein wie ein klarer Kopf beim Fahrer.

Einer der gravierendsten Unterschiede zwischen Heavy usern und Moderate usern zeichnet sich im positiveren Selbstbild der Moderate user ab. Es sei dahingestellt, was Ursache und Wirkung ist. Der Unterstützung eines schöpferischen Weltbezuges statt depressiven Rückzuges kommt unter suchtpräventiven Gesichtspunkten eine hohe Bedeutung zu. Die Förderung eines *positiven Selbstbildes* ist in der Primärprävention inzwischen anerkanntes Ziel (vgl. die BzgA-Kampagne »Kinder stark machen«). Es gibt keinen Grund, von diesem Ziel abzurücken, wenn die betreffende Person sich durch den Konsum von Drogen größeren gesundheitlichen Risiken aussetzt (also auch »Raver stark machen«).

Zur Erkennung eigener Gefährdungen oder Veränderungen bedarf es einer hinreichenden *Selbstaufmerksamkeit.* Konsumbegleitende Suchtprävention sollte aber auch für eigene Befindlichkeiten sensibilisieren. Damit eng verknüpft ist ein positives Selbstbild des Users, dessen Ausbildung von restriktiver Drogenpolitik verhindert werden kann. Viele haben im Bekanntenkreis Abstürze erlebt. Leider lassen allzu oft herrschende Gruppennormen eine angemessene *Risiko-Kommunikation* nicht zu. Ein entspannterer Umgang mit dem Thema Drogen könnte zu einer Enttabuisierung beitragen, innerhalb der Szene könnten Probleme besser eingestanden und kommuniziert werden. Nur eine den Konsumenten akzeptierende Drogenarbeit hat hier eine Chance auf Einflussnahme.

Rauscherleben dient einigen, vor allem jungen Männern, als Gegengewicht zu einer rational kontrollierten Welt. Hohe Dosierungen (»zuballern«, vergleichbar dem »Kampftrinken« in anderen Kreisen) können weder gänzlich vermieden werden, noch kann der Konsument mit diesem Rauschmotiv in jedem Fall argumentativ erreicht werden. Appelle an die Vernunft erscheinen weniger erfolgversprechend als das Anbieten von Verhaltensweisen, die bestimmte zusätzliche Risiken ausschließen und deren Nutzen offensichtlich sind: wenn schon »zuballern«, dann wenigstens kein Auto mehr fahren und nur dann, wenn einer der Begleiter weitgehend nüchtern bleibt. Viele solcher Minimalregeln sind seit Jahren mehr oder weniger weit verbreitet und in der Szene verankert. Die Tradierung solcher Verhaltenskodizes von einer Partygeneration auf die nächste kann einige schlechte Erfahrungen ersparen.

Der Wechsel zwischen Alltag und Wochenende wird oft als ein Wandeln zwischen separierten Welten erlebt. Wenn eine Integration beider Seiten misslingt, sollte die Person über ausreichende *Ambiguitätstoleranz* verfügen, um Widersprüche auszuhalten. Eng damit verknüpft ist eine entsprechendes Maß *Frustrationstoleranz*.

Der Zusammenhang zwischen dem Verlust konkreter persönlicher Ziele und Suchtgefährdung braucht nicht weiter erläutert werden. Die Bedeutung von Massenarbeitslosigkeit, sozialem Kahlschlag und den weitreichenden soziokulturellen Veränderungen des zukünftigen Regierungssitzes Berlin kann nicht überschätzt werden. Trotz teilweise exzellenter Ausbildung können sich nur wenige der partyfeiernden Schüler und Studenten für die nächsten Jahre Hoffnungen auf befriedigende Arbeit machen. Wir sollten nicht so tun, als habe die Rotstiftpolitik keine Auswirkungen auf die Suchtproblematik (vor allem Alkohol).

Lebensweltnahe Prävention

Konsumbegleitende Suchtprävention muss lebensweltnah sein. Dazu gehört mehr als ein bunter Flyer. Die *Zielgruppe* sind überwiegend mündige Bürger im Vollbesitz ihrer geistigen Kräfte. Sie sind willens und in der Lage, ihre Belange selbst zu vertreten. Sie sind in einem Lebensalter, in dem gerade dieses Eintreten für eigene Ansichten und Überzeugungen auch gegen die Werthaltungen einer Elterngeneration täglich praktiziert werden muss, und gerade hierin liegt eine der Hauptfunktion von sog. »Jugendkulturen«.

Sicher sind mit der Lebensweise zwischen Wochenend-Exzess und Erschöpfung von Montag bis Mittwoch erhebliche Risiken und Beeinträchtigungen verbunden. Die Erkennung von bestimmten Risikofaktoren und der Versuch, sie aus ihrem Bedingungsgefüge heraus zu eliminieren, ohne dabei die offenen oder latenten Motivationen (»no risk no fun«) zu berücksichtigen, geht am Kern der Sache vorbei.

Der Konsum kann nicht aus dem Lebenszusammenhang extrahiert und isoliert behandelt werden. Das Risikofaktorenmodell ist in diesem Sinne vielfach kritisiert worden (u.a. K. Horn 1983; A. Trojan/B. Stumm 1992).

Das Anliegen von konsumbegleitender Suchtprävention muss sich also mit den persönlichen Interessen des Users decken, um erfolgreich sein zu können. Suchtvermeidung ist ganz sicher ein Ziel, das von allen Konsumenten geteilt wird, und jeder Konsument praktiziert sie mehr oder weniger erfolgreich.

Auch hier fehlen allerdings systematische Beobachtungen, bei wem unter welchen Umständen welche Strategien (Konsumpausen, geringe Dosierungen, unterschiedliche Applikationsformen etc.) erfolgreich sind. Abstinenz ist allerdings für viele im Augenblick entweder nicht erstrebenswert oder nicht realistisch. Das eigene Ziel innerhalb einer Zielhierarchie von *Überleben* bis *Abstinenz* muss jeder für sich selbst bestimmen (dürfen).

Zielhierarchie für die Behandlung

In Anlehnung an Schwoon/Krausz: Suchtkranke – die ungeliebten Kinder der Psychiatrie, Stuttgart 1990, zit. nach Dr. Martin Reker in: FDR-Berichte 3/4.96, S.5, gelten folgende Ziele in abgestufter Form:

- Dauerhafte Abstinenz
- Kontrollierter Drogenkonsum
- Reduzierung von Anzahl und Menge der Drogen
- Einschränkung von selbstgefährdenden Konsummustern
- Sicherung eines möglichst gesunden Überlebens
- Sicherung des Überlebens

Zu lange verstand sich Suchtprävention ausschließlich als die pädagogische Variante der Restriktionspolitik. Glücklicherweise zeichnet sich in den letzten Jahren ein Wandel zur *Prävention als Gestaltung von Lebensräumen* (W. Stark, 1992) ab, verbunden mit der Einsicht, *dass eine lebensweltbezogene Prävention nur mit, jedoch niemals für oder über Menschen gemacht werden kann* (ebenda, S. 20).

Peer-to-Peer-Ansätze in der konsumbegleitenden Suchtprävention

In der pädagogischen Arbeit hat sich die Einsicht durchgesetzt, dass soziales Lernen am effektivsten am Modell Gleichaltriger/Gleichgesinnter (engl.: Peers) erfolgt. In Peer-to-Peer-Projekten werden meinungsführende Personen aus dem Kreis der Zielgruppe geschult, anschließend geben diese das Erlernte im Kreise der Bekannten und Freunde weiter. Besonders in Bereich der Gesundheitserziehung, z.B. der AIDS- oder Suchtprävention sind solche Methoden inzwischen weit verbreitet und haben sich gut bewährt.

Die relativ geschlossene Welt der Partys und die umrissenen sozialen Netzwerke der Konsumenten bieten hierfür günstige Voraussetzungen und einige Projekte in England, den Niederlanden und in Deutschland arbeiten bereits erfolgreich innerhalb der Szene. Der Handlungsspielraum, der dabei den (Arbeits-)Gruppen eingeräumt wird, entscheidet mit über das persönliche Engagement der beteiligten Peers. So zielt die Peer-to-Peer-Education in erster Linie auf die Vermittlung von Wissen über Risiken. In Hamburg wurden im Rahmen des ecstasy projectes der Hamburgischen Landesstelle gegen die Suchtgefahren und des Büros für Suchtprävention im vergangenen Jahr Info-Materialien nach diesem Ansatz entwickelt und durch geschulte Peers in der Szene verteilt.

Peer-to-Peer-Support unterstützt dagegen die Selbstorganisation von Jugendlichen und jungen Erwachsenen, befähigt sie zur eigenverantwortlichen Gestaltung von Lebensräumen. Eine inhaltliche Einflussnahme wird dabei weitgehend vermieden, die Verantwortlichkeit obliegt den im Projekt tätigen Peers. Der Übergang zu Selbsthilfegruppen ist dabei fließend.

Selbstorganisation ist Suchtprävention

Im Bereich der AIDS-Hilfen hat sich die Form der Betroffenen-Selbstorganisation bewährt. Im internationalen Vergleich steht Deutschland in Bezug auf Neuinfektionen sehr gut da. Es hat sich gezeigt, dass sogenannte Risikogruppen mit abweichenden Lebensentwürfen (Junkies, Schwule) durchaus und vielleicht am besten in der Lage sind, Problembewusstsein und mögliche lebensweltnahe, funktional äquivalente Handlungsalternativen zu entwickeln. Im Bereich Drogen und insbesondere in der Arbeit mit Konsumenten ist solches Handeln leider nur eingeschränkt möglich. Allzu schnell kann die Arbeit als Verschaffung der Gelegenheit zum Konsum und damit als BtMG-relevant betrachtet werden. Die Selbstorganisation Eve & Rave e.V. hat diesbezüglich reichlich Erfahrungen sammeln können. So ist sie seit einiger Zeit wegen ihres Drug-checking-Angebotes im Visier der Fahnder, obwohl sie in Berlin seit Jahren die einzige in der Party- und Clubszene tätige Gruppe ist, die über Risiken des Partydrogenkonsums und Möglichkeiten zu deren Verringerung informiert.

In Workshops werden die Mitarbeiter über pharmakologische, psychologische, medizinische und juristische Aspekte informiert und das Wissen wird an Ständen oder in eigens gestalteten Ruhezonen auf den Partys und in den Clubs an Interessierte weitergegeben. Der Stand der wissenschaftlichen Diskussion wird aufmerksam verfolgt, relevante neue Erkenntnisse können schnellstmöglich an die Konsumenten weitergegeben werden. Die o.a. suchtpräventiven Kompetenzen wie Eigenverantwortung und soziale Verantwortung werden so innerhalb der Szene unmittelbar geübt und umgesetzt.

Ökologisch valide Prävention

Aus präventiver Sicht ist die große Mehrheit der Konsumenten interessant, die nach einer Zeit des Partyfeierns mit Ecstasy den Konsum ohne weitere Schwierigkeiten aufgeben konnten. Wenig ist bisher über deren relativ erfolgreiche subjektive Strategien zur Vermeidung von Sucht, über deren notwendige Bedingungen wie über die dafür erforderlichen Kompetenzen und Ressourcen bekannt. Ecstasy und andere Partydrogen sind in den vergangenen Jahren von einigen Tausend Menschen in Berlin konsumiert worden, ohne dass in den klassischen Drogenberatungen oder in den Einrichtungen der Jugendhilfe ein dringender Handlungsbedarf erkannt wurde. Erst in den letzten zwei bis drei Jahren hat sich hier eine Trendwende vollzogen. Offensichtlich werden einerseits Ecstasykonsumenten inzwischen eher als Problemfälle identifiziert, es hat sich also ein Problembewusstsein entwickelt. Zum anderen scheint innerhalb der Szene die Bereitschaft gewachsen zu sein, professionelle Hilfe in Anspruch zu nehmen. Dennoch ist es bisher nur wenigen Einrichtungen gelungen, sich in der Szene als vertrauenswürdig und kompetent für die Problemlagen der Ecstasy- und Partydrogenuser darzustellen. Ihre Ausrichtung auf Lebensweisen und Bedürfnisse von Junkies bzw. Ex-Junkies scheint für viele Berater eine unüberwindliche Hürde. Der Konsum von Partydrogen ist in seiner Funktionalität eng mit dem Erreichen von Unabhängigkeit (von den Zwängen des Alltags) und dem Wunsch nach menschlicher Begegnung (in der Partyfamily) verknüpft. Szenenahe Suchtprävention versteht sich eher als Unterstützung in der individuellen Vermeidung von Abstürzen, Depressionen und Krisen.

Als solche deckt sie sich mit den persönlichen Motiven der Konsumenten und wird kaum Akzeptanzprobleme haben. Solche Konzepte der Harm reduction sind mittlerweile vielfach erprobt und haben sich bewährt. Prävention, die unhinterfragt Abstinenz als Wert an sich postuliert, wird kaum ernst genommen.Innerhalb der Szene fehlt es bislang an Wissen über geeignete Einrichtungen und Gruppen, die die Zeit nach intensiverem Drogenkonsum begleiten können.

Anmerkungen

1 *unter Partydrogen werden hier nach dem Konsumanlass die Substanzen Ecstasy (vorwiegend MDMA, MDEA oder MDA), Speed (Amphetamine oder Methamphetamine), LSD und andere Halluzinogene, Cannabisprodukte und in geringerem Maße auch Kokain zusammengefasst. Im Vordergrund steht zumeist Ecstasy.*

2 *Lifetime-Prävalenz: Prozentsatz der mindestens einmalig Konsumerfahrenen von allen*

3 *30-Tage-Prävalenz: Prozentsatz derer, die in den letzten 30 Tagen konsumiert haben von allen.*

HILFE FÜR ABHÄNGIGE UND DEREN ANGEHÖRIGE

von Bernhard van Treeck

Deutschland verfügt über ein gut ausgebautes System von Hilfsangeboten für Süchtige. Ein Netz aus Drogenberatungsstellen, Selbsthilfegruppen, ambulant arbeitenden Psychotherapeuten sowie Einrichtungen mit der Möglichkeit einer stationären Entwöhnungstherapie hilft Drogenabhängigen beim Ausstieg. Zusätzlich gibt es psychiatrische Stationen, die bei drogeninduzierten Psychosen und akuter Selbstmordgefahr helfen können. Ich möchte im Folgenden die einzelnen Angebote kurz vorstellen.

Selbsthilfegruppen

Selbsthilfegruppen haben eine lange Tradition und sind der vielleicht wichtigste Baustein des Hilfesystems. Beispiele dafür sind die anonymen Alkoholiker (AA) und die Narcotics anonymus (NA). Hier finden sich Abhängige zusammen und versuchen, gemeinsam mit ihren Problemen besser zurechtzukommen. Anonymität ist ein wichtiges Kriterium. Die Teilnehmer der Selbsthilfegruppen kennen meist voneinander nur den Vornamen. So soll vermieden werden, dass Informationen aus den Gruppengesprächen, die dem Süchtigen im Berufsleben schaden könnten, nach außen getragen werden. Lebensgemeinschaften wie Synanon basieren auf dem Prinzip der Selbsthilfe.

Selbsthilfegruppen für Angehörige

Die Belastungen für Angehörige durch die Sucht des Partners, Kindes oder der Eltern können so groß werden, dass es bei ihnen zum Auftreten von psychischen Erkrankungen wie Ängsten oder Depressionen kommt. Auch das Auftreten psychosomatischer Beschwerden ist möglich. Der richtige Umgang mit Suchtkranken ist schwierig und will erlernt sein.

Das kann in Selbsthilfegruppen für Angehörige durch Unterstützuing ähnlich Betroffener geschehen. Unter dem Namen Al-Anon sind in über 100 Ländern und in allen größeren deutschen Städten Selbsthilfegruppen für Angehörige Suchtkranker zu finden. Hilfe bieten auch sogenannte Elternkreise, die es in allen größeren Städten gibt. Die Adressen können beim Bundesverband der Elternkreise drogenabhängiger Jugendlicher in Berlin oder aber über die jeweilige Stadtverwaltung erfragt werden. Wie bei allen Selbsthilfegruppen ist die Teilnahme kostenlos und anonym. Die Solidarität der Gruppe Gleichgesinnter ist für Angehörige Suchtkranker meist eine große Hilfe.

Drogenberatungsstellen

Drogenberatungsstellen gibt es in jeder größeren Stadt. Die Arbeit der Drogenberater ist auf die Bedürfnisse der Abhängigen zugeschnitten. Sie gehen offen und akzeptierend mit den Problemen derjenigen um, die sich hilfesuchend an sie wenden. Sie stehen beratend bei Problemen zur Seite, helfen bei der Vermittlung von Therapieplätzen. Wer als Süchtiger Schwierigkeiten mit Ämtergängen hat, wer Hilfe bei drohender Verhaftung braucht oder wer gerade seine Wohnung verloren hat, der kann auf die Hilfe der Drogenberatungsstellen zählen. In vielen Fällen begleiten Mitarbeiter den Therapiesuchenden auch auf seinem Weg in die Klinik.

Alles, was in einer solchen Drogenberatungsstelle geschieht, geschieht nur mit dem Willen desjenigen, der sich an sie wendet. Die Drogenberatungsstellen geben z.B. keine Informationen an Dritte weiter wie Eltern, Lehrer oder Polizei. Wenn jemand nach einer Beratung keine weitere Hilfe möchte, so steht ihm dies natürlich frei. Einige Städte haben inzwischen Drogenberatungsstellen, die 24 Stunden geöffnet sind. In Berlin gibt es zum Beispiel den Drogennotdienst, an den man sich rund um die Uhr wenden kann.

Psychotherapie

Vielen Menschen ist nicht geheuer bei dem Gedanken, eine Psychotherapie zu machen. Sie können sich nicht vorstellen, wie ihre Probleme durch Gespräche gelöst werden können. Nicht wenige haben schon mit Freunden über das gesprochen, was sie belastet, doch geändert hat sich nichts. Wie also soll dann Psychotherapie helfen? Weit verbreitet ist die Angst, in der Psychotherapie manipuliert zu werden. Reißerische Berichte in den Medien über Missbrauch von Patienten und Patientinnen schüren diese Phantasien noch. Es kursieren Gerüchte, dass die Therapeuten genauso krank seien wie ihre Patienten. Die Unsicherheit ist groß. Oft kommen die Patienten erst in die Psychotherapie, wenn sie nicht mehr ein noch aus wissen. Das ist schon deshalb schade, weil viele Probleme umso schneller zu lösen sind, je eher die Hilfe von Therapeuten in Anspruch genommen wird.

Was aber genau ist eigentlich Therapie? Mit Magie und Quacksalberei hat sie nichts zu tun. Es gibt unterschiedliche Schulen, die mit verschiedenen theoretischen Ansätzen arbeiten. Psychoanalyse, Verhaltenstherapie, Gesprächstherapie, Gestalttherapie und Psychodrama sind die gängigsten Richtungen. Im Bereich der Sucht hat sich in den letzten Jahren die Verhaltenstherapie durchgesetzt. Sie gilt als die effektivste und die am besten zu vermittelnde Therapie.

Die Verhaltenstherapie geht davon aus, dass unser Erleben und Verhalten in weiten Teilen durch Erfahrungen und Lernprozesse bestimmt wird. Sie basiert also auf den Lerntheorien. Folgende Annahmen liegen zugrunde: Verhaltensweisen, mit denen wir gute Erfahrungen machen, werden wir in der Regel öfter zeigen. Solche positiven Erfahrungen werden in der Verhaltenstherapie positive Verstärker genannt.

Der Mensch neigt dazu, sich so oft wie möglich etwas Gutes zu tun. Wer Erfolg in der Schule hat, wird diesen Erfolg auch im Beruf suchen, um sich weiterhin auf bekannte Weise selbst zu belohnen. Ein Jugendlicher, der sich in der Clique wohl fühlt und dort Anerkennung genießt, wird viel für seine Gruppe tun. Insbesondere dann, wenn ihm das Leben ansonsten wenig bietet. Drogenwirkung wird von vielen Konsumenten ebenfalls als positiv erlebt. Aus lerntheoretischer Sicht sind sie somit auch als positive Verstärker zu werten. Wer positive Drogenwirkung erfährt, wird zukünftig folgerichtig versuchen, häufiger zu konsumieren.

Und auch Prävention bei Drogen arbeitet mit positiver Verstärkung, indem sie suchtmittelfreie Lebensentwürfe in der Vordergrund stellt und lobt.

Negative Verstärker nennt die Verhaltenstherapie die Unannehmlichkeiten, die der Alltag bereit hält. Hierzu zählen Bestrafungen im weiteren Sinne wie z.B. Missachtung durch Eltern, Lehrer oder Freunde oder ausbleibende Erfolge. Im Umgang mit Drogen soll durch Unterstrafestellung dieser erreicht werden, dass möglichst wenige Menschen sich und anderen durch Rauschgift schaden. Das BtMG ist aus lerntheoretischer Sicht ein negativer Verstärker bezüglich der Einnahme von Drogen. Negative Verstärker haben einen ebenso großen Einfluss auf das Verhalten wie die positiven. Unangenehmes wird vom Menschen, so weit es geht, vermieden. Wo Strafe oder Peinlichkeit droht, überlegen sich viele Menschen zweimal, ob sie dieses Risiko eingehen wollen.

Die Grundannahmen der Lerntheorie gelten natürlich nicht nur für kranke Menschen, sondern für alle. Psychische Erkrankungen sind nur ein Sonderfall des Spektrums menschlichen Erlebens. Sie entstehen dann, wenn Menschen unter ungünstigen Bedingungen entweder bestimmte Verhaltenweisen nicht oder wenn sie etwas Falsches lernen. Manchmal kann jemand durch unglückliche Zufälle oder ungünstige Lebensumstände etwas lernen, von dem er glaubt, er nütze sich damit, obwohl das Gelernte langfristig genau das Gegenteil bewirkt. Ein Kind, das von seinem Vater regelmäßig verprügelt wird, sobald es den Mund aufmacht, lernt, dass es besser ist, mit seiner Meinung hinter dem Berg zu halten. Das Kind ist der übermächtigen Person des Vaters nicht gewachsen. Später, z.B. in Beziehungen, wird es sich wahrscheinlich – unbewusst – genauso verhalten, d.h. sich dem Partner unterordnen, seine Bedürfnisse nicht durchsetzen (und so vielleicht depressiv werden). Eigentlich könnte sich das Kind (das nun keines mehr ist) jetzt anders verhalten und selbstbestimmt leben, denn der ehemals ohnmächtig machende Alters- und Kräfteunterschied zum Gegenüber besteht nicht mehr. Automatisch aber läuft das alte Verhaltensrepertoire ab und macht – unter Umständen – den Betreffenden krank.

Bei der Entstehung von Suchterkrankungen spielen Lernerfahrungen eine große Rolle. Wenn zum Beispiel jemand Ärger mit seiner Freundin hat, und er macht die Erfahrung, dass Wut und Enttäuschung verschwinden, wenn er Alkohol trinkt oder Ecstasy einwirft, wird er das vielleicht öfter machen. Es geht ihm ja dadurch besser, die unangenehme Situation scheint gelöst. Oder jemand ist unsicher und ständig depressiv, nimmt dann Kokain und spürt plötzlich ein ungeahntes Selbstvertrauen. Derjenige wird dann wahrscheinlich öfter zu Kokain greifen. Die Erfahrung mit der Droge war in beiden Fällen gut, der Reiz, sie weiter zu nehmen, ist groß.

Die Entwicklung einer Suchterkrankung droht insbesondere in den Fällen, wo der Konsument ansonsten über wenig Möglichkeiten verfügt, sich mit anderen auseinander zu setzen, Konflikte zu lösen und Spannungen auszuhalten. Meist sind es Menschen mit angeschlagenem Selbstwertgefühl, die zu viele Drogen nehmen. Ohne Therapie ist für sie die Droge manchmal die einzige Möglichkeit, mit einem einigermaßen erträglichen Gefühl zu leben. Schleichend werden sie im Verlaufe von Monaten oder Jahren zu Dauerkonsumenten. Dass die Konsequenzen eines längerfristigen Drogengebrauchs fast immer eine Verschlechterung der Lebensituation bedeuten, kristallisiert sich meist erst nach einigen Jahren heraus. Es entsteht ein für den User allmählich immer problematischeres Verhalten. Der Drogenkonsum verdrängt alles andere, die ursprünglichen Probleme wie mangelndes Selbstbewusstsein, Niedergeschlagenheit treten noch massiver als vor der Drogenkarriere in den Vordergrund.

In der Psychotherapie wird zunächst gemeinsam mit dem Patienten geschaut, welchen Zweck die Droge für ihn erfüllt, in welchen Situationen er dazu greift. Dient sie dazu, Spaß zu haben oder Ärger runterzuspülen? Oft ist es hilfreich zu prüfen, aus welcher Lebenssituation heraus sich die Abhängigkeit entwickelt hat. Es sind fast immer Situationen, in denen der Patient ein Gefühl der Ohnmacht und des Scheiterns durchlebt hat. Sei es, dass die Eltern sich scheiden ließen und das Kind (das der Patient damals war) sich zerrissen und alleingelassen fühlte. Es kann sich herausstellen, dass beide Eltern des Patienten berufstätig waren und niemand da war, wenn ein Gespräch oder einfach nur Nähe notwendig gewesen wäre. Manchmal stellen auch nichtbestandene Schulabschlüsse oder plötzliche Arbeitslosigkeit den Beginn einer Drogenkarriere dar. Die individuell von Mensch zu Mensch verschiedenen Zusammenhänge müssen im Laufe der Therapie vom Patienten erkannt werden. So bekommt er ein Verständnis seiner Sucht, gewinnt Einsicht in die Zusammenhänge und wird sich in der Folge zunehmend weniger als hilfloses Opfer fühlen. Wichtig ist dann, dass es in der Therapie nicht beim Suchen und Aufarbeiten von Fehlern und Schwächen des Patienten bleibt, sonst verstärkt sich lediglich das Gefühl der Unzulänglichkeit. Die Ressourcen, zum Teil vergessen geglaubten Fähigkeiten des Drogenabhängigen müssen mindestens ebenso viel Raum in der Therapie einnehmen. Es gilt, mit dem Patienten gemeinsam eine Tagesgestaltung und – auf längere Sicht – einen Lebensentwurf aufzubauen, mit dem er ohne Drogeneinnahme glücklich werden kann. Von besonderem Interesse ist die Frage, welche Möglichkeiten der Patient hat, um auf anderen Wegen ein ähnlich gutes Gefühl wie mit Drogen zu erreichen.

Wem gegenüber konnte sich der Patient zum Beispiel in der Vergangenheit gut durchsetzen, obwohl er jetzt von sich glaubt, er habe so etwas noch nie gekonnt. Bei entsprechend geduldigem Fragen finden sich immer beispielhafte Erfolgserlebnisse, die zum Ausgangspunkt von Veränderungen werden können. Fast alle Patienten haben in der Regel bereits Situationen erlebt, in denen sie ohne Drogen erfolgreich waren. Diese Verhaltensweisen werden in der Therapie systematisch gesucht und ausgebaut. Oft reicht es, dass der Therapeut an der richtigen Stelle lobt und tadelt.

Der Therapeut ist eine Art Lebenstrainer. Die Hauptarbeit – nämlich das Training – leistet der Patient. Er muss in seinen Erinnerungen wühlen, sich neu orientieren und das Erlernte in mühsamen kleinen Schritten umsetzen. Raum für Manipulation ist da – zumindest in der Verhaltenstherapie – kaum. Der Patient erlebt konkret in der Praxis, ob das in der Therapie Besprochene ihm hilft oder nicht. Wird der gewünschte Effekt nicht erreicht, muss gemeinsam mit dem Therapeuten neu überlegt werden. Therapie ist ein Prozess der Bewusstmachung und des Lernens. Der Therapeut hat eine Ausbildung und einen besonders geschulten Blick für die Probleme seiner Patienten. Er ist Außenstehender und Freund zugleich. Er bringt seinen Patienten Sympathie entgegen wie ein Freund, ist gleichzeitig aber unabhängig in seinem Urteil, da es keine Verbindungen zwischen dem Privatleben des Therapeuten und des Patienten gibt.

Psychotherapie ist folglich nichts Mystisches, Undurchschaubares, Manipulatives. Es ist ein langwieriger, kleinschrittiger, steiniger Weg, der von immer wiederkehrenden Rückschlägen gekennzeichnet ist. Psychotherapie ist ein Erkenntnis- und Trainingsprozess, in dem der Patient lernt, sein Leben ausgewogener und zufriedener zu führen. Nicht mehr und nicht weniger.

Ambulante Therapie

Kommt der Drogenkonsument zu dem Entschluss, dass er seine Probleme nicht mehr ohne fremde Hilfe bewältigen kann, so hat er die Möglichkeit, z.B. eine ambulante Psychotherapie zu machen. Angeboten wird diese von Ärzten oder Psychologen, die eine spezielle psychotherapeutische Ausbildung haben. Diese Therapie muss nicht selbst bezahlt werden. Krankenkassen, Rentenversicherungsträger oder Sozialämter übernehmen die Kosten. Hier gilt es, sich im Vorhinein zu informieren, ob die vom Therapeuten angebotene Therapieform vom zuständigen Kostenträger akzeptiert wird. Krankenkassen z.B. akzeptieren nur von der Kassenärztlichen Vereinigung zugelassene Psychotherapeuten, die eine tiefenpsychologisch orientierte Psychotherapie, eine Psychoanalyse oder eine Verhaltenstherapie anbieten. Alle anderen Psychotherapie-Verfahren werden von der Kasse in der Regel nicht bezahlt. Die Kasse zahlt aber nur, wenn eine Krankheit vorliegt, die zu heilen ist und nicht schon bei Missbrauch.

Wie häufig pro Woche eine ambulante Psychotherapie stattfindet, hängt unter anderem davon ab, wie stabil der Patient ist. Man kann davon ausgehen, dass in der Regel eine Sitzung mit der Dauer von einer Stunde pro Woche stattfindet. Viele Therapeuten bieten aber in der Anfangszeit der Therapie 2 bis 3 Stunden pro Woche an, später finden dann die einzelnen Sitzungen in größeren Abständen statt. Es ist möglich, eine Einzeltherapie zu machen oder eine Gruppentherapie. Nicht wenige Therapeuten arbeiten so, dass sie zunächst mit einer Einzeltherapie beginnen. Wenn zwischen Therapeut und Patient ein ausreichend vertrauensvolles Verhältnis hergestellt ist und der Patient sich zutraut, seine Probleme im Rahmen einer Gruppentherapie zu besprechen, findet in der Regel ein Wechsel von Einzel- zu Gruppentherapie statt.

Eine Grundregel der Krankenbehandlung lautet: Ambulant vor stationär. Diese Regel hat zum einen ökonomische Gründe. Ambulante Therapie ist billiger. Doch es gibt auch inhaltliche Gründe, die für eine ambulante Therapie sprechen. Unschätzbarer Vorteil dieser Therapieform ist, dass der Patient weiter einer geregelten Arbeit nachgehen kann (sofern er noch eine hat). Alltägliche Schwierigkeiten können bei einer ambulanten Therapie oft besser in den therapeutischen Prozess eingebunden werden als bei einer stationären.

Andererseits erfordert ambulante Therapie vom Süchtigen ein hohes Maß an Stabilität und kommt deshalb nur für einen Teil der Abhängigen in Frage. Der Süchtige muss – weitgehend ohne Fremdkontrolle – im Alltag auf Drogen verzichten können. Der Grund dafür ist einfach: Eine intensive Auseinandersetzung mit sich selbst, wie sie Therapie darstellt, erfordert einen klaren Kopf. Therapie im Rauschzustand ist nicht möglich. Insbesondere, wenn im Rahmen einer ambulanten Therapie nur einmal pro Woche eine Sitzung stattfindet, kann es für den Süchtigen extrem schwer sein, die übrige Zeit der Woche drogenfrei zu überbrücken. Erfordert das Einhalten der Abstinenz zuviel Kraft, ist an die Möglichkeit einer stationären Therapie zu denken. Für die Mehrzahl der Süchtigen ist die stationäre Therapie nach wie vor das Mittel der Wahl.

Entgiftungsbehandlung

Bevor jemand überhaupt in der Lage ist, an seiner Abhängigkeit im Rahmen einer Therapie (z.B. im Rahmen einer Entwöhnungsbehandlung) zu arbeiten, muss zunächst sein Körper vom Suchtmittel befreit werden. Diesen Schritt nennt man Entzugsbehandlung bzw. Entgiftung oder Entgiftungsbehandlung. Kostenträger dieser Behandlung ist die Krankenkasse.

Bei vielen Suchtmitteln kommt es nach dem Absetzen zu mehr oder weniger ausgeprägten Entzugserscheinungen. Der Süchtige entwickelt heftiges Verlangen nach erneutem Konsum, das sogenannte Craving. Ohne den sicheren Rahmen einer geschlossenen Station besteht im Entzug eine hohe Rückfallgefahr. Deshalb werden Entgiftungsbehandlungen fast immer auf geschlossenen Stationen (in psychiatrischen Abteilungen) durchgeführt. Die früher häufiger praktizierten Entgiftungen auf offenen Stationen, z.B. auf einer Station für Innere Medizin, ergeben keinen Sinn, da dort zum einen nicht sichergestellt werden kann, dass der Süchtige nicht weiter konsumiert, zum anderen aber auch die angemessene psycho-soziale Betreuung durch Psychiater, Psychotherapeuten, Sozialarbeiter sowie durch Psychiatriepfleger und -schwestern fehlt.

Je nach Suchtmittel dauert eine Entgiftungsbehandlung zwischen sieben Tagen (z.B. bei einem unkomplizierten Alkoholentzug) bis zu sechs Wochen (z.B. bei einem Entzug von Methadon oder von Beruhigungsmitteln wie Benzodiazepinen). Eine Entgiftungsbehandlung allein ist selten sinnvoll, weil dadurch in der Regel kein nachhaltiger Effekt erreicht werden kann. Die meisten Süchtigen beginnen schon bald nach der Entgiftung, in alte Verhaltensweisen zurückzufallen. Wichtig ist, dass der entgiftete Süchtige sich im Anschluss einer Therapie, hier Entwöhnung genannt, unterzieht. Viele Krankenkassen sind dazu übergegangen, den Sinn von Entgiftungen ohne weiterführende Maßnahmen kritisch zu hinterfragen und die dadurch entstehenden Kosten nicht zu übernehmen.

Sinnvoll ist, dass Entgiftungsbehandlungen eingebettet in ein längerfristig angelegtes Konzept durchgeführt werden. Der Patient sollte während der Entgiftung durch Therapeuten dazu motiviert werden, sich im Anschluss an die Entgiftung in eine Entwöhnungsbehandlung zu begeben.

Entwöhnungstherapie

Ziel der Entwöhnung, die im Anschluss durchgeführt werden sollte, ist, dass der Patient lernt, sein Verhalten von Grund auf zu überdenken und umzustellen. In weniger schweren Fällen kann es ausreichen, wenn der Patient statt einer Entwöhnung eine ambulante Psychotherapie macht und regelmäßig Selbsthilfegruppen besucht. Meist aber ist die Durchführung einer stationären Entwöhnungsbehandlung im Anschluss an die Entgiftung die sinnvollste Maßnahme. Der Süchtige muss lernen, sein Leben ohne Suchtmittel zu gestalten. Dafür sind eine Vielzahl von neu zu machenden Erfahrungen und Verhaltensänderungen notwendig, die im Rahmen einer Psychotherapie erreicht werden können. Eine solche stationäre Therapie dauert bei Drogenabhängigen zwischen 3 und 12 Monaten einschließlich Adaptionsphase. Der große Vorteil einer stationären gegenüber einer ambulanten Therapie ist, dass die Patienten aus ihrem alten Umfeld herausgenommen werden. Die Patienten kommen viel seltener in die Versuchung, z.B. von Freunden Drogen angeboten zu bekommen oder in Situationen zu geraten, wo sie früher Drogen konsumiert haben.

Die als Entwöhnungsbehandlung beschriebenen Maßnahmen leisten wesentlich mehr als eine bloße »Entwöhnung«. Es handelt sich um eine medizinische Rehabilitationsmaßnahme. Kostenträger ist vor allem der Rentenversicherungsträger, seltener auch das Sozialamt oder die Krankenkasse. Ärzte, Psychotherapeuten, Sozialarbeiter und Erzieher arbeiten bei einer Entwöhnung in einem multiprofessionellen Team zusammen. Zentrale Berufsgruppe in der Entwöhnungsbehandlung ist der Psychotherapeut. Psychotherapeuten sind Psychologen oder Ärzte mit einer psychotherapeutischen Zusatzausbildung. Sie untersuchen – gemeinsam mit dem Patienten – die Gründe, warum er süchtig geworden ist. Dann entwickeln sie mit ihm gemeinsam Strategien, wie er sich verhalten muss, um zukünftig ohne Suchtmittel zurechtzukommen. Der Psychotherapeut ist also eine Art Trainer, der dem Patienten dabei hilft, ein drogenfreies Leben zu führen. Die Hauptarbeit in der Entwöhnung macht der Patient. Grundvoraussetzung ist daher eine gute Motivation des Suchtkranken. Er ist während der Therapie bei der Lösung seiner Probleme aber nicht allein, sondern hat ständig die Möglichkeit, sich professionell von »seinem« Psychotherapeuten beraten zu lassen.

Die Ärzte kümmern sich vor allem um die körperlichen Folgen der Sucht und um die medikamentöse Behandlung der psychischen Erkrankungen (z.B., indem sie Antidepressiva bei depressiver Verstimmung geben). Sozialarbeiter befassen sich mit den sozialen, aber auch mit den juristischen Folgen der Sucht und beraten z.B. beim Abbau von Schulden und beim Wiedereinstieg ins Arbeitsleben.

Für viele Menschen ist es kaum vorstellbar, mehrere Monate freiwillig in einer Klinik zu verbringen. Der Kontrast zwischen dem Leben im Untergrund und einer sterilen Klinik scheint zu groß. Entwöhnungskliniken für Abhängigkeitskranke unterscheiden sich deshalb in mancher Hinsicht von herkömmlichen Kliniken.

Die Aktivierung der Patienten nimmt einen hohen Stellenwert ein. Viele der Entwöhnungseinrichtungen arbeiten mit dem Prinzip der Therapeutischen Gemeinschaft, in denen unter lebensnahen Bedingungen – mit therapeutischer Anleitung – die für ein drogenfreies Leben notwendigen Veränderungen angestrebt werden. Die Patienten übernehmen einen großen Teil der Verwaltung und der Arbeiten im Haus in Eigenregie. Sie organisieren Einkäufe, kochen, räumen auf und putzen. Und sie gestalten selber ihre Freizeit, machen Ausflüge. Die Umstellung des Alltages wird durch das Leben in der Therapeutischen Gemeinschaft ganz automatisch vollzogen. Der Patient muss nicht jeden Morgen entscheiden, stehe ich nun auf oder nicht, spare ich mir vielleicht das lästige Einkaufen oder sollte ich vielleicht mal aufräumen. Das Zusammenleben mit anderen Menschen gibt den Tagesablauf in Teilen bereits vor, z.B. durch gemeinsame Mahlzeiten (siehe Kapitel »Die Therapeutische Gemeinschaft«).

Das Zusammenleben wird eher als familiär empfunden. Gegen Ende der Therapie durchlaufen viele der Patienten noch eine sogenannte Adaptationsphase. In diesem Abschnitt der Therapie nimmt die Außenorientierung zu; die Patienten beginnen damit, berufliche und private Kontakte aufzubauen, um so den Therapieerfolg zu sichern. Im Anschluss an eine Entwöhnungsbehandlung gibt es außerdem die Möglichkeit, in eine Nachsorgeeinrichtung zu gehen. Je besser die Anschlussversorgung durchdacht ist, desto größer ist die Chance für den Patienten, nicht rückfällig zu werden.

Nachsorgeeinrichtungen

Nachsorgeeinrichtungen dienen dazu, die in der Entwöhnungstherapie erfolgten Veränderungen zu stabilisieren. Hier ist die Strukturierung des Tagesablaufes den Bewohnern selbst überlassen. Man lebt in einer Art Wohngemeinschaft zusammen. Es besteht die Möglichkeit, ein- oder zweimal pro Woche an einer Gruppe teilzunehmen. Zudem werden gemeinsame Freizeitaktivitäten organisiert, an denen die Teilnahme aber nicht verpflichtend ist.

Sozialarbeiter helfen zudem bei den Schwierigkeiten, die es vielleicht bei der Arbeitsbeschaffung, Ämtergängen oder auch in Strafangelegenheiten gibt. Von hier aus kann der Patient sich nach der Therapie z.B. in Ruhe eine neue Wohnung oder eine neue Arbeit suchen und sein Leben weiter aufbauen.

Ambulante Nachbehandlung

Nach Durchführung einer Entwöhnungsbehandlung kommt es darauf an, dass das in der Therapie Erlernte auf den Alltag außerhalb der Klinik übertragen wird. Es ist deshalb wichtig, dass im Anschluss an die Entwöhnung die Psychotherapie im ambulanten Bereich – zumindest für einige Monate – fortgeführt wird. Der Patient muss die Möglichkeit haben, die im Alltag auftretenden Probleme mit einem Fachmann zu besprechen.

Es geht darum, neu gelernte Problemlösestrategien anzuwenden. Unangenehmes – wie z.B. Streitigkeiten mit dem Partner – werden nüchtern wesentlich intensiver erlebt. Der Gedanke, sich »dicht« zu machen, d.h. erneut Suchtmittel zu nehmen, um dieses unangenehme Gefühl nicht erleben zu müssen, kann da schnell wieder entstehen. In solchen Situationen nicht rückfällig zu werden, dabei hilft ambulante Nachbehandlung mit Psychotherapie. Der Besuch von Selbsthilfegruppen ist nach Abschluss der Entwöhnungsbehandlung aus dem gleichen Grund sinnvoll.

Bei nicht wenigen Süchtigen treten zudem – nach Durchführung von Entgiftungsbehandlung und Entwöhnungsbehandlung – psychische Probleme und Krankheitsbilder zu Tage, die zuvor von der Sucht überlagert waren. Hierzu gehören Ängste, Depressionen, Essstörungen und Persönlichkeitsstörungen.

Diese zusätzlich offenbar werdenden Krankheiten müssen natürlich auch angemessen behandelt werden. Dazu dient vor allem die Psychotherapie. Ergänzend dazu kann die Gabe von Psychopharmaka, wie z.B. von Antidepressiva, eine Hilfe sein. Werden diese zusätzlichen psychischen Krankheiten nicht therapiert, ist die Gefahr groß, dass der Betreffende rückfällig wird.

Der schwere Weg zur Therapie

Süchtige finden mehrheitlich keinen Zugang zu therapeutischen Angeboten. Laut der ECA-Studie in den USA nutzen nur 11,2 % der Suchtkranken spezialisierte Einrichtungen. Wer glaubt, es sei attraktiv, statt einer Haftstrafe Therapie zu machen, der irrt in vielen Fällen. Nicht wenige der in Deutschland wegen Verstößen gegen das BtMG inhaftierten Personen nutzen die ihnen gebotenen Möglichkeiten von »Therapie statt Strafe« (siehe Rechtsteil) nicht.

Diese Süchtigen sitzen lieber ihre Haftstrafe ab, als den Problemen mit der Sucht ins Auge zu sehen. Ähnlich sieht es im Bereich der legalen Drogen aus. Die Mehrzahl der in Deutschland lebenden Alkoholkranken hat keinerlei Kontakt zu suchtspezifischen Angeboten. Den Weg in Fachkliniken finden in Deutschland nur 0,8 % der Alkoholiker (Wienberg 1992)! Tröstend sei angemerkt:

Etwa Dreiviertel der Personen, die in der im Laufe ihres Lebens die Kriterien einer Abhängigkeitserkrankung erfüllen, lösen ihr Problem ohne spezifische Therapie. Diese allzu oft übersehenen sogenannten »Spontanheiler« machen deutlich, über welch große Möglichkeiten viele Suchtkranke offenbar noch verfügen.

Warum aber wird die therapeutische Hilfe so selten angenommen. Befragt man die Betroffenenen nach den Gründen, hört man z.B. folgende Aussagen:

- Ich habe das Gefühl, dass das Trinken (oder auch z.B. Kiffen) kein so großes Problem in meinem Leben darstellt.
- Ich habe gedacht, dass ich allein damit fertig werden muss.
- Ich fühlte mich nicht in der Lage, meine Probleme mit anderen zu besprechen.
- Ich habe gedacht, dass eine Therapie mich zu viel Zeit und Energie kosten würde.
- Ich habe mir Sorgen gemacht, was andere über mich denken würden.
- Ich habe geglaubt, dass eine Behandlung mir nicht helfen würde.
- Es war mir peinlich, fremde Hilfe in Anspruch zu nehmen.
- Ich war zu stolz, um Hilfe in Anspruch zu nehmen.
- Ich wusste nicht, wo ich Hilfe bekomme.

Wie sehr jemand dazu motiviert ist, sein Suchtproblem in den Griff zu bekommen, hängt von der individuellen Bewertung der jeweiligen Lebenssituation ab. Die zum Antritt einer Therapie erforderliche Änderungsbereitschaft entsteht bei Abhängigen oft erst dann, wenn gravierende Probleme durch das Suchtmittel auf der körperlichen Ebene (z.B.

durch Hepatitis, Nierenversagen, kardiale Probleme), psychischer Ebene (Angstzustände, Depressionen, beginnender Hirnabbau), psychosozialer Ebene (Vereinsamung, Arbeitslosigkeit) oder juristischer Ebene (drohende Inhaftierung, Zwangsvollsteckung) auftreten.

Die berauschende, als positiv empfundene Wirkung des Suchtmittels wird dann durch die neuen, immer stärker werdenden Nachteile relativiert. Die Bereitschaft des Patienten zu einer Veränderung seines Verhaltens ist in solchen Lebensphasen erhöht, man spricht auch vom »teachable moment«. Am günstigsten ist dabei nicht etwa – wie man früher gedacht hat –, wenn der Patient »in der Gosse liegt«, »ganz unten« ist. Dann nämlich traut er sich nichts mehr zu; hält eine Therapie nicht mehr für aussichtsreich.

Gute Voraussetzungen liegen dann vor, wenn bereits erhebliche Beeinträchtigungen durch den Suchtmittelkonsum bestehen, der Patient aber andererseits noch über ausreichende Ressourcen verfügt.

DIE THERAPEUTISCHE GEMEINSCHAFT ALS EIN PRINZIP DER BEHANDLUNG SUCHTKRANKER

von Helmut Bläsner

Bei nunmehr 30 Jahren Erfahrung in der stationären Drogenarbeit hat sich die Therapeutische Gemeinschaft als ein wichtiger Bestandteil tragfähiger Behandlungskonzepte in der Entwöhnungstherapie erwiesen. Suchtmittelabhängigkeit – unabhängig von der Art des konsumierten Suchtmittels – erfasst nicht nur die davon betroffene Person, indem sie Denken, Fühlen, Erleben und Handeln bestimmt. Sie beeinflusst das gesamte alltägliche Leben, das Umfeld des Patienten. Der Charakter der familiären, partnerschaftlichen und freundschaftlichen Beziehungen, der beruflichen Entfaltung und des Freizeitverhaltens verändert sich bei jedem Suchtkranken in weitem Umfang.

Ursprüngliche Wesenszüge gehen verloren. Neugierig zu sein, zu lernen, Interessen zu haben und ihnen nachzugehen, aber auch Belastungen zu ertragen, Auseinandersetzungen mit sich und anderen zu führen, geduldig zu sein – alles Haltungen, die wir alle mehr oder weniger ausgeprägt haben und die uns in das Erwachsensein führen – werden von dem einzigen Ziel verdrängt, das Suchtmittel zu erlangen und in dem Genuss Entlastung zu erfahren. Der Abhängige verlernt bzw. lernt von Beginn an nicht, sich um seine Angelegenheiten zu kümmern und sie zu regeln, findet andere, die ihm vieles abnehmen, gibt seine Verantwortung in andere Hände, wird somit passiv und gleichgültig. Dem muss die stationäre Behandlung Rechnung tragen. Dabei ist die Therapeutische Gemeinschaft ein geeignetes Mittel. Drei Grundsätze sind es, die die Therapeutische Gemeinschaft kennzeichnen:

- Selbstverwaltung
- Selbstverantwortung
- Selbsthilfe

Die Selbstverwaltung

Im Gegensatz zu anderen therapeutischen Einrichtungen haben viele Entwöhnungskliniken für Drogenkranke kein Versorgungspersonal, d. h. es gibt keine Krankenschwestern, kein Putz- und Küchenpersonal, keinen Hausmeister. Alle Arbeiten des täglichen Lebens werden von den Patienten selbst organisiert und ausgeführt. Selbstverständlich ist das erst einmal eine gewaltige Umstellung für den Einzelnen, der in der Regel mit der Erwartung eines klinischen Versorgungsapparates kommt. Gilt es nun doch, gemeinsam mit anderen die Regelung der alltäglichen Verrichtungen selbst in die Hand zu nehmen. Die erste große Umstellung ist ein streng strukturierter Tagesablauf: Der Tag beginnt mit gemeinsamem Frühsport, Frühstück und Putzen der Zimmer und Gemeinschaftsräume. Der weitere Tag ist gegliedert in Arbeiten, die im alltäglichen Ablauf anfallen, wie Essenkochen, Renovierungen, Gartenarbeiten oder Arbeitsprojekte mit bestimmter Zielsetzung, und in therapeutische Aktivitäten – Gruppen- und Einzeltherapie, Paar- und Familiengespräche und Kreativprojekte mit freiem Gestalten. Die Freizeit wird entweder gemeinsam gestaltet oder steht zur freien Verfügung. Der geregelte Tagesablauf ist für den Einzelnen eine wichtige therapeutische Maßnahme: Viele Patienten haben ein geregeltes Gestalten des Alltags verlernt oder – wenn die Suchtentwicklung in der frühen Jugend einsetzte – noch gar nicht begonnen, es zu erlernen. Jeder Mensch jedoch – und erst recht ein Abhängiger – benötigt einen festen Rahmen, in dem er sich orientieren, lernen, Ziele verwirklichen und wachsen kann. Süchtiges Verhalten verführt zur Strukturlosigkeit oder sogar zur Verwahrlosung.

Wie schon oben erwähnt, werden alle Arbeiten, die zur Gestaltung des Routinelebens erforderlich sind, von den Patienten in Entwöhnungskliniken selbst vorgenommen. Diese Selbstverwaltung hat folgende Überlegungen zum Hintergrund:

a) Viele Abhängige sind mit diesen Arbeiten wenig vertraut. Häufig kommen sie aus Familien, in denen Eltern oder Geschwister sich um die alltäglichen Belange kümmerten und sie dadurch Leistungen in Anspruch nehmen konnten, für die sie selbst keinen Beitrag erbringen mussten. Wir wissen alle, dass süchtiges Verhalten stabilisiert wird, wenn es nicht gelingt, seine eigenen Angelegenheiten selbst in die Hand zu nehmen, sodass letztendlich Erwachsenwerden erschwert oder verunmöglicht wird (siehe hierzu auch den u.a. Abschnitt über Co-Abhängigkeit).

b) Ziele – gleich welcher Art – anzustreben und zu erreichen, ist erfahrungsgemäß mit Anstrengung, Ausdauer und Geduld verbunden. Frühes süchtiges Verhalten verhindert die Entwicklung dieser Eigenschaften, weil die unmittelbare und schnelle Befriedigung durch das Suchtmittel Anstrengungen auf den nächsten Tag verschieben lässt. So kann der Abhängige voller Pläne und Zielvorstellungen sein, ist aber zu einer Realisierung nicht in der Lage. Daher sind die Arbeiten, die der einzelne zu verrichten hat, eine Chance, diese für das Erwachsensein unvermeidlichen Eigenschaften zu trainieren. So wird er beim Renovieren seines eigenen Zimmers nicht nur Fertigkeiten erlangen, die für sein späteres Leben von Belang sein können, sondern ist gehalten, ein bestimmtes Ziel zu planen und zu realisieren. Ist ein anderer für die Küche verantwortlich, kann er nicht dabei stehenbleiben, sich bestimmte Rezepte auszudenken, sondern er muss ein Gericht zu festgelegter Zeit auf den Tisch bringen, ansonsten bekommt er Schwierigkeiten mit den anderen usw. Zielorientiertes Handeln, mit Anstrengungen, Widerständen und Geduld verbunden, wird somit wichtiges Lernfeld in der Suchttherapie. Die Therapeutische Gemeinschaft hilft somit dabei, erwachsen zu werden und das Leben selbst in die Hand zu nehmen.

c) Die Selbstverwaltung dient aber nicht nur dazu, Defizite in der psychischen Entwicklung wettzumachen, sondern soll anregen, bisher nicht erkannte und nicht gelebte Stärken und Potenzen zu erfahren. So kann manch einer seine handwerkliche oder kreative Begabung, seine organisatorischen Fähigkeiten oder seine soziale Kompetenz entdecken und entwickeln. Süchtige Entwicklung mit ihrer Tendenz zur Ausschließlichkeit unterdrückt häufig die Entfaltung der Persönlichkeit. Der drogenfreie Raum in der Therapeutischen Gemeinschaft gibt somit Gelegenheit, sich besser kennenzulernen.

d) Damit die Selbstverwaltung so eigenständig wie möglich funktionieren kann, wird von der Bewohnerschaft aus ihrer Mitte für jeweils vier bis sechs Wochen eine Leitung gewählt. Diese drei bis vier Verantwortlichen planen und organisieren den Tagesablauf und legen in Absprache mit dem Team die Arbeits- und Freizeitprojekte fest. Sie haben gegenüber der restlichen Gruppe Weisungsbefugnis. Dadurch wird ein funktionierender Ablauf im Zusammenleben gesichert.

Aber nicht nur dafür ist diese Verantwortlichengruppe sinnvoll: Ein Großteil der süchtigen Patienten ist noch wenig geübt, sich angemessen in einem sozialen Raum zu bewegen. Manche haben große Schwierigkeiten, Weisungen entgegenzunehmen, andere aber auch, welche zu erteilen. Diese Fähigkeiten müssen alle erlernt werden, wenn man mit seiner Umwelt erfolgreich leben will. Entsprechend sind bei diesem Lernprozess häufig konflikthafte Auseinandersetzungen unvermeidlich. Machtmissbrauch, aber auch gewährendes Verhalten in der Leiterposition führt innerhalb des Hauses genauso zu Konflikten wie offener oder versteckter Widerstand gegen die Leitung. Das Erlernen einer sozialen Kompetenz führt zu mehr Sicherheit und Selbstbewusstsein und wirkt damit der Gefahr späterer Rückfälligkeit entgegen.

Die Selbstverantwortung

Oben wurde schon angedeutet, dass der Abhängige gelernt hat, andere für sich zu nutzen: Familienangehörige müssen sich um seine Versorgung kümmern, mitunter so weitgehend, dass Eltern sich gezwungen sehen, die Sucht mitzufinanzieren, um Schlimmeres zu verhüten. Später gelangen mitunter Partner in diese Rolle. Berufsbezogene, behördliche oder juristische Angelegenheiten werden zu ihrer Regelung ebenfalls anderen überlassen. Die unvermeidliche Folge ist der Verlust der eigenen Zuständigkeit und die damit verbundene Unfähigkeit der Selbstregulierung. Der Abhängige wird somit nicht nur vom Suchtmittel abhängig, sondern auch in seiner noch vorhandenen Lebensgestaltung von anderen Menschen. Findet sich niemand mehr, der eine schützende Hand über ihn hält, bricht alles zusammen. Aber nicht nur in der Lebensgestaltung findet die Ausdünnung der eigenen Verantwortlichkeit statt, auch die Sucht selbst wird zum Gegenstand der Verantwortungsdelegation:

Häufig werden von Abhängigen lebensgeschichtliche Schwierigkeiten oder Probleme angegeben, die ursächlich die Sucht erklären sollen. So verständlich dieses Anliegen sein mag, wird übersehen, dass damit eine grundlegende Schwierigkeit für die Suchttherapie eröffnet wird: Sind bestimmte lebensgeschichtliche Krisen in der Vergangenheit für die Sucht ursächlich verantwortlich, wird sich der Betroffene als passiv Erleidender erleben und damit größere Schwierigkeiten haben, sich für sein süchtiges Verhalten zuständig zu erklären. Selbstverständlich sollen die Entwicklungsdefizite in der Therapie nicht vernachlässigt werden. Immer wieder wird deutlich, welch eine große Rolle die Lebensgeschichte für die Persönlichkeitsentwicklung spielt. Gleichwohl bleibt sie aber nur ein Bedingungszusammenhang, der die Sucht letztendlich nicht zu erklären vermag. In der Therapeutischen Gemeinschaft gilt dagegen, dass jeder Einzelne in vollem Umfang für sein süchtiges Verhalten unabhängig von seiner Vorgeschichte und seinen aktuellen Schwierigkeiten verantwortlich ist. Nur so vermag er, seine Geschicke gänzlich in seine Hand zu nehmen. Zugegeben, der Weg dahin ist schwer und dornenreich. Wie leicht ist der Einzelne versucht, zu resignieren oder gar aufzugeben, wenn er z. B. bei der Arbeits- oder Wohnungssuche zahllose Absagen erhält, indem er wieder im süchtigen Sinne die Verantwortung für sein Misslingen dem unwilligen Arbeitgeber oder Vermieter überträgt. Die Mitglieder der Therapeutischen Gemeinschaft sind bei diesen Hürden eine große Hilfe, indem sie ermutigen, kritisch hinterfragen und auf zu überwindendes süchtiges Verhalten verweisen. Jeder Bewohner lernt also, Entschuldigungen, Rechtfertigungen und Entlastungen als Mechanismen der Verantwortungsdelegation zu verstehen. Und je besser der Einzelne dieses begreift, umso hilfreicher und kompetenter kann er sich auch für den anderen einsetzen. Diese gegenseitige Hilfe ist häufig wertvoller als die professioneller Therapeuten.

Die Selbsthilfe

Der Gedanke der Selbsthilfe wurde für den ambulanten Bereich schon in den vierziger Jahren entwickelt. Er ist in der heutigen Suchttherapie sowohl im stationären als auch im ambulanten Bereich nicht mehr wegzudenken. Obwohl süchtiges Verhalten in seinen sichtbaren Auswirkungen recht gleichförmig abläuft, ist es hinsichtlich der individuellen Dynamik außerordentlich vielfältig und häufig verdeckt. Individuelle Lebensgeschichte, Persönlichkeitsstruktur, familiärer Kontext und Art und Weise der Sozialisation machen die Sucht in ihren Entstehungsbedingungen, ihrer Stabilisierung und Rückfallstrategie zu einem hochspezifischen Ereignis. Will der therapiewillige Abhängige erfolgreich sein, muss er seine eigene Suchtdynamik verstehen lernen, um bei Rückfallgefahr gegenregulieren zu können.

Die Therapeutische Gemeinschaft entspricht in vollem Umfang diesem Bedürfnis: Bei dem engen Zusammenleben der Betroffenen werden Aspekte süchtigen Verhaltens unentwegt sichtbar. Häufig genug merkt es der Betroffene zunächst nicht und wird durch andere aufmerksam gemacht. Diese ständige gegenseitige Erziehung zur Aufmerksamkeit gelingt anfangs leichter, wenn süchtige Verhaltensweisen beim anderen bemerkt werden.

Je eher der Einzelne Zugang zu seinen Suchtmechanismen findet, also verstehen lernt, wie er in der Vergangenheit sein süchtiges Verhalten stabilisiert hat, umso erfolgreicher wird er im Aufdecken mitunter verdeckter Rückfallstrategien sein. Es ist nahezu selbstverständlich, dass diese Anstöße zu einsichtvollem Verhalten von Betroffenen weitaus effektiver sind als von Therapeuten, die nur zeitweise anwesend sind und nicht die entsprechende Detailkenntnis im alltäglichen Leben haben.

Der Selbsthilfecharakter der Suchttherapie soll aber nicht nur auf die Zeit der stationären Behandlung beschränkt sein. Schon während der Behandlungszeit nehmen die Bewohner Kontakt zu ambulanten Selbsthilfegruppen auf, nehmen eine gewisse Zeit daran teil und bereiten damit die Zeit nach der Entlassung vor. Es hat sich als außerordentlich wichtig erwiesen, dass entlassene Abhängige weiterhin für unbegrenzte Zeit an einer Selbsthilfegruppe teilnehmen, um ihren Erfolg in der stationären Therapie zu sichern.

Mit diesen drei Grundpfeilern – Selbstverwaltung, Selbstverantwortung und Selbsthilfe – ist die Therapeutische Gemeinschaft das bislang beste Instrument in der Suchttherapie, weil sie die alltägliche Lebensgestaltung als therapeutischen Rahmen versteht, in dem am ehesten das Verständnis für süchtiges Verhalten gefunden wird und Bewältigungsstrategien entwickelt werden können.

Das therapeutische Team

Im Wesentlichen hat es zwei Aufgaben:

1. Der Rahmen der Therapeutischen Gemeinschaft muss – soll er effektiv sein – so stabil wie möglich gehalten werden. Entsprechend haben die Teammitglieder die Aufgabe, die Bewohner, insbesondere die Verantwortlichengruppe, bei der Selbstverwaltung anzuleiten und zu unterstützen. Das Team muss aufmerksam gegenüber gruppendynamischen Prozessen sein, die der Suchttherapie zuwiderlaufen. Es darf nicht übersehen werden, dass immer wieder Gefährdungen – Untergruppenbildung, ausgeprägtes Konsumverhalten etc. – aufkommen können und das gemeinsame Ziel in Frage stellen. Auch muss der Schutz der Gruppe gegen Rückfall und körperliche Gewalt sichergestellt werden.

2. Zum besseren Suchtverständnis und zur Entwicklung gesunder Bewältigungsstrategien dient die Psychotherapie im engeren Sinne. Sie kann in Form von Gruppen- und Einzeltherapien oder Familien- und Paargesprächen je nach Erfordernissen erfolgen.

   Hier ist der Rahmen, um lebensgeschichtliche Defizite zu bearbeiten und neue Perspektiven zu entwickeln. Somit ist die Psychotherapie das Instrument, um Entwicklungsprozesse einzuleiten und zu beschleunigen und, eingebettet in den Rahmen der Therapeutischen Gemeinschaft, diese zu stabilisieren und therapeutische Prozesse abzukürzen, wodurch eine unnötig lange Verweildauer vermieden wird.

Teil 5

Interviews

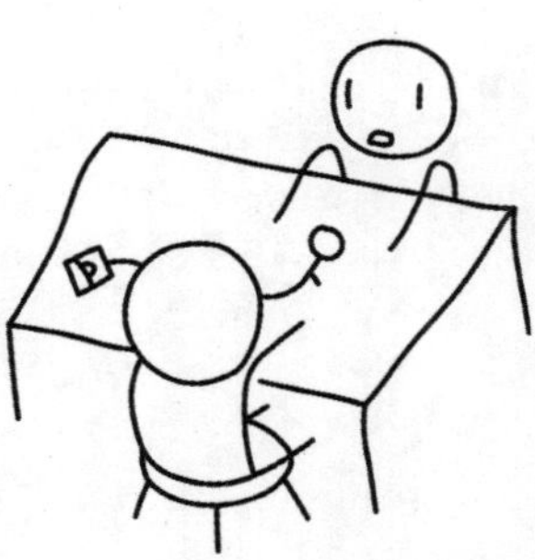

KEINE LEGALISIERUNG!

Interview mit Eduard Lintner (CSU), ehemaliger Drogenbeauftragter der Bundesregierung

Eduard Lintner (*1944) trat 1962 der CSU bei und wurde 1976 Mitglied des Bundestages. Der gelernte Jurist war von 1992 bis 1999 Beauftragter der Bundesregierung für Drogenfragen. Das Interview wurde im Juli 1997 geführt.

***Bernhard van Treeck:** Welche Veränderungen sehen Sie in der Entwicklung der Drogenszene in den letzten Jahren? Wie bedrohlich schätzen Sie die Entwicklungen in der Technoszene ein?*

Eduard Lintner: Bei der Drogenszene muss man stets mit Überraschungen rechnen. So nimmt seit einiger Zeit der Konsum von synthetischen Drogen, insbesondere dem Amphetaminderivat »Ecstasy«, alarmierend zu. Im Jahre 1995 wurden 2.371 Personen erstmals als Ecstasy-Konsumenten polizeilich registriert, im Jahre 1996 waren es schon 3.609 Personen. Dies entspricht einem Zuwachs von 52,2 %. Die Erstkonsumenten synthetischer Drogen haben bereits einen Anteil von 43,5 % an der Gesamtzahl der Erstkonsumenten harter Drogen. Dem entsprechen auch die polizeilichen Sicherstellungsmengen. Binnen Jahresfrist steigerten sie sich bei Amphetaminderivaten um über 80 %, nämlich von 380.858 Konsumeinheiten (KE) im Jahre 1995 auf 692.397 KE im Jahre 1996. Der Missbrauch von Amphetaminen und Amphetaminderivaten hat im Jahre 1996 auch zu 20 Todesfällen geführt. Angesichts dieser besorgniserregenden Entwicklung muss weiterhin alles unternommen werden, um vor allem junge Leute umfassend über die erheblichen Gefahren und Risiken dieser Suchtstoffe aufzuklären.

Hat sich die Öffnung der Grenzen auf den Partydrogen-Markt ausgewirkt?

Nach den Sicherstellungsbilanzen von Polizei und Zoll konnte bei ca. der Hälfte der 1996 sichergestellten Ecstasy-Menge eine Herkunftszuordnung getroffen werden. Danach kamen 98,2 % der entsprechenden Menge aus den Niederlanden bzw. wurden durch die Niederlande nach Deutschland eingeführt.

Ähnliches gilt auch bei der synthetischen Droge LSD, wo 97,7 % der zuordnungsfähigen Menge im Jahre 1996 aus den Niederlanden eingeschmuggelt wurde. Auch die Statistik der Sicherstellungsfälle weist für 1996 eindeutig die Niederlande als ganz überwiegendes Herkunftsland der nach Deutschland verbrachten synthetischen Drogen aus. Diese Art von regem Drogentourismus bestand aber auch schon vor dem Wegfall der Grenzkontrollen im Rahmen des Schengener Durchführungsübereinkommens.

Gibt es eine einheitliche europäische Strategie für die Bekämpfung von Partydrogen? In welchem Rahmen werden auf europäischer Ebene die Aktivitäten koordiniert?

In der EU herrscht die Einsicht, dass es einer engen Zusammenarbeit der Mitgliedsstaaten bedarf, um den Drogenmissbrauch wirksam einzudämmen. Deshalb wurde von der Europäischen Union ein Gesamtaktionsplan zur Drogenbekämpfung (1995–1999) erstellt und durch ein Tätigkeitsprogramm mit konkreten Umsetzungsmaßnahmen aus den Bereichen Gesundheit, Internationale Zusammenarbeit sowie Inneres und Justiz ausgefüllt. Schwerpunktmäßig geht es dabei um die Intensivierung der Zusammenarbeit der Strafverfolgungsbehörden durch operative, normative und politische Maßnahmen, die effizientere Bekämpfung der synthetischen Drogen und der Geldwäsche sowie um Präventionsprogramme für Jugendliche.

Viele Jugendliche und junge Erwachsene sehen Ecstasy als harmlos an – wie ist Ihre Haltung?

Ecstasy ist ganz und gar nicht harmlos, was inzwischen mehrere Untersuchungen und Gutachten belegt haben. Die Folgen des Ecstasy-Missbrauchs reichen vom unvermittelten Kreislaufkollaps, weil körperliche Warnsignale ausgeblendet werden, bis hin zu irreparablen Hirnschädigungen und Psychosen, manchmal bereits beim ersten Konsum. Gerade in der Unterschätzung und Verharmlosung dieser Gefahren liegt ein erheblicher Risikofaktor, dem schnellstmöglich durch zielgruppengerechte Aufklärungsmaßnahmen, z.B. durch Diskotheken-Kampagnen oder die Schaltung von »Hot-Lines«, begegnet werden muss. Besonders unverantwortlich ist, wenn trotz der bekannten Fakten Freigabeforderungen erhoben werden, wie kürzlich von der Fraktion BÜNDNIS '90/ DIE GRÜNEN.

Denken Sie, dass es Möglichkeiten des selbstverantwortlichen, kontrollierten Konsums z.B. bei Ecstasy und Cannabis gibt? Wo sehen Sie die Risiken, wenn die Drogeneinnahme der Eigenverantwortung der Konsumenten unterstellt würde?

Natürlich gibt es immer wieder Menschen, die nicht abhängig, also nicht süchtig werden. Nur, ob man zu diesen seltenen Ausnahmen zählt, stellt sich erst heraus, wenn es für viele bereits zu spät ist. Nach unseren Erfahrungen neigen junge Leute in diesem Zusammenhang auch leicht zur Selbstüberschätzung, so nach der Devise: »Ich kenne die Gefahren und passe auf, dann kann mir nichts passieren!« Sie unterschätzen auf diese Weise gewaltig das Suchtpotenzial solcher Substanzen. Die Tatsache, dass in 95 % aller Fälle von Heroinsucht im Vorfeld Haschischkonsum zu finden ist, ist ein beredtes Beispiel. Besonders unverantwortlich verhalten sich jene – häufig nennen sie sich auch noch »Experten« –, die leichterer Zugänglichkeit oder gar Freigabe von Drogen das Wort reden. Es geht nicht um »Selbstentfaltung« der Konsumenten, sondern um die teuren Folgen der Sucht für die ganze Gemeinschaft.

Was halten Sie von Legalisierungsbestrebungen, z.B. bei Haschisch oder Ecstasy? Würde eine solche Maßnahme nicht die Gefahr mit sich bringen, dass die Zahl der Konsumenten bei steigendem Angebot ebenfalls drastisch steigt? Und wäre durch eine Legalisierung, z.B. von Haschisch, eine Trennung von den Konsumenten »harter« Drogen möglich?

Gar nichts! Es ist unstreitig, dass die leichtere Verfügbarkeit die Zahl der Konsumenten ansteigen lässt. Wie viele letztlich süchtig werden, weiß niemand. Die Lebenserfahrung und Beispiele aus dem Ausland zeigen aber, dass auch in Deutschland mit einer Zunahme der Zahl der Drogensüchtigen gerechnet werden müsste. Die Trennung der Haschischszene von der Dealerszene für »harte« Drogen funktioniert ebenfalls nicht – siehe die Niederlande. Das hängt damit zusammen, dass jene, die »härtere« Sachen als Haschisch verkaufen wollen, der Haschischszene geradezu nachlaufen, weil sie dort die besseren Absatzchancen für ihre »harten« Drogen sehen – eine Schlussfolgerung, die von der Praxis bestätigt wird.

Legalisierungsbefürworter führen oft ins Feld, dass Drogen wie LSD, Ecstasy und Cannabis in Psychiatrie und Psychotherapie be-

reits verwendet wurden und dass zumindest diese Möglichkeit wieder gegeben sein müsste. Wie ist Ihre Haltung?

Wir haben Behauptungen, dass Originaldrogen aus medizinischen Gründen gelegentlich verordnet werden müssten, stets sehr ernst genommen und sorgfältig geprüft. Bis heute sagt uns die ganz überwiegende Zahl von Pharmakologen und Ärzten, dass dies nicht erforderlich sei, sondern Ersatzstoffe in ausreichendem Umfang zur Verfügung stünden.

Früher wurde in seltenen Fällen Cannabis mit der Hoffnung der Bewusstseinserweiterung eingesetzt; heute jedoch müssen gerade in den Bereichen Psychiatrie und Psychotherapie häufig erst die unmittelbaren, schädlichen Auswirkungen des Drogenkonsums behandelt werden, bevor eine Bearbeitung der der Drogeneinnahme vorausgehenden seelischen Probleme erfolgen kann. Wenn überhaupt psychotrop wirkende Substanzen zur Behandlung seelischer Nöte erforderlich sind, stehen zahlreiche, sehr differenziert wirkende Psychopharmaka zur Verfügung. Der gezielte Einsatz von illegalen Drogen am Menschen ist nach medizinischer Einschätzung nicht notwendig und ethisch nicht vertretbar.

Von den Legalisierungsbefürwortern wird häufig ins Spiel gebracht, es müsse eine Gleichbehandlung von legalen Drogen wie Alkohol und illegalen Drogen geben. Wie stehen Sie dazu?

Das ist für mich eine »perverse« Logik. Die schlechten Erfahrungen mit Alkohol und Nikotin lassen nur einen vernünftigen Schluss zu: Das Verbot bei ähnlich gefährlichen Substanzen aufrechtzuerhalten, wenn diese Möglichkeit – wie bei den illegalen Drogen – noch besteht.

Was halten Sie vom sogenannten »Drugchecking«?

Beim »Drugchecking« ist bestenfalls eine höchst oberflächliche Substanzanalyse möglich, die schon keine Gewähr dafür bietet, dass die nächste Pille in derselben oder einer anderen Diskothek die gleiche Zusammensetzung aufweist. Ganz zu schweigen davon, dass für die Schädlichkeit auch subjektive Faktoren, z.B. die Konstitution des Konsumenten oder der Konsum weiterer Substanzen, ganz entscheidend sind. Keine noch so harmlose Arznei würde aufgrund eines derartigen Tests je die Zulassung erhalten, obwohl Arzneien sogar von Fachleuten – Ärzten und Apothekern – verordnet werden. Es wird also eine gefährliche »Scheinsicherheit« erzeugt, die den Konsum begünstigt und die Gefahr verharmlost.

Begrüßen Sie Selbsthilfeorganisationen wie Eve & Rave oder sehen Sie in der sehr offenen Haltung gegenüber Drogenkonsum eher die Gefahr der Verharmlosung von Drogen?

Entscheidend ist der Inhalt einer »Botschaft«, nicht ihre Verpackung und auch nicht so sehr, wer sie aussendet. Egal wer die Gefahren des Konsums von Drogen verharmlost, er lädt eine schwere, eigentlich nicht tragbare Verantwortung auf sich. Die praktischen Erfahrungen zeigen immer wieder, dass sich junge Menschen, die schon konsumgeneigt sind, gerne nach denjenigen »Ratgebern« richten, die der momentanen Neigung und Probierwilligen das Wort reden. Daran müssen sich auch »Selbsthilfeorganisationen« messen lassen, egal wie sie sich nennen.

Gibt es einen nachgewiesenen Zusammenhang zwischen steigendem Drogenkonsum und drogenpolitischen Maßnahmen oder hat der steigende Drogenkonsum andere Ursachen?

Bestimmte Faktoren beeinflussen die Zahl der Drogenkonsumenten ganz entscheidend. Dazu gehört unstreitig, wie leicht zugänglich solche Substanzen im Alltag sind. Die Aufhebung von Verboten würde die Erreichbarkeit fördern und somit den Konsum steigen lassen. Selbstverständlich gibt es daneben noch viele andere Ursachen für den Drogenkonsum. Soweit sie mit der Persönlichkeit eines Menschen zusammenhängen, muss man versuchen, die Widerstandsfähigkeit gegen Suchtverhalten ganz allgemein schon vom Kindesalter an durch präventive Pädagogik zu stärken. »Kinder stark machen – zu stark für Drogen« heißt deshalb eine Modellkampagne der Bundeszentrale für gesundheitliche Aufklärung. Einen durch-schlagenden Erfolg wird Prävention aber erst dann haben, wenn sich die wichtigsten Teile der Gesellschaft ein suchtfreies Leben zum Anliegen machen. Politik und staatliche Stellen allein sind zu schwach, um das Verhalten junger Leute nachhaltig zu beeinflussen. Jeder muss den speziell ihm möglichen Beitrag zu einer erfolgreichen Prävention leisten. Dazu rufe ich die Bevölkerung auf.

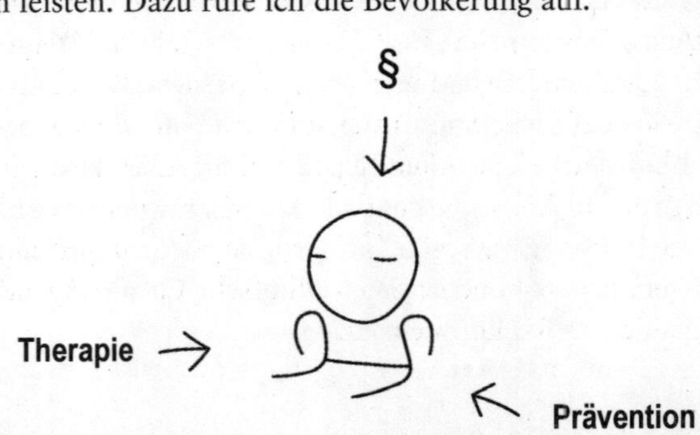

DIFFERENZIERUNG IST ANGESAGT

Interview mit Marion Caspers-Merk (SPD), Drogenbeauftragte der Bundesregierung

Marion Caspers-Merk wurde am 24. April 1955 in Mannheim geboren. Sie ist evangelisch, verheiratet, seit 1972 Mitglieder der SPD und seit 1990 Mitglied des Deutschen Bundestages. Seit 1997 ist sie außerdem Mitglied im Fraktionsvorstand. Auf Vorschlag der Bundesgesundheitsministerin wurde Marion Caspers-Merk am 31. Januar 2001 vom Kabinett zur Drogenbeauftragten der Bundesregierung als Nachfolgerin von Christa Nickels ernannt. Das Interview wurde im November 2001 geführt.

Bernhard van Treeck: *Welche Veränderungen sehen Sie in der Entwicklung der Drogenszene in den letzten Jahren? Wie bedrohlich schätzen Sie die Entwicklungen in der Technoszene ein?*

Marion Caspers-Merk: Geht man bei der Droge Ecstasy nur vom Umfang des Konsums unter den 12- bis 25-Jährigen aus, so stellt die Wiederholungsbefragung der BZgA unter Jugendlichen und auch die Repräsentativerhebung unter Erwachsenen keine großen Veränderungen fest. Damals, d.h. 1997, wurde die Prävalenz von Ecstasy erstmalig erfragt und es hatten etwa 5 % der jungen Menschen in dieser Altersgruppe Erfahrungen mit dieser Droge. Dies gilt auch für das Jahr 2000, wobei es in Ostdeutschland mit 6 % etwas mehr sind als im Westen. Das durchschnittliche Einstiegsalter liegt bei rund 17 Jahren. Heute haben rund 1,2 Mio. vor allem junge Menschen Erfahrungen. Bei Cannabis beobachten wir eine deutliche Steigerung, nämlich von 19 % in 1997 auf 26 % in 2001 bei gleichbleibendem Einstiegsalter. Allerdings gibt es bei Jugendlichen in der Technoszene deutlich höhere Prävalenzen – hier liegt also in höheres Risiko vor. Es gibt insofern nicht nur unterschiedliche *Trends* bei Jugendlichen, sondern auch unterschiedliche Jugend*szenen* mit unterschiedlichem Risikopotenzial.

Der europäische Binnenmarkt hat zu einem Wegfall der Grenzkontrollen geführt. Hat das zu einer Zunahme der Partydrogenimporte geführt oder wird dieser Einfluss überschätzt?

Nach wie vor kommen etwa 80 % der sog. Partydrogen aus Laboren aus den Niederlanden. Das ist sicherlich ein Problem, dass die offene Grenze zu den Niederlanden Kontrollen hier erschwert. Die deutschen Behörden, z.B. das Bundeskriminalamt steht hier mit der niederländischen Polizei in engem Kontakt. Dort wurde jetzt auch eine »task force« eingerichtet, um mit diesem Problem besser fertig zu werden.

Gibt es eine einheitliche europäische Strategie für die Bekämpfung von Partydrogen? In welchem Rahmen werden aktuell auf europäischer Ebene sowohl repressive wie auch präventive und therapeutische Aktivitäten koordiniert?

Die Europäische Drogenbeobachtungsstelle (EBDD) in Lissabon hat dazu eine eigene Abteilung eingerichtet, um bessere Erkentnisse über die Entwicklung des Partydrogenkonsums in den Mitgliedsländern zu erhalten, denn in allen europäischen Staaten hat sich eine Jugendkultur herausgebildet, die ähnliche kulturelle Aktivitäten entwickelt, einen ähnlichen Musikgeschmack hat und auch ähnliche Konsummuster bei sog. Partydrogen aufweist.

In einer Untersuchung des Berliner Forschers Peter Tossmann wurden die Konsummuster in verschiedenen europäischen Großstädten verglichen, u.a. in Amsterdam, Madrid und Berlin, aber auch in Prag. Und der Drogenkonsum ist in diesen Szenen überall ähnlich. Es wurde auf europäischer Ebene deshalb ein Nachrichten- und Informationssystem zur *frühzeitigen Erkennung neuer Erscheinungsformen synthetischer Drogen* geschaffen. Hierdurch sollen Erkenntnisse zum Verbreitungsgrad und Risikopotenzial dieser Drogen zur Verfügung gestellt werden, um geeignete Präventionsmaßnahmen, legislative Initiativen und eine effektive Strafverfolgung der Hersteller zu gewährleisten.

Der Umgang der Gesellschaft mit Suchtmitteln allgemein spielt sicher eine ganz wesentliche Rolle bei der Entstehung von Suchtproblemen. Ist mit der Einführung eines europaweiten generellen Werbeverbotes für Alkohol und Zigaretten in absehbarer Zeit zu rechnen? Und: Warum gibt es Zigarettenautomaten im Stadtbild und Alkohol in jedem Supermarkt? Sehen Sie hier Handlungsbedarf, um das Angebot zu reduzieren?

Die Europäische Kommisson hat eine Tabakwerberrichtlinie vorbereitet, die Einschränkungen der Tabakwerbung vorsieht, insbesondere im Zusammenhang mit internationalen Sportereignissen. Aber ob es in absehbarer Zeit zu weiteren Einschränkungen auch für Alkohol kommen wird, vermag ich nicht zu sagen. Was die Zigarettenautomaten anbetrifft, wird eine Änderung des Jugendschutzgesetzes vorbereitet, die den Zugang zu diesen Automaten für Kinder und Jugendliche erschweren wird über ein Chipkartensystem. Eine Einschränkung des Angebots würde die Präventionsbemühungen unterstützen, ist aber realistischerweise schwierig zu erreichen, ohne die marktwirtschaftliche Verfassung unserer Gesellschaft in Frage zu stellen. Ich habe dies auch feststellen müssen, als ich angeregt habe, den Verkauf von Alkoholika in Tankstellen einzuschränken. Dennoch will ich den legalen Drogen wie Tabak und Alkohol sehr viel mehr Aufmerksamkeit schenken in der öffentlichen Diskussion über gesundheitliche Risiken und Schäden durch den Missbrauch dieser Substanzen.

Man weiß mittlerweile, dass Ecstasy alles andere als harmlos ist. Der Konsum ist dennoch hoch. Woran, denken Sie, liegt das?

Es ist in der Tat richtig, dass neuere Forschungsergebnisse darauf hindeuten, dass Ecstasy und verwandte Stoffe hirnorganische Beeinträchtigungen hervorrufen können. Auch wenn wir noch nicht wissen, ob diese Schäden, die vor allem die Merk- und Konzentrationsfähigkeit betreffen, reversibel sind, müssen wir Jugendliche unbedingt über diese Risiken aufklären. Denn wenn es auch als gesichert angesehen werden kann, dass der Grad der Schädigungen insbesondere von der Dosis, der Dauer und Häufigkeit des Konsums abhängen, sind doch in Einzelfällen derartige Beeinträchtigungen schon nach einmaligem Konsum festgestellt worden. Deshalb müssen wir auch den Partydrogen das Image der »harmlosen Pillen« absprechen.

Es ist aber davon auszugehen, dass die Partyszene auch weiterhin zur Selbstinszenierung, Bewusstseinserweiterung und einfach zum Spaß legale und illegale Drogen gebrauchen wird.

Wenn die Beobachtungen von Tossmann aus den Jahren 98/99 auch für die Zukunft zutreffen, dann wird die ganz überwiegende Mehrheit der jugendlichen Partygänger dabei durchaus ambivalente Erfahrungen machen. Es gibt zunehmend effektive Strategien in der Prävention, die helfen können, Gesundheitsrisiken weitgehend zu vermeiden.

Sind Sie der Überzeugung, dass es Möglichkeiten des selbstverantwortlichen, kontrollierten Konsums z.B. bei Ecstasy und Cannabis, gibt? Wo sehen Sie die Risiken, wenn die Drogeneinnahme der Eigenverantwortung der Konsumenten unterstellt würde?

Die Diskussion über die Möglichkeiten des selbstverantwortlichen und kontrollierten Umgangs gibt es natürlich auch beim Alkohol. Ich finde sie aber akademisch, weil wir wissen, dass es vor allem labile junge Menschen sind ohne stabiles soziales Umfeld, die Probleme im Umgang mit psychotropen Substanzen bekommen. Und wir wissen, dass dies in der Partydrogenszene auch für Jugendliche gilt, die sehr riskante Konsummuster, vor allem Mischkonsum, praktizieren, auch wenn sie ein stabiles soziales Umfeld haben mögen. Das schützt sie dann auch nicht vor den Gefahren leichtsinniger Überschätzung der eigenen Fähigkeiten, mit Risiken umzugehen.

Ich denke, die Aufgabe einer verantwortungsvollen Sucht- und Drogenpolitik ist es, sich um diese Gruppen zu kümmern, sie frühzeitig zu erreichen und ihnen Hilfen anzubieten, letztlich zum Ausstieg. Natürlich sind selbstbewusste, ich-starke Persönlichkeiten besser geschützt vor gesundheitlichen und psychischen Risiken und deshalb fördern wir ja auch solche Konzepte der Stärkung von sog. life skills, von Lebenskompetenzen. Das bedeutet aber, dass Jugendliche auch lernen, Verzicht zu üben, nicht unbedingt *alle* Paletten der angebotenen Erlebniswelten unbedingt ausprobieren zu müssen, um als »cool« zu gelten und anerkannt zu werden.

Was halten Sie von Legalisierungsbestrebungen, z.B. bei Haschisch oder Ecstasy? Würde eine solche Maßnahme nicht die Gefahr mit sich bringen, dass die Zahl der Konsumenten bei steigendem Angebot ebenfalls drastisch steigt?

Es ist davon auszugehen, dass eine Freigabe einer bislang illegalen Substanz auch zu einer erhöhten Probierbereitschaft führen würde. Denn die Verfügbarkeit einer psychoaktiven Substanz ist auch ein wichtiger Faktor für die Konsumbereitschaft. Das sehen wir am besten bei den legalen Drogen wie Tabak und Alkohol. Ich möchte nicht, dass wir auch nur annähernd solch hohe Konsumprävalenzen bei Cannabis oder Ecstasy haben. Denn wenn eine Substanz legal erhältlich ist, wird es auch schwierig sein, z.B. Werbeverbote durchzusetzen. Im Übrigen ist eine derartige Freigabe, also eine Legalisierung, auch nicht mit den Internationalen Suchtstoffübereinkommen vereinbar, die Deutschland unterschrieben hat. Allerdings lassen diese Übereinkommen zu, innerhalb bestehender Rechtssysteme dafür zu sorgen, dass Konsumenten nicht bestraft werden, wohl aber der kriminelle Drogenhandel. Der § 31a des Betäubungsmittelgesetzes lässt eine Einstellung eines Verfahrens beim Erwerb und Besitz kleiner Mengen zum Eigenverbrauch ausdrücklich zu. Und diese Regelung wird auch angewandt.

Ermittlungsverfahren wegen Cannabis werden zum größten Teil eingestellt, wenn es sich um Eigenkonsum kleiner Mengen handelt. Allerdings wird die »kleine Menge« noch immer sehr unterschiedlich in den einzelnen Bundesländern definiert. Auch Ecstasykonsumenten werden in der Regel nicht strafrechtlich verfolgt, sondern es wird auch hier geprüft, ob ein Verfahren eingestellt werden kann.

Ich würde es allerdings für sinnvoll halten, dass die Betroffenen dann auf freiwilliger Basis die Möglichkeit einer Beratung durch eine Drogenhilfeeinrichtung annehmen können, wie wir das in einem Bundesmodellprojekt zur Zeit erproben. Denn eine polizeiliche Auffälligkeit kann dazu genutzt werden, dass die Jugendlichen über ihren Konsum kritischer nachdenken.

Wäre Ihrer Meinung nach durch eine Legalisierung, z.B. von Haschisch, eine Trennung von den Konsumenten »harter« Drogen möglich? Wie bewerten Sie die Erfahrungen der Niederländer mit den Coffeeshops?

Nach unseren bisherigen Erkenntnissen gibt es bereits faktisch eine Trennung von Drogenmärkten, d.h. der Erwerb von Cannabis erfolgt weitgehend unabhängig vom Angebot anderer Drogen, wie z.B. Heroin und Kokain. Natürlich gibt es Schnittstellen und Konsumentenschichten, die nicht nur Cannabis konsumieren, besonders in der Partydrogenszene. Dort wird neben Ecstasy auch Alkohol konsumiert, aber auch Amphetamine, LSD und Kokain. Alkohol ist mittlerweile das größte Problem bei der jährlichen Love Parade in Berlin.

Die Niederländer haben im Rahmen ihres Rechtssystem – das auch der Polizei ermöglicht, bei bestimmten als geringer bewerteten Straftraten nicht eingreifen zu müssen – die tolerierte Abgabe von Cannabis in kleinen Mengen zum Eigenkonsum in »Coffeshops« geschaffen. Allerdings zeigt eine kürzlich vorgestellte Studie auch, dass nur in etwa einem Drittel der »Coffeeshops« auch tatsächlich eine Kontrolle stattfindet, ob die festgelegten Bestimmungen – z.B. nur Verkauf von Cannabisprodukten, kein Verkauf an Jugendliche – eingehalten werden.

Legalisierungsbefürworter führen oft ins Feld, dass Drogen wie LSD, Ecstasy und Cannabis in Psychiatrie und Psychotherapie bereits verwendet wurden und dass zumindest diese Möglichkeit wieder gegeben sein müsste. Wie ist Ihre Haltung? Sollten Ärzte die Möglichkeit haben, z.B. mit Cannabis therapeutisch zu arbeiten?

Die Wirkstoffe von Cannabis werden bereits zur Linderung bestimmter Erkrankungen etwa im Bereich der Schmerztherapie, bei der Behandlung von Folgen einer AIDS- oder Krebserkrankung, etwa eines Gewichtsverlustes durch Appetitlosigkeit, eingesetzt.

Eine Verschreibung von Dronabinol z.B. ist durch eine Arzneimittelrezeptur in der Apotheke möglich und erfolgt auch mittlerweile in mehreren hundert Apotheken in Deutschland. Eine Abgabe von Cannabis zur Selbstmedikation ist aber nicht erlaubt und auch nicht sinnvoll, denn eine gleichmäßige therapeutische Dosierung ist dann sehr schwierig erreichbar. Außerdem hat das Rauchen von Cannabis, besonders wenn es mit Tabak gemischt ist, auch gesundheitsschädliche Nebenwirkungen. Der Einsatz dieser Substanzen im psychiatrischen und psychotherapeutischen Bereich ist in seinen Effekten umstritten, obwohl in einem bestimmten Setting und unter ärztlicher Kontrolle auch bestimmte psychotherapeutische Prozesse unterstützt werden könnten. Aber dieser Anwendungsbereich ist überhaupt nicht vergleichbar mit dem aus Gründen der Entspannung oder zu Rauschzwecken vorgenommenen Substanzkonsum.

Von den Legalisierungsbefürwortern wird häufig ins Spiel gebracht, es müsse eine Gleichbehandlung von legalen Drogen wie Alkohol und illegalen Drogen geben. Wie stehen Sie dazu?

Um glaubwürdige Politik machen zu können, müssen in der Tat die gesundheitlichen Risiken von Tabak und Alkohol deutlicher thematisiert werden. Es wird deshalb auch europaweit in diesem Bereich auf die Bremse getreten, um die enormen gesundheitlichen und sozialen Beeinträchtigungen durch den Missbrauch von Tabak und Alkohol zu reduzieren.

Was halten Sie vom sogenannten »Drugchecking«? Um dieses Thema ist es still geworden. Woran liegt das?

»Still« geworden ist es in diesem Bereich keineswegs. So forderte erst kürzlich neben verschiedenen szenenahen Organisationen auch der Caritas-Verband in Berlin die Einführung von »Drugchecking«. Allerdings findet diese Diskussion eher in Fachkreisen als in der politischen Öffentlichkeit statt. Und das ist auch gut so, denn eine ernsthafte Diskussion sollte nicht ideologisiert werden. Die Bundeszentrale für gesundheitliche Aufklärung (BZgA) hat auf meine Initiative hin im September eine bundesweite Fachtagung durchgeführt, wo Praktiker und Wissenschaftler über neue Wege in der Prävention in der Partydrogenszene beraten haben. Auch die Vor- und Nachteile des »Drugchecking« waren Thema des Expertentreffens. Dort ist z.B. das Wiener »Check-It«-Projekt vorgestellt worden, das mit der Unterstützung der Stadt Wien stattfindet. Das ist sehr aufwendig und teuer, weil es mit einem qualitativen wie quantitativen Analyseverfahren arbeitet. Die Wiener gehen im Übrigen mit den Analyseergebnissen sehr verantwortungsvoll und vorsichtig um, um zu vermeiden, dass ihre Arbeit als »Freifahrtschein zum Drogenkonsum mit Unbedenklichkeitsbescheinigung« missverstanden werden kann. Dies darf auf keinen Fall passieren. Auf der anderen Seite berichteten sie, dass sie mit diesem Angebot mehr Konsumenten erreichen und überhaupt Vertrauen aufbauen könnten für Beratungsgespräche über Gesundheitsrisiken und mögliche Vermittlungen in weiterführende Hilfen. Ähnliches geschieht auch in Hannover mit Duldung der Staatsanwaltschaft. Ich halte es aber für bedenklich, wenn die Hannoveraner Tipps herausgeben über »böse Pillen«, denn dann gibt es im Umkehrschluss auch »gute«.

Eine derartige Botschaft ist fatal insbesondere für labile Jugendliche, die dies als Entlastung ansehen könnten, um weiterhin Pillen ohne Bedenken zu schlucken. Ich denke schon, dass rechtliche Rahmenbedingungen ermöglicht werden sollten, wenn vor Ort in enger Abstimmung mit den Ordnungs- und Polizeibehörden eine solche Maßnahme als Teil eines Präventionskonzeptes angeboten werden soll. Der Staat darf aber nicht den Eindruck erwecken, als sei der Drogenkonsum unproblematisch, wenn die illegalen Substanzen auf ihre Inhaltsstoffe untersucht werden.

Begrüßen Sie Selbsthilfeorganisationen wie Eve & Rave oder sehen Sie in der sehr offenen Haltung gegenüber Drogenkonsum eher die Gefahr der Verharmlosung von Drogen?

Es haben sich in den letzten Jahren eine Reihe sowohl von Selbsthilfeorganisationen in der Technopartyszene entwickelt und zunehmend haben auch Drogenhilfeträger eigene Projekte in diesem Bereich eingerichtet, um die Jugendlichen, die sich nicht als suchtgefährdet sehen und nicht in eine Drogenberatungstelle gehen, überhaupt zu erreichen. Dazu gehören auch Gruppen wie »eve & rave«, die sich eher als Verbraucherschutzorganisation sehen denn als Drogenhilfeeinrichtung. Aber alle Gruppen – es sind mittlerweile über 30 in Deutschland – sehen ihre Aufgabe schon darin, jugendliche Konsumenten über die gesundheitlichen Risiken des Gebrauchs der verschiedenen Substanzen zu informieren und Hilfen anzubieten. Manche der Gruppen haben einen sehr guten Zugang zu der Szene, weil sie sich selbst als Teil davon begreifen, weil sie die Technomusik mögen, weil sie auch teilweise eigene Erfahrungen mit dem Konsum sogenannter Partydrogen gemacht haben.

Diese Gruppen eng in die Aufklärung und Prävention einzubeziehen entspricht dem Ansatz des sog. »peer involvement«, der Einbeziehung von gleichaltrigen Gruppen mit gleichen Lebenserfahrungen. Das haben wir mit Erfolg im Bereich der AIDS-Hilfen auch gemacht. Bei der bereits erwähnten Fachtagung hatte ich die Gelegenheit, mit Vertretern dieser Szeneorganisatonen persönlich zu sprechen. Ich habe den Eindruck gewonnen, dass sie sich alle ernsthaft bemühen um angemessene Aufklärung und nicht darum, den Drogenkonsum zu verharmlosen. Ich glaube, wir brauchen noch mehr fachlichen Austausch über Risiken beim Konsum, z.B. über die Erkenntnisse über hirnorganische Beeinträchtigungen oder über Auswirkungen des Mischkonsums.

Wenn diese szenenahen Organisationen merken, dass wir den Dialog mit ihnen wollen und sie ernst nehmen, können sie auch Ergebnisse der Forschung eher akzeptieren, die nicht immer in das Bild vom eigenverantwortlich handelnden Konsumenten passen, der keinerlei Probleme hat mit dem Konsum. Wenn es nämlich nur *die* gäbe, bräuchten wir gar keine Aufklärung und Hilfe.

Gibt es einen nachgewiesenen Zusammenhang zwischen steigendem Drogenkonsum und drogenpolitischen Maßnahmen oder hat der steigende Drogenkonsum andere Ursachen?

Der Sozialforscher Karl-Heinz Reuband, der auch Mitglied der Sucht- und Drogenkommission beim Gesundheitsministerium ist, hat diesen Zusammenhang bereits Anfang der 90er Jahre in Europa untersucht. Er bestreitet ihn eher. Natürlich kann eine bestimmte Drogenpolitik ein gesellschaftliches Klima gegenüber dem Konsum psychoaktiver Substanzen verstärken oder fördern. Aber der problematische Konsum selbst hat ein ganzes Ursachenbündel, das reicht von Trends der Konsum- und »Spaßgesellschaft«, bis hin zu Ergebnissen jugendpsychologischer Forschungen über frühkindliche Störungen in schwierigen familiären Verhältnisse insbesondere in sozial benachteiligten Familien.

Welche Anstrengungen auf den Gebieten der Prävention und der Repression wird die Bundesregierung unternehmen, um die Probleme in Verbindung mit Drogen zu vermindern?

In der Prävention muss es um Gesundheitsförderung und Stärkung von Lebenskompetenzen von Jugendlichen gehen, wenn es gelingen soll, notwendige Phasen des Erwachsenwerdens so zu unterstützen, dass sie nicht in einem dann nur schwer veränderbaren Prozess der gesundheitlichen Verelendung und sozialen Ausgrenzung münden. Es geht dabei weniger um die Frage »harter« oder »weicher« Drogen als vielmehr um die Frage »harter« oder »weicher« Konsummuster. Es gibt bei einer wachsenden Zahl von Jugendlichen keine klaren Abgrenzungen der Substanzen und Konsumformen mehr. Was Sorge bereitet, sind die Jugendlichen, die ohne Risikobewusstsein – besonders am Wochenende – alle möglichen Substanzen konsumieren, von Ecstasy über LSD bis Cannabis und dann noch Alkohol und Nikotin. Der Druck »immer gut drauf« zu sein fordert seinen Tribut.

Die Bundeszentrale für gesundheitliche Aufklärung hat deshalb u.a. das Internet-Projekt *drugcom.de* entwickelt, um insbesondere Jugendliche anzusprechen, die bereits Drogenerfahrungen haben. Das Projekt soll die Kommunikation mit denjenigen Jugendlichen fördern, die herkömmliche Drogenhilfeangebote nicht aufsuchen. Es soll zu einem kritischen Konsum angeregt werden, die Homepage soll eine interaktive Nutzung ermöglichen, auch zu einer online-Beratung.

Das Projekt setzt bewusst an einer jugendspezifischen Kultur an, es holt die Jugendlichen dort ab, wo sie sind, wie es so schön heißt, und da ist auch das Internet zunehmend der Ort. Es geht dabei nicht darum, Jugendliche »einzufangen«, sondern mit ihnen einen glaubwürdigen Dialog zu führen. Wir brauchen eine gesellschaftliche Diskussion über die mit dem Konsum psychoaktiver Substanzen verbundenen gesundheitlichen, psychischen und sozialen Risiken.

Diese Risiken sind unabhängig davon, ob diese Substanzen legal oder illegal sind. Es sollte deshalb in dieser Debatte weder eine Verteufelung noch eine Bagatellisierung von einzelnen psychoaktiven Substanzen geben. Deshalb benötigen wir für die nächsten Jahre eine übergreifende Gesamtstrategie für den Umgang mit Suchtmitteln in unserer Gesellschaft, die dazu beiträgt, konkrete Zielsetzungen festzulegen, wie wir den gesundheitsschädlichen Konsum und die damit verbundenen Folgen verringern können. Der 1990 verabschiedete »Nationale Rauschgiftbekämpfungsplan« entspricht nicht mehr den aktuellen Erkenntnissen der Forschung und Praxis der Suchtkrankenhilfe und ist auch zu stark auf illegale Drogen ausgerichtet. Eine derartige einseitige Fixierung übersieht aber die gravierenden sozialen und gesundheitlichen Auswirkungen des Missbrauchs legaler Suchtstoffe.

www.dancecube.de
www.drugcom.de

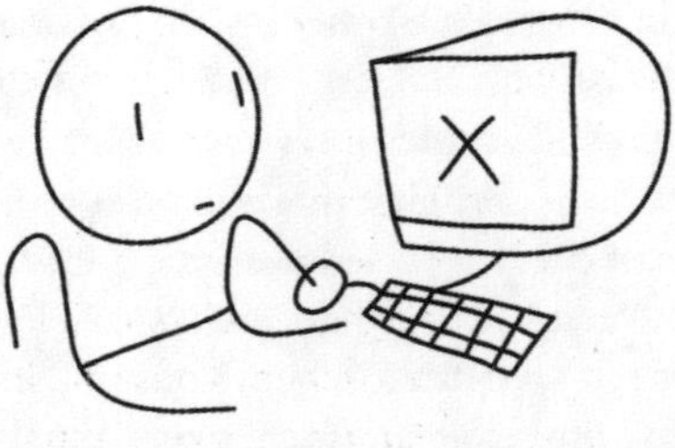

DROGENFREIE RAVES SIND MÖGLICH!

Interview mit Andreas Gantner, Therapieladen Ambulante Therapie

In Berlin bietet seit 1984 der Therapieladen sowohl Prävention, Beratung als auch ambulante Therapie an. Mit Hilfe des Senats sind in dieser Einrichtung im Laufe der Jahre wichtige Informationen über die neue Gruppe von Drogen-Konsumenten zusammengetragen und in therapeutische Hilfsangebote umgesetzt worden. Der Therapieladen gehört sicherlich zu den besten und qualifiziertesten Angeboten im Bereich der Therapie bei Problemen mit Partydrogen. Der Leiter, Andreas Gantner, erläutert im folgenden Interview die Besonderheiten seiner Arbeit.

Bernhard van Treeck: Ihr gehört zu den Pionieren im Bereich Partydrogen. Wie seid ihr auf die Idee gekommen, euch mit dem Thema zu beschäftigen?

Andreas Gantner: Mit Partydrogen kamen wir Anfang der 90er Jahre in Kontakt. Unser Schwerpunkt lag damals noch bei der Behandlung von Menschen, die Probleme mit Cannabis hatten. Es waren meistens jüngere Konsumenten, die von Drogenberatungsstellen zu uns vermittelt wurden. Es war schon damals deutlich, dass ein Teil derjenigen, die Partydrogen konsumierten, auch massive Probleme damit bekamen. Dies war so 1992, Anfang 1993. Stärkeren Zulauf aus dem Partydrogenspektrum hatten wir seit 1994.

Wieso kamen diese Klienten nun ausgerechnet zu euch?

Dass die Leute gerade in den Therapieladen gekommen sind, war damit verbunden, dass sich der Therapieladen schon immer mit sogenannten weichen Drogen befasst hat. Wir haben ein spezielles Angebot für Cannabiskonsumenten mit problematischem Konsum, und die Nähe der Leute, die Partydrogen konsumieren, ist eher zu Cannabis gegeben. Cannabis ist ja auch ein Bestandteil des Partydrogenkonsums. Bei unseren Klienten gibt es eine ganz starke Abgrenzung gegenüber Heroin, und daher scheuen sie sich, in eine normale Drogenberatungsstelle zu gehen. So waren wir frühzeitig damit konfrontiert.

Welche Konsequenzen hatte das für euch?

Die Bewegung der Szene hat uns frühzeitig interessiert. Wir haben uns im Bereich der Prävention schnell auf die besonderen Konsumverhaltensweisen eingestellt. Das hat dazu geführt, dass wir auch in die Szene reingegangen sind. Wir haben uns informiert und wollten mehr Hintergrundwissen, mehr Erfahrung bekommen. So entstand 1993 die Idee, eine Hotline zu machen. Es hat sich dann noch ein weiteres Jahr hingezogen, bis die Finanzierung dieses Projektes durch die Senatsverwaltung übernommen wurde. Unser Interesse war, neben einem möglichen Hilfsangebot, vor allen Dingen erst mal mehr Erkenntnisse zum Konsumverhalten in der Technoszene zu bekommen. Zu diesem Zeitpunkt gab es praktisch noch keine Forschung. Zumindest was den Zusammenhang von Techno und Partydrogen betrifft. Wir konnten mit dieser Hotline Daten über Konsummuster, Hintergründe und auch Problemkonstellationen erfahren.

Welche Besonderheiten im Konsummuster habt ihr denn herausgefunden? Und wo unterscheiden sich diese Abhängigen z.B. von den klassischen Opiatabhängigen?

Zunächst mal beim Konsummuster ist wichtig zu sehen: Alle reden ja von Ecstasy, Ecstasy ist aber nur die Leitdroge in der Technoszene. Es ist so, dass die Droge eigentlich kaum ausschließlich konsumiert wird, sondern vor allen Dingen immer in Verbindung mit Cannabis, Speed oder Halluzinogenen. Eigentlich handelt es sich so gut wie immer um Mischkonsum, sodass eben viele Ecstasy zwar am Wochenende konsumieren, aber z.B. mit Speed oder LSD kombinieren und dann Cannabis zum Chillen als Entspannungsdroge nutzen. Es ist wichtig, sich diesen Mischkonsum anzuschauen. Auffällig dabei ist, zumindest sind das die Ergebnisse der Hotline, dass eine starke Abgrenzung gegenüber Heroin da ist, dass die Leute, die sich für den Partydrogenkonsum entschieden haben, eine ganz bewusste Trennung zu Heroin machen. Ich denke, das hat natürlich auch etwas mit unterschiedlichen Werten, mit den Bedürfnissen, die hinter dem Konsum stehen, zu tun. Die Leute wollen sich ja nicht irgendwie wegknallen oder zumachen, sondern im Gegenteil, es geht ihnen darum, fit und leistungsfähig zu sein, gut drauf zu kommen sowie offen und kommunikationsfreudig zu werden. Zumindest die erste Generation der Partydrogenkonsumenten hatte ja auch so eine Art Rave-Philosophie im Hintergrund, bei der es darum ging, bestimmte Werte, die man schon in der Hippie-Generation hatte, wieder aufzugreifen und fortzusetzen vor dem Hintergrund neuer gesellschaftlicher Entwicklungen. Man muss den Drogenkonsum immer auch in Zusammenhang mit Veränderungen in der Jugendkultur verstehen. Insofern ist diese Verbindung zwischen Techno und Drogen einfach ganz wichtig. Auf der anderen Seite ist es auch wichtig, Techno und Drogen nicht gleichzusetzen. Ich denke, da werden die neueren Forschungen ein bisschen mehr Licht reinbringen.

Auf jeden Fall ist es so, dass nicht zwangsläufig Techno und Drogen zusammengehören.

Gibt es außerdem Unterschiede zwischen Partydrogen- und Opiatkonsumenten? Welche Erfahrungen macht ihr in der Therapie?

Was wir feststellen, ist, dass die Klienten, die wir haben, weniger soziale Probleme haben. Auch Kriminalisierungsprobleme behindern die Therapie bislang nicht, weil es wenig Strafverfolgung für diese Leute gegeben hat. Das ist ja eine Sache, die bei Opiatkonsumenten häufig im Vordergrund steht. Auch Beschaffungskriminalität sehen wir kaum, sodass wir uns in der Beratung oder Therapie ganz überwiegend auf die psychischen Probleme konzentrieren können.

Welche Probleme sind das?

Zwei große Gruppen würde ich gerne unterscheiden: Auf der einen Seite sehen wir schwere Depressionen, die unmittelbar in Zusammenhang mit dem Drogenkonsum stehen. In der Folge sind sie auch aufrechterhaltende Faktoren für den Konsum. Der sogenannte Psychokater, der ja mit der Einnahme dieser Drogen einhergeht, gehört hierzu, und der wird dann mit anderen Drogen weggemacht. Natürlich ist klar, wer längerfristig Depressionen hat oder in depressive Entwicklungen reinkommt, hat meistens auch schon vor Beginn des Drogenkonsums latent depressive Tendenzen bzw. Selbstwertprobleme. Die Erkenntnis, die in der Drogenarbeit nicht neu ist, dass natürlich insbesondere die für eine Suchtentwicklung gefährdet sind, die schon eine labile Grundstruktur haben, sehen wir auch hier bestätigt. Diese Menschen neigen dazu, relativ schnell den Drogenkonsum zur Stabilisierung des Selbstwertgefühls zu funktionalisieren. Narzisstische Defizite z.B. werden so abgefedert, und da kommt ganz schnell eine kritische Entwicklung zustande. Partydrogen sind ja sogenannte selbstwertsteigernde Drogen.

Früher oder später führen sie dann aber zur Verschärfung der Selbstwertkrise. Die andere Gruppe stellen die Konsumenten dar, die infolge des Konsums prä-psychotische oder auch psychotische Erfahrungen machen. Die Gefahr liegt diesbezüglich weniger bei reinem Ecstasykonsum, obwohl es da auch auftreten kann, sondern eher in der Kombination von Drogen. Ecstasy, Cannabis etc. und vor allen Dingen natürlich Halluzinogene können bei Leuten, die eine labile Grundstruktur haben, eine drogeninduzierte Psychose auslösen.

Wie sieht denn dann die Therapie aus?

Also zunächst ist zu der zweiten Gruppe zu sagen: Die kommen in der Regel über das medizinische Hilfssystem, über Ärzte oder über Krisenstationen, manche auch über Psychiatrien. Da ist im Einzelfall zu schauen, hat derjenige sozusagen wieder Boden unter die Füße gekriegt oder braucht er noch eine Medikation. An dieser Stelle müssen wir versuchen, verstärkt die Kooperation mit Ärzten und Psychiatern voranzutreiben. Hier ist im Einzelfall zu klären, braucht jemand noch vorübergehend eine Medikation oder ist er genügend stabilisiert, sodass z.B. eine ambulante Therapie ausreicht. Wir haben auch einen Fall gehabt mit schweren Depressionen. Kurzfristig bekam der Klient Antidepressiva verschrieben. Das ist natürlich aus psychotherapeutischer Sicht nicht immer einfach.

Kannst du das näher erläutern?

Ja sicher, letztendlich ist es ja unser Anspruch, die Leute zu befähigen, Bewältigungs- oder Lösungsstrategien zu entwickeln, bei denen sie ohne Substanzen auskommen. Dennoch gibt es gerade bei den Partydrogenkonsumenten krisenhafte Zustände, wie z.B. schwere Depressionen, wo die Behandlung vorübergehend mit der Unterstützung einer Medikation indiziert sein kann.

Behandelt ihr die beiden angesprochenen Gruppen getrennt oder gemeinsam?

Wir mischen, und das funktioniert auch durchaus. Es ist so, dass die Klienten mit einer drogeninduzierten Psychose es zum Teil eher leichter haben, Abstand von den Drogen zu nehmen, weil die Erlebnisse der psychotischen Erfahrung doch recht massiv sind. Diese Leute schaffen es leichter, über längere Zeit abstinent zu bleiben. Leute, bei denen eine depressive Entwicklung vorliegt, kommen früher oder später in die Versuchung, sich einfach wieder über den bekannten Weg, nämlich den Drogenkonsum, bessere Gefühle zu verschaffen. Und dennoch, wichtig ist es, in den Therapiegruppen diese Unterschiede zu bearbeiten und deutlich werden zu lassen. Die Ausstiegsmotivation kann durchaus unterschiedlich sein.

Wie helft ihr psychotisch gewordenen Patienten?

Natürlich ist das erste Ziel für uns, erst einmal Realitätsorientierung, Stabilität und genügend Alltagsstruktur zu schaffen, damit die ambulante Therapie überhaupt funktioniert. Im Einzelfall überlegen wir schon, ob das jemand ambulant schafft, auch z.B. in Verbindung mit einer Medikation. Manchmal ist dann doch eine stationäre Therapie besser geeignet. Einige unserer Klienten haben bereits Erfahrungen mit Psychosen hinter sich. Meistens kurzfristige Erfahrungen, also eher so eine Art Horrortrip für ein paar Tage. Einige hatten damit aber auch längerfristig Probleme, also über 2 bis 6 Monate. Teilweise mussten sie längerfristig in psychiatrischen Krankenhäusern behandelt werden. Wenn sie zu uns in Therapie kommen, müssen sie relativ stabil im Alltag sein.

Was muss man tun, wenn man bei euch eine ambulante Therapie machen möchte?

Wir sind anerkannt im Rahmen der ambulanten Rehabilitation. Es läuft so, dass wir zunächst Indikationsgespräche führen, also uns genauer diagnostisch damit beschäftigen, welche Art von Störung da ist. Im Erstgespräch wird so eine Art Vorabdiagnose gestellt und gefragt: Ist da überhaupt Behandlungsbedarf? Wenn ja, besteht die Möglichkeit, ambulant Therapie zu machen, reicht das aus? In diese Richtung vertiefen wir sozusagen den diagnostischen Prozess und versuchen dann gemeinsam mit dem Klienten, einen Therapieplan aufzustellen. Dieser wird individuell mit dem Klienten entwickelt. Nach einer Anfangsphase von einzeltherapeutischen Gesprächen kombinieren wir dann später Einzel- und Gruppentherapien miteinander.

Welchen zeitlichen Aufwand bedeutet so eine Therapie pro Woche?

Die Einzeltherapiesitzung dauert eine Stunde, die Gruppensitzung eine Doppelstunde. Das geht dann über einen Zeitraum, der vom Kostenträger vorgegeben ist, nämlich maximal 18 Monate, wobei dann jeweils nach einem halben Jahr neu geprüft wird, ob noch weiterer Behandlungsbedarf besteht. Es müssen dann Zwischenberichte und Verlängerungsanträge erstellt werden.

Könnt ihr die Therapie auch ganz normal über Krankenkassen abrechnen?

Ja, aber nur im Rahmen der ambulanten Rehabilitation. Wir sind zwar zum größten Teil Psychologen und Psychotherapeuten, aber haben nicht die notwendige Zulassung, um auch Psychotherapie durchführen zu können. Was wir allerdings bisher machen konnten, war, die Therapie über Zuwendung oder Finanzierung der Senatsverwaltung zu machen. Darauf haben wir bislang vor allen Dingen bei Jugendlichen zurückgegriffen oder bei Leuten, wo es keine Reha-Indikation gab. Gerade bei Jugendlichen ist das Finanzierungsproblem aber noch ungelöst. Und der Senat hat ja auch immer weniger Mittel.

Kommen die Patienten aus eigenem Antrieb, oder ist es eher die Ausnahme? Wie hoch ist der Anteil derjenigen, die von Eltern, Lehrern oder Freundin geschickt werden?

Sogenannte »geschickte« Klienten gibt es auch, aber eher weniger. Die meisten kommen aus eigenem Antrieb und haben einen entsprechenden Leidensdruck. Das ist natürlich dann auch für die therapeutische Arbeit von Vorteil, wenn die Leute selbst die Dinge in die Hand nehmen. Im therapeutischen Prozess verändern sich die Motivationsaspekte jedoch ständig und unterliegen großen Schwankungen.

Was macht ihr denn, wenn eine Mutter mit ihrem Kind kommt und sagt, mein Sohn hat ein Drogenproblem, behandelt ihn mal? Wie geht ihr dann vor?

Das betrifft den ganzen Bereich von Beratungs-, Angehörigen- und Familienarbeit. Wir versuchen möglichst neutral in solchen Familiengesprächen die Problemsichtweisen der unterschiedlichen Parteien zur Geltung kommen zu lassen. Wir übernehmen nicht irgendwelche Aufträge von anderen, sondern versuchen, die Problemdefinitionen der Beteiligten zu verstehen, aber auch zu relativieren. Wir haben häufig die Erfahrung gemacht, dass wir sowohl den Eltern als auch dem Jugendlichen damit weiterhelfen konnten, wenn wir uns erst mal nicht auf eine Seite gestellt haben. Zum Beispiel kommt es häufiger vor, dass dann im Nachhinein die Jugendlichen von sich aus auf den Weg kommen und sich bei uns melden oder die Eltern zum Beispiel weitere Paargespräche führen.

Macht ihr auch Familientherapie?

Machen wir auch, aber sehr eingeschränkt. Das ist in erster Linie eine Frage von Kapazitäten. Wir finden Familientherapie gerade im Bereich, wo es ja relativ frühzeitig zu Problemen kommen kann, wie z.B. Cannabis und Partydrogen, gut und wichtig. Wir haben immer wieder Familien, die wir dann über längere Zeit mal mit und mal auch ohne den Jugendlichen therapeutisch unterstützen.

Bei dem Umfang an Angeboten, die ihr macht, kommt ihr überhaupt noch zu eurer Beratungstätigkeit?

Es ist schon seit einem oder zwei Jahren ein größeres Problem, dass wir aufgrund der Nachfrage ausgelastet sind mit therapeutischer Arbeit. Wir müssen uns schon deshalb mehr auf die therapeutische Arbeit konzentrieren, um z.B. unsere Finanzierung aufrechtzuerhalten. Wir stehen jetzt aber vor dem Problem, offene Beratungsarbeit nicht mehr in dem erforderlichen Ausmaß anbieten zu können.

Wie sieht das in der Realität aus?

Das sieht so aus, dass der Klient zum Teil zwei bis drei Wochen warten muss, um einen Beratungskontakt bekommen zu können. Das ist natürlich riskant, in der Zeit kann vieles schiefgehen. Es ist sicherlich ein Problem, das wir derzeit noch haben, dass die meisten Beratungsstellen sich im Grunde genommen auf das Partydrogenproblem noch nicht eingestellt haben. Wir haben ja früher schon immer die Kiffer von allen Beratungsstellen zugewiesen bekommen. Ähnliches passiert jetzt mit den Partydrogenkonsumenten, wenn sie sich überhaupt an die Beratungsstellen gewendet haben. Das ist ein großes Problem für uns, sicherlich auch für die Ratsuchenden, dass sich die Beratungsstellen schwerpunktmäßig auf die Opiatabhängigen eingestellt haben.

Was würdest du als sinnvoll erachten, um die Situation zu verbessern?

In Berlin wird gefordert, dass sich die Beratungsstellen den neuen Entwicklungen öffnen, dass sie sich verändern müssen. Ich denke, das passiert zur Zeit auch, wobei das längerfristige Prozesse sein werden. Ich sehe zum Teil auch gewisse Grenzen für die Veränderungsmöglichkeiten innerhalb der bestehenden Strukturen. Es ist wichtig, dass man für diese Konsumenten auch spezifische Angebote machen kann, dass man sich gezielt nach außen als Stelle zu erkennen gibt, die für diese Leute ein Angebot macht. Das muss sozusagen im Label drin sein.

Du gehst davon aus, dass man die Gruppen von Abhängigen nicht mischen kann, weil der Lebenshintergrund ein ganz anderer ist?

Ja, also zumindest um diese Schwelle zu senken, muss man die Lebenswelt der Jugendlichen sowie den kulturellen Background berücksichtigen. In späteren therapeutischen Prozessen ist das Mischen vielleicht eher möglich, wobei wir da auch über Jahre die Erfahrung gemacht habe, dass es gut ist, wenn man z.B. nur Kiffer zusammenbringt, die ähnliche Probleme haben. Diese Erfahrung, denke ich, wird sich auch auf die Partydrogenklientel übertragen lassen, dass man über differenziertere Angebote besser vorankommt.

Reichen denn die ambulanten Therapieangebote aus?

Ich glaube, dass gerade für diese Leute der ambulante Bereich noch auszubauen ist. Zumal es ja so ist, dass viele von ihnen sozial noch so weit integriert sind, dass sie auch nicht unbedingt auf ein stationäres Angebot angewiesen sind, sondern mit einer guten psychotherapeutischen Unterstützung ihre Krise, ihre Abhängigkeitsprobleme überwinden können.

Welche Bedeutung hat die Bearbeitung von Persönlichkeitsstörungen in eurer Therapie von »Partydrogen«-Konsumenten?

Der Anteil der Persönlichkeitsstörungen beeinflusst die therapeutische Arbeit ganz wesentlich. Es ist ja nicht so, dass man, also so ist zumindest nicht unser Verständnis, dass man erst die Sucht behandelt und dann kommt die Bearbeitung der Persönlichkeitsstörung. Wir sehen das von vornherein als miteinander verbunden an. Gerade bei schweren Persönlichkeitsstörungen ist der therapeutische Prozess viel fragiler und von krisenhaften Prozessen gezeichnet. Das ist sicherlich auch ein Punkt, wo wir immer wieder an die Grenzen unserer eigenen therapeutischen Arbeit stoßen.

Wie ist denn die Häufigkeit von Klienten mit schweren Persönlichkeitsstörungen wie Borderline-Persönlichkeitsstörung?

Es sind ja nicht in erster Linie Borderline-Persönlichkeitsstörungen, die für Süchtige typisch sind. Was wir häufiger beobachten, sind sogenannte narzisstische Persönlichkeitsstörungen. Gerade, wenn man die Wirkung von Ecstasy betrachtet, ist es ja auch wirklich eine Verführung für viele, narzisstische Krisen über den Drogenkonsum zu stabilisieren. Wie stark diese Probleme nun in der Persönlichkeit verankert sind, variiert sicherlich im Einzelfall, aber was wir schon sagen können, ist, dass viele unserer Klienten sogenannte »frühe« oder strukturelle Störungen haben.

Solche Persönlichkeitsstörungen sind ja oft mit einer erhöhten Selbstmordgefahr verbunden. Kommt so was bei euren Klienten häufiger vor oder ist es eher selten?

Häufiger würde ich nicht sagen. Suizidalität oder selbstverletzendes Verhalten kommt vor, aber nicht gehäuft, und wenn, dann am ehesten bei Menschen mit sogenannten Borderline-Persönlichkeitsstörungen.

Bei ambulanter Therapie ist es schwerer sicherzustellen, dass der Patient keine Drogen nimmt. Kontrolliert ihr, ob eure Klienten drogenfrei sind?

Also wir haben schon über Jahre hinweg dieses Thema immer wieder diskutiert. Wir führen Urinkontrollen nur in wenigen Einzelfällen durch. Wir haben die Erfahrung gemacht, dass wir Rückfälle in Gesprächen, im therapeutischen Kontakt konstruktiv bearbeiten können.

Im Grunde genommen haben wir von vornherein eine Offenheit den Klienten gegenüber. Also zumindest meine Erfahrung mit Cannabis-Konsumenten und jetzt auch Partydrogenkonsumenten ist, dass bewusstes Lügen oder die Verleugnungstendenzen nicht so hoch sind wie z.B. im Heroinbereich. Es besteht bei uns eine relative Transparenz, da wir auch akzeptierend über den Drogenkonsum sprechen.

Ich denke, das hat mit einer prinzipiellen wertschätzenden Haltung dem Konsumenten bzw. dem Klienten gegenüber zu tun. Wenn sie konsumieren, ist dies für uns noch lange kein Grund, die Therapie abzubrechen. Im Einzelfall schauen wir: Welche Funktion hat dieser Drogenkonsum jetzt und wie gehen wir therapeutisch damit um? Natürlich müssen wir längerfristig klären: Ist eine therapeutische Entwicklung möglich oder ist sie nicht möglich?

Wie funktioniert denn gegen Ende der Therapie die Abnabelung im Rahmen des therapeutischen Prozesses? Ich weiß aus meiner klinischen Arbeit, dass die Loslösung einzelnen sehr schwer fällt.

Abnabelung von der Therapie ist zum Teil wirklich ein schwieriger Prozess. Diagnostisch gesehen liegen bei vielen unserer Klienten schwerere psychische Störungen vor. Man muss unterscheiden, mit welchem Störungshintergrund kommt jemand her, der eigentlich schon vor dem Drogenkonsum vorhanden waren. Schwieriger ist die Beendigung der Therapie für Leute, die eben schwerere Störungen haben, wo sich ein Vertrauensverhältnis unter Mühen nur langsam aufgebaut hat. Analytisch gesprochen, ist es für diese Personengruppe besonders schwer, eine sogenannte »Objektkonstanz« herzustellen. Das sind längerfristige Veränderungen, für die manchmal selbst diese 18 Monate ambulant nicht immer ausreichen.

Natürlich versuchen wir dann schon rechtzeitig, die Klienten darauf vorzubereiten. In Einzelfällen bemühen wir uns um Vermittlung an weiterbehandelnde Psychotherapeuten mit Kassenzulassung, wobei gerade dann auch das Problem auftaucht, dass sich die Leute zum Teil gegen einen solchen Wechsel wehren.

Wenn ihr jetzt mit dem Patienten arbeitet, gehen die während der Therapie nach wie vor am Wochenende auf ihre Raves?

Das ist natürlich für viele die Frage, können sie sich das noch erlauben oder nicht. Wir gehen da ganz offen vor. Wir sagen den Leuten nicht von vornherein, das funktioniert nicht, oder das dürft ihr nicht machen. Sie müssen die Erfahrung selbst machen. Die meisten machen die Erfahrung, dass es nicht funktioniert, dass sie auch diesen Kontakt zur Szene abbrechen müssen. Das ist für viele eine schwierige Entwicklung, sich zu verabschieden von dieser Art Partyszene. Häufig wird deutlich, dass der Kontakt zu den Leuten ohnehin nicht sehr intensiv war, dass es sogenannte »Partyfreunde« waren, aber dass keine längerfristigen Beziehungen gelebt wurden.

Wie sieht das Leben eines Ravers nach der Therapie aus, was macht dieser am Wochenende?

Ja, das ist die große Frage. Also erst mal ist es ein Rückzug. Potentiell kommt der Klient in die Gefahr, ein Stück einsamer zu sein, wobei das ja auch ein Lernschritt sein kann, mit sich selbst allein zurechtzukommen. Sicherlich ist es wichtig, da auch gemeinsam mit den Leuten neue Freizeitperspektiven aufzubauen. Was wichtig für die Zukunft sein wird, ist, dass man versucht, mehr Selbsthilfegruppen, Selbstorganisationen u.ä. in Gang zu bringen, wo die Leute ein Feld haben, technomäßig ein Stück dabei zu sein, ohne dass die Verbindung mit Drogen gegeben sein muss.

Du kannst dir vorstellen, dass es zukünftig Selbsthilfegruppen gibt, die wirklich drogenfreie Raves auf die Beine stellen?

Natürlich halte ich das für möglich. Ich denke vor allen Dingen, dass es gut wäre, wenn gerade Aussteiger da mitmachen würden. Das wäre durchaus sinnvoll, denn denen hört man zu.

TECHNO IST NICHT GLEICH DROGEN!

Interview mit Mijk van Dijk, DJ

Zum Thema Techno und Drogen kommen aus der Szene einige Gesprächspartner in Frage. Insbesondere die treibenden Kräfte der Szene, die DJs und Produzenten, werden während ihres Schaffens immer wieder mit Drogen konfrontiert.

Mijk van Dijk begann als Bassist in verschiedenen Funk- und Popbands. Dann entdeckte er seine Leidenschaft für Drumcomputer und Synthesizer. 1988 kaufte er seinen ersten Sampler. Er wurde zu einem der erfolgreichsten Techno-Künstler. Auch Nichttechnojünger werden ihn kennen: Renault unterlegte z.B. seinen Werbespot für den Renault Megane mit van Dijks »Spring in the Wildlife«.

Wie viele seiner Kollegen, die seit Jahren gleichbleibend aktiv sind, hat Mijk van Dijk nie einen Zugang zu Drogen gefunden. Er nimmt keine Drogen, verteufelt den Konsum anderer aber auch nicht. Zu den Drogen an sich und den Möglichkeiten ihrer Handhabe hat er eine differenzierte Einschätzung.

So nahm er sich die Zeit, als Nichtkonsument seine Sichtweise zum Thema Drogen darzulegen. Im Juni 1997 stand er Carsten Claus Rede und Antwort.

> ***Carsten Claus:*** *Dass in der Partyszene Drogen genommen werden, ist nicht neu. Wie bedrohlich schätzt du die Situation ein? Du bist viel unterwegs und bekommst sicherlich einiges mit.*

Mijk van Dijk: Zunächst einmal muss gesagt werden: In jeder Jugendkultur werden oder wurden Drogen genommen. Jede Subkultur hat ihre eigenen Drogen gehabt. Die Hippies hatten LSD. Reggae, Ganja und andere Szenen hatten auch ihre Drogen und hatten sie zum Kult erhoben. In der Technoszene ist das bei vielen Leuten nicht anders. Im Laufe der Jahre hat sich meiner Meinung nach aber vieles verändert. Was mir auffällt, ist, dass am Anfang Drogen eher als Mittel zum Zweck angesehen wurden: Wenn es aufgrund der Müdigkeit nicht mehr weiterging, dann haben die Leute noch eine Ecstasy genommen, um weitermachen zu können.

Das ist aber meiner Meinung nach seit vielen Jahren nicht mehr der Fall. Dummerweise denken heute alle möglichen Kids, die jetzt neu dazukommen, sie müssten die Rituale, die ihnen die Großen vormachen, nachmachen und vielleicht noch toppen. Das ist nicht anders als zum Beispiel bei der Landjugend, wo die Kleinen immer meinen, sie müssten den Großen imponieren, indem sie besonders viel Bier trinken. Das ist auch eine Art von Drogenmissbrauch, wenn sich jemand so mit Bier abfüllt, dass er danach nicht mehr geradeaus gehen kann. Die Kids meinen wohl, diese Rituale auch auf Chemie übertragen zu können oder zu müssen. Das empfinde ich als bedrohlich für den Gesundheitszustand der Leute.

Ich habe den Eindruck, dass die jungen Leute, die mit Techno in Berührung kommen, auch durch die Medien suggeriert bekommen, dass man die Musik, die Partys ohne Drogen gar nicht überstehen könnte.

Diese ewige Gleichung Techno = Drogen wird durch die Medien ganz klar hervorgehoben und maßlos übertrieben. Obwohl die Medien immer sagen, sie wollen dadurch aufklären, glaube ich, dass sie ihren Teil dazu beitragen, dass sich dieses Bewusstsein bei Leuten, die mit Techo neu in Berührung kommen, festsetzt. Entweder gehen sie die Musik mit dem Vorurteil an, sie sei Drogenmusik, oder sie werden gerade von den Drogen angezogen und sagen sich: »Ah, da kann ich richtig ausrasten, da kann ich all die Sachen tun, vor denen mich meine Eltern gewarnt haben.« Von daher finde ich es von den Medien recht verantwortungslos, diese Musik ständig nur auf diesen einen Nenner zu reduzieren.

Du selber nimmst ja keine Drogen. Ich denke aber, dass dir schon das eine oder andere angeboten wurde. Wie verhältst du dich in solchen Fällen?

Ich war niemals neugierig auf Drogen. Als ich nach Berlin kam, bin ich auf Partys mit Joints konfrontiert worden, habe einmal dran gezogen, aber gemerkt, dass mir das überhaupt nichts bringt. Ich habe festgestellt, dass meine, ich nenne es einfach mal Droge, eher Alkohol ist. Ein Glas Sekt auf Eis gibt mir mehr als irgendein Joint. Vor allem, weil ich den

Geschmack von Cannabis nicht mag; es schmeckt einfach widerlich. Ich habe nie das Verlangen gehabt, andere Drogen auszuprobieren, zumal für mich immer ein Faktor ganz wichtig gewesen ist, nämlich der, die Kontrolle zu behalten. Die kann ich nur dann behalten, wenn ich eine Droge kenne. Alkohol und Zigaretten sind Drogen, die ich kenne und darum auch kontrollieren kann.

Ich meine zumindest, sie soweit kontrollieren zu können, dass ich verantwortungsbewusst mit ihnen umgehen kann. Verantwortungsbewusst mit mir selber, aber auch mit meiner Umwelt. Soll heißen, wenn ich jetzt zwei Bier getrunken habe, fahre ich nicht mehr mit dem Auto, wenn die Promillegrenze theoretisch überschritten ist. Selbst wenn ich mich fit fühle, fahre ich dann trotzdem nicht mehr. Das meine ich mit Verantwortungsbewusstsein mir gegenüber, aber auch anderen gegenüber, denen man Schaden zufügen könnte.

Demzufolge scheint die Überlegung, etwas zu nehmen, um wach zu bleiben – ich denke da an deine Arbeitszeiten – noch nicht dagewesen zu sein. Ich erinnere mich, dass du einmal in Bremen aufgetreten bist, vorher aber noch in einer stillen Ecke geschlafen hast. Machst du das immer so?

Ich versuche, meinen Lebensrhythmus unter der Woche sehr entspannt zu halten und versuche auch am Wochenende, mir genug Ruhe zu gönnen. Natürlich kann es einmal vorkommen, dass ich auf ein Wochenende treffe, wo ich aufgrund der ganzen Reiserei mit Auflegen, Soundchecks, Interviews, Leute treffen, dass ich da nur drei Stunden schlafen kann. Schlafen kann ich selbst dann auch eher, wenn es gerade mal passt und nicht, wenn ich es eigentlich selbst will. Ich versuche aber in solchen Fällen, mir den Schlaf später wieder zurückzuholen. Wenn ich meine, trotz Müdigkeit durchhalten zu müssen, wenn ich auflege, dann hilft manchmal Red Bull, Guarana oder Kaffee weiter. Auch das übertreibe ich aber nicht, weil es nicht so gesund ist, wenn man es in Übermengen trinkt. Generell versuche ich, mir meine Auftritte so einzurichten, dass ich im Vornherein weiß, dass ich mir nicht zuviel aufbürde. Die Doppelbookings, die viele DJs machen, habe ich bisher nie gemacht. Demnächst habe ich mein erstes. Da spiele ich auf zwei Partys, beide im Nordosten Berlins, das ist dann aber für mich noch zu machen. Es gibt DJs, die überlasten sich in meinen Augen völlig. Die machen zweimal Party, zweimal volle Gage und haben dann mit vier Auftritten am Wochenende richtig viel Geld geholt. Aber ich glaube, wenn man sich so ein Programm gibt, dann kommt man irgendwann gar nicht mehr daran vorbei, Substanzen zu nehmen, die einen bei Laune halten. Auf diese Pfade möchte ich mich gar nicht erst begeben.

Du sagtest auch mal, die Partys seien »konzentrierter« geworden, und dass damit für viele DJs die Notwendigkeit, Drogen zu nehmen, entfällt. Wie meinst du das?

Es ist nicht mehr so wie in den Gründerjahren '91/'92, dass man von Freitag bis Montag unterwegs ist. Zumindest mache ich das nicht mehr. Ich habe nicht mehr das Bedürfnis, jetzt noch irgendwo hingehen zu müssen, weil ich sonst etwas verpassen würde. Ich muss nicht überall dabei sein, sondern gehe immer da hin, wozu ich Lust zu habe.

Es kursieren Meldungen mit Prozentangaben von Ravern, die Drogen nehmen – diese reichen von 20 bis 85, 90 %. Du reist das ganze Jahr durch die Lande. Wie hoch ist dieser Anteil deiner Einschätzung nach?

Keine Ahnung! Aber garantiert weniger als früher. Einfach deswegen, weil Leute, die länger dabei sind, es nicht mehr unbedingt brauchen. Das »Rundumangebot« ist auch nicht mehr so gegeben.

Wer geht heute denn noch die ganze Zeit raus, um von Freitag bis Dienstag die Nacht zum Tag zu machen. Ich achte aber nicht unbedingt auf solche Dinge, weil ich nicht in einen Club gehe und schaue, wo ich »etwas« kriegen kann.

Wie sieht es zum Beispiel mit Kokain aus, welches ja auch recht weit verbreitet zu sein scheint. Nehmen das deiner Meinung nach viele Leute in der Szene?

Kokain wird vor allem von Leuten genommen, die aktiv sind, also von Machern und Managern und nicht nur von DJs. In der Wirtschaft, in der Industrie, in der Mode, beim Film, also in Branchen, wo es darum geht, kreativ zu sein, und wo die Leute unter Druck stehen, nehmen viele Leute so etwas. Kokain macht sehr egoistisch, es führt dazu, dass man einen Realitätsverlust erleidet, und die Zähne fallen einem auch davon aus – furchtbar.

Nun nehmen ja DJs teilweise Drogen. Hast du in deinem Umfeld über die Jahre Dinge mitbekommen, wo du sagst, mein Gott, wie gut, dass ich das nicht gemacht habe?

Ich stelle bei manchen Leuten, von denen ich weiß, dass sie etwas nehmen, eine Persönlichkeitsveränderung fest. Das finde ich ziemlich schrecklich. Bei Leuten, mit denen man sich früher gut unterhalten konnte, merkt man nun, dass sie gerne locker sein möchten, aber es klappt nicht mehr. Sie sind durchschaubar geworden.

Merken die das selber?

Wie ich schon sagte, es ist ein Realitätsverlust, den man mit Kokain erleiden kann. Dieser Realitätsverlust sorgt dafür, dass man selber gar nicht mehr richtig mitbekommt, wie man auf seine Umwelt wirkt. Nur die anderen merken es, die dann denken: »Mensch, wie ist der denn jetzt drauf.«

Wie verhältst du dich zum Drogenkonsum anderer Leute? Wenn jemand aus deinem näheren Umfeld etwas nimmt, stehst du dann eher kopfschüttelnd daneben oder versuchst du auch, Einfluss auf ihn zu nehmen?

Generell bin ich natürlich der Meinung, dass ich anderen Leuten nicht vorschreiben soll, wie diese zu leben haben. Ich selbst merke aber auch, dass ich als DJ für manche eine gewisse Vorbildfunktion besitze. Die will ich nicht unbedingt darin geäußert sehen, dass ich durch die Gegend laufe und sage: »Ihr dürft jetzt aber bitte keine Drogen nehmen!« Das wäre ungefähr die gleiche Position, die Eltern einnehmen, wenn sie ihrem Kind dieses und jenes verbieten. Es geht mehr darum, dass man den Leuten vorlebt, dass es auch ohne geht. Es stört mich eben auch nicht, dass ich bei Leuten ein Image habe als jemand, der keine Drogen nimmt. Ich finde das positiv, wenn Leute das wissen. Vielleicht werden Leute, die das erfahren, in ihrer eigenen Haltung bestärkt und sagen sich, wenn der das nicht braucht, dann brauche ich das erst recht nicht.

Wie stehst du denn zu der Debatte um die Legalisierung einiger Drogen wie Cannabis, Haschisch, Ecstasy?

Legalisierung von Drogen ist natürlich ein weites Feld. Erst einmal stellt sich die Frage, was eigentlich eine Droge ist. Ich zähle Alkohol und Zigaretten auch zu den Drogen. Teilweise kann Alkohol eine sehr verheerende Droge sein, gerade für Leute, die damit nicht umgehen können. Generell sind Drogen nur etwas für Leute, die sie für sich benutzen können. Wenn Menschen von Drogendealern benutzt werden, ist das auf jeden Fall schlecht für die Leute.

Wie ich schon sagte, habe ich über das, was ich tue, gerne die Kontrolle. Ich weiß bei Alkohol und Zigaretten, dass sie staatlich legalisiert, aber auch kontrolliert sind. Ich möchte echt nicht wissen, was sich die Leute an Substanzen reintun, wenn sie eine E schlucken – mal diese, mal jene. Aus dem *Mushroom* weiß man ja, dass in manchen Pillen wirklich der letzte Dreck ist. Nicht der reine Stoff, der vielleicht gar nicht einmal so gefährlich wäre, sondern die ganzen anderen Sachen, womit so etwas gestreckt wird. Eine Drogenlegalisierung wäre natürlich erst mal bei manchen Drogen positiv, weil dann erst eine Kontrolle stattfinden könnte, die das gesundheitliche Risiko geringer hält. Das ist vielleicht gerade bei sogenannten »weichen Drogen« wie Hasch durchaus erstrebenswert. Andere Drogen aber sind nicht weich. Heroin zum Beispiel, da ist nichts Weiches mehr dran. Selbst das pure Heroin ist zu hart, als dass es nicht gesundheitliche Schäden der schlimmsten Sorte mit sich führen würde.

Die Drogendiskussion sollte eigentlich weniger darauf hinauslaufen, was man freigeben soll und unter welchen Umständen, sondern man sollte sich bewusst machen, dass auch Sachen, die freigegeben sind, Drogen sind. Für Leute, die nicht darüber Bescheid wissen und die Drogendiskussion eher über die Boulevardpresse mitbekommen, stehen Haschisch und Heroin ja oft auf einer Stufe. Das ist aber nicht der Fall, weil das eine eine Droge ist, die töten kann. Die andere kann vielleicht so abhängig machen, wie Zigaretten das tun, und macht auf Dauer vergesslich. Darüber müsste man Aufklärung betreiben. Diese ist aber nicht möglich, solange konservative Strukturen in den Medien oder den Parteien dieses verbieten. Ein CDU-Mann wird sich niemals hinstellen und offen darüber diskutieren können, was jetzt an Hasch gut und was schlecht ist, weil er immer durch seine Parteiraison dazu gezwungen sein wird zu sagen, das sei alles Teufelszeug, und dass man so etwas nie, nie, nie auch nur ansatzweise legalisieren dürfe. Da haben die Holländer uns einiges voraus, denke ich.

Was die Drogen für mich vor allem schlimm macht, sind die ganzen illegalen Strukturen, die sich gerade dann prächtig ausbreiten können, wenn Drogen verboten sind. So wie bei der Prohibition, wo Alkohol verboten war und sich Leute eine goldene Nase daran verdient haben, indem sie Alkohol ausgeschenkt haben, den du jetzt in jedem Kiosk kaufen kannst. Drogen sind an verschiedenen Ecken der Welt mal mehr, mal weniger verboten. In Amsterdam gehst du in ein Café und kannst dort dein Hasch bestellen und rauchen; in Singapur wirst du gleich aufgeknüpft, wenn du ein Gramm dabei hast. Das ist die Diskrepanz, mit der wir in unserer Gesellschaft leben, dass eben einige Drogen akzeptiert und erlaubt sind, andere dagegen verteufelt werden. Da muss man ein bisschen mehr Glaubwürdigkeit und vielleicht auch mehr Gerechtigkeit mit hereinbringen. Dann erst würde den Leuten auch klar, worüber sie reden. Dann kann man anfangen, darüber zu sprechen.

Denkst du denn auch, dass die Leute, die Drogen nehmen, zuwenig Informationen erhalten, zuwenig wissen, was sie nehmen? Viele Ecstasykonsumenten wissen ja oft gar nicht um die Gefahr dieser Streckstoffe.

Mittlerweile kannst du dir die Information darüber, was da drin ist, holen. Nur tun es die Leute? Tatsächlich mache ich mir Gedanken über das zweierlei Maß, mit denen Drogen beurteilt werden. Wie unterschiedlich man über Alkohol, über Zigaretten, über harte Drogen spricht.

Andererseits halte ich auch nicht viel davon, herumzulaufen und die Leute mit Informationen vollzuschmeißen, wie schlimm Drogen sind.

Meine Meinung ist einfach: Über das, was ich esse und trinke, möchte ich Kontrolle haben. Ich gehe auch in den Supermarkt oder in den Ökoladen und kaufe Dinge, die nach Möglichkeit nicht mit Chemikalien belastet sind. Da wäre ich doch schön blöd, wenn ich einerseits bei meiner Ernährung auf so etwas achte – vielleicht noch nicht einmal genug – und mir aber nachts irgendwelche Ecstasys reinwerfe, wo nicht auf der Packung steht, was darin enthalten ist. Ich nehme auch ungern Tabletten, wenn ich krank bin. Ich versuche, Chemie möglichst von mir fernzuhalten. Warum soll ich das dann als Partydroge nehmen?

Was mich nervt, ist, wenn Leute sagen: »Wir möchten Informationen über dieses und jenes, damit wir dann wissen, dass es doch nicht so schlimm ist«. Es gab einmal einen Tempo-Artikel »Ecstasy – so schlimm ist es wirklich, jetzt können Sie entscheiden, ob Sie es nehmen wollen ...«

Diese Form der Aufklärung, die zur Verharmlosung dient?

Ja, wenn die Leute durch das Lesen animiert werden, dass es doch nicht so wild sei, dass man es ja mal probieren kann, weil die Kirschen aus Nachbars Garten am besten schmecken. Den anderen muss erst gesagt werden, dass die Kirschen nicht mit Pestiziden behandelt sind. Das finde ich immer so traurig, wenn Leute meinen, sie könnten so etwas plötzlich nehmen, wenn ihnen von Leuten oder Medien, denen sie vertrauen, gesagt wird, dass sie es einfach mal nehmen können. Ich hingegen frage mich: Verpasse ich etwas, wenn ich es nicht nehme?

Es gibt Leute, die sagen, sie hätten durch Drogen Erfahrungen gemacht, die sie ansonsten nicht gemacht hätten, und seien demgegenüber sehr dankbar.

Ich weiß, was du meinst. Ich habe neulich ein Interview mit Aerosmith im Fernsehen gesehen, und da wurden sie auch gefragt, ob Drogen denn für sie wichtig waren und ob sie, wenn sie sich noch einmal entscheiden könnten, wieder LSD nehmen würden. Sie hatten ja ein schweres Drogenproblem. Sie sagten, sie würden es jederzeit wiedermachen, weil sie viele Sachen neu beurteilen, neu sehen können. Sie hätten so seelische Erfahrungen gesammelt, die der Musik zugute gekommen wären.

Mag sein, dass Leute etwas Gutes oder anderes mit Drogen erlebt haben. Ich habe aber auch durch Reisen und Gespräche Sachen erlebt und erfahren, die andere vielleicht so nicht erfahren werden. Jeder hat seine eigene Form, seine Persönlichkeit und sein Bewusstsein aufzubauen. Ich habe den Weg der Kontrolle gewählt, der Kontrolle über mich selber, über das, was ich tue. Ich denke, das ist kein schlechter Weg.

Könntest du dir vorstellen, selber einmal in Sachen Aufklärung aktiv zu werden? Zumal deine Person in der Szene sicherlich mehr bewegen könnte als Steffi Graf mit einem »Keine Macht den Drogen«-T-Shirt?

Diese »Keine Macht den Drogen«-Geschichte ist ja eher zum Szene-Witz verkommen. Daraus wurden dann T-Shirts gemacht: »Keine Nacht ohne Drogen« usw. Generell, das tue ich ja auch schon mit diesem Gespräch, appelliere ich daran, dass die Leute es ohne Drogen probieren sollen. Man kann auch ohne Drogen sehr glücklich werden. Glück findet man durch Ecstasy vielleicht für eine Nacht, aber nicht unbedingt ein Leben lang. Man kann sich dadurch viel eher das Glück, das man ein ganzes Leben lang haben könnte, verbauen – wer weiß es. Manche Menschen sagen mir, ich könnte darüber nicht kompetent reden, weil ich diese Erfahrungen nicht kenne. Gut, mit solchen Leuten kann ich nicht streiten. Wenn sie meinen, sie haben Sachen gesehen, die für sie wichtig waren, dann kann ich nicht gegen sie argumentieren. Mich ärgern diese CDU-Politiker, die in irgendwelchen Gesprächsforen mit der Jugend diskutieren und sagen: »Das kann doch nicht gut gewesen sein, was sie da erfahren haben. Drogen sind doch etwas Schlimmes.«

Ich denke, wenn jemand meint, er hat dadurch etwas Tolles erlebt, bitte. Ich bin nicht der Meinung, dass man den Leuten alles verbieten muss.

Das Problem ist eben, dass leider viele Leute nicht wissen, wie sie mit ihrem Leben umgehen können. Die Dorfjugend trinkt sich zu und fährt dann mit dem Auto nach Hause oder gegen den Baum. Denen hat man auch zehntausendmal gesagt, sie sollen nicht mit dem Auto fahren, wenn sie soviel getrunken haben. Wenn die Leute aber in der Lage sind, selbstverantwortlich zu sein, nicht nur ihr Leben immer von anderen Leuten bestimmen zu lassen, wenn sie selbst sagen können: »Ich habe dieses getan, das war nicht gut, ich habe Mist gebaut«; »Ich mache jenes nicht, weil ich weiß, dass es nicht gut für mich ist« oder »Ich mache es, obwohl ich weiß, dass es nicht gut für mich ist, kann aber dafür gerade stehen, wenn ich dieses und jenes verbockt habe«, dann kann man nicht unbedingt dagegen argumentieren. Dann ist das eben so, dann sollen sie eben tun, was sie meinen, tun zu müssen. Der erhobene Zeigefinger hat noch nie jemandem weitergeholfen.

Stellt sich auch die Frage, ob es möglich wäre, drogenfreie Technopartys zu veranstalten – aber bisher sind ja alle Versuche wie »Rave against drugs« eher nach hinten losgegangen.

Das ist leider ein trauriges Kapitel, weil dort die Ernsthaftigkeit bei den Leuten fehlte. Wir reden hier wirklich nicht von Drogenmissbrauch. Wir reden von starken und schwachen Persönlichkeiten. Persönlichkeiten, die ihr Leben in den Griff kriegen und sagen: »Ich nehme diese und jene Drogen, weiß, was sie tun, und bin auch stark genug, nicht in Abhängigkeit oder eine Gewohnheit zu verfallen.«

Und es gibt solche, die einer Herde nachlaufen und denen gesagt wird, sie müssten ordentlich »schmeißen«, sonst gehörten sie nicht dazu – das tun sie dann eben.

Diese neue Kampagne der Zigarettenindustrie mit den Kindern und der Überschrift »Ich rauche noch nicht« – ein totaler Schwachsinn. Das ist eine super Werbung für die Industrie. Die coolen Kids, die warten noch ein wenig, danach fangen sie aber trotzdem an zu rauchen. Die Industrie hat ihnen ja den richtigen Weg gewiesen.

Viele reden ja immer noch von dem Gemeinschaftsgefühl auf Technopartys. Ecstasy soll dieses Gefühl verstärken. Wie siehst du den Drogenkonsum in Bezug auf die gesellschaftliche Entwicklung?

Die Sache mit dem Gemeinschaftsgefühl kann man hundertprozentig unterschreiben. Zumindest früher, als das »Family-Ding« in der Szene noch wichtiger war. Ecstasy ist eine sehr glücksfördernde Droge, man hat alle sehr lieb, und das ist natürlich sehr förderlich für das Gemeinschaftsgefühl auf der Party.

Das klingt eher nach einer Art Kompensation, wenn man sonst das Gefühl einer Gemeinschaft nicht erfährt?!

Ich habe dieses Gefühl auch ohne Drogen erfahren. Wenn man Ecstasy nimmt, dann ist das wohl ein noch glückstrunkeneres Gefühl. Ich denke schon, dass Ecstasy als Code dient, dieser Jugendkultur einen Akzent zu geben. Damit sind wir beim Anfang unseres Gespräches, was auch die anderen Jugendkulturen wie Hippie, Rasta oder Rock ausmachte: Da war immer die Droge als ein gemeinsamer Nenner, ein Kommunikator, ein Akzent, der gesetzt wurde. Ein Akzent, den man in die Beschreibung der Jugendkultur wohl hineinnehmen muss.

Allerdings redet jetzt niemand mehr von den Siebzigern als LSD-Jahrzehnt. Die Leute reden von toller Musik, von kreativen Menschen, von Jimi Hendrix, dem Supergitarristen, der an seinem eigenen Übergebenen erstickt ist, von Jim Morrison, dem Helden der Doors, einem der größten Poeten Amerikas, der Sprachrohr seiner Jugend war und doch ganz elend an einer Überdosis Drogen zugrunde ging. Diese Helden haben vielleicht manche der Eltern von heute gehabt, deren Kinder jetzt auf Raves gehen. Sie sollten nicht vergessen, dass es damals in der Rockmusik diese ganzen elenden Toten gab.

Im Techno gibt es so etwas ja noch nicht. Da sind eher welche gegen einen Baum gefahren, weil die Kurve zu glatt war. Ich wurde auch schon oft gefragt, wann es den ersten Drogentoten geben wird, den ersten Jim Morrison oder Kurt Cobain oder die Janis Joplin des Techno. Wird es den geben? Wer sollte das sein? Ganz ehrlich ist es ja nicht so, dass die Techno-Szene nur irgendwelche verpeilten Raver hervorgebracht hat, sondern eben auch sehr viele kreative Köpfe. Und diese Jugend wird einmal dieses Land regieren. Dann werden sicher auch Leute in der Regierung sitzen, die einmal auf einer Party waren und vielleicht eine Ecstasy geschluckt haben – vielleicht auch mehrere Partys und mehrere Pillen. Trotzdem werden sie einmal Verantwortung tragen.

MAN HÖRT EINFACH IRGENDWANN AUF, DROGEN ZU NEHMEN

Interview mit Carmen, 29 Jahre

Carmen (*1973) lebt in einer Kleinstadt im Westerwald und ist als Lehrerin tätig. Das Interview wurde von Claudia van Treeck im April 2002 geführt.

Claudia van Treeck: Wann hast du das erste Mal Alkohol oder Drogen probiert?

Carmen: Gekifft habe ich das erste Mal mit 16 oder 17 und zwar hinter dem Schulhof der Schule, auf die ich damals ging. So mit 16 fing das langsam an, auch mit Alkohol. Wir haben damals alles getrunken – also Bier, Wein, Sekt und auch Schnaps und es ging schon darum, sich zu betrinken. Wir haben das nicht so oft getan, aber wenn, dann richtig.

Kannst du kurz erzählen, wie oft du heute welche Drogen nimmst und wie sich dein Konsum entwickelt hat?

Ich bin jetzt 29 und seit meinem 20. Lebensjahr rauche ich täglich Haschisch. Früher, so zwischen 20 und 25, habe ich täglich auch Pep (Anm.: Amphetamine) genommen. Zeitweise habe ich das Zeug auch gespritzt. In den letzten Jahren habe ich es aber nur noch am Wochenende bzw., da ich in der letzten Zeit auch am Wochenende nicht mehr so häufig 'rausgehe, nur noch so einmal im Monat genommen. Die Wirkung von Pep lässt schnell nach. In dieser Zeit hatte ich auch Beziehungswahrnehmungsstörungen; ich hatte ständig Sorge, mein Freund könnte mich betrügen. Aber das hing nicht nur an den Drogen. Ich hatte damals auch eine Essstörung. Probleme entstehen nie ursächlich und ausschließlich durch Drogen, es ist immer die Gesamtverfassung entscheidend.

Die Drogen nahm ich aus einem ganz greifbaren Grund: Ich hatte kein Selbstbewusstsein. Haschisch macht allerdings eher noch unsicherer. Mit Pep fühlt man sich selbstbewusst, vor allem in Verbindung mit Alkohol.

Manchmal habe ich auch Trips genommen. Insgesamt waren es fünf Stück. Ich hatte aber Angst bei meiner Grundverfassung, dass ich davon schlecht drauf kommen könnte. Das ist eine anstrengende Droge und sie ist gar nicht gut, wenn man auf sich selbst gestellt ist – also das Zeug nicht in Gesellschaft nimmt – und Depri-Tendenzen hat. Ich hatte Angst richtig schlecht davon drauf zu kommen.

Auch Ecstasy-Pillen habe ich genommen. Insgesamt auch so fünf Stück. Nach jeder Pille bin ich viel schlechter 'drauf gekommen als vorher.

Koks halte ich für die völlige Geldverschwendung. Erst bekommt man einen tierischen Flash und danach ist man komisch drauf, um anschließend schlecht drauf zu kommen, sodass man am liebsten von der Brücke springen würde. Und dann zieht man ständig nach – also die reinste Verschwendung.

Was glaubst du steckt bei dir hinter deinem Konsum?

Ich glaube, eigentlich geht es um eine Selbstbewusstseinsstörung. Man fühlt sich in der Gruppe nicht akzeptiert, eher gehemmt. Was man ist und was man 'rauslässt, sind irgendwie zwei verschiedene Sachen. Die meisten Leute halten mich bestimmt für eher selbstbewusst. Es ist ein schizophrenes Leben, einerseits angepasst zu sein und doch eine exzessive Seite in sich zu haben, die ein Ventil braucht – über Drogen und Ausgehen. Im Prinzip bin ich ja sonst ein braves Mädchen. Aber mit Pep kann man z. B. gut vögeln und sonst hatte ich gar keine Lust dazu.

Warum hast du ohne Drogen keine Lust auf Sex und was wird mit Pep anders?

Irgendwie habe ich eine ganz ablehnende Einstellung zu Sex; ich glaube aus Prinzip. Überall wird einem suggeriert so und so müsse ich sein, nämlich lustvoll, sexuell aktiv. Die ganze Werbung ist voll von so was, Reize und Signale, die man so empfängt – da will ich mich ausklinken. Normalerweise habe ich gar kein Bedürfnis danach, es sei denn, ich habe einen neuen Freund, da habe ich anfangs schon noch Lust. Später dann habe ich einfach keine Lust die Bedürfnisse anderer Menschen zu befriedigen. Mit Pep denkt man gar nicht darüber nach und macht einfach. Man hat einfach Lust.

Kannst du noch was über Pep erzählen und über die Umstände, unter denen du es konsumiert hast?

Wenn man Pep nicht zu oft nimmt, kommt man davon nicht richtig schlecht drauf – auch nicht, wenn die Wirkung nachlässt. Ich habe es immer nur genommen, wenn ich 'rausgegangen bin. Es hat immer was mit anderen Menschen, deiner Clique zu tun. Es war aber nie so, dass mich irgendwer dazu verführt hätte. Ein Teil der Leute, mit denen ich was zu tun hatte, hat gar nicht gewußt, dass ich so 'was nehme und hätte das auch abgelehnt. Andere Gruppen, mit denen ich manchmal was gemacht habe, nahmen das auch. Ich habe es aber immer vorgezogen, heimlich zu konsumieren – nicht vor der Gruppe. Es war nichts, um sich vor einer Gruppe zu brüsten. Mir war das eher peinlich. Es stärkt mein Selbstbewusstsein, es musste nicht an die Öffentlichkeit. Es fällt mir heute noch schwer, ohne das Zeug auszugehen. Ich trinke ja auch fast so gut wie keinen Alkohol.

Mit Alkohol zusammen ist Pep die beste Kombination. Alkohol macht die moralische Schranke aus dem Kopf 'raus und Pep puscht dich dann auf. Pep ohne Alkohol ist wieder eine andere Geschichte. Du bist fit, unruhig, laber, aber du beobachtest das zu sehr – bist zu bewusst. Da kommt kein Turn. Mit Alkohol zusammen ist das besser, dann denkt man nicht darüber nach. Und Leute, die man beim Ausgehen trifft, sind oft so ignorant und egozentrisch. Ich war vielleicht auch blöd und schwierig. Ich habe ganz schnell das Gefühl, dass mich irgendwer in den Schatten stellt. Deshalb wollte ich auch nie einen Mann haben, der über mir steht, was vielleicht verhaltensgestört ist oder depri – keine Ahnung.

Es war irgendwie immer die Suche nach Anerkennung. Also nicht, dass ich toll bin, weil ich so was nehme – das spielte keine Rolle –, sondern, dass die anderen mich als Mensch toll finden, als Typ. Ja das ist es, man will ja auch ausgeflippt sein, was Besonderes. Die Leute um mich herum waren ja alle so was Besonderes – Musiker, Künstler. Sie finden sich alle sehr toll, aber eigentlich sind sie sehr stoisch, ignorant und haben ihre Spur. Wie viele Jahre habe ich gebraucht, um Kontakte zu bekommen – und heute, wenn ich nicht anrufe, ruft niemand an.

Was lief während dieser Zeit beruflich bei dir?

Beruflich habe ich immer das gemacht, was anliegt. Irgendwie ohne Ziel. Ich habe nie einen besonderen Bezug zu irgendwas gehabt. Es ist egal, was ich mache, es würde mir nie 100-prozentig entsprechen. Ich habe keine wirklichen Interessen. Früher habe ich nur Zeit gehabt, meine Drogen- und Esssucht auszuleben. Erziehung und Schule empfand ich als völlig daneben. Aber wenn man sieht, was nach der Schule kommt – ich wollte nie erwachsen werden. Alles, was danach kommt, ist noch eher

Unterdrückung. Vorher waren es nur die Eltern, jetzt alle: Institutionen, Job, Chef, Wohnung, Kleidung. Für alles braucht man Geld, was man erarbeiten muss. Dagegen war die Schulzeit harmlos. Wahrscheinlich kommt meine Einstellung nicht aus der Realität, sondern aus meinem Kopf. Genau wie bei der Sexualität. Eigentlich habe ich nie was Schlechtes erlebt und ich habe darauf manchmal so einen Hass. Es wird immer schlimmer. Männer denken nur ans Ficken. Diese Verpflichtungen ... Es ist ein bisschen zu einem Machtspiel geworden bei mir. Ich kann mich aber auch nicht fallen lassen, ich möchte nicht funktionieren.

Na ja, mittlerweile kriege ich fast alles geregelt – ich habe eine abgeschlossene Ausbildung und mittlerweile auch mein Studium erfolgreich abgeschlossen – nur diese blöde Ausgeherei noch nicht. Und nur mit Alkohol ausgehen – da wäre ich nach zwei Stunden müde.

Hätte mehr oder bessere Aufklärung über Drogen dich beeinflusst? Aufklärung hätte mir null und gar nichts gebracht.

Mit zehn Jahren habe ich »Wir Kinder vom Bahnhof Zoo« gelesen. Das hat mich total drogengeil gemacht. Aber ich würde nie H (Anm.: Heroin) nehmen – ich glaube auch wegen des Buches. Sich prostituieren zu müssen ist das Allerschlimmste. Aber H hätte auch nicht das gebracht, was ich haben wollte – ich will ja nicht downen, sondern uppen. Das Buch hat mich aber zunächst auf jeden Fall drogengeil gemacht.

Legal oder nicht ist auch eher ein Witz. Ich habe mein Zeug immer bekommen. Damals hätten mich auch wesentlich drastischere Strafen nicht abgeschreckt. Ich wäre dafür in den Knast gegangen. Heute ist das schon anders. Je wichtiger das »andere Leben« wird, desto mehr schrecken einen Strafen ab. Früher habe ich nur fürs Wochenende gelebt, obwohl ich nicht das typische Partygirl war, das freitags anfängt und sonntagabends aufhört. Heute ist das »normale Leben« für mich viel wichtiger geworden. Ich glaube, das nennt man wohl Reifung. Dadurch, dass ich nie völlig abgesackt bin – es hat für mich immer noch was gegeben, was mir im normalen Leben Halt gegeben hat –, hatte ich wohl die Möglichkeit zu reifen. Reflexion, Gespür dafür, was ich da eigentlich mache, haben mich vielleicht davor bewahrt, völlig zu versumpfen. Ich habe mir zwar Mühe gegeben, komplett zu verdrängen, aber das war nie von Dauer. Wenn ich heute irgendwelche Abhängigen sehe, denke ich: Was für kleine elende Jammersäcke, die gehören kräftig in den Hintern getreten; Selbstmitleid ohne Ende. Selbstmitleid ist das Schlimmste, was es gibt. Es ist das Gegenteil von Sich-dem-Leben-stellen und klare Entscheidungen treffen. Verantwortung übernehmen ist der Inbegriff von Erwachsensein – klar, dass man das irgendwie nicht will. Aber irgendwann muss man wohl erwachsen werden und mit dem Gejammer aufhören. Wütend darf man aber trotzdem noch sein und sich aufregen.

Da fällt mir ein, dass ich eigentlich jemand bin, der total autoritätshörig ist. Ich habe sogar falsche Anschuldigungen geschluckt. Ich habe wohl nicht gelernt für mich selbst einzustehen, zu sagen, hier stehe ich und das will ich. Ich habe nicht gelernt mich nach außen zu äußern, auch wenn ich zu Hause nach Bedarf kräftig 'rumbrüllen kann. Aber letztens haben meine Eltern zum ersten Mal hinter mir gestanden, als diese falsche Anschuldigung kam.

Wie war das für dich?

Das war schon ein richtig gutes Gefühl. Man bekommt endlich mal Selbstbestätigung, wird persönlich anerkannt. Da wird man gleich viel selbstsicherer.

Du meintest anfangs, dass du täglich kiffst. Möchtest du dazu noch was sagen?

Stimmt, übers Kiffen habe ich kaum 'was gesagt. Es spielt auch irgendwie keine Rolle, obwohl ich mittlerweile wohl abhängig bin. Ich brauche das Zeug zur Beruhigung. Eigentlich passt es nicht zu mir. Nach dem Kiffen ist das Hirn immer ganz benebelt. Man ist irgendwie abgeschottet von der Außenwelt und dreht sich nur noch im kleinen Kreis. Und dann ist auch ganz schnell Angst da.

Angst wovor und was ist das für ein Gefühl?

Angst in bezug auf alles, je nachdem was man gerade macht. Wenn man zum Beispiel unter Leuten ist, hat man Angst, nicht lustig genug zu sein, nicht akzeptiert zu werden; in Bezug auf das Studium, die Angst nicht genug gelernt zu haben.

Man wird in Bezug auf jede Lebenslage immer unsicherer; weiß immer weniger, wie man sich zu verhalten hat, wie man zu reagieren hat, was man zu machen hat. Man verliert sich irgendwie ein Stück weit selbst – und das ist nicht wirklich angenehm.

Wie ist das mit Pep?

Pep ist ganz anders. Pep brauche ich zum Ausgehen. Obwohl ich im Moment kaum noch ausgehe – aber wenn, nehme ich das nach wie vor. Vielleicht ginge es auch ohne. Der Punkt ist, dass ich das oft gar nicht ausprobiere. Bei Drogen hast du Gewissheit, dass du so und so bist; ohne kann das so sein, muss aber nicht.

Drogen vermitteln dir also eine Sicherheit bzw. machen zuverlässig einen bestimmten Typ aus dir für eine bestimmte Zeit?

Irgendwie habe ich dieses Gefühl. Wobei – wenn ich mir das so genau überlege – sobald du anfängst genau dieses von den Drogen zu erwarten, funktioniert es eigentlich schon nicht mehr. Sie suggerieren einem nur eine Sicherheit, so eine Selbstverständlichkeit, die man dann doch nicht hat. Man belügt sich wohl meistens selbst. Es ist mehr so eine Krücke oder Gehirnfick, aus dem man so schnell nicht ’rauskommt.

Wann und wie kommt man da ’raus?

Ich glaube, man hört irgendwann einfach auf Drogen zu nehmen – irgendwann halt. Man wird es im Laufe der Zeit nicht mehr so exzessiv und nicht mehr so häufig tun, schafft somit Raum für seine Entwicklung. Das Verhalten wird sich irgendwann ausschleichen. Sich Druck zu machen, aufhören zu müssen, erzeugt wohl eher Gegendruck und das Bedürfnis, sich was einzufahren, wird wahrscheinlich eher größer. Man hört auf, weil man älter wird und damit auch – hoffentlich – reifer.

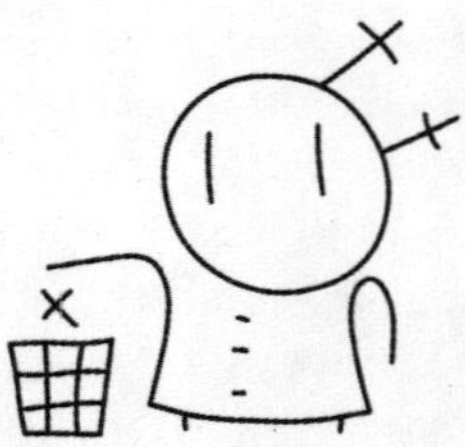

ICH WOLLTE NIE MEHR AN EINEM SCHEISS-MONTAG VERZWEIFELN

Interview mit Vinzent, 38 Jahre

Vinzent W. ist 38 Jahre alt. Im Juli 2002 stand er in Düsseldorf Bernhard van Treeck zum Thema Drogen Rede und Antwort.

BvT: Berichte uns doch von deinem ersten Kontakt mit Drogen.

Vinzent: Ich war 16. Gemeinsam mit dem älteren Bruder eines Freundes habe ich die Schule geschwänzt. Das war völlig neu für mich und ich fühlte mich sehr verwegen. Wir gingen in einen Supermarkt um eine Flasche Batida de Coco zu besorgen.

Bitte keine Produktnamensnennung in Verbindung mit erstmaligem Drogenkonsum, das könnte missverständlich aufgefasst werden ...!

Sorry, also: wir besorgten dann Cocosmilchlikör mit relativ wenig Alkoholgehalt, weil das Ganze natürlich primär den Anschein von Genuss haben sollte. Ich denke, wir haben ansatzweise die Cocktailpartys unserer Eltern nachempfunden. Nur eben nicht in Clubsesseln, sondern auf einer Parkbank an der Kö. Die Kö haben wir uns auch deshalb ausgesucht, ja, wie gesagt: es sollte was mit Genuss – bzw. Wohlempfinden zu tun haben.

O.k., Cocosmilchlikör auf einer Parkbank, was war mit Drogen?

Die kamen dann in Form eines Joints dazu. Ich hatte vorher nicht geraucht, also keine Zigaretten. Dann wurde der Joint gebaut. Ich war gebannt von der »Zeremonie« des Bauens. Es sah irgendwie gefährlich und faszinierend gleichzeitig aus. Na ja, das »Feuern« des Dope, damit es weicher wird und sich besser bröseln lässt. So richtig wusste ich nicht, was da vor sich ging? Ich hatte zwar die Befürchtung, es sei Heroin, aber es war ja kein Pulver und es fehlte der Löffel und die Spritze. Das beruhigte mich ein bisschen. Ich entschied mich also dafür cool zu bleiben, außerdem tat die Wirkung des Likörs ihr Übriges ...

Wie war denn dein erster Joint bzw. THC plus Alk-Rausch?

Ja, genau. Zuerst musste ich furchtbar husten, sodass der verdammte Likör durch die Stirnhöhlen in die Nase lief, aber sehr bald wich meine anfängliche Grimasse einem sehr breiten Grinsen. Wir sind anschließend rumgezogen, um – breit wie wir waren – neue Impressionen zu sammeln. Bekannte Orte wirken ja unter dem Einfluss von Drogen oft ganz anders, nahezu abstrahiert.

Man kann deutlich spüren, dass man nicht ein Teil der »Normalbevölkerung« ist. Probleme und Sorgen verschwinden scheinbar in der Vergangenheit. Es entsteht ein neues Ich-Gefühl. Meine Unsicherheit wurde abgebaut, Ängste und Sorgen waren nicht mehr so dominant und handlungsbestimmend.

Das war irgendwie befreiend. Daraufhin, also nach meinem ersten Drogenerlebnis, wollte ich meinem neuen »Spirit« auch nach außen Ausdruck verleihen und habe mir die Haare gefärbt.

Wie ging es weiter?

Mit schlechtem Gewissen ging ich am nächsten Tag in die Schule. Ich hatte Konzentrationsschwierigkeiten und konnte dem Unterricht kaum folgen. Meine Gedanken kreisten nur um das Glücksgefühl. Ich wollte wieder high sein, unter Gleichgesinnten.

Cool sein und nicht irgendwelchen lästigen Verpflichtungen nachgehen. Die Reaktionen auf meine »Veränderung« war verschieden. Meine Eltern wussten nicht genau, was in mir vor sich ging. Meine Mutter hat natürlich deutlich gespürt, dass ich mich nicht auf dem richtigen Weg befand. Meine Eltern waren vorher immer sehr streng zu mir gewesen, so mit 10 Uhr zu Hause und so. Aber dann konnten mich keine 10 Pferde mehr zu Hause halten. Ich war zwar pünktlich daheim, habe mich dann um Mitternacht aber aus dem Haus geschlichen um »zu meinen Leuten« zu kommen. Das Nachtleben spielte sich Anfang der Achtziger (in Düsseldorf) vorwiegend auf der Ratinger Straße ab. Dort waren wir nahezu ungestört, bis auf die gelegentlichen Attacken der Rocker Clans, die mit ihren Motorrädern vorgefahren kamen und für Unruhe sorgten. Es kam relativ schnell die Bereitschaft auf neue Dinge zu probieren, besonders wenn ich bereits unter Drogeneinfluss war. Ich erinnere mich genau an einen Samstagnachmittag. Ich hatte mich mit einem Bekannten getroffen und wir hatten im Hofgarten was geraucht, also Gras. Das reichte für den Anfang, aber es war Samstag und wir waren dringend auf der Suche nach weiteren Kicks. Wenn man was zu dröhnen hat, ist das anfangs sehr kommunikativ. Man lernt dann neue Leute kennen – die was haben wollen, kann damit angeben und unter Umständen Mädels beeindrucken, mit denen man sonst niemals in Kontakt gekommen wäre. Ich war noch relativ jung. Meine Klamotten und die gefärbten Haare machten mich älter.

Die Frauen meiner Begierde waren meistens älter als ich, aber mit ihren gefärbten Haaren und geschminkten Gesichtern, den tollen Klamotten: das war was völlig anderes als auf der Schule. Also ging meine Intention genau in diese Richtung.

Also das war auch ein Grund für deinen Konsum? Dich in der Szene zu etablieren?

Unter anderem. Also an diesem Samstag saßen mein Freund A. und ich auf der Ratinger und suchten was zum Dröhnen. Da tauchte dieser Typ auf. Es war keiner von uns, d.h. Punks, bzw. Ratingerstraßeleuten. Er wollte uns blaue Micros verkaufen. Wir waren skeptisch, konnten ihn aber weit runterhandeln, weil außer uns keine Interessenten da waren und er scheinbar Geld brauchte. Wir kauften 5 Micros und haben den Ersten mit einer Rasierklinge geteilt und jeder hat eine Hälfte geschluckt. Als nach einer halben Stunde nichts geschah, schmissen wir uns jeder noch einen rein. Nach einer weiteren Stunde dann jeder noch einen (Ganzen!).

Hattet Ihr nicht die Befürchtung, das könnte gefährlich werden?

Eigentlich schon, aber wir hielten die Dinger für Imitationen, bzw. schwache Mischung ohne viel Wirkung, daher hatten wir keine großen Bedenken. So verging der ganze Abend und die ganze Nacht. Als der Ratinger Hof öffnete, waren wir die Ersten, setzten uns an einen Tisch, bestellten ein Bier und warteten. Nach und nach füllte sich der Laden. Das Nachtleben umtoste uns und wir saßen regungslos auf unseren Barhockern – immer vor dem einem Bier. Ungefähr einmal jede Stunde sagte einer von uns: »Scheiße, die Dinger taugen nichts« – mehr nicht. Wir waren völlig daneben, saßen wie die Deppen reglos auf den Stühlen und dachten, dass alles normal sei und dass die Micros nicht wirkten. Ganz schön bizarr.

Als der Laden dichtmachte, wurden wir mit dem letzten Abschaum auf die Straße gekehrt. Wir trennten uns wortlos. Auf dem Heimweg sah ich einen Heißluftbalon über dem Wald aufsteigen. Genau in der Mitte zwischen Nacht- und Morgenhimmel zündeten die Flammen. Für den Bruchteil einer Sekunde meinte ich die Lösung einer mathematischen Gleichung mit 3 Unbekannten klar vor mir zu sehen. Leider blieb diese Erkenntnis dann im entscheidenden Moment aus bzw. ich konnte sie dann doch nicht konkret formulieren. Wie das unter Drogeneinfluss halt so ist.

Der entscheidende Moment?

Na ja, die Mathe-Klausur, da hätte ich diese Erkenntnis gut gebrauchen können, aber die ging halt in die Hose. Aber das traf mich dann nur in wachen Momenten. Anderes war wichtiger. Ich »dehnte« das Wochenende so weit es ging. Bald stellte ich fest, dass Mittwoch auch ein toller Tag zum Ausgehen war. Das große Problem war immer der Montag. Der Montag kann einen fertig machen. Das war immer der große Angstfaktor, aber nicht nur bei mir. Montag war Ende der Flucht.

Am Montag holt sie sie alle ein: Die Realität! Ich erinnere mich z.B. an ein besonders heftiges Wochenende. Also, das Ziel war Amsterdam, das Melkway. Es gab ein Konzert von Siouxsie and the Banshees, als Vorgruppe die Krupps – die kannten wir. Ich pumpte meinen Großvater an und wir brachen auf. Wir waren zu viert. Dabei war Gunnar, unser »Anführer«. Der kannte alle und jeden. Keine Tür blieb ihm verschlossen. Also trafen wir zunächst seine Connection in Amsterdam, da gab's dann alles. Nachdem wir zur Einstimmung alle was geraucht hatten, gab's dann auch was für die Nase (Anm.: Kokain) und auch noch einen Trip zum Nachschieben – kurz vor dem Konzert. Das Konzert auf Droge, das war ein unglaubliches Erlebnis für mich. Schätze es war die Kombination aus allem: Amsterdam, Hasch, LSD, Kokain, Opiumöl. Wir kamen über Tage hinweg nicht ins Bett, erlebten bizarre Dinge – es war ein einziger Rausch. Niemals zuvor hatte ich solche Leute erlebt. Sehr viele exotische Leute. Wir waren in irgendwelchen Clubs die in irgendwelchen versteckten Ecken inmitten der Grachten lagen. Wir waren bei irgendwelchen Leuten, die wir irgendwo, irgendwie kennengelernt hatten und jetzt rauchte oder sniefte man (und Frau) zusammen, oder tat sonst irgendwas. Das war für mich die Erfüllung von Sex & Drugs & Rock'n'Roll. Ich war am Ziel.

Das war das, wo du immer hin wolltest?
Eigentlich nicht, denn es war alles nur eine Illusion. Der Montagmorgen erwischte uns kalt. Müde und zerschunden hockten wir in einer halbdunklen Spelunke. Draußen war es hell und grau. Alles dort draußen war uns einfach »zu hart«. Aber wir hatten keine Wahl, wir mussten uns dem Montag stellen. Ohne Geld, ohne Drogen. Ohne die nächste Party in Sicht, es war zum Verzweifeln.

Was passierte dann?
Gunnar, unser großes Vorbild, der Coolste und Verwegenste von uns, für ihn war's irgendwie zuviel. Ich war 18 und hatte nicht so große Depressionen, aber Gunnar war fast doppelt so alt wie ich. Da waren solche »Landungen« wesentlich härter.

Es ist wirklich ernüchternd, wenn man nach und nach runterkommt, nüchtern wird. Dann kommt die Angst. Die Erkenntnis wird letztlich immer sicherer: Der Montag wird kommen und reißt dich aus deinen Träumen. Am Montag kommt der Gerichtsvollzieher. Am Montag leiht dir keiner Geld. Am Montag ist Schluss mit lustig und du musst durchhalten. Lange. Vor meinen Augen brach Gunnar in Tränen aus. Er hatte Angst, schreckliche Angst. Er konnte es nicht mehr ertragen. Er lief raus. Vorher schrie er noch was vom Ende und dass er Schluss machen will. Er blieb tatsächlich einige Zeit verschwunden. Auf der Rückfahrt im Zug – nach der Grenzkontrolle entdeckte ich die Trips, die er mir noch zugesteckt hatte. Keiner wusste, wo Gunnar steckte. Wir hielten ihn für tot. Was für ein klägliches Ende. Nach 3 oder 4 Wochen tauchte er aber doch wieder auf. Irgendwann Freitagnacht, als er wieder König war. Als ob nichts gewesen wäre. Ich blieb noch eine Weile »dabei« – aber nicht mehr so intensiv. Das Erlebnis mit Gunnar hatte mich aufgeschreckt. Ich hatte ein neues Ziel: ich wollte nie mehr an einem Scheiß-Montag verzweifeln.

Und jetzt spielen Drogen und Alkohol keine Rolle mehr in Deinem Leben?
Kaum. Nur vielleicht 2 mal im Jahr, wenn ich entsprechende Leute besuche, die immer noch was rauchen. Dann rauche ich was mit, werde müde und gehe ins Bett. Ansonsten nur Wein und selten Bier. Äußerst selten Sake oder Whiskey zum Karaoke. Manchmal einen Cocktail.

Die Folgen eines Alkoholrausches »the day after« zu bekämpfen, ist mir sehr lästig. Ein guter Freund hat sich nach reichlich Alkohol in seinem Badezimmer aufgehangen, er wurde depressiv im Suff. So geht's mir auch. Ich saß schon im Winter bei Frost am Rheinufer, wollte einschlafen ... bin aber wieder erwacht, ziemlich erkältet, eine Woche Bett. Deshalb berausche ich mich lieber an Sauerstoff und körpereigenen Endorphinen – beim Langstreckenlauf – da gibt es weniger schädliche Nebenwirkungen.

DROGEN AUF PARTIES – DAS WAR COOL

Interview mit Sebastian, 18 Jahre

Sebastian ist gerade volljährig geworden. Er stammt aus Hamm und nimmt seit sieben Jahren Drogen. Ein großer Teil seiner Drogenerfahrung fand in Zusammenhang mit der Partyszene statt. Im Moment macht er Therapie. Im Anschluss daran möchte er sein Abitur nachholen und dann vielleicht Architektur studieren. Das Interview wurde im Juni 1997 in der Fachklinik »Grunewald-Villa« in Berlin geführt.

Bernhard van Treeck: Du hast einige Erfahrungen mit den sogenannten Partydrogen. Wie hat das bei dir angefangen?

Sebastian: Angefangen habe ich mit Drogen im Alter von 11 Jahren. Bei meinen Eltern gab es immer viel Stress. Zu Hause war ich deshalb ziemlich selten. Ich bin viel draußen gewesen mit anderen Jugendlichen, die ich auf der Schule kennen gelernt habe.

Wir haben viel Spaß gehabt, viel zusammen unternommen. Zu der Zeit habe ich angefangen, Alkohol zu trinken. Das war meine Einstiegsdroge, wenn man so will. Bald war ich fast jeden Tag besoffen. Mit 12 Jahren habe ich dann in dem Park, wo wir immer abgehangen haben, Leute kennen gelernt, die Haschisch geraucht haben. Sie haben uns auch mal Haschisch angeboten.

Das erste Mal war ich ziemlich ängstlich. Ich wußte ja nicht, was mich erwartet. Ich habe mich vorher umgehört, wie Haschisch wirkt, welche Schäden es macht, ob man abhängig wird. Ich habe mich mit vielen Leuten unterhalten, ob denn da irgendwelche Nebenwirkungen auftreten, wie Entzugserscheinungen. Leute, die es schon länger nahmen, haben gesagt, es passiert überhaupt nichts, da kannst du eher darauf verzichten als auf Zigaretten. Am Schluss habe ich es dann genommen. Ich habe mir dann nicht viele Gedanken darüber gemacht.

Du hattest also keine Angst mehr vor Haschisch?
Nein, ich hatte bei Haschisch überhaupt keine Bedenken, dass es gefährlich sein könnte. Na ja, dann habe ich es aus Neugierde probiert. Die ersten paar Male habe ich gar nichts gemerkt. Und dann fing es an, dass ich doch was gemerkt habe, das fand ich auch ganz gut und schön. Die Wirkung hat mir dann besser gefallen als die von Alkohol; ich war nicht aggressiv, sondern einfach nur ruhiger. Von da an habe ich nur noch Haschisch geraucht, kaum noch Alkohol getrunken. Das habe ich ungefähr zwei Jahre lang gemacht.

Langweilig ist es zu der Zeit selten gewesen. Wir waren ja immer zusammen, es war immer eine Clique von 7–8 Leuten. Wir sind rumgezogen, haben Spaß zusammen gehabt, sind Skateboard gefahren. In der Zeit habe ich viel Sport gemacht, Fußball und Basketball gespielt. Abends, wenn wir uns dann hingesetzt haben, haben wir gekifft. Das war einfach noch ein bisschen was anderes als Alkohol, da waren wir immer gleich platt. Das hat mir gefallen.

Wie bist du dann mit anderen Drogen in Kontakt gekommen?
Ich habe nach und nach viele Leute kennen gelernt, die Trips und Ecstasy eingeworfen haben. Die habe ich auf Partys getroffen und die haben mir erzählt, wie toll das wäre, Pillen einzuklinken.

Da ich mit Haschisch gute Erfahrungen gemacht hatte und auch keine direkten Entzugserscheinungen hatte, war mir durch diese Erfahrung ein Stück Angst genommen. Ich habe Trips und Ecstasy dann einfach ausprobiert. Ich bin ohnehin ein eher neugieriger Mensch, der gerne seine Grenzen austestet. An Sport habe ich auch alles ausprobiert, alles exzessiv gemacht. Irgendwann fing das eben mit den Drogen ganz genauso an.

Kannst du dich an die Situationen erinnern, als du das erste Mal LSD genommen hast?
Ich habe im Park viele Leute gesehen, die nur auf Trips waren, nur am Lachen waren, solche Sachen halt. Irgendwann hat mich das neugierig gemacht. Die Leute haben mir dann erzählt, LSD ist auch nicht viel anders als Haschisch, außer dass es um das Zwanzigfache extremer wirkt. Das war so das Erste, was ich mitgekriegt habe. Ich war damals 14, als ich den ersten Trip geschmissen habe. Heute denke ich, ich war irgendwie unerfahren und habe mir zu wenig Gedanken gemacht. Damals habe ich das aber nicht so gesehen. Ich hatte gute Zensuren in der Schule,

nie schlechter als 3. In der Schule hatte ich Narrenfreiheit, konnte eigentlich machen, was ich wollte.

Also, es ging jedenfalls zu diesem Zeitpunkt noch gar nichts bergab, würde ich sagen. Ich habe die Trips auch nicht oft genommen – zwischendurch mal am Wochenende, aber auch nicht jedes Wochenende. Irgendwann hat sich das dann gesteigert. Ich bin immer häufiger auf Techno-Partys gefahren, habe neue Leute kennen gelernt. Mit denen bin ich dann viel zusammen gewesen.

War es für dich cool, Drogen auf Partys zu nehmen?

Irgendwo war das schon was Cooles. Es ging darum, was anderes zu machen als die anderen. Ich weiß nicht genau, wie ich das sagen soll. Jedenfalls wollte ich nicht mit der grauen Masse mitschwimmen. Ich habe mir auch nicht gesagt, ich muss jetzt unbedingt arbeiten, mir was aufbauen. Viele Gedanken habe ich mir nicht gemacht. Ich wusste nur, ich wollte halt einfach nicht so sein wie jeder andere auch. Ich wollte immer auffallen, irgendwas Verrücktes machen.

Ging es dir nur darum, etwas Besonderes zu sein, und gar nicht so um den Rausch?

Weiß ich nicht so genau. Irgendwo hat mir auch der Rausch gefallen, aber es könnte schon gut sein, dass das Gefühl, besonders zu sein, wichtiger war. Ich mache gerne was anderes, z.B. gerne ausgefallene Sportarten. Und ich mache gerne was, was andere Leute nicht so gut können. Und ich fand's halt einfach schön, irgendwie lustig zu sein. Am Anfang war das oft so, wenn ich Drogen nahm. Es ging mir immer gut, auch bei Trips. Gerade, weil ich damit keine Probleme hatte, habe ich weitergemacht.

Hat sich durch die Drogen nichts in deinem Umfeld geändert?

Ich habe nach und nach schon die Kontakte zu den Leuten verloren, mit denen ich früher viel Sport gemacht habe. Leute aus meiner Handballmannschaft, oder die Leute, mit denen ich Skateboard gefahren bin, habe ich später kaum noch getroffen. Ich war immer mehr mit den Leuten zusammen, die Trips geschmissen haben, Haschisch geraucht haben, auf Techno-Partys gegangen sind. Ich habe ständig auf Partys gehangen und Drogen genommen. Mir kam das am Anfang nicht so schlimm vor, weil ich eben keine körperlichen Entzugserscheinungen hatte, wenn ich mal einen Tag oder so nichts genommen hatte. Es kam allerdings damals schon relativ selten vor, dass ich einen Tag lang mal nichts genommen habe. Dennoch, trotz Drogen ist damals nichts passiert. Meine Laune war allerdings immer öfter auf dem Nullpunkt, aber damals hatte ich noch nicht den Überblick und habe das nicht mit Drogen in Verbindung gebracht.

Gab es da nie Probleme mit den Partydrogen?

Na ja, wie gesagt, meine Laune war immer öfter im Keller. Das hing schon mit den Drogen zusammen. Den anderen ging das nicht anders. Einmal habe ich sogar mitbekommen, wie jemand an Ecstasy gestorben ist. Auf einer Party ist so eine Art Freundin direkt neben mir einfach umgekippt. Und Ende. Wir hatten beide was eingeworfen. Die waren völlig überdosiert und sind später auch schnell vom Markt wieder verschwunden.

Hast du damals nicht daran gedacht aufzuhören?

Mir war irgendwie alles egal. Klingt vielleicht überheblich oder gefühllos, ich weiß. Außerdem habe ich nie gedacht, dass mir so etwas passieren kann.

Wie ging es dann weiter?

Heroin habe ich das erste Mal mit 14 geraucht, ohne allerdings zu wissen, was ich da nehme. Wir hatten Haschisch geraucht, ein Freund hatte Geburtstag, und weil er Geld bekommen hatte, kam er auf die Idee, etwas Besonderes zu besorgen. Einige in der Clique hatten wohl schon vorher Heroin geraucht und die kamen dann wohl auf die Idee, Heroin zu kaufen. Die haben gesagt, das ist Shore. Ich habe zwischen denen gesessen, kannte das Zeug gar nicht. Das war auch nicht das Heroin, das normalerweise im Umlauf ist, das war so eine Opiumshore, so festes Zeug. Eigentlich wusste ich auch gar nicht richtig, was das für ein Zeug war. Ich habe das dann mitgeraucht, war ziemlich platt. Das war meine erste Erfahrung mit Heroin, ohne dass ich es wusste. Dann habe ich von den anderen rausgekriegt, was Shore eigentlich heißt, dass das Heroin ist. Und vorher hatte ich von irgendwelchen Leuten gehört, Heroin, da wirste gleich süchtig von.

Und ich hatte es doch genommen, und es ist gar nichts weiter passiert. Ein Jahr lang habe ich weiter nur Haschisch geraucht. Dann ist ein Freund von mir aus dem Knast rausgekommen. Na ja, eigentlich war er gar kein richtiger Freund, ich hatte ihn nur kurz kennen gelernt, bevor er in den Knast gekommen ist. Nach seiner Entlassung habe ihn besser kennen gelernt. Er hat nur zwei Häuser weiter gewohnt, und er war bereits heroinabhängig, bevor er in den Knast gekommen war. Also, ich habe mich am Anfang sehr gut mit ihm verstanden. Wir haben Gewichtheben zusammen gemacht, viel Sport, Bodybuilding. Wir sind zusammen Fahrrad und Skateboard gefahren. Mit ihm habe ich wieder angefangen, mehr Sport zu machen. Irgendwann kamen wir dann auch auf die Idee, Heroin zu kaufen, das haben wir auch gemacht. Ich kannte das ja, habe mir nichts Großartiges dabei gedacht. Meine erste Erfahrung war ja nicht schlecht gewesen. Ich dachte mir, jetzt rauchste das Zeug noch mal, wird schon nichts passieren. Irgendwie fand ich den Rausch sehr schön, dieses Losgelöste, ein Gefühl von Wärme. Es ist so ähnlich, wie wenn man mit Leuten zusammen ist, die man mag. Man denkt an nichts mehr, außer an diesen Rausch. Man geht ganz in diesem Rausch auf. Die ersten paar Male, wenn man das so probiert, war schon ein irre schönes Gefühl. Sonst hätte ich das ja nicht weitergemacht. In dem Punkt war ich wohl völlig überheblich. Ich habe mit diesem Freund fast jeden Tag Heroin geraucht. Wir haben seiner Mutter beim Putzen geholfen, haben Geld bekommen und es sofort für Heroin ausgegeben. Nach ungefähr 2 bis 3 Wochen habe ich dann gemerkt, es passiert mir gar nichts. Ich dachte, die Offiziellen wollen mir irgendwelche Flausen in den Kopf setzen. Was weiß ich, was die Leute da erzählen. Heroin ist doch gar nicht gefährlich. Ich dachte, ich stehe da irgendwie drüber, könnte damit umgehen, weil ich gar nicht gemerkt habe, wie langsam ich da reinrutsche. Eine psychische Abhängigkeit bestand zu diesem Zeitpunkt längst, weil es so ein schöner Rausch war, nur körperliche Abhängigkeit war noch nicht da. Aber die psychische Wirkung ist meiner Meinung nach ohnehin viel stärker als die körperliche.

Ich war viel bei diesem Freund, bin nicht mehr in die Schule gegangen. Ich habe dann auch bei ihm geschlafen, weil ich viele Probleme zu Hause gehabt habe. Mein Vater ist Alkoholiker. Ich hatte mich ständig mit ihm geprügelt und solche Sachen. Ich hatte zu der Zeit einen richtigen Hass gegenüber meinem Vater. Wenn ich ihn gesehen habe, ist mir schon fast die Galle übergelaufen. Ja, und das habe ich mir eben nicht angetan. Ich war wenig zu Hause. Wir sind direkt morgens losgegangen, haben uns aufs Fahrrad geschwungen, irgendwo ein bisschen Geld organisiert und dann erst mal Haschisch oder Heroin gekauft. Das ging ’ne ganze Zeitlang so. Dann ging es los, dass ich ein Ziehen in den Knochen bekommen habe. Ich weiß nicht, was ich da gedacht habe, aber ich wollt' gar nicht mit Heroin aufhören. Das Gefühl unter Heroin war immer noch ziemlich stark, der Rausch immer noch ziemlich extrem. Mir hat das gefallen, an nichts mehr zu denken. Mit der Schule habe ich einen Haufen Probleme gekriegt, mit meinem Rauschkopf habe ich aber darüber gar nicht mehr nachgedacht, wollt' ich auch nicht. Irgendwann war ich dann richtig drauf.

Wie hast Du die Drogen finanziert?
Eigentlich habe ich alles gemacht, um an Geld zu kommen: Wir haben Autos aufgebrochen, Einbrüche gemacht, sind bei Ärzten reingegangen und haben in den Taschen geschaut, ob wir was finden. Wir haben Kinderwagen und Fahrräder geklaut, eigentlich alles, was man irgendwie verscherbeln kann. Es wurde dann richtig extrem. Ich habe am Schluss, als das Heroin überhaupt nicht mehr geknallt hat, irgendwie noch mitbekommen, was für eine Scheiße ich da mache. Meine Schule hatte ich nicht zu Ende gemacht, ich habe keine Perspektiven gehabt. Der Tag bestand darin, morgens aufzustehen, wenn es mir schlecht ging, in die Stadt zu gehen, rumzuklauen, Leute abzuziehen, und aus dem ganzen Drumherum. Allerdings, wenn es die Drogen ohne Nebenwirkungen geben würde, weiß ich gar nicht, ob ich aufgehört hätte. Zum Schluss war das halt nicht mehr so wie am Anfang. Ich habe alles genommen, um morgens den Affen wegzumachen, alles was in irgendeiner Weise knallt: Barbiturate, Ropies (Anm.: Rohypnol), Kodeinsaft. Mir ging es zum Schluss nur noch schlecht. Ich habe nichts mehr mit Frauen am Hut gehabt, der Blick war nur noch auf Heroin und Tabletten gerichtet. Abends, wenn ich mal nüchtern war, habe ich mir Gedanken gemacht, was das denn alles bringen soll und wo ich überhaupt mal enden soll, wenn es so weitergeht. Ob ich mich mal totdrücke, auf der Toilette. Wenn ich mal für 6–7 Stunden weggeschlafen bin, und wenn der Stoff ein bisschen stärker gewesen wäre, wäre es vielleicht bei mir auch vorbei gewesen ... Ich hatte keine Lust mehr drauf, war ziemlich depressiv. Ich wusste nicht mehr, was ich machen sollte.

Ich habe ein paar Entgiftungen gemacht, drei Stück, bevor ich hierher gekommen bin. In jeder Entgiftung habe ich mir vorgenommen, jetzt machste deine Schule zu Ende, konzentrierst dich wieder auf Sport. Hauptsache, keine Drogen mehr nehmen. Einmal habe ich das geschafft, dass ich die Schule wieder angefangen habe, habe ein halbes Jahr durchgehalten, aber habe auch zwischendurch gekifft und gesoffen. Die letzten drei Monate habe ich dann wieder angefangen, Shore zu nehmen. In der Drogenberatung haben die mir dann gesagt, dass ich Therapie machen soll, dass sie mir eine Entgiftung allein nicht mehr geben. Auch haben die mir gesagt, dass ich aus meinem Umfeld raus muss.

Im ersten Moment bin ich nicht freiwillig in die Therapie gekommen. Ich wusste auch nicht, was Therapie eigentlich ist. Ich wollte einfach nur keine Drogen mehr nehmen, wusste nicht, wie ich das schaffen sollte. Ich habe mir dann gedacht, dass es eigentlich nicht mehr schlimmer werden kann, dass ich das erst mal ausprobiere. Ich dachte, bei Daytop sitzen irgendwelche Leute, Psychologen, die mich dann zuquatschen, oder versuchen, mich umzukrempeln. Andererseits habe mir gedacht, die Einstellung, die ich habe, kann mir niemand rausnehmen, nur ich. Das ist irgendwo etwas, was mir hier klarer geworden ist. Ich muss etwas tun, wenn sich was ändern soll. Ich sehe jetzt, dass ich mir hier ein Umfeld schaffen kann, das clean ist. Die Ex-User, die hier arbeiten und die mal die gleichen Probleme gehabt haben, sind eine große Hilfe. Ich habe hier schon einiges gelernt. Dass man sich Schritt für Schritt was aufbauen kann. Daran habe ich früher nie einen Gedanken verschwendet. Irgendwann muss man sich auch klarmachen, warum man denn überhaupt mit dem ganzen Kram angefangen hat. Zum Beispiel war es mir gar nicht klar, dass ich ein Problem mit meinen Eltern hatte und dass ich bisher auch gar keine Lust hatte, da etwas zu lösen. Vielleicht ist mir das auch an die Substanz gegangen. Da gibt es schon einen Zusammenhang zu Drogen. Ich habe einfach gedacht, zu Hause gibt es Ärger, draußen hast du Spaß, mit den Drogen ist Spaß eben noch ein bisschen effektiver. So habe ich eben damals gedacht. Ich war noch ziemlich klein, als ich einfach angefangen habe. Im Grunde haben mir Vorbilder gefehlt. Meine Eltern konnte ich da nicht nehmen. Die Leute, mit denen ich zusammen war, waren auch so drauf wie ich. Irgendwo trifft man sich dann auch, man hat die gleiche Einstellung usw. Und so hat sich das mit den Drogen entwickelt. Das sind so Sachen, die mir hier Schritt für Schritt bewusst werden. Sie werden mir hier nicht gezeigt, sondern da komme ich selbst drauf mit etwas Unterstützung.

In der Klinik müssen die Patienten einen großen Teil der alltäglichen Arbeiten im Haus selbst übernehmen. In weiten Teilen ist der Tag vorstrukturiert. So etwas muss doch ungewohnt sein. Fehlt dir der Rausch nicht?

Irgendwie war der Rausch schön. Wenn mir einer sagt, du musst jetzt arbeiten, um dein Geld zu verdienen, dann habe ich gesagt, da hab' ich keinen Bock drauf. Also alles, was mit Verbindlichkeiten oder Strukturen verbunden ist, da habe ich nichts für übrig gehabt. Ich hatte auch gar keine Lust, aus meinem alten Leben auszubrechen. Die hatte ich auch noch nicht zu Beginn der Therapie.

Was da alles dazugehört und dass ich da auch selbst was an mir ändern muss, dass ich sogar auch eine eigene Struktur, eine gewisse Disziplin haben muss, das wird mir jetzt bewusst. Ich brauche eine Aufgabe, ich brauche mein Geld, da ich in vielen Dingen anspruchsvoll bin. Mir ist es wichtig, gut gekleidet zu sein. Es ist auch nicht schlecht, wenn man irgendwie einen Plan hat, was man überhaupt machen will. Ohne Plan würde es wieder so ein zielloses Rumeiern.

Nun haben wir viel über Heroin geredet. Für wie gefährlich hältst du die sogenannten Partydrogen? Du hast ja viel Zeit auf Raves verbracht.

Ich würde schon sagen, dass die Partydrogen gefährlich sind. Es ist zwar so, dass ein bisschen mehr Zusammenhalt in der Technoszene ist. Dieses ganze gegenseitige Abziehen fehlt. Es ist alles ein bisschen nobler, die Leute legen viel Wert auf Kleidung. Es ist eine Art Lebenseinstellung, dieses Feiern, Party machen, sich um nichts anderes zu kümmern. Vielleicht ist das auch eine Art Sucht. So habe ich auch einige Jahre gelebt. Die Partyleute erkennen eigentlich gar nicht, dass sie drogensüchtig sind. Sie stellen sich ein bisschen höher und sagen, ich bin nicht drogensüchtig, ich nehm' ab und zu meine Ecstasys, aber so in dem Sinn bin ich nicht süchtig. Ich kenne das gut, ich war ja auch eine Zeit lang ziemlich überheblich, was das angeht.

Denkst Du, dabei spielt auch eine Rolle, dass Partydrogen kaum eine körperliche Abhängigkeit erzeugen?

Kann sein. Da viele Partydrogen-User keinen körperlichen Entzug haben, die meisten jedenfalls nicht, wenn sie es nicht gerade völlig übertreiben, denken sie, sie seien nicht süchtig. Es kann schon sein, dass die Raver die psychische Abhängigkeit gar nicht erkennen. Ich meine, entscheidend ist, dass viele gar keinen Spaß mehr haben, wenn die Drogen nicht dabei sind. Feiern ohne Ecstasy ist für viele kein Feiern mehr. Und da sehe ich die Gefahr. Ich glaube schon, dass viele in der Szene ganz böse abstürzen werden.

LSD WAR ECHT ZU HEFTIG!

Interview mit Björn, 30 Jahre

Björn ist dreißig Jahre alt. Er nimmt seit dem 13. Lebensjahr Drogen. Die Entwicklung von Techno in Deutschland hat er von Anfang an miterlebt. Drogen spielten für ihn eine wichtige Rolle. Nun hat er sich entschlossen, sein Leben zu ändern. Um ohne Drogen leben zu können, macht er zur Zeit des Interviews eine Therapie in der Grunewald-Villa in Berlin. Das Interview wurde im Juni 1997 geführt.

Bernhard van Treeck: Wie bist du das erste Mal mit Drogen in Kontakt gekommen?

Björn: Also, ich war auf dem Gymnasium, in der 7. Klasse. In der Klasse über mir haben Leute Haschisch geraucht und Alkohol konsumiert. Ich habe mich an die Älteren gehalten, die haben mir imponiert. Die waren nicht so wie die anderen, sondern irgendwie abgehoben, was Besonderes. Neugierde spielte eine große Rolle bei meinem ersten Drogenkonsum. Ich wollte wissen, wie das ist, wenn man Drogen nimmt. Außerdem habe ich sie auch genommen, um irgendwie dabei zu sein. Dann fingen die ersten Schulfeten an, auf denen wir Alkohol getrunken haben. Hasch war ab und zu auch im Spiel, aber nicht regelmäßig. Irgendwann habe ich den ersten LSD-Trip genommen.

LSD ist ja nicht unbedingt harmlos. Hattest du keine Angst?

Ich hatte gar keine Information. Man hatte mir gesagt, LSD wirkt so wie Hasch, nur zwanzigmal stärker. Hasch kannte ich schon und insofern habe ich mir nicht groß den Kopf zerbrochen. Ich war dann ziemlich überrascht, dass die Wirkung so heftig war. Ich hatte den ersten Trip zu Hause genommen bei meiner Mutter. Es wurde ein Horrortrip. Ich hatte gar keine Vorstellung, wie so ein Trip wirkt, was man für Empfindungen hat. Das hat mich völlig überrollt. Ihr Schwarz-Weiß-Fernseher war auf einmal farbig. Auf jeden Fall war die erste Erfahrung mit LSD viel zu heftig. Ich habe das erst mal sein lassen.

War diese erste Erfahrung für dich abschreckend?
Im ersten Moment schon, weil ich die Reaktion nicht steuern konnte. Ich konnte nicht sagen, jetzt ist Schluss. Bei Haschisch und Alkohol war das anders. LSD habe ich also erst mal nicht genommen. Der Alkohol- und Haschischkonsum ging aber weiter. Ab dieser Zeit wurden meine schulischen Leistungen schlechter. Die 9. Klasse musste ich einmal wiederholen, dann bin ich trotzdem von der Schule geflogen. Es gab zu der Zeit massive Probleme zu Hause. Sicherlich hat das eine große Rolle gespielt. Damals hat uns mein Vater verlassen, er war Alkoholiker.

Mir hat eine starke Hand gefehlt. Ich hätte Grenzen gebraucht und habe im Grunde jemanden gesucht, an dem ich mich orientieren konnte. Meiner Mutter war ich völlig entglitten, sie hatte keine Kontrolle mehr über mich. Ich bin abends weggewesen, war in der Punkszene und erst morgens um 6.00 Uhr nach Hause gekommen. Dann habe ich mein Zimmer abgeschlossen. Meine Mutter ist früh arbeiten gegangen. Wir haben uns kaum noch gesehen. Zu der Zeit bin ich vom Gymnasium geflogen. Meine Leistungen waren rapide gesunken aufgrund der Drogen. Dann kamen die Sommerferien. Diese Sommerferien waren sehr heftig. Ich hab' da alles gemacht, wollte nur noch dicht sein. Ich habe Haschisch und Alkohol genommen, Klebstoff geschnüffelt, Trips geschmissen.

Heroin und Kokain habe ich zu diesem Zeitpunkt allerdings noch nicht genommen. Das kannte ich nicht. Eigentlich hätte ich mir in den Ferien eine neue Schule suchen sollen, doch daraus wurde nichts. Erst nach den Sommerferien dämmerte mir, dass ich noch zur Schule gehen müsste. Ein Gymnasium hätte mich mit der Vorgeschichte und den Zensuren nicht genommen, auch die Realschule nicht. Schließlich bin ich auf eine Hauptschule gegangen, um dort meinen Realschulabschluss zu machen. Zu der Zeit, 1983, bin ich oft ins *Sound* gegangen. Das war dort, wo Christiane F. auch hingegangen ist. Da war ich ungefähr ein Jahr lang jedes Wochenende. Ich hatte damals noch keinen Heroinkonsum. Ich hatte ziemlich stark LSD konsumiert und habe dann auch untertage ohne LSD schon halluziniert.

Warum hast du es denn überhaupt gemacht, du hast es doch vorher nicht so oft genommen? Und außerdem waren deine ersten Erfahrungen doch gar nicht so gut.
Weil es alle gemacht haben. Weil es »in« war. Weil mir der Halt fehlte. Ich brauchte eine Gruppe, zu der ich gehöre. Ich habe nicht weiter da-

rüber nachgedacht, dass Drogen gefährlich sein können. Ich hatte auch noch keine bösen Erfahrungen damit gemacht, sieht man vom Schulwechsel ab. Ich hatte keinen Dämpfer bekommen, also habe ich weitergemacht.

Hätte Aufklärung, wie z.B. Eve & Rave sie seit einiger Zeit betreiben, dich von Drogenkonsum abhalten können? Wäre dadurch dein Absturz aufzuhalten gewesen?

Kann ich dir nicht sagen. LSD galt damals noch als etwas Harmloses. Ich weiß nicht, ob ich aufgehört hätte, wenn mir jemand gesagt hätte, Drogen können die und die Schäden anrichten. Wer sollte mir das auch sagen. Ich hatte ja den ersten Trip, der zu heftig war, aber habe trotzdem weitergemacht.

Hätte dich eine konsequentere Strafverfolgung abhalten können? Hättest du z.B. weitergemacht, wenn man dich zu dieser Zeit gefasst und bestraft hätte?

Das wäre was anderes gewesen, natürlich. In den jungen Jahren hätte ich wahrscheinlich den Dämpfer gebraucht, aber er kam nicht.

Wie ging es dann weiter?

Als die Schule fertig war, habe ich eine Lehre begonnen. Damals habe ich bereits Speed genommen, das war noch relativ teuer zu dieser Zeit. Wir mussten uns das immer teilen. Mein Lehrgeld hat nicht ausgereicht. Dann habe ich ab und zu mal meine Mutter »erleichtert«, also beklaut. Schließlich hat meine Mutter mich rausgeschmissen.

Ich bin dann zu einem Kumpel gezogen, der hatte Beziehungen zu einem Rockerclub. Wir haben ein paar Sachen für diese Rocker erledigt, haben auf ihre Studios aufgepasst und so unsere Drogen finanziert.

Ein paar Sachen für die erledigt? Geklaut?!

Wir haben Diebstähle gemacht, Motorräder geklaut, Geld eingetrieben, Leuten Denkzettel verpasst. Später war ich dann öfter in Schöneberg. Wir waren eine Clique, das war damals die Punk-Skinheadzeit. Dort haben wir ziemlich viel gesoffen. Meine »Sound«-Zeit war zu Ende, und mit den Trips war es auch nicht mehr so. Die Leute dort haben nicht so viel LSD genommen. Alkohol war zu der Zeit meine Hauptdroge.

Es scheint mir, als wäre es dir im Grunde nie um eine spezielle Droge und deren Rauschwirkung gegangen, sondern als hättest du dich in deinem Konsumverhalten immer einer Gruppe angepasst. Stimmt das?

Als Außenseiter ist es immer Scheiße. Ich wollte immer nur dazugehören. Heutzutage habe ich eine andere Einstellung.

Du wolltest auf jeden Fall nicht außerhalb der Gruppe stehen?

Ja, das war immer wichtig.

Warum hast du dir denn keine Clique gesucht, in der keine Drogen genommen werden?

Es gab zwei Gruppen in der Schule. Die einen haben gelernt. Und die anderen, die eben nicht, die waren cooler. Ich habe Lernen immer als Zwang empfunden. Das hat sicher an den Methoden meines Vaters gelegen. Der hat immer viel Druck gemacht, was das Lernen angeht, und mich ständig auf mein Zimmer geschickt. Die Leute ohne Drogen fand ich zu langweilig. Ich wollte was erleben und dachte, nur mit der Droge kann man das. Außerdem wollte ich mich irgendwie nicht an die Normalität anpassen. Heute weiß ich, dass man auch ohne Drogen ein Individuum sein kann und ist.

Du hast, wie ich weiß, deinen Konsum dann zeitweise etwas eingeschränkt. Warum?

Ich war zu der Zeit einmal im Krankenhaus. Ich hatte einen Horrortrip gehabt und gedacht, mit meinem Herzen stimmt was nicht. Da war so ein Stechen in der Brust. Ich bin mit meiner Mutter ins Krankenhaus, habe ein EKG machen lassen. Die haben aber nichts Körperliches feststellen können. Es war halt einfach eine Einbildung, die hat mich fast völlig an den Rand des Wahnsinns getrieben. Ich habe daraufhin Haschisch eingedämmt. Zu dieser Zeit hing mir die ganze Szene bereits zum Hals raus. In meiner Clique wurde ziemlich viel Gewalt ausgeübt. Erpressung und all so ein Mist haben wir auch gemacht.

In dem Zusammenhang habe ich auch meine erste Strafe bekommen. Im Grunde war sie auf meinen übermäßigen Alkoholkonsum zurückzuführen. Es ging zunächst um versuchten Totschlag, später wurde die Anklage in gefährliche Körperverletzung umgewandelt. Wir hatten wohl jemanden zusammengeschlagen. Damals hatte ich 2,4 Promille, konnte kaum laufen und mich an nichts erinnern. Ich glaube, meine sogenannten Freunde haben mir dieses Ding angehangen. Ich habe zu dieser Zeit ziemlich viele Straftaten begangen, bin eigentlich immer gut weggekommen. Einen Grund aufzuhören, habe ich damals noch nicht gesehen.

Wenn ich höre, wie du damals gelebt hast, kann ich mir kaum vorstellen, dass die Technoszene später in deinem Leben eine so wich-

tige Rolle gespielt hat. »Love, Peace and Unity« wollen gar nicht so recht zu Erpressung, Gewalt und Abzieherei passen.

Ob die Technoszene wirklich so friedlich ist, wie sie immer nach außen vorgibt, wage ich zu bezweifeln. Da gibt es dieselben Konflikte, wenn es um Drogen geht. Groß umstellen musste ich mich jedenfalls nicht. Dieses ganze »Love-Peace-Unity« ist wohl eher ein Wunschbild. Dort bilden sich genauso irgendwelche Grüppchen, die sich untereinander nicht leiden können. Im Grunde genommen ist es aber doch eine Gemeinschaft. Und das hat mich gereizt.

Wie kamst du da rein?

Über die Drogen Speed und Ecstasy bin ich da reingekommen. Ich kannte einen Dealer, der auch in der Szene verkauft hat. In der Zeit mit den Rockern sind jede Menge Deals abgelaufen. Wir haben für diese Leute gearbeitet. Einige von uns, mit Ausnahme von mir, sind nach Holland gefahren und haben große Mengen Speed und Hasch geholt. Das ist aufgeflogen, die Kumpels haben sie an der Grenze erwischt. Die sind für mehrere Jahre in den Knast gegangen. Das war so der erste Kontakt mit Partydrogen. Die Szenen lassen sich gar nicht exakt trennen. Da sind die Grenzen längst verwischt.

Ja, und wie ich dann reingekommen bin in die Techno-Szene? Ich hatte hier Kontakte zu Engländern aus Manchester. Die waren in der House-Szene aktiv. Mit denen habe ich zusammen gewohnt. Meine ersten Kontakte hatte ich also nicht in der harten Techno-Szene, sondern mehr in der House-Szene. Die Musik gefiel mir von Anfang an. Sie war softer als Punk, Hardcore und Heavy-Metal, und das brauchte ich wohl zu der Zeit. Ich bin öfter nach Manchester gefahren. Das wurde meine Welt. Techno kam eigentlich erst später. Am Anfang konnte ich mit dieser Musik kaum was anfangen. Ein Kumpel von mir aus Berlin, der hat mit Ecstasy gedealt, den kannte ich von früher. Der hat mich irgendwann mal mitgenommen in den *Walfisch* und ins *Planet*, so habe ich dann diese Szene kennengelernt.

Du warst so ziemlich von Anfang an dabei, als in Deutschland Techno groß wurde, und kennst auch einige Größen der Szene, habe ich gehört. Stimmt das?

Ja, ich war schon bei der ersten Love-Parade dabei und habe die ganze Entstehung mitbekommen. Das waren nur ein paar Wagen, die sich an der Straße des 17. Juni getroffen haben. Alles war improvisiert und lief über Mundpropaganda und Flyer. Dr. Motte hat die Love-Parade organisiert. Das waren noch andere Zeiten als heute. Von Anfang an hat das viel mit der Schwulenszene zu tun gehabt. Der Christopher Street Day liegt zeitlich ja auch sehr nahe. Ecstasy, Kokain und Speed sind im Grunde Drogen, die schon lange in der Schwulenszene konsumiert werden. Die ganze Entstehung und das Großwerden der Technoszene habe ich miterlebt. Ein oder zwei DJs, die heute noch aktiv auflegen, kenne ich von Anfang ihrer Karriere an. Ein paar Jahre war ich richtig intensiv dabei.

Welche Rolle spielen deiner Meinung nach Partydrogen in der Szene? Ist Ecstasy wirklich so wichtig, oder sind das andere Drogen?

Ich weiß nicht, wie es derzeit mit dem Verhältnis der einzelnen Drogen aussieht. Seit etwa drei Jahren bin ich da nach und nach rausgekommen. Gründe gab es viele. Da kamen immer mehr Kids und immer neue Leute. Die Leute wurden mir zu jung. Das Positive ging nach und nach verloren. Die Clubs wurden größer und unpersönlicher. Das hat mir nicht gefallen, und so habe ich mich zurückgezogen.

Wieviele der Raver sind deiner Ansicht nach »drauf«?

Das ist schwer zu sagen. Immer mehr Jugendliche greifen ja zu Drogen, und das nicht nur in dieser Szene. Das geht in Jugendclubs und auf anderen Partys genauso. Ich denke aber, dass mindestens 60 % der Leute regelmäßig Drogen auf Raves konsumieren. Man darf nicht zu sehr auf das Medizinische schauen, wenn man von Sucht redet. Viele von denen können ohne die Partys gar nicht mehr leben. Die leben nur noch fürs Wochenende, sehen gar nichts anderes. Das ist im Grunde genauso wie eine Sucht. Die kommen ja völlig aus ihrem Leben raus, und später merken sie dann, dass sie ihr Leben verpasst haben.

Gibt es deiner Meinung nach Unterschiede zwischen Partydrogen-Usern und anderen Drogenkonsumenten? Viele Raver sagen, dass die Medien völlig übertreiben und dass sie mit Junkies oder Alkoholikern nichts gemeinsam haben?

Ja, es gibt Unterschiede, aber nur scheinbar. Die meisten Partyleute gehen noch zur Schule oder haben Arbeit. Im Konsumverhalten aber gibt es keine Unterschiede. Es gilt da genauso »Mehr ist besser!«, und das ist bei Junkies und Alkoholikern auch das Motto. Noch sind die Partydrogen besser angesehen. Heroin hat schon lange eine schlechten Ruf. Ecstasy und Speed sind noch am Anfang ihrer Karriere. Man kann relativ wenige Tote damit in Verbindung bringen. Auch der soziale Abstieg ist angeblich nicht so schnell. Ich bin skeptisch, ob das so bleibt. Die Szene ist halt weitgehend auf Clubs und Raves beschränkt und viel größer als die Heroinszene. Immer mehr Jugendliche greifen zu Ecstasy und Speed. Jede Jugendbewegung hat angeblich ihre Droge. Ich glaube, sobald es in Verbindung mit Partydrogen zu Beschaffungskriminalität, Verwahrlosung und Prostitution kommt, wird auch diese Szene den gleichen schlechten Ruf bekommen wie die anderer Drogen.

Macht es in deinen Augen Sinn, die Partygänger über Drogen aufzuklären, wie Eve & Rave das machen? Oder werden Drogen dadurch für einige erst interessant?

Ich glaube, dass Drogen immer genommen werden. Aufklärung ist gut. Auch die Art von Eve & Rave gefällt mir manchmal ganz gut. Sie zeigt aber auch eine Machtlosigkeit den Drogen gegenüber. Andererseits finde ich es gut, dass sie die Kids nicht in ihr Verderben laufen lassen: Eve & Rave sagen ihnen wenigstens, was sie machen oder nicht machen sollen, wenn sie schon Drogen nehmen. Allerdings finde ich Eve & Rave oft zu einseitig und zu unkritisch. Es sollten bei der Aufklärung auch medizinische Aspekte wie Folgeschäden und Langzeitschäden hinzugenommen werden.

Was hältst du von einer Legalisierung von Drogen wie z.B. Ecstasy oder Cannabis? Sollte man vielleicht sogar alle Drogen freigeben und die Verantwortung ganz dem Konsumenten überlassen?

Ja und nein. Der Staat macht wieder sein Geld dabei, und die Leute merken es nicht. Das geschieht doch gerade mit Methadon. Die Technoszene ist ein großer Markt, da werden sie sich nicht die Butter vom Brot nehmen lassen. Ich denke, da werden ganz große Konflikte entstehen. Man weiß zu wenig darüber, ob damit wirklich die Beschaffungskriminalität vermindert wird. Was soll mit einer Legalisierung denn erreicht werden. Und ich weiß nicht, ob dann gewährleistet sein wird, dass der Stoff sauber ist. Ich glaube, es geht bei der ganzen Diskussion wieder nur um Geld, Geld, Geld.

Sind deiner Meinung nach spezielle therapeutische Angebote für Partydrogenabhängige sinnvoll oder reichen die bestehenden?

Mit Sicherheit reichen die bestehenden Angebote im Großen und Ganzen aus. Ich denke, Drogen bleiben Drogen. Der eine kann mit Drogen umgehen, der andere nicht. Ich kann nur von mir reden. Ich hatte viel

Angst, überhaupt nicht anzukommen bei den Leuten, ich wollte anders sein. Da die Kids immer jünger werden, sollte man, glaube ich, viel mehr auf die Bedürfnisse von Jugendlichen eingehen.

Was sind denn deine persönlichen Erfahrungen mit Partydrogen?

Das Feeling auf Ecstasy war etwas, was ich sonst so nicht kannte. Alles war o.k. Auf Ecstasy fand ich sogar Leute gut, die ich eigentlich nicht leiden konnte. Einmal bin ich auf E sogar mit einem zusammengezogen. Hat natürlich nicht geklappt.

Ecstasy macht, dass du alle gut findest. Das Körpergefühl war aber mies – insbesondere bei Überdosierungen. Ich hatte mit Körperzuckungen, Muskelzuckungen, Herzrasen, Schweißausbrüchen und Übelkeit zu tun. Erst habe ich das nicht mit Ecstasy in Verbindung gebracht. Leider hat das ursprüngliche Feeling von E sich schon nach zwei, drei Wochen nicht mehr eingestellt. Ich habe die Dosis erhöht, 8 oder 9 Tabletten, aber die alte Wirkung war nicht mehr zu erreichen. Ich war nur noch überdreht. Ein bis zwei Tage habe ich immer zum Abtörnen am Wochenanfang gebraucht, für das paranoide Feeling und den ganzen Mist. Tagsüber hatte ich während der Woche normalerweise keinen Kontakt zur Szene, weil ich da am Pennen war. Oder ich hab mal gearbeitet. Von Mittwoch bis Sonntag war ich dann auch auf Speed drauf, weil man konnte ja nicht immer auf Ecstasy sein. Ich hatte irgendwann die Schnauze voll. Ich hatte Zeiten, wo ich paranoid drauf war. Mit Ecstasy und Speed, das hatte ich nicht mehr im Griff. Soviel war mir klar.

Wie sah das Paranoide denn aus? Wer hat dich verfolgt? Hast du Personen gesehen, die nicht da waren?

Hab ich auch gesehen. Ich stand am Fenster, habe Typen, die nicht da waren, gesehen und gedacht, die wollen mich umbringen. Ich habe meine Tür verrammelt und habe richtig Angst gehabt. Trotzdem, muss ich sagen, habe ich es nicht sein gelassen. Ich habe weiter Ecstasy genommen.

Warum? Der Zusammenhang zwischen Drogen und Paranoia war dir aber schon klar, oder?

Was ich später aufgegeben habe, war der Speed-Konsum, weil der massiv an meine Substanz gegangen ist. Ich bin immer dünner geworden, sah entsetzlich aus. Außerdem war ich richtig schreckhaft und auch ohne Speed paranoid. Verzichten auf Drogen konnte ich nicht. Wir gingen auf Partys, um uns die Drogen reinzufahren. Es ging nur darum, wer am meisten Ecstasy reingeworfen hatte, wer am fettesten war. Damals war es ja in Ordnung, ich habe es ja genauso gemacht, aber wenn ich jetzt überlege, war es ganz schön hirnrissig.

Heroin hat dann auch eine Rolle gespielt?

Alle Leute, die ich kannte, haben Heroin genommen. Ich habe es dann auch probiert. Meine Gruppe ist auf Heroin umgestiegen, und die Leute haben immer rumgesessen. Ich habe mit denen in meinem Zustand nichts mehr anfangen können, und so habe ich auch Heroin genommen. Und das war der Anfang vom Ende.

Ja, ich weiß nicht, ob ich mit Kokain auch soweit heruntergekommen wäre. Kokain ist auch nicht gerade harmlos. Zum Schluss habe ich viel Kokain gespritzt. Ich habe gemerkt, dass mein Leben immer weiter den Bach runtergegangen ist. Im letzten Jahr, bevor ich hierher kam, war es dann bei mir so, dass ich alles verloren habe: Wohnung, Freundin, Kumpels, die noch clean waren. Auch mit meiner Familie war es nur noch Scheiße. Mein Bruder ist immer mehr mit Drogen abgestürzt. Daran habe ich zwar keine Schuld, aber es ging mir schon an die Nieren. Schließlich habe ich mir gesagt, probierste mal Therapie. Ich wusste nicht, was Therapie ist, entgiftet hatte ich eigenständig. Über *Therapie-Sofort* bin ich direkt zur Entgiftung ins Krankenhaus gekommen. Im Krankenhaus gab es nicht viele Informationen. Zu *Daytop-Berlin* bin ich mit keiner Vorstellung gekommen. Ich denke, das war ganz gut für mich. Vielleicht hätte ich mich sonst abschrecken lassen. Ich habe mir nichts einreden lassen von irgendwelchen Leuten. Mittlerweile, ich habe zwar noch Zukunftsängste, habe ich hier eine ganze Reihe von Sachen gelernt, wie z.B. Dinge sofort zu erledigen, sie nicht auf die lange Bank zu schieben, weil sie sich dann für mich anhäufen. Ich hätte nie gedacht, wie positiv sich solche Änderungen im Alltag auswirken. Durch die Änderung meines Lebensstils habe ich auch eine Art Gewissheit.

Was war denn hier noch wichtig für dich?

Ich habe hier gelernt, anders zu leben. Früher habe ich mich mit Gewalt durchgesetzt. Jetzt versuche ich, mich durch Worte auseinander zu setzen und Lösungen zu finden. Manchmal ist das noch sehr schwierig, muss ich sagen. Aber bis jetzt habe ich es öfter versucht, und es klappt. Manchmal klappt es auch nicht, aber so ist das eben. Auf jeden Fall denke ich, dass mein Leben sich geändert hat und dass ich auf dem richtigen Weg bin.

Was möchtest du nach der Therapie machen?

Wenn ich hier rauskomme, tja, was mache ich dann. Das ist schon ein Problem. Ich möchte gerne eine Umschulung machen. Ich denke, es wird klappen, warum soll es nicht klappen? Aber ich erkenne manchmal den Sinn noch nicht, clean zu werden, weil ich noch nichts habe, wofür es sich lohnt. Ich weiß aber auch, dass ich diese Lücke ausfüllen muss. Als ich Drogen genommen habe, hatte ich ja nichts anderes zu tun, als Spaß zu haben. Daran muss sich etwas ändern. Für mich wird es wichtig sein, mir eine Aufgabe zu suchen. Außerdem muss ich lernen, mit meiner Freizeit etwas anzufangen ohne Drogen. Manchmal macht mir das schon Angst, wenn ich sehe, wieviel auf mich zukommt. Ich muss sehen, dass ich meine Freizeit richtig strukturiere, auch später mal. Davor habe ich ein bisschen Angst, dass es nicht so klappt, wie ich mir das denke. Aber ich sehe hier Leute, die es geschafft haben, die auch älter sind als ich, die auch weniger Ausbildung haben als ich.

Denkst du da an die Mitarbeiter, die früher auch drogenabhängig waren?

Ja, die Mitarbeiter spielen als Vorbild schon eine Rolle. Ich orientiere mich aber auch an Leuten, die die Therapie hier zu Ende gemacht haben. Die schaffen es ja auch. Es tut schon gut, das zu sehen, wenn die zu Besuch kommen. Trotzdem bin ich unsicher, ob ich es genauso schaffe. Das ist halt meine Angst, die ich noch habe. Aber ich weiß, dass ich hier die Möglichkeit habe, ein Leben ohne Drogen zu beginnen, und ich denke, ich werde diese Chance nutzen.

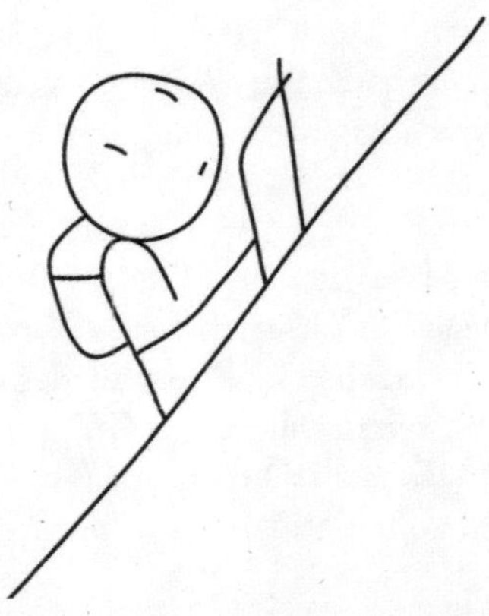

Teil 6

Wirkungen und Risiken der einzelnen Drogen

WIRKUNGEN UND RISIKEN DER EINZELNEN DROGEN

von Bernhard van Treeck

Dieser Teil des Buches gibt einen Überblick zu möglichen Risiken und Nebenwirkungen der einzelnen Drogen. Ich habe mich auf die häufigsten Suchtmittel beschränkt und nicht zwischen legalen und illegalen Drogen unterschieden, da das aus ärztlicher Sicht keinen Sinn macht. Coffein und Nikotin fehlen, weil sie so gut wie nie zu Notfällen führen. Die Langzeitfolgeschäden von Nikotin setze ich als bekannt voraus; Kaffee führt kaum zu relevanten Gesundheitsproblemen. Exotische Rauschgifte, die derzeit mengenmäßig keine Rolle spielen, habe ich weggelassen, um nicht unnötig Interesse zu wecken. Wer Interesse an weiteren Informationen hat, sei z.B. auf die Bücher »Rauschdrogen – Marktformen und Wirkungsweisen« (von Th. Geschwinde, Springer Verlag, 1996), »Das große Cannabis-Lexikon« sowie das »Drogen- und Sucht-Lexikon« verwiesen (die letzten beiden Bücher: Lexikon-Imprint-Verlag, Berlin).

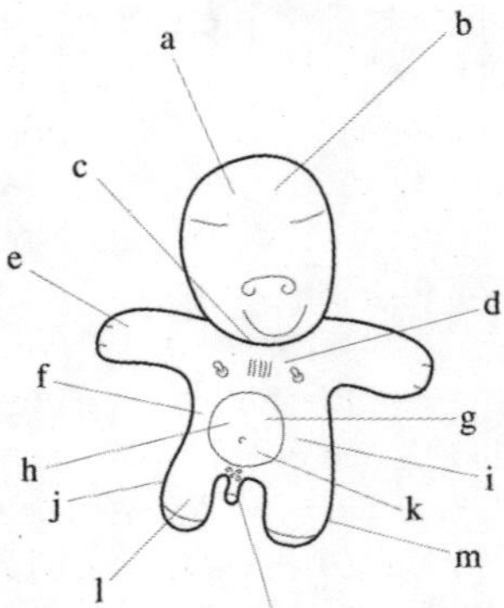

Alkohol

FORMEL: C_2H_5OH

UMGANGSSPRACHLICHE BEZEICHNUNGEN: Alk, Lebenswasser, Schnaps, Korn, Wein, Bier, Cognac u.a. mehr.

RECHTLICHER STATUS: Alkohol ist eine legale Droge und unterliegt nicht dem BtMG (Betäubungsmittelgesetz).

GESCHICHTE: Die berauschende Wirkung des Alkohols ist nicht nur Menschen bekannt. Jedes Jahr berauschen sich z.B. Elefanten gezielt mit vergorenen Früchten der Borassus-Palme. Hier sind es – welche Parallele zum Menschen – überwiegend die jungen Elefantenbullen, die diese Früchte bis zum Vollrausch konsumieren. Auch andere Säugetiere wie etwa die syrische Springmaus schätzen den Alkoholgenuss. Der Mensch steht also nicht allein mit seinen Vorlieben.

Der Name Alkohol stammt aus dem Arabischen. Er heißt so viel wie »das Feinste vom Feinen«. Lange vor der Namensfindung durch die Araber war Alkohol bereits in menschlichem Gebrauch. Schon in vorgeschichtlicher Zeit nutzten Menschen die Rauschwirkung vergorener Früchte. Nach Einführung des Ackerbaus wurden auch gezielt Pflanzensorten wie Wein oder Getreide angebaut, deren Früchte nicht nur zur Ernährung, sondern auch zur Herstellung von Alkohol dienten. Bereits vor 5000 Jahren beherrschten die Sumerer die Kunst des Bierbrauens. Auch beim Bau der Pyramiden wurde den Arbeitern Bier gegeben. Die Menschen konnten so die damit verbundenen Belastungen leichter ertragen, gleichzeitig diente das kalorienreiche Bier als billiges Nahrungsmittel. Dionysos, der Gott des Weines, wurde von den Griechen verehrt, bei den Christen symbolisiert Wein das Blut Christi. In dem Gebiet, das heute Deutschland heißt, ist seit jeher Bier weit verbreitet. Über Jahrhunderte hinweg dominierten aber niedrigprozentige Alkoholika. Erst mit der Industrialisierung nahmen hochprozentige Alkoholika an Bedeutung zu. Zum Teil wurden sie vom Arbeitgeber als Lohnersatz ausgegeben. Der Zweck war ähnlich wie bei den Sklaven im alten Ägypten. Die Arbeiter ertrugen leichter ihre Arbeitsbelastung und hatten gleichzeitig billige Nahrung in Form von Alkohol. Die Nebenwirkungen und Folgeerscheinungen – u.a. die Senkung der beruflichen Leistungsfähigkeit – wurden damals erheblich unterschätzt. Heute versuchen die meisten Arbeitgeber eher, den Alkoholkonsum ihrer Angestellten so niedrig wie möglich zu halten. Der Grund dafür liegt auf der Hand. Alkohol verursacht enorme volkswirtschaftliche Schäden. Mindestens 2,5 Millionen Deutsche sind Alkoholiker, 11 % trinken täglich am Arbeitsplatz. Ungefähr ein Viertel aller Arbeitsunfälle geht auf Alkohol zurück. Alkoholkranke sind fast dreimal so oft krank wie Arbeitnehmer ohne Alkoholproblem. Im statistischen Mittel verursacht jeder einzelne Alkoholiker betriebswirtschaftliche Kosten von ca. 10.000 Euro pro Jahr. 17 Milliarden Euro Schaden betragen allein die Kosten der Fehlzeiten von Alkoholikern jedes Jahr in Deutschland.

ANWENDUNG: Alkohol wird oral in Form von Getränken aufgenommen. Meist handelt es sich dabei um vergorene Frucht- oder Getreidesorten. Der Wirkstoffgehalt schwankt zwischen ca. 5 % beim Bier und 40 % bei Schnaps. In geringen Mengen wird Alkohol bereits im Magen aufgenommen, die überwiegende Aufnahme geschieht im Dünndarm. Bei leerem Magen erfolgt die Aufnahme schneller und vollständiger als bei vollem. Aufgrund der guten Wasserlöslichkeit verteilt sich Alkohol schnell und gleichmäßig im Körper. Das Maximum des Blutalkoholspiegels wird nach circa 1 bis 2 Stunden erreicht. Im Gehirn wirkt Alkohol wie folgt: Acetaldehyd, ein Abbauprodukt des Alkohols, bildet wahrscheinlich mit stoffeigenen Neurotransmittern Kondensationsprodukte, die den Opioiden nahestehen. Gleichzeitig wird die Bildung von ß (Beta)-Carbolinen erhöht. Diese Produkte stimulieren wahrscheinlich bestimmte dopaminerge Synapsen im Gehirn. Der Abbau des Alkohols erfolgt überwiegend in der Leber.

ABHÄNGIGKEITSPOTENZIAL: Alkohol hat ein mittelgradiges psychisches Abhängigkeitspotenzial, das in etwa mit dem von Cannabis vergleichbar ist, sowie ein mittelgradiges körperliches Abhängigkeitspotenzial, das – bei chronischem Konsum – zu vegetativen Entzugserscheinungen beim Absetzen führt.

AKUTE WIRKUNG: Alkohol ist ein beliebtes Rauschmittel, weil seine Wirkung gut steuerbar ist. Wahrnehmung und Bewusstsein werden nicht so stark gestört wie z.B. bei Halluzinogenen. Alkohol hat eine beruhigende, schlafanstoßende Wirkung und lindert Schmerzen. Die Einnahme führt zu allgemeinem Wärmegefühl mit einem Zustand gesteigerten Wohlempfindens und gehobener Stimmung. Alkohol wirkt angstlösend und z.T. enthemmend. Die Kritikfähigkeit ist oft vermindert. Der Kontakt zu anderen Personen wird – insbesondere wenn diese auch alkoholisiert sind – erleichtert. Zum Teil wird das enthemmte Verhalten aber auch als aufdringlich und unangemessen empfunden. Bei einem Teil der Konsumenten führt Alkohol – wahrscheinlich als Folge der enthemmenden Wirkung – zu gesteigerter Aggression. Ein nicht unwesentlicher Teil der Gewaltverbrechen und Selbstmordversuche werden unter Alkoholeinfluss begangen. Alkohol erweitert die peripheren Gefäße. Dadurch kann es zunächst zu einer Erwärmung der Arme und Beine bei Kälte kommen, die im Winter meist als angenehm empfunden wird. Da die Wahrnehmung der Körpertemperatur gestört und die Blutgefäße zu weitgestellt sind, droht die Gefahr der Unterkühlung. So kommt es immer wieder zu Tod durch Erfrierung nach Alkoholkonsum im Winter. In hohen Dosierungen lähmt Alkohol das Atemzentrum; es kann zur Verlangsamung der Atmung bis zum Atemstillstand kommen. Der Patient kann ins Koma fallen. Herzstillstände oder Schockzustände sind bei Alkoholvergiftung ebenso möglich wie Krampfanfälle, Unterkühlung und Unterzuckerungen. Die oft nicht mehr ansprechbaren Personen sind in der Regel dank des typischen Geruches mit Alkohol in Verbindung zu bringen. Psychoseartige Zustände wie das Alkoholdelir (das fast immer im Entzug, gelegentlich aber auch als Kontinuitätsdelir bei fortlaufendem Konsum auftritt) und die Alkoholhalluzinose können vorkommen und die Hilfe eines Psychiaters erfordern.

WIRKUNGEN BEIM CHRONISCHEN GEBRAUCH: Bei chronischem Alkoholkonsum verschiebt sich das Wirkungsspektrum. Die stimmungshebende Wirkung lässt nach. Was bleibt, ist der schlafanstoßende und enthemmende Effekt. Die Stimmung wird immer öfter gereizt-depressiv und kann stark schwanken. Entzugserscheinungen stellen sich ein. Bei meist verminderter Kritikfähigkeit kommt es in der Folge häufig zu Konflikten. Soziale Probleme sind oft das erste Zeichen einer Alkoholkrankheit. Ständiger Streit mit dem Partner, Schwierigkeiten Arbeitsplatz und zunehmende Fehlzeiten stellen sich ein. Es kann zur Ausbildung eines Teufelskreises – wie bei anderen Drogen auch – kommen. Alkohol führt zu nachlassender Leistungsfähigkeit und Belastbarkeit, es kommt zu Schwierigkeiten auf der Arbeit und in der Partnerschaft sowie zu Entzugserscheinungen, was wiederum dazu führt, dass der Betreffende sich mit Alkohol betäubt, um die Probleme nicht ertragen zu müssen.

KÖRPERLICHE UND PSYCHISCHE SCHÄDEN: Circa 40.000 Menschen sterben in Deutschland Jahr für Jahr an den Folgen von Alkohol. Und das sind nur die bekannten Fälle. Die Dunkelziffer dürfte weitaus höher liegen. Alkohol kann bei chronischem Konsum alle Organsysteme schädigen. Das Risiko, an Krebs zu sterben, ist um das Vielfache erhöht. Die Auflistung der möglichen körperlichen Schäden, die als Alkoholfolgen bekannt sind, füllt ganze Bücher.

Hier nur ein kurzer Überblick: Es kann zur Ausbildung einer Fettleber kommen, später auch zur Leberzirrhose. Eine Zirrhose ist im Grunde nichts anderes als eine zusammengezurrte, vernarbte Leber. Sie ist nicht mehr rückbildbar, die Leber wird hart und kann den Körper nicht mehr richtig entgiften. Die Gifte zersetzen dann auch andere Organe. Die zunehmende Vergiftung lässt z.B. Hirnzellen absterben, die Patienten verblöden. Da die Leber für das Blut schwerer passierbar wird, bilden sich Umgehungskreisläufe z.B. über die Speiseröhre. Diese Umleitungen sind empfindlich und können bei Überbelastung platzen. Der Tod kann durch plötzlich auftretende Blutungen in die Speiseröhre eintreten. Die Bauchspeicheldrüse wird ebenfalls durch Alkohol geschädigt und kann ausfallen. Alkohol erhöht das Risiko für Krebserkrankungen von Mundhöhle, Speiseröhre, Magen, Pankreas und Leber, wahrscheinlich auch für andere Krebsarten. Alkohol schädigt bei chronischem Konsum das Nervensystem. Häufig sind Ausfälle des peripheren Nervensystems wie die Polyneuropathie. Das Tastempfinden der Hände ist gestört, die Patienten sind oft nicht einmal mehr in der Lage, Knöpfe zuzumachen. Auch das Gefühl in beiden Füßen und Beinen kann gestört werden, Lähmungen sind möglich bis hin zur Gangunfähigkeit. Durch Absterben von Zellen des Kleinhirns kann die Koordination erheblich gestört werden. Der Gang wird – auch beim nichtbetrunkenen, alkoholkranken Patienten – unsicher-breitbeinig, feinere Arbeiten können nicht mehr verrichtet werden. Das Schriftbild wird unsicherer. Gleichzeitig werden auch die Zellen anderer Hirnteile angegriffen. Gedächtnisleistungen, Konzentrationsfähigkeit und intellektuelle Fähigkeiten lassen schleichend im Laufe der Jahre nach. Der geistige Abbau kann bis zum Schwachsinn führen. Wahnhafte und psychoseähnliche Zustände können sich ebenfalls ausbilden. Chronische Alkoholiker zeigen nicht selten zu gesteigerter Eifersucht bis hin zum Eifersuchtswahn. Auch Verfolgungswahn kann sich als Folge jahrelangen Alkoholkonsums entwickeln. Außerdem führt Alkohol, wird er von Schwangeren konsumiert, zu Entwicklungsrückständen, Minderwuchs und Fehlbildungen beim Fötus. Die Intelligenz der Kinder wird dauerhaft geschädigt.

MEDIZINISCHE ANWENDUNG: Vor Erfindung richtiger Narkosemittel wurde Alkohol zur Betäubung bei Operationen eingesetzt. Außerdem diente er als Schlafmittel.

Alkohol wirkt keimtötend und findet sich deshalb heute noch in Desinfektionsmitteln. In Alkohol lassen sich viele Medikamente besser lösen als zum Beispiel in Wasser. Deshalb enthalten viele Tropfen Alkohol als Trägersubstanz.

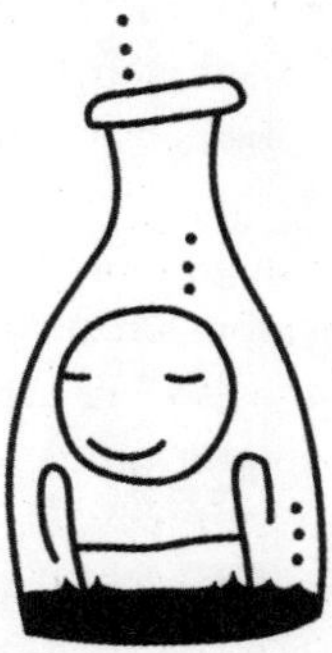

Amphetamine und Amphetaminderivate (Speed)

WIRKSTOFFE: Amphetamine und Amphetaminderivate, Ephedrin, Norephedrin, Metamphetamin, Methylphenidat

UMGANGSSPRACHLICHE BEZEICHNUNGEN: Speed, Uppers, Ice, Arbeiterkoks, Power, Vitamin A, Black Beauty, Pink Football, Pep, Ritas, Peppers, Cappies, Line (wenn sie durch die Nase »gesnieft« wird).

RECHTLICHER STATUS: Amphetamine stehen in Anhang 3 des BtMG, sind daher also verschreibungsfähige Medikamente. Die Anwendung und Verschreibung ist nur Ärzten erlaubt.

GESCHICHTE: Speed ist eine umgangssprachliche Gruppenbezeichnung für synthetische antriebssteigernde Drogen, deren Struktur sich vom Amphetamin ableitet. Edelana synthetisierte 1887 als erster Amphetamin. Darauf aufbauend wurden im Laufe der Jahre eine ganze Reihe neuer Drogen synthetisiert, wie z.B. Ecstasy.

Die wachmachende, blutdrucksteigernde Wirkung führte dazu, dass Amphetamine in der Medizin z.B. bei Kreislaufkollaps, Fettleibigkeit und der Encephalitis lethargica, einer Hirnentzündung, die mit dauerhafter Verlangsamung und Schläfrigkeit einhergeht, versuchsweise eingesetzt wurden. Außerdem versuchte man Neurosen, Parkinsonismus und sogar Drogensucht und Alkoholismus mit Amphetaminen zu heilen. Die mäßigen Erfolge der Behandlung, verbunden mit erheblichen Nebenwirkungen, führten dazu, dass Amphetamine sich in der Medizin bei den meisten der angedachten Indikationen nicht durchsetzen konnten.

Eine größere Bedeutung bekamen Amphetamine im Laufe der Jahre als Droge. Billiger als Kokain (deshalb auch die Bezeichnung »Arbeiterkoks«), konnte Speed diese Droge vielerorts zurückdrängen. 1919 wurde – ausgehend vom Amphetamin – das stärker wirksame Metamphetamin entwickelt. Zunächst fand es in den dreißiger Jahren Verwendung als Wachmacher für amerikanische Studenten und als Dopingmittel für Sportler. Im zweiten Weltkrieg setzten alle beteiligten Armeen Amphetamine bei ihren Soldaten ein. Es hatte viele für die Kriegsführung positive Wirkungen: Es machte wach, aggressiv und unterdrückte Hunger und Schmerz. Es folgten erste Beschreibungen von Abhängigkeiten. Auch nach dem Krieg wurden Amphetamine beim deutschen Wiederaufbau konsumiert. Schweden wurde in den sechziger Jahren von einer regelrechten Speed-Epidemie überollt. Erst durch die Illegalisierung aller Amphetamine gelang es dort, diese Welle zu stoppen.

Bis heute werden Amphetamine in Europa von vielen Menschen konsumiert. Insbesondere Personen, die hohen beruflichen Belastungen ausgesetzt sind, wie Köche, Ärzte, DJ's, Akkordarbeiter, Manager, Politiker und Hochleistungssportler, greifen darauf zurück. Die Droge ist billig, lässt sich unauffällig konsumieren und steigert gesellschaftlich positiv besetzte Eigenschaften wie Leistungsfähigkeit und Selbstbewusstsein. Der Raubbau am Körper bleibt allerdings nicht ohne Folgen. Der brillante Kabarettist Wolfgang Neuß zum Beispiel erlitt aufgrund seines Speed-Konsums einen schweren Nervenzusammenbruch, von dem er sich nie mehr richtig erholt hat.

Seit Beginn der achtziger Jahre hat der Amphetaminkonsum in Deutschland kontinuierlich zugenommen. Punker, New Waver und Rocker konsumieren Speed ebenso wie die Techno-Gemeinde (siehe Interview Björn). Beim Techno sind es insbesondere die Anhänger von »Gabber« und »Speedcore«, zwei härteren, schnellen Technostilen, die zu dieser Droge neigen.

ANWENDUNG: Amphetamine werden meist in Pulverform angeboten. Die häufigste Anwendungsform ist das »Sniefen«. Dabei wird das Pulver in einer Linie (»Line«) angeordnet und über ein aufgerolltes Papierstück durch die Nase aufgesogen. Speed wird auch in Tablettenform angeboten. Einige Konsumenten lösen die Tabletten in Wasser auf und injizieren sie dann intravenös, um die Wirkung zu verstärken. Amphetamine bewirken die Freisetzung von körpereigenen Botenstoffen, in erster Linie Noradrenalin. In geringeren Mengen wird auch Dopamin freigesetzt, was wahrscheinlich Ursache des unter Amphetaminen zu beobachtenden überhöhten Selbstwertgefühles ist.

Speed wird, wenn es geschluckt wird, nahezu vollständig im Darm aufgenommen und im Organismus dann ungleichmäßig verteilt. Die höchste Konzentration findet sich im Fettgewebe. Die Halbwertzeit von Speed beträgt zwischen 5 und 30 Stunden, im Mittel zwischen 8 und 12 Stunden. Ausgeschieden werden Amphetamine über die Niere.

ABHÄNGIGKEITSPOTENZIAL: Amphetamine und Amphetaminderivate (= Speed) haben ein nur geringes körperliches Abhängigkeitspotenzial aber ein mittelgradiges bis hohes psychisches Abhängigkeitspotenzial, das kaum unter dem des Kokain liegt.

AKUTE WIRKUNG: Speed ist ein antriebssteigerndes Rauschgift. In der Partyszene dient es dazu, die natürliche Müdigkeit zu unterdrücken, um die Nacht besser durchtanzen zu können. Der Schlafentzug und die Überbelastung des Körpers durch das »Durchtanzen« können eine extreme körperliche Belastung darstellen. Speed erhöht das Selbstwertgefühl. Der Rededrang ist vermehrt, die Spontaneität ist höher als normal. Speed beschleunigt das Denken, allerdings sinkt die Fähigkeit, einen Gedankengang bis zu Ende zu verfolgen. Es vermindert die Kritikfähigkeit und erhöht die Risikobereitschaft. Die Wahrscheinlichkeit für Unfälle steigt. Amphetaminkonsumenten wirken oft überheblich und anmaßend. Konflikte mit anderen sind die Folge. Die Wahrscheinlichkeit für Gewaltverbrechen ist erhöht, wobei Gewalttätigkeit unter Ravern bislang die Ausnahme ist. Mag sein, dass die friedliche Atmosphäre der Partys einen Teil der Drogenwirkung kompensiert. Auf Gabber-Raves allerdings soll es in letzter Zeit häufiger zu Schlägereien gekommen sein – vielleicht ein Zeichen für den dort stark verbreiteten Speed- und Kokainkonsum. Wie alle antriebssteigernden Drogen unterdrücken Amphetamine das Hungergefühl. Der appetitzügelnde Effekt ist von vielen – insbesondere weiblichen Konsumenten – durchaus erwünscht. Bei längerfristigem Konsum kann eine deutliche Gewichtsabnahme die Folge sein.

Die Gefäße des peripheren Kreislaufes stellen sich nach Einnahme von Speed eng, der Blutdruck steigt, es kann zu Herzrasen kommen, selten auch zu einer Verlangsamung des Herzrhythmus. Nach hohen Dosen kommt es gelegentlich zu einer Störung des Herzrhythmus, das Herz schlägt unregelmäßig. Der Tonus der glatten Muskulatur wird erhöht, sodass z.B. das Wasserlassen erschwert sein kann.

Eine Vielzahl von Warnsystemen des Körpers wird durch Amphetamine gestört. Eine häufig zu beobachtende Wirkung ist eine Erhöhung der Körpertemperatur, die vom Körper nicht wahrgenommen wird. Es kann – insbesondere auf Partys und an anderen heißen Orten – zu gefährlichen Überhitzungen kommen. Halluzinationen sind eine seltene mögliche Akutwirkung. Insbesondere bei ängstlicher Grundstimmung können Amphetamine zu unkontrollierbaren Angstzuständen bis hin zu psychotischem Erleben führen. Es besteht dann akute Gefahr, dass der Betreffende sich oder – seltener – anderen etwas antut. Im Gegensatz zur alkoholbedingten Psychose, die erst nach längerem exzessiven Alkoholmissbrauch auftritt, kann eine Amphetaminpsychose bereits nach einmaligem hochdosierten Gebrauch auftreten. Schlafstörungen und depressive Zustände sind auch bei nicht-chronischem Konsum häufig, letztere treten regelhaft – mehr oder weniger ausgeprägt – nach Abklingen der Akutwirkung auf (sog. Psychokater). Rasender Puls, erhöhte Temperatur, Zittern und Brechreiz deuten auf eine Vergiftung mit Speed hin. Hirnblutungen mit plötzlich auftretenden halbseitigen Lähmungen, starken Kopfschmerzen und beginnender Bewusstlosigkeit können hinzukommen. Eine Amphetaminvergiftung stellt einen lebensbedrohlichen Zustand dar. Plötzliche Bewusstlosigkeit, weite, nicht auf Licht reagierende Pupillen, fehlender Puls, Unregelmäßigkeiten der Atmung, aschgraue, kalte Arme und Beine sowie rasender Puls sind ebenfalls Zeichen eines akut dekompensierten Zustandes mit Lebensgefahr. Auch psychoseartige Bilder können Zeichen einer Amphetaminvergiftung sein. Die Sinneseindrücke werden verzerrt erlebt. Starke Angst kann das Bild bestimmen.

AUSWIRKUNGEN VON CHRONISCHEM GEBRAUCH: Bei wiederholter Anwendung ist zunächst einmal immer ein Wirkungsverlust zu beobachten, der mit einer Abnahme des Noradrenalins in den Nervenzellen erklärt wird. Die körpereigenen Speicher sind dann entleert, mit einer Erhöhung ist die gewünschte Wirkung nicht mehr zu erreichen. Fälschlicherweise gehen dann viele Drogenkonsumenten davon aus, dass die Qualität der Drogen abnehme. Der Wirkungsverlust wird von nicht wenigen Konsumenten mit einer Erhöhung der Dosis beantwortet, die Gefahr der Entwicklung einer Abhängigkeit ist hoch.

Bei längerfristiger Einnahme von Amphetaminen sind – meist im Wechsel mit depressiven Stimmungstiefs – unangemessen erhöhte Aktivität, vermehrtes Reden (»Laberflash«) sowie ein scheinbar überhöhtes Selbstwertgefühl zu beobachten. Die Betroffenen sind reizbar und launisch. Die Stimmung kann stark schwanken. Es kann zu aggressiven Ausbrüchen mit verminderter Kritikfähigkeit bis hin zu paranoiden Zuständen kommen. Psychoseähnliche Zustände mit Beziehungs- oder Verfolgungswahn sind – seltener – ebenfalls zu beobachten. In schweren Fällen können Bilder auftreten, die von einer Schizophrenie kaum zu unterscheiden sind. In Tierversuchen wurde festgestellt, dass die chronische Einnahme von Amphetaminen zu einem Mangel des Botenstoffes Dopamin im Gehirn führt. Es ist möglich, dass dadurch das Belohnungsgefühl nach sozial positiven Aktionen ausbleibt. Somit könnte es sein, dass auf organischer Grundlage dauerhaft eine normale soziale Kommunikation durch Speed gestört wird.

KÖRPERLICHE SCHÄDEN: Durch die blutdrucksteigernde Wirkung ist die Gefahr von Schlaganfällen erhöht. Bei Patienten mit Herzschäden besteht wegen der möglichen Herzrhythmusstörungen die Gefahr eines Herzstillstandes. Der dauerhafte Gebrauch von Amphetaminen führt zu einer Umstellung des Körpers ähnlich wie bei Magersüchtigen oder Menschen aus Hungerregionen. Im Zusammenhang damit ist wahrscheinlich auch zu sehen, dass es zu Unregelmäßigkeiten der Menstruation bis hin zum Aussetzen kommen kann. Speed kann zu Magenschmerzen führen.

Im Extremfall kann es zu einem Magendurchbruch mit eventuell tödlicher Folge kommen. Amphetamine unterdrücken wahrscheinlich auch das Immunsystem. Eine häufige Nebenwirkungen sind »Speedpickel«, dabei lagern sich Kristalle unter der Haut ab. Nach intravenösem Amphetamin-Abusus wurden bei AIDS-Patienten rasch tödlich verlaufende Fälle beobachtet. Chronischer Amphetamingebrauch bei Jugendlichen kann zudem zu Wachstumsstörungen führen.

Personen, die unter den nachfolgenden Krankheiten leiden, sollten keinesfalls Amphetamine konsumieren: Bluthochdruck, Schilddrüsenüberfunktion, erhöhter Augeninnendruck, vergrößerte Prostata mit Restharnbildung, Magersucht, Herzrasen, Herzrhythmusstörungen, arterielle Verschlusskrankheit, schwere Angina pectoris, Patienten, die einen Schlaganfall durchlitten haben und Patienten mit Nebennierenmarktumoren. Alle diese Beschwerden können sich unter Amphetaminen deutlich verschlechtern. Menschen, die bereits mit psychischen Problemen wie z.B. Depressionen, Psychosen, Angsterkrankungen, Erkrankungen aus dem schizophrenen Formenkreis zu kämpfen hatten, sollten von Amphetaminen in jedem Fall Abstand nehmen. Es kann sonst zu einem neuen Schub der Erkrankung kommen, der unter Umständen weitaus dramatischer verläuft als frühere Episoden. Menschen, die in der Vergangenheit in irgendeiner Form mit Drogen, Arzneimitteln oder Alkohol Probleme gehabt haben, dürfen Amphetamine in keinem Fall nehmen, weil bei ihnen die Gefahr der Ausbildung einer Amphetamin-Sucht sehr hoch ist. Keinesfalls sollen Amphetamine eingenommen werden, wenn im Intervall von 14 Tagen zuvor MAO-Hemmstoffe (eine Form von Antidepressiva) eingenommen wurden. Ebenfalls nicht eingenommen werden dürfen Amphetamine während der Schwangerschaft oder beim Stillen. Insbesondere in den ersten Wochen der Schwangerschaft ist die Gefahr von Missbildungen groß. Unter anderem können Missbildungen des Herzens, ein unvollständiger Verschluss des Rückenmarks oder der Wirbelsäule und eine Missbildung der Liquorräume (sog. Hydrozephalus) auftreten. Es kann zu einer Lippenspalte sowie zu Verformungen der Extremitäten kommen. Der Amphetamingehalt der angebotenen Produkte schwankt stark, Überdosierungen sind so leicht möglich. Unkalkulierbar ist der Mischkonsum mit anderen Substanzen, hier kann es zu tödlichen Wechselwirkungen kommen. Bei intravenösem Gebrauch drohen bei unhygienischer Handhabung (z.B. Spritzentausch) u.a. Infektionskrankheiten wie Hepatitis und HIV.

MEDIZINISCHE ANWENDUNG: In der Kinder- und Jugendpsychiatrie werden Amphetaminderivate zur Behandlung des hyperkinetischen Syndroms (= Zappelphilippsyndrom) eingesetzt. Die Behandlung zeigt bei einem Teil der Kinder gute Erfolge. Kritisch dabei ist das Abhängigkeitspotenzial der Droge, da man weiß, dass gerade hyperkinetische Kinder gefährdet sind, ein Suchtproblem zu entwickeln. Zudem treten Wachstumsverzögerungen auf, sodass regelmäßig Unterbrechungen der Behandlung – z.B. in den Schulferien – vorzunehmen sind.

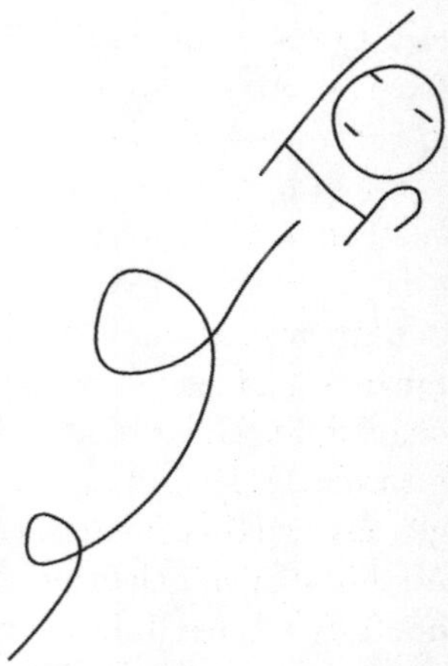

Manche Kliniken behandeln auch Narkolepsie, das sind anfallsartige Schlafanfälle, mit Amphetaminen. Nicht mehr üblich ist die Behandlung von Asthma mit Amphetaminen und die Verwendung als Appetitzügler.

Cannabis

WIRKSTOFF: THC = Tetrahydrocannabinol ist Hauptwirkstoff, insgesamt kennt man eine Gruppe von 4 Tetrahydrocannabinolen sowie etwa 30 chemisch verwandten Wirkstoffen, den Cannabinoiden.

UMGANGSSPRACHLICHE BEZEICHNUNGEN: Tüte, Joint, Bong, Bhang, Brown, Dope, Gras, Grass, Marijuana, Marihuana, Mary Warner, Tea, Gage, Muggles, Hasch, Haschisch, Kiff, Piece, Pott, Riefer, Shit, Stoff, Pot, Weed, Maconha, Bendsch, Pfeife, Spint, Blubber.

RECHTLICHER STATUS: Cannabis untersteht dem Betäubungsmittelgesetz in Anhang 1 und ist eine illegale Droge.

GESCHICHTE: Ursprünglich stammt die Hanfpflanze Cannabis aus Zentralasien, wahrscheinlich aus dem Himalaya. Es gibt Hinweise, dass die Wirkung bereits im sechsten Jahrtausend vor Christus bekannt war. In China soll es bereits 5000 v. Chr. bei Menstruationsbeschwerden und als Psychostimulans benutzt worden sein.

Etwa im 8. Jahrhundert vor Christus führten Chinesen Hanf in Indien ein, wo es vielseitige Verwendung, z.B. bei Fruchtbarkeitsritualen, fand. Von da aus breitete die Pflanze sich wahrscheinlich im 8./7. Jahrhundert v. Chr. nach Mesopotamien aus und fand Eingang in den arabischen Kulturkreis. Herodot schrieb über den Gebrauch von Haschisch bei den Skythen im 5./4. Jahrhundert v. Chr. Auch die Thraker und Kelten kannten diese Droge.

In den Ruinen des Totenorakels von Ephedra fanden Forscher ebenfalls Haschisch. Mit der Islamisierung nach 800 n. Chr. breitete sich Cannabis im gesamten vorderen Orient und in Afrika aus. Hildegard von Bingen empfahl Hanf als Sedativum bei Fieber und krankhaften Erregungen. Die europäischen Eroberer führten ab dem 16. Jahrhundert die Pflanze in Amerika ein.

Im Laufe der letzten zweitausend Jahre hat sich die anspruchslose Pflanze nach und nach über alle Kontinente verbreitet. Sie wächst sowohl in subtropischen als auch in tropischen Regionen. In gemäßigten Breiten – z.B. in Holland und den USA – wird Cannabis in Treibhäusern angebaut. Seit den sechziger Jahren werden in sogenannten Indoor-Anlagen immer THC-reichere Sorten gezüchtet. Die Hippie-Bewegung der sechziger Jahre verhalf der Droge zu einer bis heute anhaltenden Popularität. Neben Alkohol und Nikotin ist es die verbreitetste Droge unter jungen Leuten. Hanf dient zur Zeit überwiegend als Ausgangsprodukt für Drogen. Dabei ist es eine vielfältig nutzbare Kulturpflanze. Nur wenige Sorten enthalten in nennenswerten Mengen THC. Früher dienten Hanffasern vor allem zur Herstellung von Textilien und Papier. Auch Speiseöl lässt sich daraus gewinnen. Dieser sogenannte Industriehanf enthält kaum psychoaktiven Wirkstoff. Die Hanfmarktordnung der EU schreibt für Industriehanf einen THC-Gehalt bis max. 0,3 Gewichtsprozent vor. Umfassende Informationen zur Nutzpflanze Hanf enthält »Das große Cannabis-Lexikon« (vom Herausgeber dieses Buches).

ANWENDUNG: Cannabis ist die Bezeichnung für eine Hanfpflanze, die – neben einer Reihe von anderen, teilweise auch psychoaktiven Cannabinoiden – als Hauptwirkstoff Tetrahydrocannabinol, kurz THC genannt, enthält. THC ist ein ätherisches Öl, das sich in verschiedenen Pflanzenteilen in unterschiedlicher Konzentration nachweisen lässt.

Bei Haschisch handelt es sich um das getrocknete Harz aus Drüsenhaaren der Pflanze. Marihuana ist die Bezeichnung für getrocknete Blütenblätter, Blätter und Stengel der Pflanze. Der Wirkstoffgehalt von Cannabis beträgt zwischen 1 und 18 Prozent bei Haschisch und Marihuana. Haschisch ist im Mittel etwa fünf Mal wirksamer als Marihuana. Seltener ist das hochkonzentrierte Haschischöl, das bis zu 50 % THC enthält. Sowohl Haschisch als auch Marihuana werden entweder mit Tabak vermischt geraucht (sogenannter Joint) oder zusammen mit anderen Nahrungsmitteln wie Tee, Kakao oder in Plätzchen eingebacken (Spacekekse) gegessen.

Wird Cannabis geraucht, tritt die Wirkung schneller ein als bei der Aufnahme mit der Nahrung und ist besser steuerbar. Beim Rauchen tritt die Wirkung nach wenigen Minuten ein. Die Wirkdauer beträgt ca 2-3 Stunden, je nach Dosis aber bedeutend länger.

Die Gefahr einer Überdosierung ist bei oraler Aufnahme wegen der schlechteren Steuerbarkeit größer. Bei oraler Einnahme muss zur Erreichung der gleichen Wirkung zudem etwa zwei- bis dreimal höher dosiert werden als beim Rauchen, da weniger Wirkstoff aufgenommen wird. Die Wirkung tritt nach ca. 1/2 Stunde auf, je nach Füllungszustand des Magens auch später. Die Wirkungsdauer beträgt dann ca. 3 bis 5 Stunden. THC ist praktisch wasserunlöslich, dafür aber gut fettlöslich. Es wird über die Darmschleimhaut aufgenommen und flutet rasch im Gehirn an. Es besetzt dort spezielle Rezeptoren. Zudem lagert es sich in Lunge, Leber und Milz ein, aus denen es nur langsam wieder abgegeben wird. THC wird dann zu 80 % über den Darm und zu 20 % über die Niere eliminiert.

ABHÄNGIGKEITSPOTENZIAL: Das körperliche Abhängigkeitspotenzial von Cannabis ist gering, da die Droge schnell im Fettgewebe aufgenommen und von dort erst langsam wieder abgegeben wird. Der Konsument hat noch lange Zeit nach der Drogeneinnahme Rauschgift im Körper und kann so keine körperlichen Entzugserscheinungen entwickeln. Das psychische Abhängigkeitspotenzial ist mittelgradig, wahrscheinlich vergleichbar mit Alkohol. Man schätzt, dass etwa 10 bis 20 % der Cannabiskonsumenten von der Droge abhängig sind. Das erscheint zunächst undramatisch; aufgrund der hohen Zahl der Konsumenten stellt – absolut gesehen – Cannabisabhängigkeit aber ein großes Problem dar. Allein in Deutschland dürfte die Zahl der Cannabisabhängigen in die Hunderttausende gehen.

AKUTE WIRKUNG: Cannabis ist – neben Alkohol und Nikotin – die am häufigsten verwendete Droge. Es dient zur Entspannung und Beruhigung. In der Szene wird es als sogenannter »Downer« verwendet. Anhaltende unerwünschte Wirkungen von antriebssteigernden Drogen wie Ecstasy, Speed oder Kokain, sogenannten »Uppern«, werden mit Cannabis unterdrückt. Bei hohem Konsum von »Uppern« ist es dem Partygänger kaum möglich, ohne Drogen wie Cannabis zur Ruhe zu kommen oder zu schlafen. Von vielen Ravern wird Cannabis deswegen nach dem Tanzen zum Abkühlen und Beruhigen, dem sogenannten »Chill out«, benutzt.

Cannabis regt den Appetit an und verstärkt in der Regel die vorherrschende Gefühlslage. Auf Partys bewirkt es neben einer größeren Gelassenheit meist eine gehobene Stimmung, die in grundlose Heiterkeit umschlagen kann. Die Stimmung wird als intensiviert erlebt. Mehrere, eigentlich unvereinbare Gefühlszustände können gleichzeitig erlebt werden. Angst-, Scham- oder auch Schuldgefühle können z.B. neben Glücksgefühlen gleichzeitig bestehen. Während des Rausches kann es zu plötzlichen Stimmungsumschwüngen kommen.

Das Kritikvermögen ist vermindert bei erhöhter Risikobereitschaft. Ist die Grundstimmung ängstlich oder depressiv, so kann es zu Todesängsten, Verfolgungserlebnissen kommen. Durch die Kritikschwäche kann es zu unkontrollierten Reaktionen kommen. Bei depressiven Menschen erhöht sich dadurch die Selbstmordgefahr.

Auch akute psychotische Dekompensationen wurden beschrieben. Ähnlich wie bei psychotischen Patienten verliert unter Cannabis-Einnahme das Denken seinen Sinnzusammenhang, seine Kontinuität. Das Denken wird bruchstückhaft mit Herabsetzung der Merkfähigkeit und Verlust kontinuierlichen Erlebens. Wahrgenommene Inhalte werden in der Regel nach assoziativen Gesichtspunkten geordnet. Die Aufmerksamkeit ist deutlich gestört, es besteht eine erhöhte Ablenkbarkeit. Häufig ist eine Ausrichtung auf irrelevante Nebenreize, denen inadäquate Bedeutung zugemessen wird. Es kann zu Gedächtnis- und Erinnerungsstörungen kommen.

In vielen Fällen wird dies als befreiend erlebt, die ungerichtet auftretenden Gedanken werden als kreative Leistung fehlgedeutet. Unter Cannabis-Einnahme kann es zu Verknüpfungen von unterschiedlichen Sinneseindrücken kommen. So kann zum Beispiel Musik mit optischen Vorstellungen verknüpft werden, optische Eindrücke können mit bestimmten Gerüchen in Verbindung gebracht werden. Gleichzeitig ist es unter der Einnahme von Cannabis schwieriger, das Erlebte in Worte zu fassen. Illusionen und Pseudohalluzinationen können auftreten und sind, sofern sie emotional positiv getönt sind, eine erwünschte Rauschwirkung. Bei einmaligem Konsum von Haschisch kann es zu folgenden unerwünschten körperlichen Wirkungen kommen: Steigerung der Herzfrequenz, Erhöhung des Blutdrucks, gesteigerter Appetit, Übelkeit bis hin zum Erbrechen, Schläfrig- und Müdigkeit, Kopfschmerzen, Erkaltung der Finger, Erweiterung der Pupillen, Reflexsteigerung, Missempfindungen im Bereich der Haut, Zittern der Hände, Gangunsicherheit.

Typisch ist aber auch, dass bei Personen, die die Cannabiseinnahme nicht gewohnt sind, beim ersten Konsum keinerlei Wirkungen auftreten. Körperliche Mitreaktionen sind bei Cannabis eher selten stark ausgeprägt. Der allgemein zu beobachtende Trend zu unkontrollierter gleichzeitiger Einnahme verschiedener Drogen ist auch in Verbindung mit Cannabis zu beobachten. Cannabis wird z.B. schon zu Beginn einer Party geraucht, obwohl die erwünschten antriebssteigernden Wirkungen z.B. des danach genommenen Ecstasy dadurch teilweise aufgehoben werden.

Zeichen einer Cannabis-Vergiftung sind erhöhter Herzschlag, eine Rötung der Bindehäute, evtl. mit Pupillenerweiterung, Kopfschmerzen, aber auch eine verminderte Schmerzempfindlichkeit und eine Standschwäche. Das kann zur Übelkeit bis hin zum Brechreiz und deutlichen Koordinationsstörungen führen.

Im schlimmsten Fall ist die Möglichkeit einer Unterdrückung des Atemzentrums mit Schock gegeben. Tödliche Zwischenfälle aber sind trotz der hohen Konsumentenzahlen bei ausschließlichem Cannabiskonsum nicht bekannt. Als atypische Vergiftungserscheinung sind sogenannte »Horrortrips« möglich. Es ist zu beachten, dass es dabei zu Selbstmordversuchen kommen kann.

AUSWIRKUNGEN VON CHRONISCHEM GEBRAUCH: Bei kontinuierlichem Gebrauch nimmt ein Teil der erwünschten Drogenwirkungen ab. Es dominiert der antriebsvermindernde Effekt. Da die Droge im Fettgewebe gespeichert wird, treten Entzugserscheinungen praktisch nicht auf. Typisch für chronische Kiffer ist eine allgemeine Antriebsverminderung bis hin zum völligen Amotivationssyndrom. Kurz- und Langzeitgedächtnis sind gestört, die ursprüngliche Leistungsfähigkeit geht verloren. Typisch ist außerdem eine Zunahme der Kritikschwäche sowie eine Wesensänderung in Richtung einer vermehrten Selbstzuwendung, Selbstbeobachtung und Selbstbeschäftigung. Deutlich wird meist auch ein Mangel an sozialen Kontakten, das Interesse an sozialen Kontakten lässt nach, der Kiffer hat dann nur noch mit sich selbst oder ähnlich Abhängigen zu tun.

Einbrüche der schulischen Leistungen oder im Arbeitsbereich treten fast immer auf und führen nicht selten zu Abbrüchen von Ausbildungen oder dem Verlust des Arbeitsplatzes.

KÖRPERLICHE UND PSYCHISCHE SCHÄDEN BEI CHRONISCHER EINNAHME: Zu Unrecht gilt Cannabis unter jungen Menschen – im Gegensatz zum Alkohol – immer noch als harmlose Droge. Im Vergleich zu Heroin und Kokain hat eine solche Behauptung vielleicht ihre Berechtigung. Andererseits ist es so, dass die Folgeschäden von Cannabis bislang noch nicht ausreichend beforscht wurden. Die wenigen Ergebnisse, die es gibt, zeigen eindeutig, dass sehr wohl auch Cannabis süchtig machen kann, dass es zu körperlichen Schäden und schweren psychischen Störungen führen kann und dass es wahrscheinlich Immunsystem und Erbgut schädigt. Derzeit sind mögliche Langzeitfolgen nicht abschätzbar.

Aus orientalischen Ländern gibt es Berichte, dass Cannabis Hirnschäden auslösen kann. Bislang sind diese Ergebnisse aber nicht wissenschaftlich überprüft. Die chronische Einnahme von Haschisch greift die Atemwege an und kann zu Erkrankungen führen. Bei chronischer Einnahme sind eine Entzündung der Bindehäute sowie des Nasenrachenraums und des Atemsystems häufig. Fast alle Kiffer leiden unter chronischer Bronchitis (sogenannter Potthusten). Das Krebsrisiko ist gegenüber Rauchern um das Fünf- bis Zehnfache erhöht. Grund hierfür ist wahrscheinlich der hohe Teergehalt der Droge.

Cannabis kann außerdem zu Leberschäden führen. Ob auch andere Organe bei chronischem Konsum geschädigt werden, ist bislang nicht untersucht. Inwieweit Missbildungen bzw. Minderbegabungen bei Kindern chronischer Kiffer gehäuft auftreten, kann man derzeit nicht sagen. Es ist aber sehr wahrscheinlich, dass die Droge solche Schäden verursacht. Zudem weiß man, dass Cannabis Frühgeburten und Fehlgeburten verursachen kann.

MEDIZINISCHE ANWENDUNG: Es gibt Ansätze in der Medizin, die sich mit einem möglichen Einsatz von Cannabis in der Medizin beschäftigen. Es wird versucht, den appetitanregenden Effekt von Cannabis bei AIDS- und Krebskranken zu nutzen, um die erwünschte Gewichtszunahme zu bewirken. Bei Chemotherapie soll Cannabis den Brechreiz senken. Kritisch dabei ist, dass Cannabis das Immunsystem zusätzlich schwächt, was den Verfall dieser Patienten noch beschleunigen könnte. Da THC den Augeninnendruck senkt, wird es versuchsweise in den Niederlanden zur Behandlung des Grünen Stars eingesetzt. Auch eine Anwendung von Cannabinoiden bei der Behandlung von neurologischen Erkrankungen wie z.B. der Multiplen Sklerose wird diskutiert.

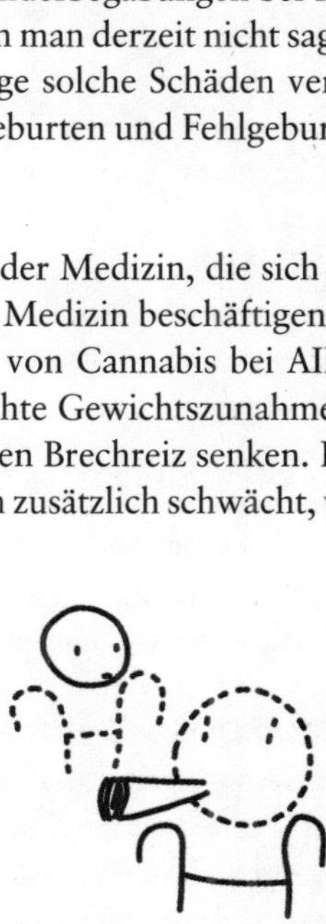

DMT (und Ayahuasca)

WIRKSTOFF: N,n-DiMethylTryptamin.

UMGANGSSPRACHLICHE BEZEICHNUNG UND SZENEAUSDRÜCKE: Businessmens LSD. Die Mischung von DMT-haltigen Pflanzenteilen und synthetischem DMT wird als Pharmahuasca bezeichnet.

RECHTLICHER STATUS: DMT ist eine illegale Droge und unterliegt dem BtMG (Betäubungsmittelgesetz).

GESCHICHTE: Ayahuasca, auch Yage, Yaje oder Caapi genannt, ist der Name einer Lianenart (Banisteriopsis caapi), aus der von südamerikanischen Indianerstämmen durch Auskochen seit Jahrtausenden eine halluzinogen wirksame Droge gewonnen wird. Manchmal wird die Rinde auch gekaut oder als Schnupfpulver inhaliert. Indianer des Amazonasgebietes und aus den Anden trinken Ayahuasca im Rahmen von Geisterbeschwörungen. Die Seele des Menschen soll durch Ayahuasca den Körper verlassen und zu den Vorfahren Kontakt aufnehmen können. Die kolumbianischen Tukano-Indianer verwenden es außerdem bei Männlichkeitsritualen. Hauptwirkstoff ist nach heutigem Wissensstand DMT, ein Wirkstoff, der in den meisten Gehirnen von Säugetieren als natürlicher Botenstoff vorkommt, dort selbstverständlich in ganz geringer Dosierung.

DMT wurde erstmals 1931 von dem englischen Chemiker Richard Manske synthetisch hergestellt. Im Rahmen von Außenseiterverfahren kam es in den sechziger Jahren des 20. Jahrhunderts in der Behandlung von psychisch Kranken ergänzend zur Psychotherapie vereinzelt zur Anwendung. Bedingt durch einen euphorischen DMT-Bericht von Timothy Leary wurde die Substanz Ende der sechziger Jahre sehr populär. Wegen der vielen Nebenwirkungen und Komplikationen wurde DMT 1970 gesetzlich verboten, die Droge geriet in der Folge rasch wieder in Bedeutungslosigkeit. Mit Entdeckung der Aufnahmemöglichkeit über den Magen-Darm-Trakt kam DMT in der Technoszene ab Ende der achtziger Jahre des 20. Jahrhunderts wieder gelegentlich in den Handel. Pflanzenmischungen, die aus Acacia, Mimosa und Peganum bestehen, sollen ähnlich wie Ayahuasca wirken. Sie werden über das Internet und den Versandhandel vertrieben.

ANWENDUNG: Gegessenes DMT ist unwirksam, da es durch körpereigene Enzyme, die Mono-Amino-Oxidasen, sofort in unwirksame Stoffe zerlegt wird. Diesen Effekt kann man zwar durch Einnahme von MAO-Hemmern (einer Form von Antidepressiva) umgehen. Gemeinsam eingenommen, führen MAO-Hemmer und DMT aber zu heftiger Übelkeit. Bevorzugt wird DMT deswegen geraucht. Das Sniefen von getrockneten Ayahuasca-Bestandteilen, wie es von den Indios praktiziert wird, spielt in westlichen Zivilisationen kaum eine Rolle. Synthetisch hergestelltes DMT ist als Pulver und in Kristallform im Handel. Es wird vor allem geraucht. Als Trägersubstanz dienen Tabak, Cannabis oder auch Kräuter, z.B. Petersilie. Das Einspritzen von DMT in den Muskel ist zwar möglich, wird aber kaum praktiziert.

ABHÄNGIGKEITSPOTENZIAL: DMT hat, bedingt durch die heftigen Nebenwirkungen, ein nur geringes Abhängigkeitspotenzial. Dauerkonsum ist eine absolute Rarität.

AKUTE WIRKUNG: Der Ayahuasca-Rausch bzw. DMT-Rausch ist (auch ohne gleichzeitige Einnahme von MAO-Hemmern) oft von Übelkeit und Erbrechen begleitet. Vermehrter Speichelfluss und Krämpfe sind möglich. Das Rauscherleben beginnt nicht selten mit akustischen Halluzinationen; Konsumenten beschreiben dieses Erlebnis mit dem Geräusch reißenden Zellophans. Bei Einnahme von etwa 15 mg DMT treten Halluzinationen und Wahnvorstellungen auf; in höheren Dosen von etwa 80 mg werden diese nicht selten derart intensiv, dass der Realitätsbezug völlig verloren geht. Von Verfolgungserleben getönte Zustände können auftreten. Das Erschreckende ist, dass bei höheren Dosen Bewegungslosigkeit und Starre bei erhaltenem Bewusstsein auftreten können. Dieser Zustand ist dem einer sogenannten »katatonen Schizophrenie« ähnlich (einer der schwersten Formen der Schizophrenie).

Es herrscht ein vollständiger Kontrollverlust über Körper und Geist. Es hängt sehr von der Verfassung des Konsumenten (=Set) ab, wie ein solcher Rauschzustand durch- bzw. überlebt wird. Bei ungünstigen Voraussetzungen (ängstlich depressive Grundstimmung, mangelndes

Selbstvertrauen) wird der DMT-Rausch in der Regel als äußerst unangenehm erlebt; Ängste zu sterben oder für immer verrückt zu werden treten auf. Nachträglich können sich viele User nur noch bruchstückhaft daran erinnern. Auch diesen Umstand kennt man von schizophrenen Patienten.

Nach etwa 10 Minuten ist der akute Rausch bei synthetischem DMT vorbei, die Nachwirkungen können allerdings noch darüber hinaus anhalten. Die Kürze des Rausches in Verbindung mit der Intensität macht die Droge für manche User besonders attraktiv. Der durch Pflanzenmischungen erzeugte Rausch dauert länger und ist weniger intensiv. Der Abbau erfolgt durch die Monoaminooxidasen.

Todesfälle nach alleinigem Gebrauch von DMT sind zwar nicht bekannt; angesichts der Wirkungsweise sind Todesfälle durch Atemlähmung, Bluthochdruckkrisen oder Herzstillstand aber möglich. Besonders in Verbindung mit MAO-Hemmern oder tyramin- oder tryptaminhaltigen Nahrungsmitteln wie Käse, Rotwein oder Rauchfleisch sind lebensgefährliche Vergiftungen möglich.

WIRKUNGEN BEIM CHRONISCHEN GEBRAUCH: Chronischer Gebrauch kommt wegen der heftigen Nebenwirkungen und der erschreckenden Intensität des Rausches praktisch nicht vor.

KÖRPERLICHE UND PSYCHISCHE SCHÄDEN: Leberversagen und Nierenversagen sind ebenso möglich sowie ein Herzstillstand. Es gilt als wahrscheinlich, dass DMT bei entsprechend disponierten Personen Psychosen auslösen kann.

DOM

WIRKSTOFF: 2,5-DimethOxy-4-Methylamphetamin

UMGANGSSPRACHLICHE BEZEICHNUNG UND SZENEAUSDRÜCKE: STP (Abkürzung von »Scientifically Treated Petroleum«, »Stop The Police« oder »Super Terrific Psychedelic«), Super LSD.

RECHTLICHER STATUS: DOM ist eine illegale Droge und unterliegt dem BtMG (Betäubungsmittelgesetz).

GESCHICHTE: DOM ist ein lange und stark wirksames Halluzinogen, das 1960 erstmals von Alexander Shulgin hergestellt wurde. 1967 kam DOM unter dem Namen STP auf den Drogenmarkt, wobei anfangs nicht klar war, dass es sich bei STP und DOM um den gleichen Wirkstoff handelte. Wegen heftiger Nebenwirkungen und der schlechten Steuerbarkeit des Rausches bei Wirkdauern von bis zu 24 Stunden kam STP bzw. DOM rasch in Verruf. Bereits Ende der sechziger Jahre war das Image von STP derart schlecht, dass es in der Drogenszene praktisch nicht mehr vorkam.

Der Verkauf unter dem Namen DOM ist in den USA selten und hierzulande eine absolute Rarität. Es gibt eine Vielzahl von synthetischen Drogen, die ähnlich wirken, mengenmäßig aber ebenfalls kaum von Bedeutung sind. Wenn DOM, was selten geschieht, auf dem europäischen Markt erscheint (z.B. als Ecstasy), sind spektakuläre Vergiftungen in der Regel die Folge. Die User, die glauben, Ecstasy gekauft zu haben (erwarteter Wirkungseintritt nach etwa ½ Stunde), spüren nach einer halben Stunde noch keine Wirkung (denn DOM wirkt im Extremfall erst nach zwei bis drei Stunden) und nehmen eine weitere Tablette ein. Die dann eingenommene DOM-Dosis ist viel zu hoch, die eintretende Rauschwirkung ist um vieles dramatischer als die von Ecstasy und die Wirkdauer extrem lang.

ANWENDUNG: Das synthetisch hergestellte DOM wird oral als Tablette, Kapsel, Pulver oder Kristall eingenommen. Es findet sich gelegentlich in Tabletten, die als Ecstasy verkauft werden. Eine Dosis von ca. 5 mg DOM erzeugt einen Rausch. Das Tückische an DOM ist, dass die Wirkung erst spät, nämlich nach ein bis drei Stunden eintritt. Drogenkonsumenten sind in der Regel eher ungeduldige Menschen, die eine solche Wartezeit nur schwer aushalten. Werden dann weitere Drogen eingenommen, sind Komplikationen vorprogrammiert. Das Maximum des Rausches liegt im Zeitraum von drei bis fünf Stunden nach Einnahme. Es dauert extreme 15 bis 20 Stunden, bis die Rauschwirkung wieder nachlässt.

ABHÄNGIGKEITSPOTENZIAL: Zum Abhängigkeitspotenzial von DOM sind keine sicheren Angaben zu machen. Die geringe Verbreitung spricht eher gegen ein relevantes Abhängigkeitspotenzial. Bei Gebrauch höhrerer Dosen sind allerdings Gewöhnungseffekte beschrieben.

AKUTE WIRKUNG: Auf körperlicher Ebene kommt es zur Steigerung des Blutdruckes, zu Herzrasen und zu Schweißausbrüchen. Übelkeit ist eine häufige Nebenwirkung ebenso wie kribbelnde Missempfindungen. Das Sehen wird nahezu immer beeinträchtigt (verschwommenes Bild, Schleier, Doppelbilder).

Der DOM-Rausch selbst ist geprägt von Halluzinationen. Das Sehen abstrakter Muster und Farbspiele wird häufig beschrieben. Die Stimmung wird nach Einnahme von DOM labiler und schwankt zwischen Angst und Glücksgefühlen. Besonders Menschen, deren Stimmung ohnehin bereits labiler oder ängstlicher ist (Set), können durch die Einnahme in krisenhafte Zustände geraten. Wahnhafte Erlebnisse können auftreten; die Konsumenten überschätzen sich im Rausch. Formale Denkstörungen sind bei DOM seltener und nicht so ausgeprägt wie bei LSD.

Nach Abklingen des Rausches sind Müdigkeit und Abgeschlagenheit typisch, leicht euphorische Zustände sind seltener. Eine DOM-Vergiftung kann sich in Bluthochdruckkrisen, Herzrasen und Herz-Rhythmusstörungen zeigen. Tödliche Vergiftungen sind selten, aber möglich. Wesentlich häufiger ist das Auftreten von erheblichen psychischen Auffälligkeiten (Horrortrips, psychosenahes Erleben), die einen (kurzfristigen) Aufenthalt in psychiatrischen Kliniken erfordern.

WIRKUNGEN BEIM CHRONISCHEN GEBRAUCH: Wegen der geringen Verbreitung der Droge sind hierzu keine verlässlichen Angaben verfügbar. Das Schädigungsprofil ist wahrscheinlich ähnlich dem von LSD. Die größte

Gefahr dürfte von der erheblichen Beeinträchtigung sowohl des emotionalen Erlebens als auch der körperlichen und psychischen Leistungsfähigkeit ausgehen.

KÖRPERLICHE UND PSYCHISCHE SCHÄDEN: Wegen der geringen Verbreitung der Droge sind hierzu keine verlässlichen Angaben verfügbar. Das Schädigungsprofil ist wahrscheinlich ähnlich dem von LSD.

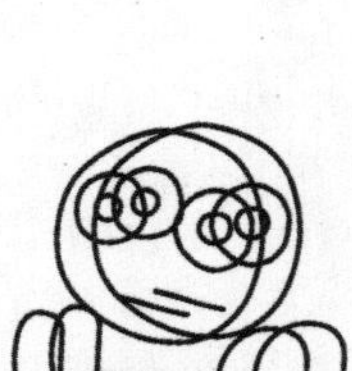

Ecstasy

WIRKSTOFF: MDMA (Methylendioxymethamphetamin), MDEA (Methylendioxy-N-ethylamphetamin), MDBD (Methylbenzodioxolbutanamine)

UMGANGSSPRACHLICHE BEZEICHNUNG UND SZENEAUSDRÜCKE: Der Name Ecstasy wird für alle drei hier besprochenen ringsubstituierten Amphetamine, nämlich MDMA, MDEA und MDBD gebraucht. Weitere Begriffe für die Droge sind Adam (für MDMA), XTC, Eve (für MDEA), E., Essence, Love, Cadillac und Pille.

RECHTLICHER STATUS: Illegale Droge, die in Anhang 1 des Betäubungsmittelgesetzes aufgelistet ist.

GESCHICHTE: Bereits 1898 wurde Ecstasy erstmals synthetisiert. 1912 meldete die Pharmafirma Merck es zum Patent an. Gedacht war eine Anwendung als Appetitzügler. Wegen »merkwürdiger Nebenwirkungen« kam es aber nie auf den Markt. Obwohl prinzipiell auch die halbsynthetische Herstellung aus Petersilie, Dill oder Muskatnuss möglich ist, spielte von Beginn an nur die synthetische Herstellung eine Rolle, weil sie billiger ist und die Herstellung großer Mengen erlaubt.

Von 1912 bis 1953 spielte MDMA als Droge praktisch keine Rolle. In den fünfziger Jahren führten die USA Versuche mit MDMA durch. Sie waren auf der Suche nach einer Wahrheitsdroge, z.B. für Verhöre von Kriegsgefangenen. Die Ergebnisse waren wohl nicht überzeugend, das Interesse für die Substanz von offizieller Seite ließ nach.

1960 wurde in einer Publikation der polnischen Chemiker S. Bieniecki und E. Krajewski die Herstellung von MDMA erneut beschrieben, doch erst A. Shulgin sorgte für weitergehende Resonanz mit seinen Versuchen. Der Chemiker Alexander Shulgin stellte 1965 Ecstasy her und testete im Selbstversuch die Wirkung. Er war begeistert von der Wirkung des Stoffes. Als vielversprechender Chemiker hatte er bei Dow Chemicals begonnen. Nach und nach aber begann er, seine Arbeit nicht mehr zur Zufriedenheit seines Arbeitgebers zu erfüllen. Statt z.B. Insektizide zu erfinden, wie von seinem Arbeitgeber verlangt, entwickelte Shulgin immer neue Drogen. 179 Substanzen sollen seine Frau und er an sich getestet haben. Schließlich wurde er von Dow Chemicals gefeuert.

In den sechziger Jahren machten einige Psychiater und Psychotherapeuten, die durch Shulgin auf Ecstasy aufmerksam geworden waren, Experimente mit Ecstasy, um den Nutzen für die Psychotherapie zu erforschen. Sie versuchten Widerstände, die im Rahmen der psycholytischen Therapie (einer Außenseitermethode in der Psychotherapie) auftraten, mit MDMA zu brechen bzw. aufzulösen. Die Patienten sollten mit der Droge in so genannte Regression versetzt werden, einen Zustand, der dem eines unmündigen Kindes gleicht. Letztlich hat sich Ecstasy in der Psychotherapie nicht durchsetzen können und geriet erneut in Vergessenheit (Durch zunehmende Verbreitung wirksamerer Psychotherapieverfahren wie der Verhaltenstherapie wurde Außenseitern in der Psychotherapie, deren Verfahren nicht selten nichts als Scharlatanerie waren, zusätzlich das Wasser abgegraben).

Die Verbreitung von Ecstasy und Co. als Rauschmittel blieb bis Anfang der achtziger Jahre überwiegend auf esoterische Kreise beschränkt. Auch in der Schwulenszene wurde es seit den Sechzigern mit einiger Konstanz als Stimulans geschätzt. Den Namen Ecstasy bekamen MDMA und Co. wahrscheinlich 1981. Vorher hatte die Substanz Essence oder Love, manchmal auch Adam geheißen. Der neue Name klang besser, verkaufte sich besser und setzte sich schließlich durch. Ecstasy wurde wieder häufiger konsumiert. 1986 wurde es deshalb verboten, man befürchtete die Entwicklung eines Drogenproblems. Die Illegalisierung konnte die rasante Verbreitung von Ecstasy aber nicht mehr stoppen.

Techno entstand und wurde groß. 1987 bildete sich die erste Rave-Szene auf Ibiza, 1988 schwappte die Welle nach London und Manchester. In den folgenden Jahren breitete sich die Techno- und House-Szene explosionsartig in ganz Europa aus. Im Schlepptau kam Ecstasy zu ungeahnter Verbreitung. Inzwischen ist der Konsum weit über die Grenzen dieser Szene unter jungen Leuten üblich. Es wird auf Schulhöfen, öffentlichen Plätzen und in Diskotheken in Ost- und Westdeutschland verkauft. Längst ist die Verbreitung nicht mehr nur auf die Großstädte beschränkt. Forschungsergebnisse zeigen, dass die Einnahme von Ecstasy zu bleibenden Hirn- und Nervenschäden führen kann. Welche volkswirtschaftlichen, körperlichen, psychischen und sozialen Schäden das langfristig nach sich ziehen wird, ist derzeit in keiner Weise abzuschätzen.

Derzeit finden sich vor allem zwei Gruppen von Anwendern: Eine kleine Gruppe esoterischer User, die MDMA kontrolliert, in kleinen Gruppen relativ risikoarm zur Bewusstseinserweiterung konsumieren und eine weitaus größere Gruppe hedonistisch ausgerichteter User, die höherdosierten, auf Lustgewinn ausgerichteten, gefährlichen Konsum betreibt (z.T. auch als Mischkonsum).

ANWENDUNG: MDMA, der häufigste Wirkstoff in Ecstasy-Pillen, ist ein weißes, kristallines, bitter schmeckendes Pulver und gehört zur Gruppe der Phenetylamine. Es ist chemisch beständig und zersetzt sich weder durch Sauerstoffeinwirkung noch durch Licht. Ecstasy wird überwiegend in Pillenform angeboten. Die Pillen sind meist mit Aufdrucken bzw. Prägungen versehen, wie z.B. politischen Symbolen oder Figuren aus der Comic-Welt (siehe Titelbild). Seltener ist die Anwendung als Kapsel. Die Konsumenten mögen Kapseln deshalb weniger, weil das Risiko größer ist, dass Zwischenhändler die Droge mit anderen Stoffen vermengt haben.

Die Tabletten sind wasserlöslich. Der Wirkstoff wird im Dünndarm aufgenommen und gelangt dann über die Schleimhaut in den Blutkreislauf. Ein großer Teil wird bereits in der Leber entgiftet, nur ein kleiner Teil der Droge erreicht das Gehirn.

Ecstasy bewirkt dort – ähnlich wie bestimmte Antidepressiva – die Ausschüttung des körpereigenen Botenstoffes Serotonin. Die Wirkung ist vergleichbar mit Glücksgefühlen, die man aus dem sonstigen Leben kennt. Gleichzeitig verhindert Ecstasy auch die Wiederaufnahme von Serotonin in die körpereigenen Speicher, das körpereigene Serotonin wirkt dadurch länger. In geringerem Maße bewirkt die Droge auch eine Freisetzung von Dopamin.

Die Wirkung von Ecstasy setzt in der Regel nach 20 bis 60 Minuten ein. Die Wirkdauer beträgt dann 3 bis 5 Stunden bei MDMA, 2 bis 3 Stunden bei MDE und 4 bis 5 Stunden bei MBDB. Manche Konsumenten versuchen, die Wirkung bei Nachlassen des Rausches über eine erneute Pilleneinnahme zu verlängern.

Dabei treten verstärkt Nebenwirkungen und Risiken auf. Die Entgiftung von MDMA und ähnlichen Amphetaminderivaten erfolgt über die Leber. Die in der Leber anfallenden Abbauprodukte werden dann über die Niere ausgeschieden.

ABHÄNGIGKEITSPOTENZIAL: Ecstasy hat ein nur geringes körperliches Abhängigkeitspotenzial. Wesentlicher ist das mittelgradige bis hohe psychische Abhängigkeitspotenzial. Besonders problematisch ist, wenn die Einnahme von Ecstasy eng mit für den User positiven Ereignissen (z.B. Raves) verknüpft ist. Den Lerntheorien folgend wird der Ecstasy-Konsum dadurch zusätzlich positiv verstärkt. Jeder Besuch eines Raves ist dann mit der Gefahr einer erneuten Einnahme von Ecstasy verbunden. Diese Art der Abhängigkeit ist auch auf der psychischen Ebene anzusiedeln.

AKUTE WIRKUNG: Die akute Rauschwirkung von Ecstasy liegt zwischen der von Halluzinogenen und Amphetaminen. Bei niedriger Dosierung überwiegt die antriebssteigernde Wirkung, bei höherer Dosis tritt die halluzinogenartige Wirkung in den Vordergrund. Die amphetaminähnliche Wirkung von Ecstasy ist schwächer als bei Speed, die halluzinogene Wirkung deutlich geringer als die von LSD.

Im Prinzip wirken die in den Tabletten enthaltenen Stoffe MDMA, MDEA und MDBD ähnlich. Die meisten Konsumenten können sie von der Wirkungsweise nicht unterscheiden. Da der Konsument ohnehin nicht weiß, welchen Wirkstoff er erwirbt, werden diese – trotz etwas unterschiedlichem Wirkprofil – gemeinsam unter dem Stichwort Ecstasy beschrieben.

Ursprünglich wurde Ecstasy als Appetithemmer entwickelt, die appetitreduzierende Wirkung ist insbesondere bei weiblichen Konsumenten ein erwünschter Nebeneffekt.

Ecstasy wirkt antriebssteigernd und macht wach. In der Partyszene wird es hauptsächlich dazu verwandt, die Nacht besser durchtanzen zu können. Diese Wirkung ist bei MDMA deutlich stärker ausgeprägt als bei MDEA und MDBD. MDBD und MDEA können sogar müde machen. Häufig kommt es nach Einnahme von Ecstasy akut zu Mundtrockenheit, Übelkeit und Schwindel sowie zu körperlichen Missempfindungen wie Zuckungen der Gesichtsmuskulatur, Muskelkrämpfen, Unruhe und Schlaflosigkeit. Störungen der Koordination können ebenfalls auftreten. Diese unerwünschten Wirkungen sind dosisabhängig.

Darüber hinaus weist Ecstasy eine leichte halluzinogene Wirkung auf. Das Umfeld wird als verändert erlebt, die Grenzen zwischen Individuum und seiner Umgebung scheinen zu verschwimmen. Viele Konsumenten beschreiben ein Verschmelzungsgefühl mit anderen Personen, das meist als angenehm erlebt wird. Die halluzinogene Wirkung ist bei MDMA stärker als bei MDEA und bei MBDB. Massive Halluzinationen wie bei LSD werden sehr selten beobachtet und sind meist Zeichen einer Überdosierung. Ecstasy »öffnet das Herz« und macht alle Menschen in den Augen des Users sympatisch und attraktiv. Man sollte also keine längerfristig gültigen personellen Entscheidungen (wie z.B. Eheschließungen) auf E treffen. Das Bedürfnis, auf andere Menschen zuzugehen, ist unter dem Einfluss von Ecstasy verstärkt. Hemmungen sind vermindert. Für diese Wirkung wurde der Ausdruck »entactogen« geprägt. Die entactogene Wirkung ist beim ersten Konsum am ausgeprägtesten und verliert sich bei regelmäßiger Einnahme. Es überwiegen dann die amphetaminähnlichen Effekte. Es gibt Beschreibungen, dass Ecstasy das Liebeserleben steigert und den Sex zärtlicher macht. In Einzelfällen wurden aber auch eine herabgesetzte Liebesfähigkeit und eine Orgasmusstörung beschrieben. Ecstasy führt zu einer Verminderung des Konzentrationsvermögens, zu einem eingeschränkten Urteilsvermögen. Wie bei allen Drogen sollte man das Autofahren nach Ecstasy-Einnahme vermeiden. Die Veränderung der Wahrnehmung kann als unangenehm oder angenehm erlebt werden. Die Vermischung der Wahrnehmungsebenen sowie akustische Wahrnehmungsstörungen können manchmal in Angst, aber auch depressive Verstimmungen und Antriebslosigkeit umschlagen.

Seltener sind Verfolgungsängste und psychosenahe Erlebnisse. Es ist derzeit nicht gesichert, ob letztere auf Ecstasy allein zurückzuführen sind oder als Folge von Mischkonsum zu gelten haben.

Bei Abklingen des Rausches treten Antriebslosigkeit, depressive Verstimmung, Mutlosigkeit, aber auch Störungen des Gedächtnisses, der Konzentration und der geistigen Leistungsfähigkeit auf. Koordinationsstörungen können zusätzlich bei manchen Usern beobachtet werden. Insbesondere bei regelmäßigerem Konsum (häufiger als einmal/Woche) treten Nachschwankungen auf. Manche User versuchen, diese Nachschwankungen durch Einnahme von Antidepressiva, wie z.B. Fluctin®, zu mildern. Hierdurch steigt – ähnlich wie bei Mischkonsum mit anderen Drogen – das Risiko für Komplikationen.

Auf körperlicher Ebene kann es unter Ecstasy zu einer Pulsbeschleunigung mit Blutdruckanstieg kommen. Seltener ist ein Blutdruckabfall. Hitze- und Kältewallungen, Schwindel mit Übelkeit und Erbrechen, erweiterte Pupillen mit zuckenden Augenfolgebewegungen, Mundtrockenheit, Gangunsicherheit, eine Erhöhung der Muskeleigenreflexe, Kieferklemme sowie eine Versteifung der Muskeln sind bei Vergiftung mit Ecstasy ebenfalls zu beobachten. Der Harndrang ist vermehrt, der dadurch bedingte Flüssigkeitsverlust kann unter Umständen enorm sein. Da die Wahrnehmung herabgesetzt ist, kann es zu Austrocknung und Überhitzung kommen. In Einzelfällen wurde als Folge ein Muskelfaserzerfall mit akutem Nierenversagen beschrieben. Potenziell tödliche Kreislaufregulationsstörungen oder Herztod sind als Folge von Ecstasy möglich (siehe Interview Sebastian).

AUSWIRKUNGEN VON CHRONISCHEM GEBRAUCH: Wird Ecstasy regelmäßig genommen, so nimmt die entactogene Wirkung schnell ab. Manche Konsumenten denken fälschlicherweise, die Qualität der Wirkstoffe nehme ab. In Wirklichkeit handelt es sich hierbei um eine Toleranzentwicklung. Was bleibt, ist eine »speed-ähnliche«, antriebssteigernde und enthemmende Wirkung des Ecstasys. Ecstasy schaltet Warnsysteme des Körpers aus und führt so zu unnatürlichen Belastungen. Wer drei Tage durchtanzt, braucht im Anschluss daran in jedem Fall ein paar Tage Erholung. Wird Ecstasy am Wochenende genommen, so herrscht in den darauffolgenden Tagen bei regelmäßigem Konsum eine depressive Stimmung vor, der sogenannte Psychokater. Der Grund ist einleuchtend. Dem Körper fehlt Serotonin, das erst wieder mühsam nachproduziert werden muss. Typische Symptome des Serotoninmangels sind Kopfschmerzen, Abgeschlagenheit, Gliederschmerzen, mangelnder Appetit, Erschöpfung und Schlaflosigkeit. Einige User versuchen, diese Symptome mit Speed aufzuheben. Das gelingt natürlich nicht und verschiebt das Problem nur. Wer an diesem Punkt stehend seinen Konsum nicht einschränkt, läuft Gefahr, dass er süchtig wird. Bei chronischem Gebrauch ist Ecstasy keinesfalls harmlos. Leider besteht unter Jugendlichen diesbezüglich nicht immer ein angemessenes Problembewusstsein.

KÖRPERLICHE UND PSYCHISCHE SCHÄDEN: Körperliche Schäden unter Ecstasy sind – soweit bekannt – eher selten. Trotzdem ist die Gefahr nicht außer Acht zu lassen. Ecstasy wird über die Leber verstoffwechselt und kann zu einer akuten Leberentzündung führen – selten bis zum Leberversagen. Auch Nierenschäden sind möglich, und zwar entweder direkt über die Abbauprodukte aus der Leber oder indirekt bei Überhitzung und Austrocknung des Körpers. Eine Schädigung der Nieren ist insbesondere dann zu befürchten, wenn es – aus bisher ungeklärten Gründen – zu einer Auflösung der Muskelfasern kommt. Diese verstopfen die Niere; unter Umständen ist in der Folge ein Leben mit künstlicher Niere nicht mehr zu verhindern. Auch Todesfälle durch Nierenversagen sind bekannt. Es gibt Hinweise darauf, dass es, insbesondere bei vorgeschädigten Personen, zu einer Störung der Herzfunktion bis hin zum Herzversagen führen kann. Auch hier sind Todesfälle zwar ausgesprochen selten – letztlich aber nicht auszuschließen. Wie alle antriebssteigernden Drogen kann Ecstasy bei dafür anfälligen Personen zu Hirninfarkten und Hirnblutungen mit der Folge eines Schlaganfalles führen. Es gibt Hinweise darauf, dass der chronische Konsum von Ecstasy zu schweren Hirn- und Nervenschäden führen kann, die nicht mehr umkehrbar sind. Beschrieben wurde auch eine Störung der Blutbildung unter Ecstasy.

Außerdem setzt Ecstasy die Krampfschwelle herab und kann zu Krampfanfällen führen. Menschen mit psychischen Problemen oder mit Suchtproblemen in der Vorgeschichte sollten in jedem Fall die Einnahme von Ecstasy vermeiden. Nicht eingenommen werden soll Ecstasy von Patienten mit Asthma, Herzschäden und Bluthochdruck. Auch Patienten, die zu Krampfanfällen neigen, ist dringend vom Konsum abzuraten.

Der Wirkstoffgehalt der angebotenen Drogen schwankt stark. Mal enthält eine Tablette so wenig Wirkstoff, dass keine Rauschwirkung erzeugt wird, im zweiten Fall besteht schon nach der Einnahme von ein oder zwei Tabletten die Möglichkeit von tödlichen Komplikationen. Ein weiteres, nicht auszuschließendes Risiko ist, dass in den Tabletten andere Drogen enthalten sind, als angegeben wird. Besonders gefährlich ist – wie bei allen Drogen – die Kombination mit anderen Rauschmitteln. Es kann zu unkalkulierbaren Wechselwirkungen mit möglicher Todesfolge kommen. Durch Kombination mit Alkohol oder Speed wird die erwünschte Wirkung von Ecstasy zum Teil aufgehoben, die unerwünschten Nebenwirkungen nehmen zu.

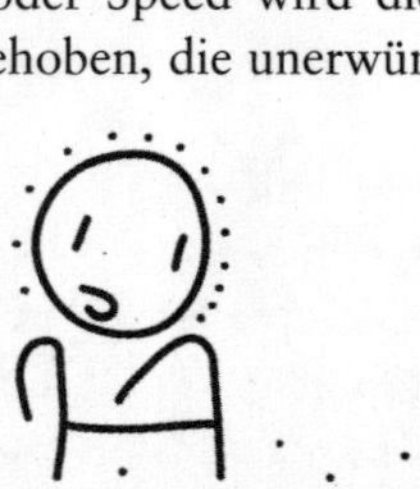

Engelstrompete

WIRKSTOFF: Scopolamin und Hyoscyamin.

UMGANGSSPRACHLICHE BEZEICHNUNG UND SZENEAUSDRÜCKE: Baumdatura.

RECHTLICHER STATUS: Engelstrompete ist als Zierpflanze weit verbreitet. Der Anbau ist von der im BtMG festgeschriebenen Erlaubnispflicht ausgenommen.

GESCHICHTE: Von der Engelstrompete gibt es verschiedene Unterarten (Brugmansia arborea, B. aurea, B. sanguinea ...), die wegen ihrer großen, trompetenartigen Blüten beliebte Zierpflanzen sind. Da Engelstrompeten auch in ihrem Ursprungskontinent Südamerika über Jahrhunderte als Kulturpflanzen angebaut wurden, lässt sich nicht mehr zurückverfolgen, wie die Ursprungsart früher einmal ausgesehen hat. Wurde Brugmansia bei den Indianern noch als heilige Pflanze verehrt (wegen ihrer psychoaktiven Wirkung), so ist der Anbau als Zierplanze mittlerweile weltweit die häufigste Nutzung. Weil sie nicht winterhart ist, kann sie in mitteleuropäischen Breitengraden nur im Sommer draußen überleben. In Vergessenheit geraten ist die psychoaktive Wirkung nicht. Immer wieder werden Einzelfälle bekannt, bei denen Schüler oder Jugendliche mit Vergiftungserscheinungen in die Notaufnahme aufgenommen werden müssen. Auch tödliche Zwischenfälle sind beschrieben. Eine größere Verbreitung hatten Engelstrompeten bislang als Droge in Europa aber bislang nicht.

ANWENDUNG: Die Pflanzenteile der Engelstrompete werden in getrocknetem Zustand entweder geraucht oder als Teeaufguss eingenommen. Wenige Blätter oder 1 Blüte reichen dabei für einen Rausch.

Es sind Überempfindlichkeiten einzelner Menschen bekannt, bei denen es bereits in dieser Dosierung zu erheblichen Komplikationen gekommen ist.

Beim Rauchen tritt die Wirkung unmittelbar auf. Trägersubstanz sind Tabak oder Cannabis. Bei oraler Einnahme tritt die Wirkung langsamer auf, ist wesentlich heftiger und kann mehrere Tage andauern. Die Entgiftung erfolgt über Leber und Niere.

ABHÄNGIGKEITSPOTENZIAL: Verlässliche Angaben zum Abhängigkeitspotenzial sind wegen der geringen Konsumentenzahlen nicht möglich. Wegen der heftigen Nebenwirkungen wird der Rausch normalerweise als extrem unangenehm erlebt. Somit sind regelmäßiger Konsum und die Entwicklung einer Sucht unwahrscheinlich.

AKUTE WIRKUNG: Der erzeugte Rausch beim Rauchen der Pflanzenteile ist ähnlich wie der von Cannabis, aber stärker von Halluzinationen geprägt. Die Wirkung bei oraler Einnahme (z.B. in Form von Tee) ist stärker halluzinogen und zudem schwerer steuerbar. Es treten psychoseähnliche Zustände mit Verlust der Steuerungsfähigkeit auf. Massive Erregungszustände und aggressive Durchbrüche mit Verletzungen anderer sind ebenso möglich wie Selbstverletzungen. Der Rausch kann mit heftigen Reaktionen einhergehen. Enthält die Pflanze viel Scopolamin, kann die müdemachende Wirkung überwiegen. Rauschverläufe von mehreren Stunden bis zu mehreren Tagen sind möglich, Übergänge in eine Psychose nicht auszuschließen. Eine Störung des Gedächtnisses und der geistigen Leistungsfähigkeit ist nicht nur während des Rausches, sondern noch Tage danach beobachtbar.

Als körperliche Nebenwirkungen treten Übelkeit, Schluckbeschwerden, Austrocknung der Schleimhäute auf. Oft ist es den Usern unmöglich, über Stunden und sogar Tage Wasser zu lassen (sogenannte Harnsperre), was nicht nur unerträgliche Schmerzen verursacht, sondern auch die Niere unwiderruflich schädigen kann. Die Pupillen sind extrem erweitert (oft über Tage). Herzrasen, Unruhezustände und Blutdruckkrisen treten zusätzlich auf und das Atemzentrum wird gestört. Das vegetative Nervensystem kann völlig entgleisen, in Verbindung mit Desorientiertheit und psychosenahem Erleben spricht man bei diesem Zustand von einem Delirium (potenziell tödlich). Ein tödlicher Ausgang ist auch durch Herzstillstand oder Kammerflimmern möglich.

WIRKUNGEN BEIM CHRONISCHEN GEBRAUCH: Hierzu sind keine Angaben bekannt. Die Nebenwirkungen der Droge verhindern normalerweise einen mehr als einmaligen Gebrauch.

KÖRPERLICHE UND PSYCHISCHE SCHÄDEN: An Schäden sind Herz-, Leber- und Nierenschäden möglich. Inwieweit es zu Schäden an anderen Organen kommen kann, ist unklar. Die durch Engelstrompete verursachten Bluthochkrisen können zu Schlaganfällen in jedem Organ führen. Auch wenn aufgrund der geringen Konsumentenzahlen keine verlässlichen Studien zu körperlichen und psychischen Schäden vorliegen, ist davon auszugehen, dass Engelstrompete mindestens so gefährlich ist wie LSD.

Fliegenpilz (und verwandte Pilzarten)

WIRKSTOFFE: Muscazon, Muscaridin, Muscimol und Ibotensäure.

RECHTLICHER STATUS: Muscazon, Muscaridin, Muscimol und Ibotensäure unterliegen nicht dem BtMG (Betäubungsmittelgesetz). Einige Wulstlinge (Name der Pilzfamilie, zu denen der Fliegenpilz gehört) enthalten aber DMT und stellen somit bei Verwendung als Rauschmittel illegale Drogen dar. Wer solche Pilze sammelt, trocknet oder wer anderweitige konsumvorbereitende Maßnahmen trifft, kann deswegen strafverfolgt werden.

GESCHICHTE: Der Fliegenpilz ist seit Jahrhunderten als Rauschdroge bei asiatischen Schamanen (z.B. in Sibirien) in Gebrauch. In Asien wird er seit langem auch zur Berauschung außerhalb ritueller Zeremonien eingesetzt. Getrocknete Pilzteile werden dabei geraucht, gegessen oder als Tee gekocht. Weil der Urin nach dem Konsum noch erhebliche Mengen der Wirkstoffe enthält, wird er mancherorts getrunken. In Russland war es früher z.B. so, dass reiche Leute die Pilze gegessen und arme Leute dann deren Urin getrunken haben. Auch als Heilmittel wurde der Fliegenpilz eingesetzt. Er galt als Glücksbringer, manchen sogar als heilig.

Fliegenpilze sind nicht so giftig, wie häufig angenommen. Werden sie mehrere Stunden in Wasser eingelegt, geht der größte Teil der psychoaktiven Wirkstoffe in das Wasser über und der Pilz kann als Speisepilz verzehrt werden. In Russland, Japan, aber auch in einigen Alpenländern stehen Fliegenpilze durchaus auf der Speisekarte.

ANWENDUNGSFORMEN: Lange Zeit hielt man Muscarin für den Hauptwirkstoff des Fliegenpilzes. Mitte des 20. Jahrhunderts fanden der Schweizer Chemiker Eugster und der Japaner Takemoto heraus, dass im Wesentlichen Ibotensäure und Muscimol für die psychoaktive Wirkung verantwortlich sind. Die im Pilz vorhandene Ibotensäure verwandelt sich beim Trocknen in Muscimol. Fliegenpilze werden entweder frisch (seltener) oder getrocknet (häufiger) eingenommen. Der getrocknete Pilz wird in Wasser (z.B. als Tee) oder in Alkohol eingelegt. Wegen der besseren Steuerbarkeit bevorzugen viele User aber die Einnahme über das

Rauchen. Als Trägersubstanz wird meist Tabak oder Cannabis verwendet.

ABHÄNGIGKEITSPOTENZIAL: Fliegenpilze haben ein mittleres psychisches Abhängigkeitspotenzial und wahrscheinlich kein körperliches Abhängigkeitspotenzial. Die Hauptprobleme liegen in den möglichen akut auftretenden Nebenwirkungen.

AKUTE WIRKUNG: Der Fliegenpilz ist – anders als einige seiner engen Verwandten, wie z.B. der Knollenblätterpilz – nicht hochgiftig. Normalerweise sind erst etwa 100 g frischer Pilz oder etwa 5–10 Pilze tödlich. Weil der Pilz so auffällig und unverwechselbar ist, sind unabsichtliche tödliche Vergiftungen praktisch unbekannt. Beim Rauchen flutet die Wirkung rasch an. Nach oraler Aufnahme dauert es – je nach Magenfüllung – etwa ½ bis 1 ½ Stunden bis zum Eintritt des Rausches.

Nach oraler Einnahme von Fliegenpilzen (bei denen die psychoaktiven Wirkstoffe nicht durch Wässerung entfernt wurden) tritt üblicherweise heftige Übelkeit mit Brechreiz auf. Dies ist eine natürliche Reaktion des Körpers, mit der das Rauschgift aus dem Körper entfernt werden soll. Ein Erbrechen ist meist unvermeidbar, doch es bleibt normalerweise immer noch genügend Wirkstoff im Körper, um einen Rausch zu erzeugen. Lähmungen der Muskulatur und Koordinationsstörungen sind häufige Nebenwirkungen. Sämtliche Sinneswahrnehmungen können durch das Fliegenpilzgift verstärkt und auch verzerrt werden. Die Reizschwelle für Empfindungen ist herabgesetzt. Nach etwa drei Stunden erreicht der Rausch seine maximale Stärke. Danach fällt der Konsument in einen Halbschlaf oder Schlaf, der von starken Träumen durchsetzt ist. Diese Träume können von heftigen körperlichen Mitreaktionen begleitet sein; insbesondere bei hochdosiertem Konsum. Der Übergang in ein Delir (mit potenziell tödlichem Ausgang) ist möglich. Im Anschluss an den Fliegenpilzrausch treten üblicherweise Gedächtnis- und Konzentrationsstörungen auf. Die Leistungsfähigkeit ist herabgesetzt.

WIRKUNGEN BEIM CHRONISCHEN GEBRAUCH: Studien zu Wirkungen bei chronischem Gebrauch sind nicht bekannt. Es ist aber davon auszugehen, dass bei chronischem Gebrauch erhebliche körperliche, psychische und soziale Folgeschäden auftreten.

KÖRPERLICHE UND PSYCHISCHE SCHÄDEN

Mögliche körperliche Schäden bei Fliegenpilzvergiftungen sind Leber- und Nierenschäden. Die möglichen Schäden der Psyche entsprechen denen anderer Halluzinogene, z.B. denen von LSD.

GHB (Liquid Ecstasy)

WIRKSTOFF: Gamma-Hydroxy-Butyrsäure

UMGANGSSPRACHLICHE BEZEICHNUNG UND SZENEAUSDRÜCKE: Liquid Ecstasy, Liquid E, Liquid X, Gamma, Homeboy, G-Juice, Soap, Fantasy, Pearl.

RECHTLICHER STATUS: GHB ist in den USA komplett verboten. In Deutschland war GHB zwar seit 1960 als Narkosemedikament zugelassen, darüber hinaus war der Einsatz aber verboten. Seit 1.3.02 fällt GHB auch in Deutschland unter die BtM-Verbote.

GESCHICHTE: In den sechziger Jahren wurde GHB versuchsweise gegen Depression, Ängste, Schlaflosigkeit und Alkoholabhängigkeit eingesetzt. Interessant war dabei vor allem der rasche Wirkungseintritt (bei klassischen Antidepressiva dauert es oft Wochen, bis der antidepressive Effekt eintritt). Wegen der zahlreichen Nebenwirkung setzte sich GHB als Psychopharmakon aber letztlich nicht durch.

GHB ist seit 1960 als Medikament auf dem deutschen Markt. Es findet in der Medizin und in der Tiermedizin als Basisanästhetikum (Somsanit®) Anwendung. GHB wird dabei intravenös gespritzt. In der Drogenszene spielt GHB keine große Rolle. Bodybuilder setzen es manchmal (illegal) ein, um die aggressionsaufbauende Wirkung der (ebenfalls illegal) eingenommenen Steroide abzumildern. Zudem erhöht sich durch GHB die Menge des Wachstumshormones im Blut; der Muskelaufbau wird erleichtert. In den USA war GHB bis 1991 als rezeptpflichtiges Medikament erhältlich; seitdem ist es dort vollständig verboten und steht seit 1991 auf der gleichen Liste wie Heroin.

Trotz des Verbotes ist in den USA GHB sowohl in der Filmszene wie auch in Bodybuilderkreisen weiterhin verbreitet. Seit Mitte der neunziger Jahre taucht es vereinzelt auch in der Partyszene auf. Zuträglich bei der Vermarktung in dieser Szene ist sicherlich die Bezeichnung Liquid Ecstasy (da Ecstasy seit Anfang der neunziger Jahre in erheblichem Maße Marktanteile gewinnen konnte). Im Kielwasser dieses Erfolges fand auch GHB neue Abnehmer, wobei keine pharmakologische Verwandtschaft zwischen den beiden Stoffen besteht. Liquid Ecstasy wirkt eher beruhigend als aufputschend. Die Wirkung ist noch am ehesten mit der von Alkohol zu vergleichen, wenngleich auch stärker und mit mehr Risiko behaftet. Ein großes Problem ist, wenn Kunden in der Erwartung auf Ecstasy-ähnliche Wirkung von der GHB-Einnahme entäuscht sind und dann weitere Drogen zusätzlich konsumieren. Hier sind gefährliche Komplikationen vorprogrammiert.

ANWENDUNG: Liquid Ecstasy (GHB) wird, wie der Name schon sagt, in erster Linie als Flüssigkeit verkauft und konsumiert. Bei nicht wenigen Angeboten dürfte es sich um ungenehmigte Entnahmen aus Krankenhausapotheken handeln. Eine Verkaufseinheit GHB besteht in der Regel aus 5 bis 10 ml farbloser, geruchsneutraler Flüssigkeit. Der Geschmack ist salzig, andere Geschmacksrichtungen weisen auf Verunreinigung hin. Seltener ist die Anwendung in Pulver- oder Kapselform.

ABHÄNGIGKEITSPOTENZIAL: GHB hat ein mittelgradiges psychisches Abhängigkeitspotenzial, das in etwa mit dem von Alkohol vergleichbar ist. Ob eine körperliche Abhängigkeit entstehen kann, ist umstritten.

AKUTE WIRKUNG: 5 bis 15 Minuten nach Einnahme treten die ersten Wirkungen auf, bestehend aus Koordinationsstörungen, Kopfschmerzen und Übelkeit bis zum Erbrechen. Herzfrequenz und Blutdruck werden abgesenkt. GHB hat zudem in höheren Dosen eine deutlich hemmende Wirkung auf das Atemzentrum. Im Extremfall kann der Tod durch Herzstillstand eintreten. In Kombination mit Alkohol, Opiaten oder Beruhigungsmitteln ist das Risiko für tödliche Zwischenfälle hoch. Eine häufige Nebenwirkung von GHB ist das Auftreten von Krampfanfällen (weswegen der Narkosearzt im Rahmen legaler Verwendung in der Regel zusätzlich zu GHB ein Antiepileptikum gibt). Länger andauernde Krampfanfälle (sog. Status) können auch akut lebensbedrohlich werden.

Der Rausch selbst ist gekennzeichnet durch eine Hebung der Stimmungslage, eine Enthemmung und eine Erhöhung des Kontaktbedürfnisses. Manche Personen beschreiben eine aphrodisierende Wirkung, doch dieser Effekt ist wahrscheinlich auf die von schüchternen Menschen als zielführend empfundene enthemmende Wirkung zurückzuführen. Die Grenze zwischen berauschender Dosis und Überdosis ist enger als bei Alkohol. Bereits bei leichter Überdosierung kann schlagartig Bewusstlosigkeit auftreten. Das Abklingen des Rausches verläuft ähnlich wie bei Alkohol. In der Phase danach sind Müdigkeit und verminderte Leistungsfähigkeit zu beobachten.

WIRKUNGEN BEIM CHRONISCHEN GEBRAUCH: Wegen des eher sporadischen Gebrauches von GHB sind hierzu keine Daten bekannt.

KÖRPERLICHE UND PSYCHISCHE SCHÄDEN: GHB kann Krampfanfälle auslösen. Geschieht dies regelmäßig, so ist nicht auszuschließen, dass es zu Wesensveränderungen kommt. Ansonsten sind keine konkreten Schäden bekannt (was keinesfalls heißt, das Schäden nicht auftreten können).

Guarana

WIRKSTOFF: Coffein = Guaranin = Trimethylxanthin

UMGANGSSPRACHLICHE BEZEICHNUNGEN: Guarana ist Inhaltsstoff verschiedener Energy-Drinks.

RECHTLICHER STATUS: Guarana ist eine legale Droge. Es wird als Lebensmittelergänzungsstoff bezeichnet und findet sich nicht im BtMG.

GESCHICHTE: Guarana ist eine Schlingpflanzenart, die in Südamerika an Bäumen bis 10 Meter hoch wächst. Frei kultiviert wird sie etwa 3 Meter hoch. Guarana wird bereits seit der vor-kolumbischen Zeit dort kultiviert. Aus den Samen von Guarana, die die Indios auch »Früchte der Jugend« nennen, stellen sie eine Paste her, die als Grundlage für ein Getränk dient. Diesem Getränk wird von den Einheimischen eine stimulierende und aphrodisierende Wirkung nachgesagt.

ANWENDUNG: Die Früchte der Guarana-Pflanze werden zunächst geröstet, dann zu Pulver gemahlen. Dieses Pulver enthält als Hauptwirkstoff Coffein. In Europa findet Guarana vorwiegend in Form von Energydrinks und in Süßwaren eingebacken Anwendung. Der Wirkstoff von Guarana ist Coffein. Das Coffein ist aber etwas anders gebunden als beim Kaffee. Es wird langsamer im Magen-Darm-Trakt aufgenommen und soll schonender wirken als beim Kaffee. Über die Schleimhaut des Darmes gelangt Coffein in den Blutkreislauf. Ein großer Teil wird bereits in der Leber entgiftet, nur ein kleiner Teil der Droge erreicht das Gehirn. Dort wirkt es in niedrigeren Dosen überwiegend auf die Hirnrinde (zuständig für komplexere Aufgaben wie das Denken, die motorische Feinsteuerung u.ä.), bei höheren Dosen auch auf andere Hirnregionen und das Rückenmark (zuständig für die Weiterleitung von Impulsen vom Gehirn zum Körper). Guarana hemmt dort adenosinerge Rezeptoren und erhöht dadurch indirekt die Noradrenalinfreisetzung. Das Noradrenalin – ein Stresshormon – führt zu einer Erhöhung des Grunderregungsniveaus und der Leistungsfähigkeit. Der Abbau erfolgt überwiegend in der Leber, ein Teil wird unverändert über die Niere ausgeschieden.

ABHÄNGIGKEITSPOTENZIAL: Sehr gering, entsprechend dem von Kaffee.

AKUTE WIRKUNG: Guarana macht wach und hebt die Stimmung. Der Antrieb wird gesteigert. In Maßen genommen verbessert Coffein die Konzentrations- und Leistungsfähigkeit. Die Reaktionszeiten sind verkürzt. Bei akutem Kopfschmerz kann es lindernd wirken. Höhere Dosierungen führen zu Nervosität, Unruhe, Übelkeit, Schwindel und Schlafstörungen. Guarana stimuliert das Atemzentrum und steigert den Blutdruck, die Herzschlagfrequenz und die Körpertemperatur. Vergiftungen mit Guarana sind extrem selten. Sie ähneln dann denen mit Amphetaminen und müssen genauso behandelt werden (weiteres siehe dort).

AUSWIRKUNGEN VON CHRONISCHEM GEBRAUCH: Bei chronischer Einnahme von Guarana kann es zu Nervosität – selten – bis hin zu Angstzuständen kommen. Häufiger sind Schlafstörungen und Kopfschmerzen. Depressive Verstimmungen und Kopfschmerzen können auch auftreten, wenn die Droge plötzlich nach längerem Gebrauch abgesetzt wird.

KÖRPERLICHE UND PSYCHISCHE SCHÄDEN: Der regelmäßige Konsum höherer Dosen erhöht das Risiko für Erkrankungen der Herzkranzgefäße und Herzinfarkte. Bislang ist nicht bekannt, dass es darüber hinaus zu körperlichen Schäden kommen kann. Die Erfahrungen mit dem vergleichbar wirkenden Kaffee lassen den Schluss zu, dass Guarana für den Körper wahrscheinlich weitgehend unschädlich ist.

Menschen, die übernervös oder ängstlich sind oder Schlafprobleme haben, sollten Guarana besser meiden. Guarana sollte des weiteren nicht von Menschen genommen werden, die unter Bluthochdruck leiden, Erkrankungen des Gefäßsystems haben oder unter Herzkrankheiten leiden. Insbesondere Patienten mit einem unregelmäßigen Herzrhythmus sollten die Guarana-Einnahme unterlassen.

Da Coffein in hohen Dosis die Gefahr von Fehlgeburten erhöht und auch zur Senkung des Geburtsgewichtes führen kann, sollte hochdosierter Konsum in der Schwangerschaft unterlassen werden.

MEDIZINISCHE ANWENDUNG: Ältere Menschen haben manchmal deshalb Schlafstörungen, weil bei ihren teilweise verkalkten Gefäßen und physiologisch bedingtem niedrigeren Blutdruck nachts die Durchblutung des

Hirns nicht ausreicht. Hier kann dann – scheinbar paradoxerweise – Kaffee bzw. Guarana den Schlaf fördern. Auch Konzentrations- und Gedächtnisstörungen bei älteren Leuten werden mit coffeinhaltigen Präparaten behandelt. Außerdem wird es angewandt bei Herz-Kreislaufstörungen und Schmerzbildern wie der Migräne.

Herbal Ecstasy

WIRKSTOFF: Coffein, Ephedrin u.a. Herbal Ecstasy ist eine Mischung aus verschiedenen pflanzlichen Wirkstoffen mit vorwiegend anregender Wirkung. Die Strukturformeln der einzelnen Wirkstoffe sind nur zum Teil bekannt.

RECHTLICHER STATUS: Legale Droge.

GESCHICHTE: Als Ecstasy verboten worden war, kam ein cleverer amerikanischer Hersteller auf die gewinnbringende Idee, die Marktlücke mit Herbal Ecstasy zu füllen. Er nahm legale Stoffe mit wachmachender Wirkung und verband das Produkt mit dem in der Szene gut klingenden Namen Ecstasy. Durch den Zusatz »Herbal« wurde unmissverständlich auf einen pflanzlichen Ursprung hingewiesen, denn pflanzliche Drogen gelten bei vielen Konsumenten als harmlos. Mittlerweile tummelt sich eine Vielzahl von Herbal Ecstasy-Produkten unterschiedlicher Hersteller auf dem Markt mit unterschiedlicher Zusammensetzung. Hauptwirkstoff des Herbal Ecstasy ist meist Coffein (siehe Guarana). Bis 1996 enthielt Herbal Ecstasy außerdem den Wirkstoff Ephedrin. Aufgrund von Berichten über ephedrinbedingte Todesfälle in Zusammenhang mit dem Konsum von Herbal Ecstasy nahm der Hersteller Ephedrin aus dem Produkt und ersetzte es durch Kawa-Kawa, ein pflanzliches Beruhigungsmittel mit geringer antidepressiver Wirkung. Allerdings gab es auch bei Kawa-Kawa in den letzten Jahren einige tödliche Zwischenfälle. Seit Anfang des 21. Jahrhunderts ist öfter Sida cordifolia in Herbal Ecstasy zu finden. Da von einigen Sida-Pflanzenarten bekannt ist, dass sie Leberschäden verursachen können, dürfte es nur eine Frage der Zeit sein, bis sich die Zusammensetzung erneut ändert.

ANWENDUNG: Herbal Ecstasy wird, ähnlich wie Ecstasy, in der Regel in Tablettenform angewendet. Ansonsten hat es mit Ecstasy aber pharmakologisch wenig gemein.

ABHÄNGIGKEITSPOTENZIAL: Wahrscheinlich gering, vergleichbar mit Coffein (allerdings abhängig von den jeweiligen Inhaltsstoffen von Herbal Ecstasy).

AKUTE WIRKUNGEN: Herbal Ecstasy ist ein leicht antriebssteigerndes und appetitzügelndes Mittel. In der Partyszene dient es – ebenso wie Ecstasy – dazu, die natürliche Müdigkeit zu unterdrücken, um die Nacht durchtanzen zu können. Entactogene, d.h. den Kontakt zu anderen erleichternden, Wirkungen wie Ecstasy hat es nicht.

Es bewirkt, ähnlich wie Kaffee (nur deutlich teurer), einen leicht erhöhten Zustand der Wachheit. Bei höherer Dosierung sind Schlafstörungen und Angstzustände nicht auszuschließen. Darüber hinaus sind bisher keine Wirkungen bekannt.

Patienten, die zu Ängsten und Unruhezuständen neigen, sollten Herbal Ecstasy nicht verwenden. Ebenso sollten Patienten mit hohem Blutdruck, Herzleiden und Diabetes diese Substanz meiden. Von einer Anwendung während der Schwangerschaft wird ebenso abgeraten, wie von der gleichzeitigen Verwendung mit Antidepressiva und anderen rezeptpflichtigen Medikamenten.

AUSWIRKUNGEN VON CHRONISCHEM GEBRAUCH: Schlafstörungen und Nervosität können bei chronischem Konsum auftreten. In seltenen Fällen kann es auch zu Angstzuständen kommen.

KÖRPERLICHE SCHÄDEN: Körperliche Schäden wurden bei den jetzt im Handel befindlichen Herbal Ecstasy-Mischungen (ohne Ephedrin und ohne Kawa-Kawa) bisher nicht beschrieben. Die ersten Versionen hatten spektakuläre Todesfälle in den USA verursacht und wurde deshalb vom Markt genommen.

Heroin (und andere Opiate)

WIRKSTOFFE: Diacetylmorphin, Morphin, Methyl-Phenyl-Tetrahydrofuran (MPTP), Phentyl-Piperidyl-Propionanilid (= Fentanyl®), Codein, L-Polamidon ...

UMGANGSSPRACHLICHE BEZEICHNUNGEN: H, Brown Sugar, Schnee, Stoff, Speedball (Heroin-LSD-Kokaingemisch), Pola, Shore, Hong-Kong-Rocks, Remmies, China White.

RECHTLICHER STATUS: Heroin ist ein nicht verkehrsfähiges Betäubungsmittel, aufgelistet in Anhang 1 des BtMG. Einige andere Opiate sind nach einem stark regulierten Verschreibungsmodus als Medikament verschreibbar.

GESCHICHTE: Heroin ist ein halbsynthetisches Opiat, das durch Acetylierung aus Morphin hergestellt wird. Morphin ist der Wirkstoff des Opiums. Opium wird aus dem Saft des Schlafmohns (Papaver somniferum) gewonnen. Die Kapseln werden angeritzt, der austretende Saft wird gesammelt und zu Heroin weiterverarbeitet. Opiate haben als Heilmittel und Suchtstoffe eine lange Tradition. Schon vor 4000 Jahren wurden sie nachweislich am östlichen Mittelmeer eingesetzt. Hippokrates empfahl den getrockneten Saft des Mohnes gegen Schlaflosigkeit, Fieber, Magen-Darm-Beschwerden und Schmerzen. Opium wurde gegen eine Vielzahl von Beschwerden auch im alten Europa gereicht.

Die Gefahren der Droge waren allerdings auch lange bekannt. Um die Jahrtausendwende warnte Ibn Sina, einer der berühmtesten islamischen Ärzte, vor den Tücken der Droge: »Es stumpft den Intellekt ab, engt das Bewusstsein ein, durchkreuzt vernünftiges Beratschlagen, schwächt die Verdauung und bringt den Tod«. Er starb im übrigen – trotz dieses Wissens – später an einer Überdosis Opium. Am Ausgang des Mittelalters trat Laudanum, eine Mischung aus Wein, Opium und Bilsenkraut, seinen Siegeszug in Europa an. Schon der große Paracelsus empfahl es. Laudanum wurde nach und nach gegen nahezu jede Krankheit eingesetzt. Um 1900 war Opium in jeder Apotheke erhältlich. Kleine Kinder wurden damit ruhiggestellt, es war Schlafmittel und außerdem ein häufig verschriebenes Hustenmittel. Auch als Rauschmittel wurde es zunehmend eingesetzt. Die Romantiker, die sich als Gegenspieler zu den Vertretern der Aufklärung verstanden, experimentierten mit einer Reihe von Drogen, vor allem mit Opium. In den aufblühenden Industrielandschaften Englands wurde Opium zur Massendroge. Es war billiger als Alkohol und wurde von den Arbeitern in großen Mengen konsumiert. Auch in China wurde das Opium ab Mitte des 18. Jahrhunderts immer häufiger konsumiert und drohte die Volkswirtschaft zu lähmen.

1804 konnte der Apotheker Friedrich Wilhelm Sertürner in Hameln aus dem Opium ein bitter schmeckendes, kristallines Pulver gewinnen, das den eigentlichen Wirkstoff darstellte: Morphin. Die Entdeckung des Morphins stellt den Beginn der modernen Anästhesie dar. Erstmals wurde aus einer pflanzlichen Droge der eigentliche Wirkstoff extrahiert. Gleichzeitig wurde der Startschuss für eine aufblühende Pharmaindustrie gelegt. 1814 wurde Morphin erstmals als Schmerzmittel verwandt, 1827 lief die Massenproduktion des Morphins durch die Firma Merck an. 1874 wurde durch die Verbindung von Morphin mit Essigsäure das noch wirksamere Heroin entdeckt. 1898 begann die Massenproduktion von Heroin bei den Farbfabriken in Elberfeld (Bayer). Heroin wurde zunächst, wie Aspirin, als Hausmittel vermarktet. Es fand gegen Erkrankungen der Atemwege seinen Einsatz. Einige Therapeuten versuchten auch, Morphinsüchtige mit Heroin zu heilen. Die Firma machte gute Umsätze. 1906 wurde von der American Medical Association offiziell empfohlen, statt Morphin Heroin zu verschreiben, weil dieses nicht abhängig mache. Erst 1920 rang man sich zu der Erkenntnis durch, dass auch Heroin süchtig mache.

Kriege sorgten für einen weiteren Aufschwung der chemischen Industrie. Einerseits stellte man chemische Kampfstoffe her, andererseits lieferte man Opiate in großen Mengen zur Bekämpfung der Schmerzen von Verwundeten. Erst durch die Unterstellung von Opiaten unter das Betäubungsmittelgesetz gelang es schließlich, den Verbrauch in vernünftige Bahnen zu lenken. In den siebziger und achtziger Jahren war Heroinsucht ein großes Problem. Heute wird Heroin wird in der Szene eher selten verwendet. Die Droge hat ein eher schlechtes Image und die Gefährlichkeit ist allgemein bekannt. Vor allem Menschen mit einer deutlichen Neigung zu Selbstüberschätzung («Mir kann nichts passieren, ich kann mit Drogen umgehen«) oder Menschen, die nichts zu verlieren haben, greifen zu Heroin oder Morphium. Die Mehrzahl der Konsumenten raucht das Heroin. I.v.-Konsum, d.h. das Spritzen von Opiaten, wird nur von einer kleinen, meist sozial desintegrierten Gruppe betrieben.

In der Behandlung schwerer Schmerzen spielen Opiate auch in der heutigen Medizin eine große Rolle. Codein, auch ein Opiat, wird gegen Husten eingesetzt. Umstritten ist die Sinnhaftigkeit des Einsatzes von Opiaten wie Methadon, Polamidon und Buprenorphin als Substitutionsmittel. Hier stellt sich die Frage, inwieweit es verantwortbar ist, Stoffe durch Ärzte zu verabreichen, die teilweise ein höheres Abhängigkeitspotenzial haben als Heroin selbst. Das langfristige Ziel eines selbstbestimmten Lebens der Patienten scheint einigen Therapeuten völlig aus dem Blick geraten zu sein. Eine Substitutionsindustrie ist entstanden, die – parallel zu den Strukturen der Drogenhilfe – oft langfristig und ohne Perspektive Suchtkranke an sich bindet. Die Kosten zahlt der Steuerzahler bzw. der Arbeitnehmer über seine Krankenkassenbeiträge.

ANWENDUNG: Heroin wird entweder geraucht, durch die Nase aufgesogen (»Sniefen«) oder intravenös gespritzt. Häufigste Anwendungsweise in der Partyszene ist neben dem Rauchen das »Blowen«, auch »Folierauchen« genannt. Dabei wird Heroin auf einer Alufolie erhitzt und die Dämpfe inhaliert.

Heroin ist wesentlich besser fettlöslich als Morphin und tritt daher auch leichter ins Gehirn über. Intravenös gespritztes Heroin wird am schnellsten in den Blutkreislauf aufgenommen. Ein bis fünf mg reines Heroin (entsprechen 100 bis 500 mg verschnittenem Straßenheroin) erzeugen einen Rausch; bei Vorliegen einer Abhängigkeit sind allerdings wesentlich höhere Dosen nötig. Die Rauschwirkung tritt nach wenigen Sekunden ein (sogenannter Flash). Der maximale Spiegel im Blut besteht nach 1 bis 2 Stunden. Die Wirkdauer des Heroins beträgt ca. 3 bis 5 Stunden. Wird Heroin geraucht, geblowt oder auf oralem Wege aufgenommen, wird es langsamer resorbiert als beim i.v.-Konsum und der maximale Wirkspiegel wird später erreicht. Die Wirkungsdauer ist bei oraler Aufnahme insgesamt länger. Codein und Polamidon werden vor allem oral eingenommen. Insbesondere Polamidon hat eine wesentliche längere Halbwertszeit als Heroin.

Abgebaut werden Opiate in erster Linie über Glukuronidierung in der Leber, das Glukuronid wird dann innerhalb von einem Tag zu fast 100 %

über den Harn ausgeschieden. Weniger als 10 % werden über den Darm ausgeschieden.

ABHÄNGIGKEITSPOTENZIAL: Sowohl das körperliche wie auch das psychische Abhängigkeitspotenzial aller Opiate ist hoch bis sehr hoch. Besonders bei intravenösem Konsum entsteht schon nach wenigen Anwendungen in der Regel ein süchtiges Konsummuster. Die körperliche Abhängigkeit, die nach Einnahme von Polamidon, Methadon oder Codein entsteht, ist wesentlich größer als die von Heroin. Die psychische Abhängigkeit allerdings ist wegen der stark euphorisierenden Wirkung beim Heroin größer. Die Entzugserscheinungen beim Absetzen der Droge sind bei allen Opiaten erheblich.

AKUTE WIRKUNG: Niedrigdosiert heben Opiate Unlustgefühle, Hunger und Müdigkeit auf. Erregung und Angst werden abgebaut. Erst in höheren Dosierungen überwiegt die schlafanstoßende Wirkung.
Auf Partys dienen Opiate in erster Linie dazu, die antriebssteigernde Wirkung von Speed, Ecstasy oder Kokain aufzuheben. Bei ständig steigenden Dosen reicht Cannabis oft nicht mehr aus, um zur Ruhe zu kommen. Die angstlösende und aggressionsabbauende Wirkung von Heroin hebt auch paranoide Zustände und Angstanfälle, wie sie z.B. unter Kokain und Amphetaminen auftreten können, auf. Einige User verwenden Heroin dazu, psychotische Zustände, die zum Beispiel im Rahmen der Einnahme von LSD oder Pilzen auftreten können, aufzuheben. Keine Droge erlaubt das »Abschalten« besser als Heroin. Unangenehme Außenreize werden abgeschottet. Heroin bewirkt am Anfang eine ungeheure Euphorie und ein Wärmegefühl, dass allumfassend sein soll und mit dem besten Orgasmus nicht zu vergleichen sei. Hier liegt die eigentliche Gefahr der Droge, weniger in der körperlichen Abhängigkeit.

Eine unerwünschte Wirkung aller Opiate ist die dämpfende Wirkung auf das Atemzentrum. Heroin kann zu Atemstillständen und dadurch zum Tod führen. Gleichzeitig senkt es die Herzfrequenz, im schlimmsten Falle kann es zu einem Herzstillstand kommen. Häufigste Todesursachen sind Herzstillstand oder Atemstillstand.

Unangenehme Nebenwirkung ist auch, dass Opiate zu Übelkeit führen können. Sie lähmen die glatte Muskulatur, eine Verstopfung ist eigentlich schon nach kurzzeitigem Gebrauch zu beobachten. Opiate senken die Krampfschwelle, sodass es unter Umständen zu Krampfanfällen kommen kann. Aufgrund des hohen Abhängigkeitspotenzials kommt es bei den meisten Konsumenten zur Ausbildung eines chronischen Konsums mit den unten aufgeführten möglichen Folgen.

Die Pupillen sind bei einer Heroinvergiftung charakteristischerweise auf Stecknadelgröße verengt. Typische Vergiftungserscheinungen sind außerdem eine Reduzierung der Atmung auf 2-3 Atemzüge pro Minute bis hin zum Atemstillstand. Der Herzschlag ist verlangsamt, es kann zum Herzstillstand kommen. Kommt es unter Heroineinwirkung zu Atemstillständen oder zu deutlich verlangsamter Herztätigkeit, so ist unmittelbar der Notarzt zu verständigen. Bei akuter Vergiftung kommt es außerdem durch vermindert abgeatmetes CO_2 zu einer Verschiebung des Blut-pH-Wertes. Das Blut ist sauer. Es besteht die Gefahr einer Muskelauflösung mit Niereninsuffizienz.

Ein hohes Risiko des Heroinkonsums besteht darin, dass die Droge mit verschiedensten, zum Teil hochgradig giftigen Stoffen gestreckt wird. Häufig verwendet werden: Mehl, Talkum, Gips, Kolchizin, Chinine, Strychnin, Milchzucker. Insbesondere bei der kombinierten Einnahme von verschiedenen Drogen kann es zu unkalkulierbaren Wirkungen kommen, die potenziell tödlich sind.

WIRKUNGEN BEI CHRONISCHEM KONSUM: Eine bei regelmäßigem Konsum schnell zu beobachtende Wirkung ist die Ausbildung einer psychischen Abhängigkeit. Wenig später folgt die Entwicklung einer körperlichen Abhängigkeit. Beides sind aufrechterhaltende Faktoren für den Konsum. Ohne eine möglichst frühzeitig einsetzende psychotherapeutische Behandlung ist bei Opiatabhängigen fast immer der Weg in den sozialen Abstieg, die Kriminalität und die Verwahrlosung vorgezeichnet. Es gibt nur wenige Berichte von Konsumenten, die einen kontrollierten, periodischen Heroingebrauch betreiben. All dies gilt nicht nur bei intravenösem Gebrauch, sondern auch, wenn Opiate geraucht werden.

Die Entzugssymptome werden von den Konsumenten als bedrohlich oder zumindest als lästig empfunden. Im einzelnen gehören dazu Blutdruckabfall, verlangsamter Herzschlag, ausgeprägte Schlafstörungen, ausgeprägte depressive Stimmungen, gegebenenfalls mit Selbstmordphantasien, ständige Müdigkeit, Gewichtsverlust bis hin zur völligen Abmagerung, Appetitlosigkeit, Verstopfung, Impotenz, Frösteln und Zittern, Gangunsicherheit sowie Haarausfall. Fast alle Heroinpatienten entwickeln relativ rasch die Symptome einer Depression. Weniger bekannt ist, dass viele Heroinkonsumenten regelmäßig an Selbstmord denken. Es wird häufig unterschätzt, dass die Depression auch eine häufige Ursache für den Tod von Heroinabhängigen ist. Die bewusste Einnahme einer Überdosis ist eine oft gewählte Suizidform.

Heroin führt, mehr noch als andere Opiate, zu einer Verminderung des Wunsches nach Sexualität, gleichzeitig wird die Durchführung des Geschlechtsaktes schwieriger. Bei den Frauen erlischt fast regelhaft die Menstruation. Es gibt eine Vielzahl von Berichten über dauerhafte Hirnschäden und neurologische Schäden. Es ist letztlich aber nicht geklärt, ob dies durch Verunreinigungen der Droge bedingt ist oder durch die Droge selbst.

Aggressive Impulse werden unter Heroin kaum noch erlebt. Die anfängliche drogenbedingte Ausgeglichenheit weicht später Gleichgültigkeit und Abstumpfung. Je länger Heroin konsumiert wird, desto weniger sind die Betreffenden in der Lage, adäquat emotional auf ihre Umgebung zu reagieren. Es kommt zu einem zunehmenden Rückzug, die Patienten sind kaum noch in der Lage, sich auf andere einzustellen.

KÖRPERLICHE UND PSYCHISCHE SCHÄDEN: Die regelmäßige Einnahme von Opiaten köann – vorübergehend oder bleibend – zu einer deutlichen Verminderung der Hirnleistungsfähigkeit führen. Dieses als Durchgangssyndrom beschriebene Phänomen ist dadurch gekennzeichnet, dass Konzentrationsfähigkeit und Ausdauer gestört sind. Auch das Gedächtnis funktioniert in der Regel nur unvollständig, sodass chronisch Opiatabhängige nicht in der Lage sind, kompliziertere Aufgaben zu lösen. Hinzu kommt die Instabilität des emotionalen Erlebens, die die Durchführung von Aufgaben, z.B. im Arbeitsleben, unter der Drogeneinnahme fast unmöglich erscheinen lassen. Die meisten dieser Auffälligkeiten sind allerdings rückbildungsfähig, wenn die Droge nicht mehr genommen wird.

Häufig entwickeln Opiatabhängige Koordinationsstörungen, der Gang wird unsicherer, es kommt zu einem dauerhaften Zittern der Hände oder zu Schwindelzuständen. Auch halbseitige Lähmungen und halbseitige Störungen der Sensibilität sowie Parkinsonsyndrome wurden beschrieben.

Opiate unterdrücken das Immunsystem und machen anfällig für Infektionskrankheiten. Die durch das Spritzen eingeschleusten Viren und Bakterien können zu Entzündungen aller Organe führen. Heroinsüchtige leiden vermehrt unter Infektionen wie z.B. Tuberkulose. Die Gefahr einer potenziell tödlichen Hepatitis oder einer HIV-Erkrankung ist bei Heroinkonsumenten erhöht. Auch andere Infektionskrankheiten können übertragen werden. Gleichzeitig können sich an den Stellen, wo das Rauschgift gespritzt wurde, Abszesse bilden. Werden Nerven verletzt, so kann es auch zu Lähmungen der Arme oder Beine kommen oder zu Störungen des Gefühlsempfindens in dem Bereich, in dem die Droge injiziert wurde.

Bereits 1971 wurde ein besonders bedrohlicher Zustand beschrieben, der nach Heroineinahme auftreten kann. Dabei lösen sich überall im Körper Muskelfasern auf, es kommt zu Wassereinlagerungen. Die aufgelösten Muskelfasern können die Niere verstopfen, was bis zur Dialysepflicht führen kann. Auch hierbei ist nicht klar, ob es sich um eine Heroinwirkung oder eine Wirkung der Beimengungen handelt. Verbunden mit der intravenösen Applikation ist zudem die Gefahr einer Entzündung des Herzinnenraumes gegeben, was zu einer Funktionsstörung des Herzens führen kann.

Welche Störungen Opiate wie Heroin in der Schwangerschaft auslösen können, ist nicht genau bekannt. Es kann nach derzeitigem Stand aber nicht ausgeschlossen werden, dass es zu einer erheblichen Entwicklungsverzögerung der Kinder, auch zu irreparablen Schäden wie z.B. beim Alkohol kommen kann. Die Föten sind während der Schwangerschaft sowohl durch Entzugssyndrome wie auch durch Intoxikationen gefährdet. Die Droge selbst kann zu einer Verminderung der Blutzirkulation und einer verminderten Sauerstoffsättigung des Blutes führen und so das Kind gefährden. Ein Entzug wiederum kann Fehlgeburten und

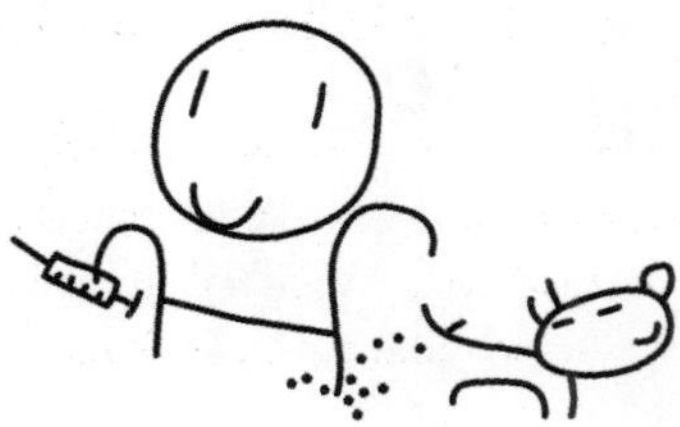

verfrühte Fruchtabgänge zur Folge haben. Das abrupte Absetzen der Droge kann Krampfanfälle, Kreislaufzusammenbrüche, aber auch psychoseartige Zustände erzeugen. Es besteht die Möglichkeit, Heroinabhängige während der Schwangerschaft mit Methadon zu substituieren, sodass zumindest die durch den Entzug bedingten Gefahren gemildert werden können. Unter Umständen kann auch versucht werden, das zunächst gegebene Methadon schon während der Schwangerschaft ganz langsam und vorsichtig zu reduzieren. Die Neugeborenen von Heroinabhängigen zeigen in der Regel heftige Entzugssymptome mit Atemstörungen, Schlaflosigkeit, permanentem Schreien, Durchfällen, Erbrechen, Muskelzuckungen und extremer Reizbarkeit. Seltener sind Krampfanfälle, Missbildungen und Unterzuckerungen sowie eine Erhöhung der Temperatur. Die Sterblichkeit der Säuglinge ist deutlich erhöht.

Ketamin

WIRKSTOFF: Chlorphenyl-Methylamino-Cyclohexanon

UMGANGSSPRACHLICHE BEZEICHNUNG UND SZENEAUSDRÜCKE: K, Ket, Kit Kat, Mighty K, Special K, Synthiekoks, Vitamin K.

RECHTLICHER STATUS: Ketamin ist ein rezeptpflichtiges Arzneimittel und unterliegt nicht dem BtMG (Betäubungsmittelgesetz).

GESCHICHTE: Ketamin wurde 1965 als Narkosemittel entwickelt und wird seitdem in Medizin und Tiermedizin verwendet. Richtig dosiert, kann es unter intensivmedizinischen Bedingungen auch bei Kindern und alten Leuten eingesetzt werden. Die Nebenwirkungen auf die Psyche mit psychosenahem, dissoziativem Erleben schränken die Einsatzmöglichkeiten ein, sollen bei Kindern oder älteren Leuten aber nicht so ausgeprägt sein. Gerade diese Nebenwirkungen aber waren es, die immer wieder für eine missbräuchliche Verwendung des Ketamins als Droge gesorgt haben. Wie andere Drogen auch durchlief Ketamin Ende der sechziger, Anfang der Siebziger Jahre eine Phase, in der einige Psychotherapeuten und selbsternannte Forscher es als therapeutisches Mittel einzusetzen versuchten. Die Ergebnisse waren kläglich. Auch esoterische Kreise bastelten mit Ketamin an ihrer Selbstfindung. Im Rahmen solcher Prozesse wurde Ketamin die Potenz einer Reinkarnationsdroge zugesprochen. Man könne mit Ketamin aus seinem Körper treten, ihn von außen betrachten um dann – geläutert – in ihn zurückzukehren, so die Annahme. Wie andere Modeerscheinungen auch, verschwand Ketamin mit den esoterischen Protagonisten und Möchtegerntherapeuten für Jahre in der Versenkung Mit Erstarken der Techno-Szene allerdings kam es zu einem Come back. Die Motive des Gebrauchs in der Technoszene aber waren überwiegend auf Lustgewinn und weniger auf Bewusstseinserweiterung ausgerichtet.

ANWENDUNG: In Deutschland wird Ketamin als Injektionslösung offiziell gehandelt. Ein Teil des für medizinische Zwecke hergestellten Ketamins gelangt dabei auf den Schwarzmarkt und wird intravenös oder intramuskulär injiziert. Konsumenten, die keinen i.v.-Konsum praktizieren, lassen die Ketaminlösung auskristallisieren und austrocknen. Das dabei gewonnene Pulver wird dann gesnieft oder gegessen. Sehr selten findet sich Ketamin in Tabletten, die als Ecstasy verkauft werden. Zur Erzeugung eines Rausches werden ca. 0,5 bis 1 mg Wirkstoff benötigt.

ABHÄNGIGKEITSPOTENZIAL: Ketamin hat ein mindestens mittelgradiges psychisches Abhängigkeitspotenzial, sofern der Konsument diese besondere Rauschwirkung schätzt. Den meisten Konsumenten ist die Ketaminwirkung zu unheimlich und zu schlecht steuerbar, als dass sie regelmäßig konsumieren würden. Das körperliche Abhängigkeitspotenzial ist eher gering. Dauerkonsumenten brauchen allerdings das 5-10fache der üblichen Dosis, um eine Rauschwirkung zu erzielen (= Toleranzbildung); Entzugserscheinungen treten beim Absetzen aber nicht auf. Einzelfälle von starker Ketaminabhängigkeit sind aus den USA bekannt.

AKUTE WIRKUNG: Die erste Wirkung, die nach Einnahme von Ketamin zu spüren ist, ist die Verminderung des Schmerzempfindens. In Zusammenhang mit den zusätzlich eintretenden Bewusstseinsstörungen kann es zu unabsichtlichen schweren Verletzungen kommen (z.B. wenn der User unbemerkt die Hand auf eine heiße Herdplatte legt). Die eigentliche Rauschwirkung besteht in dissoziativem Erleben, d.h. eigentlich zusammen gehörende Wahrnehmungen werden als getrennte erlebt. So beschreiben manche User, sie hätten erlebt, wie sie von ihrem Geist oder von ihrem Körper losgelöst seien (Ähnliche Beschreibungen kennt man von Patienten, die ein schweres Trauma, z.B. Kriegshandlungen, Folterungen oder Vergewaltigung erlebt haben). Man nennt das auch Out-of-body-Experience. Die Umwelt wird im Ketaminrausch traumartig-verzerrt wahrgenommen. Halluzinationen können auftreten und zwar umso stärker, je mehr Außenreize auf den Konsumenten wirken. Die Möglichkeit der Reizfilterung nach außen ist – trotz getrübtem Bewusstsein – vermindert. Auch wahnhaftes Erleben ist möglich, manche User glauben z.B., sie hätten in Kontakt mit Außerirdischen gestanden.

Es herrscht ein Zustand fast vollständiger Hilflosigkeit. Die geistige Leistungsfähigkeit und das Gedächtnis sind erheblich beeinträchtigt, die Erinnerungen an den Rausch und das in dieser Zeit Erlebte sind bruchstückhaft und verzerrt. Das Verhalten wird desorganisiert und wirr.

Auf körperlicher Ebene kommt es typischerweise zu Übelkeit, begleitet von Koordinationsstörungen. Die Pupillen sind mittelweit. Der Beginn des Rausches ist geprägt von wechselnden Körperempfindungen wie Kribbeln, Hitzeschauer und Kältegefühl. Der Speichelfluss ist erhöht. Gehen und Stehen wird unmöglich. Nach etwa ¼ Stunde geht die Kontrolle über den Körper komplett verloren. Das kann soweit gehen, dass der Konsument an seinem eigenen Speichel erstickt, weil er unfähig ist zu schlucken. Der Kontrollverlust kann zu massivsten Ängsten bis hin zu Todesangst führen. Der Konsument liegt reaktionslos da, bekommt aber vieles – wenn auch in entstellter Form – mit.

KÖRPERLICHE UND PSYCHISCHEN SCHÄDEN: Bei Vorliegen von Sucht ist mit den üblichen psychischen und sozialen Problemen zu rechnen. Das Auftreten von Persönlichkeitsveränderungen bei Dauerkonsum ist wahrscheinlich. Hirnschäden sind ebenfalls als Folgeschäden in der Diskussion. Insgesamt ist die Datenlage zu Schäden bei Dauerkonsum von Ketamin aber bislang eher dürftig.

Kokain

WIRKSTOFF: Kokain (2beta-Carbomethoxy-3beta-Benzoxytropan)

UMGANGSSPRACHLICH: Koks, Schnee, Snow, Lady, Crack (in Verbindung mit Alkohol und Backpulver freigesetzte Base des Kokain), Freebase (durch Ammoniak gelöste freie Base des Kokain), Cocktail (in Verbindung mit Heroin).

RECHTLICHER STATUS: Kokain ist ein nicht verschreibungsfähiges Betäubungsmittel gemäß Anhang 2 des BtMG. Es ist für spezielle Eingriffe in der Medizin zugelassen. In allen anderen Fällen ist die Anwendung illegal.

GESCHICHTE: Kokain wird aus den Blätten des Kokastrauches gewonnen. Der Kokastrauch gehört zu den Storchschnabelgewächsen. Er stammt ursprünglich von den Nordhängen der Anden von Peru bis Kolumbien, wird heute aber auch in weiten Teilen Asiens und Südostasiens angebaut. Der Genuss von Kokablättern ist bei den Indios seit jeher als leistungssteigerndes, Hunger und Durst stillendes Mittel weit verbreitet. Schon 3000 v. Chr. wurden Kokablätter in Südamerika gekaut. Die Inkas verehrten den Kokastrauch als heilige Pflanze, der Konsum war zunächst Priestern und Schamanen vorbehalten. Als die Spanier den Kontinent eroberten, war der Konsum allerdings in der Bevölkerung schon weit verbreitet. Die Spanier verboten Koka anfänglich als »Teufelskraut«, erkannten aber schon bald die Nützlichkeit der Droge zur Steigerung der Leistungsfähigkeit. Zudem konnten – dank Koka – teure Nahrungsmitteln eingespart werden.

In Europa stieß die Droge – im Gegensatz zu Tabak und Kaffee – lange Zeit auf wenig Interesse. Das änderte sich erst mit der Synthetisierung des wesentlich wirksameren Kokains aus Koka. Es wurde erstmals 1855 von dem Apotheker F. Gaedcke hergestellt. A. Niemann isolierte 1860 als erster dann die kristalline Substanz aus den Blättern des Kokastrauches (Er starb im übrigen kurz danach an den Folgen seiner chemischen Versuche). Kokain war damals das erste Lokalanästhetikum, das den Namen auch verdiente. Es wird noch heute in dieser Funktion bei bestimmten Augenoperationen verwandt. Ausgehend von der chemischen Grundstruktur des Kokains wurden eine Reihe weiterer Lokalanästhetika ohne Suchtpotenzial entwickelt, wie z.B. Lidocain und Procain. Freud, der gerne dem Kokain zusprach, versuchte am Anfang dieses Jahrhunderts, Morphinsüchtige mit Kokain zu heilen – ohne Erfolg, versteht sich. Bereits um die Jahrhundertwende war das hohe Abhängigkeitspotenzial von Kokain bekannt.

In den zwanziger Jahren wurde die Droge unter Künstlern und Intellektuellen schick. Es kam zu einer regelrechten Kokainmodewelle. Auch die Gegner eines solchen Lebensstiles frönten der Kokainsucht; Hermann Göring zum Beispiel griff gerne zu dieser Droge. In den Aufbaujahren nach dem Krieg ließ das Interesse vorübergehend nach, die Droge war zu teuer.

In den sechziger Jahren wurde Kokain zunächst in den USA, dann in Europa wieder schicker. Neuen Auftrieb bekam die Droge in den späten achtziger Jahren als sogenannte Managerdroge.

Seit Anfang der neunziger Jahre wird Kokain auch im Zusammenhang mit der Partyszene häufiger genommen. Es ist billig geworden, was die Verbreitung weiter fördert. Besonders problematische Anwendungen wie das Freebasen und das Crackrauchen spielen eine immer größere Rolle. »Crack hält, was Ecstasy nur verspricht«, ist aus Kreisen der Süchtigen zu hören.

ANWENDUNGSWEISE UND VERSTOFFWECHSELUNG: Kokain ist ein aus den Blättern des Kokastrauches gewonnenes, halbsynthetisches Tropanalkaloid. Reines Kokain bildet bitter schmeckende, farblose Kristalle. Mit Säuren vermischt, entstehen gut wasserlösliche Salze. Am häufigsten wird Kokain »gesnieft«.

Eine Linie (»Line«) pulverförmigen Kokains wird dabei durch ein Papierstückchen in die Nase hochzogen. Auch das Einreiben ins Zahnfleisch wird praktiziert. Manche User rauchen ihr Kokain auch. In der Drogenszene ist die intravenöse Anwendung selten. Besonders gefährlich ist die Verwendung von Kokain als freie Base wie beim »Crackrauchen« oder »Freebasen«. Beim Crack wird durch Vermischung mit Backpulver und Alkohol die Kokainbase freigesetzt, beim »Freebasen« geschieht das durch Erhitzen mit Ammoniak auf einer Alufolie. Crack wird geraucht, beim »Basen« werden die Dämpfe inhaliert. Die Base des Kokains flutet viel rascher im Gehirn an; das psychische Abhängigkeitspotenzial ist viel höher als bei anderen Anwendungsformen.

Kokain wird auf der Schleimhaut leicht resorbiert. Wird es oral aufgenommen, ist die Menge des aufgenommenen Kokains deutlich geringer als nach »Sniefen« oder Rauchen des Kokains. Wird Kokain gespritzt, »gebased« oder als Crack geraucht, ist der Wirkungseintritt schnell. Die Wirkungsdauer beträgt dann zwischen 10 Minuten und 1 Stunde. Bei den anderen Anwendungen ist die Wirkdauer länger.

Im Gehirn blockiert Kokain die Wiederaufnahme von Dopamin in die Nervenzellen. Wahrscheinlich hemmt Kokain die Nervenmembranpumpe. Dadurch erhöht sich die Menge des Botenstoffes Dopamin in den Synapsen. Wahrscheinlich blockiert Kokain auch die Noradrenalinspeicherung in den Nervenendigungen. Kokain wird in der Leber eliminiert, ein Teil des Giftes wird auch über die Niere ausgeschieden.

ABHÄNGIGKEITSPOTENZIAL: Die körperliche durch Kokain verursachte Abhängigkeit ist gering. Beim Absetzen treten nur mäßige Entzugserscheinungen auf. Anders sieht es mit dem psychischen Abhängigkeitspotenzial aus: Dieses ist hoch bis sehr hoch.

AKUTE WIRKUNG: Kokain steigert den Antrieb, wirkt entängstigend und erhöht die Kontaktfähigkeit. Die Denkabläufe verlaufen schneller, typisch ist auch ein gehobenes Selbstwertgefühl, eine gesteigerte Sexualität und eine gehobene Stimmung. Halluzinationen, meist akustische, seltener optische, können vorkommen. Kokain dämpft das Hungergefühl und unterdrückt natürliche Ermüdung. Während der akuten Drogenwirkungen kann es zunächst zu deutlicher Angst bis hin zu Verfolgungswahn kommen. Nach Abklingen der Wirkungen ist Niedergeschlagenheit, eine deutliche depressive Verstimmung häufig. Bei entsprechend vorbelasteten Personen ist die Verstärkung von Suizidgedanken zu beobachten. Kokain kann sogar die Stimmungslage soweit in Richtung Depression verändern, dass es bei entsprechend anfälligen Personen zu Selbstmordversuchen kommen kann. Auf körperlicher Ebene ist die Wirkung ähnlich wie bei Amphetaminen, nur stärker. Es kommt zur Beschleunigung der Herzfrequenz, der Blutdruck und die Atemfrequenz sind erhöht. Vom Konsumenten unbemerkt, kann Kokain zu einer Erhöhung der Körpertemperatur und Überhitzung führen.

Herzrasen, Pupillenerweiterung, Hervortreten der Augäpfel, Blässe, Erhöhung der Körpertemperatur sowie Krampfanfälle, Koordinationsstörungen, Steigerung des Blutdruckes und Störungen der Herztätigkeit bis hin zum Herzversagen sind mögliche Zeichen einer Kokainvergiftung. Es kann zu Hirnödemen mit Benommenheit oder Bewusstlosigkeit kommen. Auch Schlaganfälle mit halbseitigen Lähmungen sind möglich.

Psychische Komplikationen wie Angstzustände und psychotisches Erleben sind ebenfalls mögliche Vergiftungserscheinungen. Bei Halluzinationen ist ein mögliches Gegenmittel Physostigmin, das bei Bedarf wiederholt gegeben werden kann. Ergänzend kann Doxepin oder ein niedrigpotentes Neuroleptikum gegeben werden. Wegen möglicher Selbstmordgefahr ist die Weiterbehandlung zu überwachen, eventuell ist ein Aufenthalt auf der geschlossenen psychiatrischen Station die beste Lösung. Im Falle eines Hirnödems ist mit Haes-10 %-Infusionen sowie der Gabe von Kortikoiden zu beginnen.

AUSWIRKUNGEN VON CHRONISCHEM GEBRAUCH: Das höchste Risiko einer Suchtentwicklung weisen »Crackraucher« und »Freebaser« auf. In beiden Fällen wirkt die basische Form des Kokains. Die Rauschwirkung tritt in wenigen Sekunden auf. Doch auch die anderen Applikationsformen bergen die Gefahr einer Suchtentwicklung.

Die Folgen auf psychosozialem Gebiet sind bei chronischer Einnahme von Kokain gravierend. Es kann zu erheblichen Stimmungsschwankungen mit Gereiztheit, Aggressivität und wenig einfühlsamem Verhalten kommen. Die Betreffenden verlieren zunehmend die Möglichkeit einer realistischen Selbsteinschätzung, werden egoistisch und rücksichtslos. In der Folge kommt es zu Schwierigkeiten im Berufs- und Privatleben. Paranoide Entwicklungen mit Verfolgungswahn und der Entstehung umfassender Wahnsystemen sind ebenfalls möglich. Sie können längere Aufenthalte auf geschlossenen psychiatrischen Stationen unvermeidbar werden lassen. Das Bewegungsverhalten kann sich bei chronischem Kokainkonsum deutlich verändern. Unruhe, Nervosität und stereotype Bewegungen sind typisch.

KÖRPERLICHE SCHÄDEN: Bei chronischem Gebrauch von Kokain findet man fast regelhaft einen gravierenden körperlichen Abbau. Ausreichende Phasen der Erholung werden nicht mehr eingehalten, gleichzeitig ist die Nahrungsaufnahme durch das drogenbedingt unterdrückte Hungergefühl verringert.

Bei Sniefen des Kokains durch die Nase sind Nasenschleimhautveränderungen bis hin zu Löchern in der Nasenscheidewand zu beobachten. Auch andere Organe können durch Minderdurchblutung geschädigt werden. Hirninfarkte mit halbseitigen Lähmungen sind ebenso möglich wie Herzinfarkte. Kokain kann auch die Leber erheblich schädigen. Es senkt außerdem die Krampfschwelle und kann so Krampfanfälle auslösen. Tödliche Zwischenfälle sind auch bei sporadischem Konsum nicht auszuschließen.

Wegen des sehr hohen psychischen Abhängigkeitspotenzials ist ein kontrollierter Konsum dieser Kokainprodukte kaum möglich, der soziale Absturz fast unausweichlich. Auch geraucht oder »gesnieft« ist Kokain gefährlich, da eine Suchtkarriere droht.

Personen, die unter den nachfolgenden Krankheiten leiden, sollten es keinesfalls konsumieren: Patienten mit Nebennierenmarktumoren, Bluthochdruck, erhöhtem Augeninnendruck, vergrößerter Prostata mit Restharnbildung, Magersucht, Schilddrüsenüberfunktion, Herzrasen, Herzrhythmusstörungen, arterieller Verschlusskrankheit, schwerer Angina pectoris sowie Patienten, die bereits einen Schlaganfall durchlitten haben. Kokain kann alle diese Symptome erheblich verschlechtern. Tödliche Zwischenfälle sind bei Personen mit diesen Erkrankungen häufig.

Menschen, die in irgendeiner Form mit Drogen, Arzneimitteln oder Alkohol Probleme gehabt haben, sollten Kokain ebenso meiden wie Menschen mit psychischen Störungen wie Depressionen, Psychosen, Angsterkrankungen und Erkrankungen aus dem schizophrenen Formenkreis. Hier droht das Wiederaufflammen bzw. die Verschlechterung der Grundkrankheit. Keinesfalls sollte Kokain genommen werden, wenn im Intervall von 14 Tagen zuvor MAO-Hemmstoffe (eine bestimmte Form von Antidepressiva) eingenommen wurden.

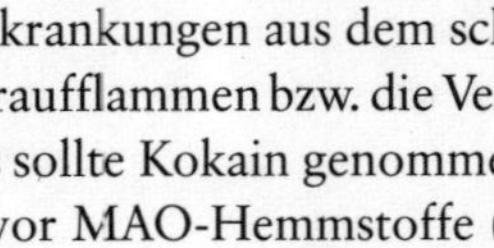

Insbesondere in den ersten Wochen der Schwangerschaft ist die Gefahr von Missbildungen groß. Unter anderem können Missbildungen des Herzens auftreten, ein unvollständiger Verschluss des Rückenmarks oder der Wirbelsäule und eine Missbildung der Liquorräume (Hydrozephalus). Es kann zu Missbildungen der Lippen kommen sowie zu Verformungen der Extremitäten. Nehmen Frauen während der Schwangerschaft Kokain ein, ist im Mittel das Geburtsgewicht der Kinder deutlich vermindert, auch die Zahl der Totgeburten steigt. Grund ist hierbei meistens eine Plazenta-Ablösung. Der Kokaingehalt der angebotenen Produkte schwankt stark, Überdosierungen sind so leicht möglich. Unkalkulierbar ist der Mischkonsum mit anderen Substanzen, hier kann es zu tödlichen Wechselwirkungen kommen. Bei intravenösem Gebrauch drohen bei unhygienischer Handhabung (Spritzentausch) Infektionskrankheiten wie Hepatitis und HIV.

MEDIZINISCHE ANWENDUNG: In der Medizin wird Kokain als Lokalanästhetikum eingesetzt. Hier wird auch der gefäßverengende Effekt des Kokains genutzt, da die Narkosemittel dadurch weniger schnell vom Applikationsort durch den Blutkreislauf entfernt werden.

Lachgas

WIRKSTOFF: DiStickstoffoxid, N = N = O <-> N = N – O

WEITERE NAMEN: Ballons, Stickstoffoxidyl, Distickstoffoxid

RECHTLICHER STATUS: Legale Droge

GESCHICHTE: 1771 entdeckten Karl Scheele und Joseph Priestley gleichzeitig das N_2O.

Der Missbrauch von Lachgas als Partydroge beginnt bereits ein Jahr später. Schon bald wurde die berauschende Wirkung für Lachgas-Partys genutzt. Zwischen 1830 und 1840 waren in England solche Partys groß in Mode. Das Gas wurde damals wie heute in Ballons gefüllt und inhaliert. Die Gefahren waren allerdings ebenfalls schon früh bekannt. Psychische Störungen, soziale Schwierigkeiten und auch Todesfälle wurden beschrieben. Die Todesfälle begleiten bis in die Jetztzeit den Missbrauch. 1987 z.B. starben zwei Zahnärzte an den Folgen des Missbrauchs, 1992 fand man drei Jugendliche tot auf, die sich durch Lachgas versehentlich vergiftet hatten. Eigentlich findet Lachgas in der Medizin, in der Lebensmittelherstellung und beim Autotuning Anwendung. In der Anästhesie wird es heute als Trägergas für andere Narkosemittel verwandt. Lachgas wirkt selbst schmerzlindernd, aber kaum betäubend, weswegen andere Narkosemittel beigefügt werden. In der Lebensmittelbranche dient es als Aufschäummittel, z.B. bei Sahne.

ANWENDUNGSFORMEN UND VERSTOFFWECHSELUNG: Lachgas ist ein reizloses, süßschmeckendes, farbloses Gas. Der Siedepunkt liegt bei -89°C. Es wird in Ballons, Plastiktüten oder Kondome abgefüllt und dann inhaliert. Seit Anfang 1997 wird Lachgas von halbprofessionellen Anbietern in Ballons abgefüllt und auf Partys verkauft. Der Ballon wird an den Mund angesetzt, der Inhalt in die Lunge aufgenommen. Meistens wird das Gas nur einige Sekunden bis höchstens eine Minute inhaliert. Unvorsichtige Konsumenten aber inhalieren den Inhalt länger bzw. mehrfach (2-3 Minuten) und riskieren so einen gefährlichen Sauerstoffmangel und Bewusstlosigkeit. Das nichtbrennbare Lachgas wird in der Lunge schnell aufgenommen. Es ist in Blut relativ schlecht löslich; es findet dort lediglich eine physikalische, keine chemische Anbindung statt. Mit dem Blut wird das Gas u.a. zum Hirn transportiert. Innerhalb weniger Sekunden findet die Anflutung im Hirn und damit die Rauschwirkung statt. Das Gas hat eine Wirkungsdauer von ca. 1 bis 4 Minuten. Der genaue Wirkmechanismus im Gehirn ist unbekannt. Drei bis fünf Minuten nach Beendigung der Inhalation ist der überwiegende Teil des Lachgases bereits abgeatmet. Ein kleiner Teil wird dann im Laufe von 24 Stunden über Haut und Lunge abgegeben.

ABHÄNGIGKEITSPOTENZIAL: Gering, es sind nur wenige Fälle von Lachgasabhängigkeit bekannt.

AKUTE WIRKUNGEN: Lachgas dämpft das Schmerzempfinden. In der Partyszene wird es als Droge verwandt, weil es zu einer leicht angehobenen Stimmung und Benebelung führt. Die Droge flutet schnell an und führt zu einem intensiven Rausch, der nur kurz anhält. Durch seine kurze Dauer ist der Lachgas-Rausch gut steuerbar. Das Erleben ist für kurze Zeit distanziert und gelöst. Es kann zu kurzfristigen emotionalen Überreaktionen kommen, bei denen die Drogenkonsumenten ihr Gefühlserleben nicht mehr steuern können. Sie reagieren unangemessen heftig, ähnlich wie Patienten mit hysterischer Persönlichkeitsstörung.

Alle Sinneswahrnehmungen wie Sehen, Hören, Riechen, Tasten und das Schmerzempfinden werden durch Lachgas verändert. Das Sehen verändert sich – meist in Richtung eines helleren, grobkörnigeren Bildes. Ein Prickeln und Kribbeln am ganzen Körper stellt sich ein. Ein Dröhnen und Sirren in den Ohren kann sich einstellen. Das Gedächtnis ist bis auf ein Minimum reduziert, Rauscherlebnisse können selten erinnert werden. Das Konzentrationsvermögen ist ebenso wie der Intellekt unter der Gaseinwirkung auf ein Minimum reduziert.

Eine häufige Nebenwirkung bei Anwendung ohne Beimischung von Sauerstoff ist Übelkeit bis zum Erbrechen. Durch Umverteilung der Blutgase kann es zu einer mitunter bedrohlichen Unterversorgung des Gehirns und anderer Organe mit Sauerstoff kommen. Lachgas kann den Gehirndruck erhöhen mit bisweilen tödlichen Folgen. Das Gas senkt außerdem die Krampfschwelle und kann zu Krampfanfällen führen.

Nach Abklingen der Wirkung kann es – bedingt durch Sauerstoffmangel – zu Kopfschmerzen, Übelkeit und Antriebslosigkeit kommen.

Wird zuviel Lachgas inhaliert, zum Beispiel der Lachgasballon nicht rechtzeitig abgesetzt, so erhöht sich im Blut in schädlicher Weise die Konzentration von Kohlendioxyd, während die Konzentration von Sauerstoff abnimmt. Das kann zu Bewusstlosigkeit und Übelkeit führen, der Konsument kippt unvermittelt um. Kommt es zu Krampfanfällen, so ist zu verhindern, dass der Betreffende sich beim Krampfen verletzt. Klingt das Anfallsereignis nicht innerhalb von wenigen Minuten wieder ab, so besteht Lebensgefahr. Insbesondere bei unsachgemäßer Herstellung von Lachgas können giftige Nebenprodukte wie CO, N_2, NO, NO_2, NH_4 und H_2NO_3 entstehen. Nur für medizinische Zwecke hergestelltes Lachgas verfügt über einen hohen Reinheitsgrad. N_2O hingegen, das für Lebensmittel hergestellt wird, ist nicht so hochwertig und kann eher zu gesundheitlichen Schäden führen. Wer Lachgas im Stehen einnimmt, kann Gleichgewichtsprobleme bekommen, umfallen und sich verletzen. Beim Konsum direkt aus der Gasflasche, aus Kapseln oder Kartuschen drohen schwere Erfrierungen an den Lippen, in der Mundhöhle, an Stimmbändern und in der Lunge. Wird N_2O über Beatmungsgeräte in nichtmedizinischem Setting verwendet, so kann der Tod durch Sauerstoffmangel eintreten.

SCHÄDEN BEI CHRONISCHER EINNAHME: Bei chronischem Gebrauch sind eine Reihe von psychischen und körperlichen Störungen beobachtet worden. Die Erfahrungen sind derzeit aber noch gering und basieren auf kleinen Gruppen von Missbrauchern bzw. auf Patientengruppen, die mit N_2O betäubt wurden.

Depressive Verstimmungen sind bei chronischem Missbrauch nicht selten. Beschrieben wurden Hirnschäden mit Absterben von Hirnzellen, besonders im Bereich des Hinterkopfes. Es ist bisher nicht klar, ob diese Hirnschäden durch Sauerstoffmangel, N_2O-induziertem Vitaminmangel oder andere drogenbedingte Vorgänge verursacht wurden.

Lachgas kann die Blutbildung vermindern. Bei chronischer Einnahme kann es zur Hemmung von Vitamin B12-abhängigen Enzymen kommen. Die Folge können Nervenschäden sein, wie sie z.B. auch von Alkoholikern bekannt sind. In den USA, wo Lachgas von Zahnärzten häufig zur Betäubung der Patienten verwendet wird, sind einige Fälle von Missbrauch durch Zahnärzte bekannt. Sie inhalierten regelmäßig Lachgas und wurden dadurch berufsunfähig. Das Lachgas löste bei ihnen irreversible Störungen des Tastempfindens in den Fingern und Lähmungen, vor allem in Armen und Beinen, aus.

Zu den Schäden bei chronischem Konsum liegen derzeit noch keine umfassenden Erfahrungen vor. Das heisst aber nicht, dass Lachgas harmlos ist. Lediglich der kontrollierte Einsatz im Bereich der Anästhesie ist als risikoarm einzustufen.

MEDIZINISCHE ANWENDUNG: Lachgas wird in der Medizin zur Operationsvorbereitung als Narkosemittel verwandt. In diesem Rahmen ist aber das Risiko von gefährlichen Nebenwirkungen durch die intensivmedizinische Betreuung deutlich geringer als auf Partys.

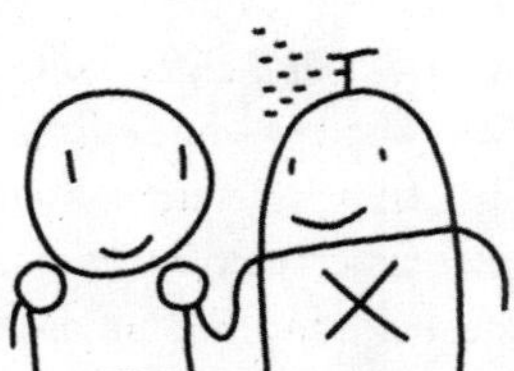

LSD

WIRKSTOFF: Lysergsäure-Diäthylamid

UMGANGSSPRACHLICH: Trips, Papers, Acid, Deep Purple, Cubes, Pappen.

RECHTLICHER STATUS: LSD ist in Anhang 1 des BtMG gelistet, d.h. es ist illegal und nicht verschreibungsfähig.

GESCHICHTE: Die Wirkung der Lysergsäure, dem Grundstoff von LSD, ist schon seit Jahrhunderten bekannt. Lysergsäure ist nicht annähernd so giftig wie LSD. Sie findet sich natürlicherweise im Mutterkorn (Claviceps purpurea), einem parasitären Pilz, der auf Getreide wächst.

Ernteten im Mittelalter die Bauern Getreide, das von Mutterkorn befallen war, und verzehrten es, so verfielen sie in Rauschzustände und Krämpfe. Hände und Füße wurden – da die Durchblutung gestört war – schwarz und starben oft sogar ab. Viele Menschen starben an der Mutterkorn-Vergiftung. Damals wurde ihr seltsamer Tod in Verbindung mit göttlichem Wirken gebracht. »Ignis sacer« (lat. = das heilige Feuer) oder »Antoniusfeuer« hieß ihr Leiden im Volksmund. Die Menschen, die derart seltsam verendeten, seien von Gott bestraft worden, nahm man an.

1943 synthetisierte Albert Hofmann, der bei der Firma Sandoz in der Schweiz arbeitete, aus Lysergsäure Lysergsäure-Diäthylamid, kurz LSD genannt. Im Selbstversuch testete er die Droge und erlebte einen Rausch mit bedrohlichen Sinnestäuschungen und Todesangst. Dennoch wurden weitere Experimente durchgeführt. 1949 brachte Sandoz LSD unter dem Namen Delysid auf den Markt. Man hoffte auf ähnliche Verkaufserfolge wie bei den (ebenfalls süchtig machenden) Barbituraten, die man zuvor eingeführt hatte.

Wie schon mit Ecstasy machte die amerikanische Armee in den fünfziger Jahren auch mit dieser Droge Menschenversuche. Soldaten und Zivilisten wurde – ohne ihr Wissen – LSD verabreicht. In den sechziger Jahren war es schick, mit Drogen zu experimentieren. LSD erfuhr eine enorme Popularitätssteigerung. Nicht wenige – meist spirituell orientierte – Menschen – versuchten, mit LSD ihre Kreativität zu steigern und das Bewusstsein zu erweitern.

Timothy Leary, ein Psychologie-Dozent an der Harvard-Universität, verhalf mit seinen Publikationen der Droge zu großer Beliebtheit. Er wurde nach und nach zum Drogenguru dieser Generation, verlor wegen der Drogen schließlich seine Arbeit und wurde später wegen Drogenbesitzes zu 30 Jahren Haft verurteilt. 1966 stellte Sandoz die LSD-Produktion ein, 1967 wurde die Droge verboten.

Mehr und mehr waren die Gefahren des Halluzinogens offensichtlich geworden. Ein immer unkontrollierbarer werdender Konsum forderte seine Opfer. Die User erlebten Horrortrips, blieben in psychoseartigen Zuständen hängen. Nicht wenige erlebten rasante Abstürze. LSD verlor an Attraktivität und wurde uninteressant. Bis auf einzelne Hippie-Gruppen, vor allem in Goa, nahm jahrzehntelang kaum jemand LSD. Von dort ausgehend breitete sich in den neunziger Jahre der LSD-Konsum in Zusammenhang mit der Techno-Szene wieder aus.

ANWENDUNGSFORMEN UND VERSTOFFWECHSELUNG: Lysergsäure, der Grundstoff für LSD, ist eine heterozyklische Verbindung, die in der Natur z.B. im Mutterkorn vorkommt. Synthetisch wird daraus LSD hergestellt. LSD ist eine weiße, kristalline, hochgiftige Substanz, die schon in kleinsten Dosen Halluzinationen hervorruft.

Die häufigste Anwendungsform von LSD ist, dass der Wirkstoff auf Löschpapier oder Filzstückchen geträufelt wird. Innerhalb der Partyszene sind diese Blättchen nicht selten mit Phantasiemotiven geziert. Eines dieser Blättchen, der sogenannte Trip, enthält ca. 20 bis 100 μg LSD.

LSD verteilt sich ungleichmäßig im Körper; die höchsten Konzentrationen wurden in Leber und Niere gefunden. Im Gehirn kommt nur relativ wenig an. Es wirkt sehr lange, durchschnittlich 6 bis 12 Stunden. Die Wirkung ist schlecht steuerbar. LSD greift in die Funktionen von Stamm- und Zwischenhirn ein. Besonders das limbische und retikuläre System, Orte im Gehirn, wo Sinnesreize verarbeitet und ans Großhirn weitergeleitet werden, sind betroffen. Spezifische Anbindungsstellen wurden bisher nicht entdeckt. Wahrscheinlich koppelt es ungerichtet an mehreren Rezeptorentypen im Hirn an und verändert so die Wahrnehmung.

ABHÄNGIGKEITSPOTENZIAL: Gering, die Gefährlichkeit der Droge ist in der Szene relativ bekannt und die unangenehmen Nebenwirkungen verhindern meist eine regelmäßigere Einnahme. Zur Regulation des Gefühlslebens (Angstminderung, Stimmungshebung, Vorspiegelung von Selbstbewusstsein) eignet sich LSD nicht, auch das ist ein Grund, warum hier süchtige Entwicklungen selten zu beobachten sind.

AKUTE WIRKUNGEN: LSD greift massiv in die menschliche Wahrnehmung ein. Es ist das stärkste bekannte Halluzinogen. Optische Sinnestäuschungen sind häufig zu beobachten, eine Veränderung des Körperempfindens kann ebenfalls auftreten.

Obwohl Gegenstände verändert wahrgenommen werden, bleibt der unwirkliche Charakter des Erlebten meist erhalten (wenn nicht, kann es allerdings zu dramatischen Entwicklungen bis zur versehentlichen Selbsttötung kommen). Das Zeitgefühl ist unter LSD-Einfluss verändert, meist verlangsamt.

Die Grenzen zwischen der eigenen Person und der Umgebung werden als gelockert bis aufgelöst empfunden. Ein solcher Zustand ähnelt dem, der von schizophrenen Patienten beschrieben wird. Die Denkabläufe werden durch LSD verändert. Die Konstanz der Gedankengänge ist unterbrochen, neu einschießende Ideen überlagern schnell die alten, ohne dass ein Gedanke zu Ende gedacht wurde.

Das Selbstwertgefühl ist nicht selten verändert, meist ist es gehoben. Manche Personen entwickeln die Überzeugung, fliegen zu können, andere halten sich unter Drogeneinfluss für übermäßig begabt. Die durch LSD bewirkte Selbstüberschätzung birgt Gefahren. Nicht wenige Personen haben sich in solchen Zuständen schon aus dem Fenster gestürzt.

Circa eine halbe Stunde nach Einnahme von LSD kann es zu unangenehmen Gleichgewichtsstörungen, Gangstörungen sowie fremdartigem Erleben des eigenen Körpers kommen. Häufig ist auch ein leichter Brechreiz, verbunden mit Schwindel, Hitze- oder Kältegefühl und Schweißausbrüchen. Die Temperatur steigt an, das Herz schlägt schneller, die Atemfrequenz nimmt zu und der Blutdruck steigt. Menschen mit Herzvorschäden, Bluthochdruck, Diabetes, Arterienverkalkung und nach Schlaganfall dürfen ebenfalls in keinem Fall LSD nehmen.

Wird LSD in einer gelösten Stimmung genommen, sind eher Veränderungen der Stimmung in Richtung Euphorie zu beobachten. Das Rauscherleben kann unkontrollierbar in Angst und Verfolgungswahn umschlagen in einen sogenannten »Horrortrip«. In diesem Fall besteht die

Gefahr, dass der Konsument – in Verkennung der Situation – sich etwas antut.

Nach Abklingen der Rauschwirkung sind mitunter noch einige Tage nach Drogeneinnahme weitere unerwünschte Wirkungen wie Müdigkeit und Abgeschlagenheit sowie eine Verminderung der Hirnleistung und des Gedächtnisses zu beobachten. In selteneren Fällen kann es später ohne erneute Drogeneinnahme zu psychoseartigen Zuständen kommen, den sogenannten »Flashbacks«.

Bei entsprechend anfälligen Personen kann das Leistungsvermögen auch durch eine einmalige LSD-Gabe längerfristig gestört werden. Dies liegt wahrscheinlich daran, dass LSD massiv in die integrativen, für das Lernen unmittelbar wichtigen Funktionen des Gehirns eingreift, wobei die Möglichkeit, zwischen wichtigen und unwichtigen Reizen zu unterscheiden, zum Teil verloren gehen kann. Eine weitere Gefahr, die bei LSD größer ist als bei den meisten anderen Drogen, ist die, dass eine Psychose ausgelöst werden kann.

Bei akuter Vergiftung treten eine Pupillenerweiterung, eine Erhöhung des Herzschlags mit erhöhter Körpertemperatur und erhöhtem Blutdruck häufig auf. Außerdem kann es zu Gefäßkrämpfen, einer Überzuckerung oder zu Blutdruckabfall kommen. Herzstillstände sind möglich. Unter LSD-Einfluss kann, wie bei anderen Drogen auch, unter Überdosierung eine Atemlähmung auftreten. Bereits die einmalige Einnahme von LSD kann zu gravierenden psychischen Schwierigkeiten führen. Gefährdet sind besonders Personen mit psychotischen Erkrankungen in der Familie. Hier droht die Entwicklung einer Psychose. Wer bereits eine psychotische Episode durchgemacht hat, sollte in jedem Fall Halluzinogene meiden. Ansonsten droht ein erneuter Schub. Ebenfalls LSD vermeiden sollten insbesondere ängstliche Patienten, da in diesem Fall die Gefahr von Horrortrips besonders groß ist.

MEDIZINISCHE ANWENDUNG: Von einzelnen Therapeuten wurde LSD bis zu seinem Verbot begleitend zur Psychotherapie eingesetzt. Man erhoffte sich Erkenntnisse über Psychosen. Andere wollten Depressive mit LSD heilen. In diesem Zusammenhang waren die Risiken kalkulierbarer als auf Partys; der Nutzen blieb allerdings gering.

Meskalin (Kakteendrogen)

WIRKSTOFFE: Trimethoxy-Phenethylamin, teilweise auch Tryptaminderivate und Tetrahydroisochinoline

UMGANGSSPRACHLICHE BEZEICHNUNG: Buttons, Kaktus, Meskal, Peyote

RECHTLICHER STATUS: Meskalin ist eine illegale Droge, die in der Anlage des BtMG aufgeführt ist. Allerdings ist die Züchtung von Meskalinhaltigen Kakteen in Deutschland erlaubt. Sofern Handlungen durchgeführt werden, die in Zusammenhang mit dem Gebrauch als Rauschmittel stehen (z.B. Trocknung von Pflanzenteilen), liegt eine strafbare Handlung vor.

GESCHICHTE: Die Rauschdroge Meskalin ist in verschiedenenen Kakteenarten (z.B. Peyote-Kaktus und San Pedro) enthalten und hat in den religiösen Ritualen der Ureinwohner Amerikas eine über 7000-jährige Geschichte. Peyote heißt die Droge in der Sprache der Azteken, was »Seidengespinst« bedeutet. Pflanzenteile dieser Kakteen wurden dabei in der Volksmedizin und in der Urreligion eingesetzt (die Grenzen zwischen beidem ist fließend). Mit Eroberung Mittelamerikas durch die christlichen Spanier wurde die Konkurrenzreligion und damit der Peyotekult erbittert bekämpft. Zeitweise stand auf die rituelle Verwendung dieser Droge sogar die Todesstrafe. Systematisch wurden von den christlichen Invasoren alle schriftlichen Dokumente der alten Indianerreligionen zerstört. Eine Parallele hierzu ist in der christlichen Verfolgung der mitteleuropäischen Religionen und der hiesigen angestammten Volksmedizin einschließlich den Hexenverbrennungen zu sehen. Die rituelle Verwendung der Meskalin-haltigen Kakteen kam durch die Verfolgung fast vollständig zum Erliegen (soviel zur möglichen Effektivität von Repression). Erst Ende des 19. Jahrhunderts entstand in einigen Indianerreservaten wieder ein Peyote-Kult. Der 1918 offiziell gegründeten Native Church of America ist es aufgrund der amerikanischen Verfassung erlaubt, im Rahmen ihrer religiösen Zeremonie Peyoteteile einzunehmen. Im Gegensatz zu den anderen US-Bürgern droht dabei den etwa 250000 Mitgliedern dieser Kirche auch heute noch keine Strafverfolgung.

Ende des 19. Jahrhunderts waren getrocknete Peyoteteile auch über Pharmafirmen, z.B. Parke, Davis and Co, zu erwerben. Wissenschaftler wie Prof. Lewis Lewin interessierten sich für die pharmakologische Wirkung der Kakteen. Die synthetische Herstellung von Meskalin gelang 1919 erstmals Ernst Späth. Umfangreiche Bücher erschienen wie »Der Meskalinrausch« von Kurt Behringer aus dem Jahr 1927. Das Interesse zu dieser Zeit blieb aber überwiegend auf Ärzte (die modernen Nachfolger der Schamanen und Volksheilkundler) und Wissenschaftler beschränkt.

Das 1954 erschienene Buch »The doors of perception«, in dem Meskalin eine wichtige Rolle spielte, machte die Droge der breiten Öffentlichkeit bekannt. Die Hippie-Bewegung, die sich auch anderweitig mit Amerikas Ureinwohnern in Beziehung sah, übernahm den Konsum Meskalin-haltiger Kakteen in ihren Lebensstil. Der dadurch steigende Verbrauch führte schließlich 1970 zum Verbot von Meskalin, das bis dahin frei verkäuflich war. Der seitdem illegale Konsum von Meskalin hat nie weitere Verbreitung erlangt. Das mag – neben der Strafbewehrung – auch daran liegen, dass die Kakteenstücke extrem bitter schmecken und regelhaft zu Erbrechen führen.

ANWENDUNGSFORMEN UND VERSTOFFWECHSELUNG: Meskalin wird in Form getrockneter Kakusscheiben, den sogenannten Knöpfen oder Buttons, eingenommen. Pro Rausch werden etwa 3 bis 5 Buttons konsumiert. Synthetisch hergestelltes Meskalin wird als Pulver oder als Salzlösung über den Mund aufgenommen. Sehr selten ist die intravenöse Einnahme von gelöstem Meskalin.

Nach Einnahme bindet das Meskalin an körpereigene Proteine und wird so in die wirksame Form überführt. Die höchsten Konzentrationen findet man in Leber und Niere, die niedrigste im Gehirn und im Rückenmark. Lediglich 1 bis 2 % des Meskalins gelangen dorthin. Die Ausscheidung erfolgt über die Niere, teilweise in unveränderter Form, teilweise in metabolisierter Form. Etwa die Hälfte der Droge hat auf diesem Wege nach 6 bis 8 Stunden den Körper verlassen, nach 2 Tagen ist die Droge fast vollständig entgiftet.

ABHÄNGIGKEITSPOTENZIAL: Meskalin hat ein mittelgradiges psychisches Abhängigkeitspotenzial und nur ein geringes körperliches Abhängigkeitspotenzial, das kaum zu vegetativen Entzugserscheinungen beim Absetzen führt. Es besteht Kreuztoleranz zu LSD, Psilocybin und LSD, was dafür spricht, dass zumindest teilweise ähnliche Wirkungs- und Verstoffwechselungsmechanismen vorliegen müssen.

AKUTE WIRKUNG: Die Meskalin-haltigen Buttons schmecken scheußlich bitter und haben eine etwa 1 bis 2 Stunden anhaltende Übelkeit zur Folge. Das führt häufig dazu, dass der Konsument sich übergeben muss. Man führt diese Nebenwirkung auf strychninähnliche Inhaltsstoffe der Kakteen zurück, manche Autoren halten es für eine Wirkung des Meskalins.

Es bleibt – trotz Erbrechen – aber immer noch genug Wirkstoff im Magen, um einen Rausch zu erzeugen. Notwendig für einen Rausch sind etwa 200 bis 400 mg Meskalin (ein Knopf enthält, je nach Größe, etwa 20-50 mg Meskalin). Geringere Dosen von 50 bis 150 mg Meskalin wirken Ecstasy-ähnlich mit Unterdrückung von Hunger und Schlafbedürfnis. Bei hohen Dosen über 400 mg sind neben schweren psychotischen Entgleisungen (s.u.) wegen der lähmenden Wirkung des Meskalins auf das Atemzentrum auch tödliche Vergiftungen möglich.

Der eigentliche Rausch beginnt nach etwa 1 bis 2 Stunden. Er ist geprägt von Halluzinationen, vor allem im optischen Bereich, und ähnelt dem durch LSD ausgelösten. Die Übelkeit lässt nach, die Grenzen zwischen den einzelnen Empfindungsebenen verschwimmen. Die Reizschwelle für Außenreize ist herabgesetzt. Schwere Angstzustände können den Rausch begleiten, doch in der Regel überwiegen positive Gefühle (abhängig von Set und Setting). Es kommt zu einem intensiven Erleben irrealer Farben und Formen. Szenehafte Bilder ohne Realitätsbezug – ähnlich wie in einem Traum – treten auf. Neben den optischen Fehlwahrnehmungen können akustische Halluzinationen (z.B. Stimmenhören, Hören von sphärischen Klängen) sowie Halluzinationen im Bereich des Geruchssinns, des Tastsinns oder der Geschmacksnerven auftreten.

Der Konsument erlebt sich selbst als klar und wach, während von außen gesehen deutliche Denkstörungen und Schwierigkeiten in der Koordination zu beobachten sind. Diese Form der Selbstüberschätzung kann für den User erhebliche Risiken und Gefährdungsaspekte bergen (Unfallgefahr). Bei Dosen von über 400 mg kann der Realitätsverlust vollständig werden. Der Konsument befindet sich dann in einem Zustand, der einer Schizophrenie ähnlich ist.

AUSWIRKUNGEN VON CHRONISCHEM GEBRAUCH: Der Konsum von Meskalin ist kaum verbreitet. Dauerkonsum kommt – wegen der heftigen Nebenwirkungen – kaum vor. Prinzipiell sind bei chronischem Gebrauch ähnliche Auswirkungen wie bei LSD zu befürchten.

KÖRPERLICHE UND PSYCHISCHE SCHÄDEN: Höhere Dosen von Meskalin können zu Leberschäden führen. Der Tod ist durch Atemlähmung möglich. Aufgrund der geringen Konsumentenzahlen sind wenig konkrete Fakten über Schäden bekannt.

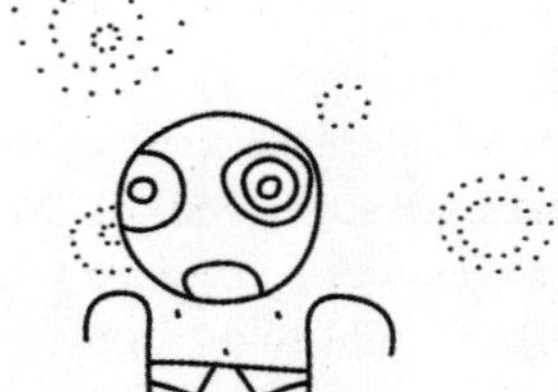

Pilze (Psilocybin- und Psilocin-haltige Arten)

WIRKSTOFF: Phosphoryloxy-Dimethyltryptamin (Psilocybin), Hydroxy-Dimethyltryptamin (Psilocin).

WEITERE NAMEN: Zauberpilze, Psilos, Psylos, Magic Mushrooms.

RECHTLICHER STATUS: Die in den Zauberpilzen enthaltenen Wirkstoffe Psilocybin und Psilocin sind im BtMG in Anhang 1 aufgeführt, d.h. alle Handlungen, die zur Gewinnung des Rauschgiftes aus Pilzen vorgenommen werden, müssen strafrechtlich verfolgt werden. Wer zum Beispiel »Zauberpilze« trocknet, macht sich strafbar.

GESCHICHTE: Von knapp 6000 bekannten Pilzarten enthalten etwa 80 psychoaktive Wirkstoffe (siehe hierzu auch Abschnitt über Fliegenpilze). Während die eurasischen Heiler und Schamanen für ihre Rituale eher Fliegenpilzartige nutzten, waren in Amerika eher Psilocin- und Psilocybin-haltige Pilzgattungen in Gebrauch. Schon die alten südamerikanischen Kulturen kannten die halluzinogene Wirkung einiger Pilze. Psilocybin und Psilocin finden sich z.B. in den Teonanacatl-Pilzen Mexikos und Guatemalas. Sie werden wahrscheinlich seit über 4000 Jahren bei spirituellen Zusammenkünften eingesetzt. »Fleisch der Götter« heißen bei ihnen die Pilze. Sie gelten als heilig. Die europäischen Missionare und Eroberer bekämpften den Pilzkult in Südamerika, doch auch heute noch werden vereinzelt Zeremonien mit Pilzrauschgiften veranstaltet. Die zeremonielle Einbindung des Gebrauchs im Rahmen von schamanistischen Ritualen senkt – im Unterschied zu der heute in westlichen Ländern praktizierten, nicht strukturierten Anwendung – das Risiko von Komplikationen erheblich.

1957 isolierte der Schweizer Albert Hofmann den Wirkstoff der Pilze und entwickelte einen vollsynthetischen Herstellungsweg für Psilocybin. Die Firma Sandoz, die bereits LSD auf den Markt gebracht hatte, vermarktete das Produkt unter dem Namen Indocyn. Indocyn wurde bis Ende der sechziger Jahre rege beforscht und erfuhr Anwendung im Rahmen der Psychotherapie, insbesondere bei Angststörungen und Depressionen. Drogenguru Timothy Leary sorgte in den sechziger Jahren mit seinen Büchern für eine weitere Verbreitung auch dieser Droge. Nachdem LSD durch eine Vielzahl von heftigen Begleiterscheinungen einen schlechten Ruf bekommen hatte, sahen nicht wenige Hippies in den natürlichen Pflanzendrogen wie den Psilocybe-Pilzen eine Alternative. Psilocin und Psilocybin gerieten mit Abflauen der Hippie-Bewegung wieder weitgehend in Vergessenheit. Seit Anfang der neunziger Jahre verwenden Anhänger der Techno-Bewegung die Droge wieder häufiger. Insbesondere Anhänger der ruhigen »Ambient«- und »Trance«-Richtung scheinen eine gewisse Neigung zu den relativ sanften Pilzdrogen haben. In Europa enthalten z.B. Pilze der Gattung Psilocybe und Stropharia den Wirkstoff. Einige Arten werden von den Konsumenten gesammelt oder zuhause gezüchtet. In holländischen Smart-Shops und im Internet erfreut sich der Verkauf von Utensilien, die zum Züchten von Zauberpilzen geeignet sind, einiger Beliebtheit. Allerdings erfordert die Aufzucht von Pilzen sterile Bedingungen und Fachwissen, weswegen Anbauversuche oft kläglich scheitern.

ANWENDUNGSFORMEN UND VERSTOFFWECHSELUNG: Zauberpilze werden meist getrocknet, da sich ansonsten bei längerer Lagerung die Wirkstoffe zersetzen. Außerdem entstehen ohne Trocknung durch das Zersetzen der Pilze gefährliche Giftstoffe, die Krebs hervorrufen können. Auf den Pilzen siedeln sich in nicht-getrocknetem Zustand leicht Schimmelpilze an, die giftig sind und unter Umständen zu Leberkrebs führen können.

Psilocybin wird nach oraler Einnahme von der Darmschleimhaut aufgenommen und unter Abspaltung von Phosphorsäure im Körper zu Psilocin umgewandelt. Die Verteilung im Körper erfolgt – anders als bei LSD – relativ gleichmäßig. Etwa 30 Minuten nach Einnahme wird im Gehirn die höchste Konzentration erreicht.

Die Wirkung auf die Psyche erklärt man sich wie folgt: Psilocin ähnelt in seinem Grundgerüst – genauso wie Psilocybin – dem körpereigenen Stoff Serotonin. Man vermutet, dass die Droge an die Serotonin-Rezeptoren ankoppelt und dann durch die dauerhafte Verbindung mit dem Rezeptor zu einer Reizüberflutung führt. Sinnesreize können dann nicht mehr adäquat verarbeitet werden, was zu den unten beschriebenen Rauschwirkungen führt. Die Entgiftung geschieht auf folgendem Weg: 25 % des Psilocybins werden über die Niere ausgeschieden, 65 % werden in der Leber abgebaut. Nach 24 Stunden sind etwa 90 % unwirksam gemacht. Die restlichen 10 % verbleiben noch einige Tage im Fettgewebe und werden dann nach und nach auf dem gleichen Wege abgebaut oder ausgeschieden.

ABHÄNGIGKEITSPOTENZIAL: Das körperliche und psychische Abhängigkeitspotenzial ist wahrscheinlich gering bis mittelgradig. Aufgrund der geringen Konsumentenzahlen sind keine genaueren Angaben möglich.

AKUTE WIRKUNGEN: Zauberpilze wirken halluzinogen, d.h. sie rufen Störungen der Wahrnehmung hervor. Etwa 15 Minuten nach Einnahme tritt zunächst eine gewisse Benommenheit verbunden mit einem leichten Blutdruckabfall ein. Etwa zwanzig bis dreißig Minuten nach Einnahme stellt sich in der Regel ein inneres Wärmegefühl ein, bei manchen Konsumenten ist dann auch die Lust auf Sex erhöht. Schwindel, Übelkeit und Magenkrämpfe können auftreten.

Das Gleichgewichtsgefühl kann gestört sein. »Zauberpilze« wirken auf die Körperfunktionen. Die Regulation von Körpertemperatur und Kreislaufsystem kann gestört werden. In geringerem Maße als Amphetamine oder Kokain führen auch Halluzinogene wie Psilocybin oder Psilocin zu einem Anstieg der Herzfrequenz, zu einem Anstieg des Blutdrucks sowie zu einem Anstieg der Körpertemperatur. Insbesondere bei hohen Außentemperaturen, z.B. in Diskotheken und auf Partys, ist somit die Gefahr von Überhitzung des Körpers und Kreislaufzusammenbrüchen gegeben.

Bei akuter Vergiftung treten Pupillenerweiterung, Erhöhung des Herzschlags mit erhöhter Körpertemperatur und erhöhtem Blutdruck auf. Außerdem kann es zu Gefäßkrämpfen, einer Überzuckerung oder zu Blutdruckabfall kommen. Tödliche Komplikationen sind selten, hierfür müssten im Mittel 6-7 g des Giftes, das entspricht ca. 30 kg Frischpilzen, eingenommen werden.

Nach circa einer Stunde setzt die eigentliche halluzinogene Wirkung ein. Die Wahrnehmung ist ähnlich wie bei einer Psychose oder wie in einem Traum. Die halluzinogene Wirkung von Zauberpilzen ist aber nicht so stark wie die von LSD. Die Grenzen zwischen der eigenen Persönlichkeit und der Umgebung werden als verschwimmend wahrgenommen. Sinnesinformationen werden nicht fortlaufend und logisch, sondern zufällig-assoziativ wahrgenommen und interpretiert. Die Kontinuität des Erlebens wird durchbrochen. Nicht zusammengehörende Dinge werden als zusammengehörend erlebt. Es werden Dinge optisch und akustisch wahrgenommen, die real nicht da sind. Farbvisionen, ähnlich wie bei einem Kaleidoskop, können auftreten.

Das Körpergefühl ist in der Regel verändert, es reicht von einem leichten, eher schwebenden Gefühl über Gleichgewichts- und Orientierungsstörungen bis hin zu völligen Auflösungserscheinungen.

Insbesondere, wenn der Konsument bei Einnahme ängstlich ist oder psychische Probleme hat, sind nach Einnahme von Zauberpilzen sogenannte Horrortrips möglich. Die psychoseähnliche Veränderung der Wahrnehmung kann plötzlich für den Betroffenen von der Realität nicht mehr unterscheidbar sein. In der Folge kann es zu unkontrollierbaren Angstzuständen kommen. Aus dieser Angst heraus sind Kurzschlussreaktionen möglich. Nach etwa 7 Stunden klingt der Rausch relativ abrupt ab. Der Konsument schläft dann meist ein.

AUSWIRKUNGEN VON CHRONISCHEM GEBRAUCH: Wie bei allen Drogen lässt auch bei Zauberpilzen bei regelmäßigem Konsum die Wirkung nach. Bei Pilzen erfolgt die Toleranzbildung besonders schnell. Kreuztoleranz besteht zu LSD, sodass bei Einnahme einer der beiden Drogen auch die Wirksamkeit der anderen nach kurzer Zeit nachlässt.

Beobachtet werden bei chronischer Einnahme von Zauberpilzen Depressionen und Angstzustände. Es kann durch die gestörte Wahrnehmung zu Schwierigkeiten im sozialen, beruflichen und schulischen Bereich kommen. Bei chronischer Einnahme ist es auch möglich, dass sich Zustandsbilder entwickeln, die von einer Psychose nicht zu unterscheiden sind. Die Gefahr ist allerdings nicht so groß wie bei LSD. Es ist nicht genau geklärt, ob die Pilze latent vorhandene Psychosen auslösen oder ob sie sie selbst verursachen. Die Klärung dieser Frage hat aber ohnehin keine praktische Relevanz.

Die Gefahr der Entwicklung einer Sucht ist auch bei Zauberpilzen nicht auszuschließen. Sie ist allerdings nach jetziger Einschätzung nicht so hoch wie bei den meisten anderen Drogen.

KÖRPERLICHE UND PSYCHISCHE SCHÄDEN: Die möglichen psychischen Schäden der Psilocybin- und Psilocin-haltigen Pilze entsprechen denen anderer Halluzinogene. Es können Depressionen, Angstzustände und wahnhaft-psychotisches Erleben als Folge auftreten. Regelhaft kommt es zu hartnäckigen Störungen der Konzentrationsfähigkeit, des Gedächtnisses und der geistigen Leistungsfähigkeit. Menschen, die in der Vergangenheit ein Suchtproblem oder andere psychische Probleme, wie z.B. Depressionen, Ängste oder Psychosen, gehabt haben, sollten in jedem Fall auf die Einnahme von Zauberpilzen verzichten.

Das gleiche gilt für Patienten mit Herzfehlern, mit einer Anlage zum Bluthochdruck und mit vorbekannten Leber- oder Nierenschäden. Bei ihnen kann die Droge zu einer Verschlechterung des Zustandes führen. Tödliche Komplikationen sind allerdings – nach jetzigem Wissensstand – selten. Durch die blutdrucksteigernde Wirkung ist das Risiko eines Schlaganfalles erhöht. Menschen mit Herzvorschäden laufen Gefahr, durch die Drogeneinnahme weitere Probleme mit dem Herzen zu bekommen, die bis zum Herzstillstand führen können. Bei längerfristigem Gebrauch können Zauberpilze zu Leberschäden führen. Bei unsachgemäßer Lagerung der Pilze bilden sich auf den Zauberpilzen Schimmelpilze. Das Risiko für Krebserkrankungen, insbesondere Leberkrebs, ist dadurch wahrscheinlich erhöht.

Durch die gemeinsame Einnahme mit anderen Drogen kann es zu unkalkulierbaren Wechselwirkungen kommen. Insbesondere bei Kombination mit antriebssteigernden Drogen wie Amphetaminen, Kokain oder Ecstasy besteht die Gefahr eines Kreislaufversagens oder einer Überhitzung. Ein weiteres Risiko ist, dass der Wirkstoffgehalt der Pilze stark schwankt und letztlich nie genau festzulegen ist. Hinzu kommt, dass manche Dealer normale Pilze mit LSD beträufeln, um so die Kunden zu täuschen. Hier gelten dann die beim LSD beschriebenen erhöhten Risiken. Sind die Pilze nicht von kundiger Hand gesammelt worden, besteht die Gefahr einer Verwechslung mit Giftpilzen. Immer wieder kommt es zu tödlichen Vergiftungen, wenn Drogenuser, die von Pilzen keine Ahnung haben, Knollenblätterpilze oder Ähnliches einnehmen. Sind die Pilze unsachgemäß gelagert, d.h. nicht schnell genug getrocknet worden, so besteht eine weitere Gefahr darin, dass durch die normal einsetzenden Zersetzungsprozesse der Pilze Giftstoffe entstehen, die zum Leberversagen führen können. Zudem bilden sich bei Pilzen bei unsachgemäßer Lagerung auch schnell Schimmelpilze, die krebsauslösend wirken können.

MEDIZINISCHE ANWENDUNG

Bis zu ihrem Verbot wurden Zauberpilze von einzelnen Psychotherapeuten im Rahmen von psychotherapeutischen Behandlungen eingesetzt. Die Ergebnisse waren damals für die Fachwelt nicht unbedingt überzeugend. Seit dem Verbot sind Zauberpilze aus dem medizinischen Bereich verschwunden.

Teil 7

Recht und Gesetz

RECHTLICHE ASPEKTE

von Claudia van Treeck

I. Einleitung

Das erste Gesetz, das psychoaktive Zubereitungen in Deutschland regelte, war wahrscheinlich das Reinheitsgebot des deutschen Bieres. Bier enthielt vor Inkrafttreten des Reinheitsgebotes einige psychoaktive Stoffe wie das halluzinogene Bilsenkraut. Zu Beginn des zwanzigsten Jahrhunderts waren der europäische und amerikanische Markt überflutet mit Arzneimitteln und Elixieren, die erhebliche Mengen Morphin, Kokain und Heroin enthielten.

1920 wurde das Opiumgesetz infolge des Haager Übereinkommens von 1912 in Deutschland verabschiedet. Damit sollte zukünftig die Einfuhr von Rauchopium verhindert und die Verbreitung von Opium, Morphin, Heroin und Kokain kontrolliert werden. Bis in die 40er Jahre wurde heimisches Cannabis als Hanf breitflächig in Deutschland angebaut und für die Textilproduktion (Herstellung von Armeebedarf und Uniformen), Papierherstellung und zu Genusszwecken genutzt. Erst 1961 wurden die Vereinten Nationen dazu gebracht, nicht nur den Großhandel von Cannabis gesetzlich zu begrenzen, sondern auch den individuellen Konsum einzuschränken. In Amerika war Cannabis fast 200 Jahre als gesetzliches Zahlungsmittel zugelassen. Eine Diskussion über Sinn und Unsinn von Prohibitionsgesetzen führt an dieser Stelle zu weit. Heute ist das Betäubungsmittelgesetz das in Deutschland geltende Gesetz, das Einfuhr, Ausfuhr, Herstellung, Verarbeitung und Aufbewahrung, die ärztliche Verordnung und die Abgabe von Betäubungsmitteln regelt. Zunächst mit eher repressivem Charakter ausgestattet, verfolgt es inzwischen auch eine Vielzahl therapeutischer Anliegen. In anderen Ländern gibt es vergleichbare Gesetze (het opiumwet in den Niederlanden, the narcotics act in den USA, usw.). Welche Substanzen als Betäubungsmittel zu bewerten sind, wird in diesem Gesetz in Anlage I–III festgelegt. Der Gesundheitsminister kann ohne Zustimmung des Bundesrates jederzeit diese Anlagen abändern. Die jeweils aktuelle Betäubungsmittel-

Liste ist bei der Pressestelle des Bundesministeriums für Arzneimittel und Medizinprodukte in Berlin erhältlich.

II. Gesetzestext

Das vollständige, aktuelle Betäubungsmittelgesetz kann unter folgender Internetadresse eingesehen werden:
http://bundesrecht.juris.de/bundesrecht/GESAMT_index.html.

§ 1 BETÄUBUNGSMITTEL

Betäubungsmittel im Sinne dieses Gesetzes sind die in den Anlagen I bis III aufgeführten Stoffe und Zubereitungen.

(2) Die Bundesregierung wird ermächtigt, nach Anhörung von Sachverständigen durch Rechtsverordnung mit Zustimmung des Bundesrates die Anlagen I bis III zu ändern und zu ergänzen, wenn dies
1. nach wissenschaftlicher Erkenntnis wegen der Wirkungsweise eines Stoffes, vor allem im Hinblick auf das Hervorrufen einer Abhängigkeit,
2. wegen der Möglichkeit, aus einem Stoff oder unter Verwendung eines Stoffes Betäubungsmittel herstellen zu können, oder
3. zur Sicherheit oder zur Kontrolle des Verkehrs mit Betäubungsmitteln oder anderen Stoffen oder Zubereitungen wegen des Ausmaßes der mißbräuchlichen Verwendung und wegen der unmittelbaren oder mittelbaren Gefährung der Gesundheit erforderlich ist. In der Rechtsverordnung nach Satz 1 können einzelne Stoffe oder Zubereitungen ganz oder teilweise von der Anwendung dieses Gesetzes oder einer auf Grund dieses Gesetzes erlassenen Rechtsverordnung ausgenommen werden, soweit die Sicherheit und die Kontrolle des Betäubungsmittelverkehrs gewährleistet bleiben.

(3) Der Bundesminister für Gesundheit wird ermächtigt, in dringenden Fällen zur Sicherheit oder zur Kontrolle des Betäubungsmittelverkehrs durch Rechtsverordnung ohne Zustimmung des Bundesrates Stoffe und Zubereitungen, die nicht Arzneimittel sind, in die Anlagen I bis III aufzu-

nehmen, wenn dies wegen des Ausmaßes der mißbräuchlichen Verwendung und wegen der unmittelbaren oder mittelbaren Gefährdung der Gesundheit erforderlich ist. Eine auf der Grundlage dieser Vorschrift erlassene Verordnung tritt nach Ablauf eines Jahres außer Kraft.

(4) Der Bundesminister für Gesundheit (Bundesminister) wird ermächtigt, durch Rechtsverordnung ohne Zustimmung des Bundesrates die Anlagen 1 bis III oder die auf Grund dieses Gesetzes erlassenen Rechtsverordnungen zu ändern, soweit das auf Grund von Änderungen der Anhänge zu dem Einheits-Übereinkommen von 1961 über Suchtstoffe in der Fassung der Bekanntmachung vom 4. Februar 1977 (BGBl. 11 S. 111) und dem Übereinkommen von 1971 über psychotrope Stoffe (BGBl. 1976 11 S. 1477) (Internationale Suchtstoffübereinkommen) in ihrer jeweils für die Bundesrepublik Deutschland verbindlichen Fassung erforderlich ist.

§ 2 SONSTIGE BEGRIFFE

(1) Im Sinne dieses Gesetzes ist
1. Stoff:
eine Pflanze, ein Pflanzenteil oder ein Pflanzenbestandteil in bearbeitetem oder unbearbeitetem Zustand sowie eine chemische Verbindung und deren Ester, Ether, Isomere, Molekülverbindungen und Salze – roh oder gereinigt – sowie deren natürlich vorkommende Gemische und Lösungen;
2. Zubereitung:
ohne Rücksicht auf ihren Aggregatzustand ein Stoffgemisch oder die Lösung eines odermehrerer Stoffe außer den natürlich vorkommenden Gemischen und Lösungen;
3. ausgenommene Zubereitung:
eine in den Anlagen I bis III bezeichnete Zubereitung, die von den betäubungsmittelrechtlichen Vorschriften ganz oder teilweise ausgenommen ist;
4. Herstellen:
das Gewinnen, Anfertigen, Zubereiten, Be- oder Verarbeiten, Reinigen oder Umwandeln.

(2) Der Einfuhr oder Ausfuhr eines Betäubungsmittels steht jedes sonstige Verbringen in den oder aus dem Geltungsbereich dieses Gesetzes gleich.
(...)

§ 29 STRAFTATEN

(1) Mit Freiheitsstrafen bis zu fünf Jahren oder mit Geldstrafe wird bestraft, wer

1. Betäubungsmittel unerlaubt anbaut, herstellt, mit ihnen Handel treibt, sie, ohne Handel zu treiben, einführt, ausführt, veräußert, abgibt, sonst in den Verkehr bringt, erwirbt oder sich in sonstiger Weise verschafft,

2. eine ausgenommene Zubereitung (§ 2 Abs. 1, Nr. 3) ohne Erlaubnis nach Abs. 1, Nr. 2 herstellt,

3. Betäubungsmittel besitzt, ohne zugleich im Besitz einer schriftlichen Erlaubnis für den Erwerb zu sein,

5. entgegen § 11 Abs. 1 Satz 2 Betäubungsmittel durchführt,

6. entgegen § 13 Abs. 1 Betäubungsmittel

a) verschreibt,

b) verabreicht oder zum unmittelbaren Verbrauch überläßt,

7. entgegen § 13 Abs. 2 Betäubungsmittel in einer Apotheke oder tierärztlichen Hausapotheke abgibt,

8. entgegen § 14 Abs. 5 für Betäubungsmittel wirbt,

9. unrichtige oder unvollständige Angaben macht, um für sich oder einen anderen oder für ein Tier die Verschreibung eines Betäubungsmittels zu erlangen.

10. einem anderen eine Gelegenheit zum unbefugten Erwerb oder zur unbefugten Abgabe von Betäubungsmitteln verschafft oder gewährt, eine solche Gelegenheit öffentlich oder eigennützig mitteilt oder eine anderen zum unbefugten Verbrauch von Betäubungsmitteln verleitet,

11. ohne Erlaubnis nach § 10 a einem anderen eine Gelegenheit zum unbefugten Verbrauch von Betäubungsmitteln verschafft oder gewährt, oder wer eine außerhalb einer Einrichtung nach § 10 a bestehende Gelegenheit zu einem solchen Verbrauch eigennützig oder öffentlich mitteilt,

12. öffentlich, in einer Versammlung oder durch Verbreiten von Schriften (§ 11 Abs. 3 des Strafgesetzbuches) dazu auffordert, Betäubungsmittel zu verbrauchen, die nicht zulässigerweise verschrieben worden sind,

13. Geldmittel oder andere Vermögensgegenstände einem anderen für eine rechtswidrige Tat nach Nummer 1, 5, 6, 7, 10, 11 oder 12 bereitstellt oder

14. einer Rechtsverordnung nach § 11 Abs. 2 Satz 2 Nr. 1 oder § 13 Abs. 3 Satz 2 Nr. 2 oder 3 zuwiderhandelt, soweit sie für einen bestimmten Tatbestand auf diese Strafvorschrift verweist.

Die Abgabe von sterilen Einmalspritzen an Betäubungsmittelabhängige und die öffentliche Information darüber sind kein Verschaffen und kein öffentliches Mitteilen einer Gelegenheit zum Verbrauch nach Satz 1 Nr. 11.

(2) In den Fällen des Absatzes 1 Nr. 1, 2, 5 oder 6 Buchstabe b ist der Versuch strafbar.

(3) In besonders schweren Fällen ist die Strafe Freiheitsstrafe nicht unter einem Jahr. Ein besonders schwerer Fall liegt in der Regel vor, wenn der Täter
1. in den Fällen des Absatzes Nr. 1, 5, 6, 10, 11 oder 13 gewerbsmäßig handelt,
2. durch eine der in Absatz 1 Nr. 1, 6 oder 7 bezeichneten Handlungen die Gesundheit mehrerer Menschen gefährdet.

(4) Handelt der Täter in den Fällen des Absatzes 1 Nr. 1, 2, 5, 6 Buchstabe b, Nr. 10 oder 11 fahrlässig, so ist die Strafe Freiheitsstrafe bis zu einem Jahr oder Geldstrafe.

(5) Das Gericht kann von einer Bestrafung nach den Absätzen 1, 2 oder 4 absehen, wenn der Täter die Betäubungsmittel lediglich zum Eigenverbrauch in geringer Menge anbaut, herstellt, einführt, ausführt, durchführt, erwirbt, sich in sonstiger Weise verschafft oder besitzt.

(6) Die Vorschriften des Absatzes 1 Nr. 1 sind, soweit sie das Handeltreiben, Abgeben oder Veräußern betreffen, auch anzuwenden, wenn sich die Handlung auf Stoffe oder Zubereitungen bezieht, die nicht Betäubungsmittel sind, aber als solche ausgegeben werden.

§ 29A STRAFTATEN

(1) Mit Freiheitsstrafe nicht unter einem Jahr wird bestraft, wer
1. als Person über 21 Jahre Betäubungsmittel unerlaubt an eine Person unter 18 Jahren abgibt oder sie ihr entgegen § 13 Abs. 1 verabreicht oder zum unmittelbaren Verbrauch überläßt oder

2. mit Betäubungsmitteln in nicht geringer Menge Handel treibt, sie in nicht geringer Menge herstellt oder abgibt oder sie besitzt, ohne sie auf Grund einer Erlaubnis nach § 3 Abs. 1 erlangt zu haben.

(2) In minder schweren Fällen ist die Strafe Freiheitsstrafe von drei Monaten bis zu fünf Jahren.

§ 30 STRAFTATEN

(1) Mit Freiheitsstrafe nicht unter zwei Jahren wird bestraft, wer
1. Betäubungsmittel unerlaubt anbaut, herstellt oder mit ihnen Handel treibt (§ 29 Abs. 1 Nr. 1) und dabei als Mitglied einer Bande handelt, die sich zur fortgesetzten Begehung solcher Taten verbunden hat,
2. im Falle des § 29 a Abs. 1 Nr. 1 gewerbsmäßig handelt,
3. Betäubungsmittel abgibt, einem anderen verabreicht oder zum unmittelbaren Verbrauch überläßt und dadurch leichtfertig dessen Tod verursacht oder
4. Betäubungsmittel in nicht geringer Menge ohne Erlaubnis einführt.

(2) In minder schweren Fällen ist die Strafe Freiheitsstrafe von sechs Monaten bis zu fünf Jahren.

§ 30 A STRAFTATEN

(1) Mit Freiheitsstrafe nicht unter fünf Jahren wird bestraft, wer Betäubungsmittel in nicht geringer Menge unerlaubt anbaut, herstellt, mit ihnen Handel treibt, sie ein- oder ausführt (§ 29 Abs. 1 Satz 1 Nr. 1) und dabei als Mitglied einer Bande handelt, die sich zur fortgesetzten Begehung solcher Taten verbunden hat.

(2) Ebenso wird bestraft, wer
1. als Person über 21 Jahre eine Person unter 18 Jahren bestimmt, mit Betäubungsmitteln unerlaubt Handel zu treiben, sie, ohne Handel zu treiben, einzuführen, auszuführen, zu veräußern, abzugeben oder sonst in den Verkehr zu bringen oder eine dieser Handlungen zu fördern, oder
2. mit Betäubungsmitteln in nicht geringer Menge unerlaubt Handel treibt oder sie, ohne Handel zu treiben, einführt, ausführt oder sich verschafft

und dabei eine Schußwaffe oder sonstige Gegenstände mit sich führt, die ihrer Art nach zur Verletzung von Personen geeignet und bestimmt sind.

(3) In minder schweren Fällen ist die Strafe Freiheitsstrafe von sechs Monaten bis zu fünf Jahren.

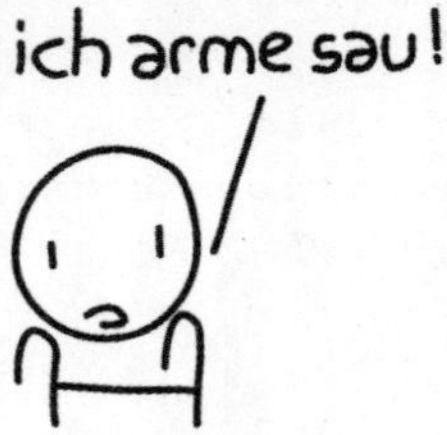

§ 31 STRAFMILDERUNG ODER ABSEHEN VON STRAFE

Das Gericht kann die Strafe nach seinem Ermessen mildern (§ 49, Abs. 2 des Strafgesetzbuches) oder von einer Bestrafung nach § 29 Abs. 1, 2, 4 oder 6 absehen, wenn der Täter durch freiwillige Offenbarung seines Wissens wesentlich dazu beigetragen hat, dass die Tat über seinen eigenen Tatbeitrag hinaus aufgedeckt werden konnte, oder freiwillig sein Wissen so rechtzeitig einer Dienststelle offenbart, dass Straftaten (...), von deren Planung er weiß, noch verhindert werden können.

§ 31A ABSEHEN VON VERFOLGUNG

(1) Hat das Verfahren ein Vergehen nach § 29 Abs. 1, 2 oder 4 zum Gegenstand, so kann die Staatsanwaltschaft von der Verfolgung absehen, wenn die Schuld des Täters als gering anzusehen wäre, kein öffentliches Interesse an der Strafverfolgung besteht und der Täter die Betäubungsmittel lediglich zum Eigenverbrauch in geringer Menge anbaut, herstellt, einführt, ausführt, durchführt, erwirbt, sich in sonstiger Weise verschafft oder besitzt. Von der Verfolgung soll abgesehen werden, wenn der Täter in einem Drogenkonsumraum Betäubungsmittel lediglich zum Eigenverbrauch, der nach § 10 a geduldet werden kann, in geringen Mengen besitzt, ohne zugleich im Besitz einer schriftlichen Erlaubnis für den Erwerb zu sein.

(2) Ist die Klage bereits erhoben, so kann das Gericht in jeder Lage des Verfahrens unter den Voraussetzungen des Absatzes 1 mit Zustimmung der Staatsanwaltschaft und des Angeschuldigten das Verfahren einstellen (...) Der Beschluß ist nicht anfechtbar.

§ 35 ZURÜCKSTELLUNG VON STRAFVERFOLGUNG

(1) Ist jemand wegen einer Straftat zu einer Freiheitsstrafe von nicht mehr als zwei Jahren verurteilt worden und ergibt sich aus den Urteilsgründen oder steht sonst fest, dass er die Tat auf Grund einer Betäubungsmittelabhängigkeit begangen hat, so kann die Vollstreckungsbehörde mit Zustimmung des Gerichts des ersten Rechtszuges die Vollstreckung der Strafe, eines Strafrestes oder der Maßregel der Unterbringung in einer Erziehungsanstalt für längstens zwei Jahre zurückstellen, wenn der Verurteilte sich wegen seiner Abhängigkeit in einer seiner Rehabilitation dienenden Behandlung befindet oder zusagt, sich einer solchen zu unterziehen, und deren Beginn gewährleistet ist. Als Behandlung gilt auch der Aufenthalt in einer staatlich anerkannten Einrichtung, die dazu dient, die Abhängigkeit zu beheben oder einer erneuten Abhängigkeit entgegenzuwirken.

(2) Gegen die Verweigerung der Zustimmung durch das Gericht des ersten Rechtszuges steht der Vollstreckungsbehörde die Beschwerde nach dem Zweiten Abschnitt des Dritten Buches der Strafprozeßordnung zu. Der Verurteilte kann die Verweigerung dieser Zustimmung nur zusammen mit der Ablehnung der Zurückstellung durch die Vollstreckungsbehörde nach den §§ 23 bis 30 des Einführungsgesetzes zum Gerichtsverfassungsgesetz anfechten. Das Oberlandesgericht entscheidet in diesem Falle auch über die Verweigerung der Zurückstellung; es kann die Zustimmung selbst erteilen.

(3) Absatz 1 gilt entsprechend, wenn

- *auf eine Gesamtfreiheitsstrafe von nicht mehr als zwei Jahren anerkannt worden ist, oder*
- *auf eine Freiheitsstrafe oder Gesamtfreiheitsstrafe von mehr als zwei Jahren anerkannt worden ist und ein zu vollstreckender Rest der Freiheitsstrafe oder der Gesamtfreiheitsstrafe zwei Jahre nicht übersteigt, und im übrigen die Voraussetzungen des Abs. 1 für den ihrer Bedeutung nach überwiegenden Teil der abgeurteilten Straftaten erfüllt sind.*

(4) Der Verurteilte ist verpflichtet, zu den Zeitpunkten, die die Vollstreckungsbehörde festsetzt, den Nachweis über die Aufnahme und über die Fortführung der Behandlung zu erbringen; die behandelnden Personen

oder Einrichtungen teilen der Vollstreckungsbehörde einen Abbruch der Behandlung mit.

(5) Die Vollstreckungsbehörde widerruft die Zurückstellung der Vollstreckung, wenn die Behandlung nicht begonnen oder nicht fortgeführt wird und nicht zu erwarten ist, daß der Verurteilte eine Behandlung derselben Art alsbald beginnt oder wieder aufnimmt, oder wenn der Verurteilte den nach Abs. 4 geforderten Nachweis nicht erbringt. Von dem Widerruf kann abgesehen werden, wenn der Verurteilte nachträglich nachweist, daß er sich in Behandlung befindet. Ein Widerruf nach Satz 1 steht einer erneuten Zurückstellung der Vollstreckung nicht entgegen.

(6) Die Zurückstellung der Vollstreckung wird auch widerrufen, wenn bei nachträglicher Bildung einer Gesamtstrafe nicht auch deren Vollstreckung nach Abs. 1 in Verbindung mit Abs. 3 zurückgestellt wird oder eine weitere gegen den Verurteilten erkannte Freiheitsstrafe oder freiheitsentziehende Maßregel der Besserung und Sicherung zu vollstrecken ist.

(7) Hat die Vollstreckungsbehörde die Zurückstellung widerrufen, so ist sie befugt, zur Vollstreckung der Freiheitsstrafe oder der Unterbringung in einer Entziehungsanstalt einen Haftbefehl zu erlassen. Gegen den Widerruf kann die Entscheidung des Gerichts des ersten Rechtszuges herbeigeführt werden. Der Fortgang der Vollstreckung wird durch die Anrufung des Gerichts nicht gehemmt. § 462 der Strafprozeßordnung gilt entsprechend.

§ 37 ABSEHEN VON VERFOLGUNG

(1) Steht ein Beschuldigter in Verdacht, eine Straftat auf Grund einer Betäubungsmittelabhängigkeit begangen zu haben, und ist keine höhere Strafe als eine Freiheitsstrafe bis zu 2 Jahren zu erwarten, so kann die Staatsanwaltschaft mit Zustimmung des für die Eröffnung des Hauptverfahrens zuständigen Gerichts vorläufig von der Erhebung der öffentlichen Klage absehen, wenn der Beschuldigte nachweist, daß er sich wegen seiner Abhängigkeit der in § 35 Abs. 1 bezeichneten Behandlung unterzieht, und seine Resozialisierung zu erwarten ist. Die Staatsanwaltschaft setzt

Zeitpunkte fest, zu denen der Beschuldigte die Fortdauer der Behandlung nachzuweisen hat. Das Verfahren wird fortgesetzt, wenn

- *die Behandlung nicht bis zu ihrem vorgesehenen Abschluß fortgeführt wird,*
- *der Beschuldigte den nach Satz 2 geforderten Nachweis nicht führt,*
- *der Beschuldigte eine Straftat begeht und dadurch zeigt, daß die Erwartung, die dem Absehen von der Erhebung der öffentlichen Klage zugrunde lag, sich nicht erfüllt hat, oder*
- *auf Grund neuer Tatsachen oder Beweismittel eine Freiheitsstrafe von mehr als zwei Jahren zu erwarten ist.*

In den Fällen des Satzes 3 Nr. 1,2 kann von der Fortsetzung des Verfahrens abgesehen werden, wenn der Beschuldigte nachträglich nachweist, daß er sich weiter in Behandlung befindet. Die Tat kann nicht mehr verfolgt werden, wenn das Verfahren nicht innerhalb von zwei Jahren fortgesetzt wird.

(2) Ist die Klage bereits erhoben, so kann das Gericht mit Zustimmung der Staatsanwaltschaft das Verfahren bis zum Ende der Hauptverhandlung, in der die tatsächlichen Feststellungen letztmals geprüft werden können, vorläufig einstellen. Die Entscheidung ergeht durch unanfechtbaren Beschluß. Absatz 1 Satz 2 bis 5 gilt entsprechend. Unanfechtbar ist auch eine Feststellung, daß das Verfahren nicht fortgesetzt wird (Abs. 1 Satz 5).

(3) Die in § 172 Abs. 2 Satz 3, § 396 Abs. 3 und § 467 Abs. 5 der Strafprozeßordnung zu § 153a der Strafprozeßordnung getroffenen Regelungen gelten entsprechend.

§ 38 JUGENDLICHE UND HERANWACHSENDE

(1) Bei Verurteilung zu Jugendstrafe gelten die §§ 35 und 36 sinngemäß. Bei Verurteilung zu Jugendstrafe von unbestimmter Dauer richtet sich die Anwendung der §§ 35 und 36 nach dem erkannten Höchstmaß der Strafe. Neben der Zusage des Jugendlichen nach § 35 Abs. 1 Satz 1 bedarf es auch der Einwilligung des Erziehungsberechtigten und des gesetzlichen Vertreters. Im Falle des § 35 Abs. 7 Satz 2 findet § 83 Abs. 2 Nr. 1, Abs. 3 Satz 2 des Jugendgerichtsgesetzes sinngemäß Anwendung. Abweichend von § 36 Abs. 4 gelten die §§ 22 bis 25a des Jugendgerichtsgesetzes ent-

sprechend. Für die Entscheidungen nach 3 36 Abs. 1 Satz 3 und Abs. 2 sind neben § 454 Abs. 3 der Strafprozeßordnung die §§ 58, 59 Abs. 2 bis 4 und § 60 des Jugendgerichtsgesetzes ergänzend anzuwenden.

(2) § 37 gilt sinngemäß auch für Jugendliche und Heranwachsende«.

III. Drogen im gesetzlichen Sinne §§ 1* und 2

Im Gesetz ist die Rede von Betäubungsmitteln, der Begriff Droge kommt nicht vor. Die Bezeichnung Betäubungsmittel wurde seit dem internationalen Opiumabkommen von 1912 zunächst neben den Begriffen Suchtmittel und Drogen gebraucht und findet seit dem Opiumgesetz von 1929 (Gesetz über den Verkehr mit Betäubungsmittel) allgemein Anwendung. Das Bundesverfassungsgericht definiert Betäubungsmittel als Stoffe, die wegen ihrer Wirkungsweise eine Abhängigkeit hervorrufen können, deren betäubende Wirkungen wegen des Ausmaßes einer missbräuchlichen Verwendung Gefahren für die Gesundheit begründen oder als Stoffe, die der Herstellung von Betäubungsmittel dienen (BVerfG, NJW 1998, 669).

Der Gesetzgeber hat in einer Positivliste alle Stoffe aufgeführt, die er zu den sogenannten Drogen zählt.

Betäubungsmittel im Sinne des Gesetzes sind damit nur die in den Anlagen I – III zum BtMG abschließend genannten Stoffe und Zubereitungen. Dieser Katalog kann durch Rechtsverordnung (vgl. § 1 Abs. 2, 3 und 4) ergänzt oder geändert werden.

In Anlage I sind die nicht verkehrsfähigen Betäubungsmittel aufgelistet. Es handelt sich um gesundheitsschädliche Stoffe, die für medizinische Zwecke ungeeignet sind, oder deren therapeutischer Wert in keinem vernünftigen Verhältnis zu ihrer Schädlichkeit steht.

Zu Anlage I gehören unter anderem: Cannabis (Marihuana), Cannabisharz (Haschisch), Cathinon, Diamorphin (Heroin), Dimethoxybromamphetamin (DOB), Dimethoxylamphetamin (DOM), Dimethoxyamhetamin (DMA), Dimethoxyamphetamin (DOET), Dimethyltryptamin (DMT), Lysergid (LSD), Mescalin, Methylendioxyamhetamin (MDA), Methylendioxymethamphetamin (MDMA), Phencyclidin (PCP), Psilocybin.

Anlage II umfasst die verkehrsfähigen Betäubungsmittel, die nur in der Pharmaindustrie als Rohstoffe, Grundstoffe, Halbsynthetika und Zwischenprodukte verwendet werden dürfen. Zur Anlage II gehören neben anderen: Delta-9-Tetrahydrocannabinol, Dextromoramid, Kokablätter und Kokapflanzen, Dextropropoxyphen (Wirkstoff in DROMORAN), Papaver Bracteatum, Pethidin, Phendimetrazin, Propiram, Thebain.

Die Betäubungsmittel der Anlage III sind die verkehrs- und verschreibungsfähigen Betäubungsmittel. Dazu gehören unter anderem: Alfentanil, Amphetamin, Barbital, Buprenorphin (BPN, Wirkstoff in TEMGESIC), Cathin (NORPSEUDOEPHEDRIN), Cocain, Codein, Diazepam (ALIUM), Dihydrocodein(DHC, REMEDACEN), Etorphin (Wirkstoff in IMMOBILON), Fentanyl (Wirkstoff in THALAMONAL), Fenetyllin (Wirkstoff in CAPTAGON), Flunitrazepam (ROHYPNOL), Hydrococon (Wirkstoff in DICODOD), Hydromorphon (Wirkstoff in DILAUDID-ATROPIN), Levacetylmehadol (LAAM), Levomehadon (L-POLAMIDON), Methadon, Methamphetamin (Wirkstoff in PERVITIN), Methaqualon (Wirkstoff in MANDRAX und NORMINOX), Methylphenidat (Wirkstoff in RITALIN), Morphin, Nabilon (Wirkstoff in CESAMETIC), Normethadon (Wirkstoff in TICARDA), Opium, Oxycodon (Wirkstoff in EUCODAL), Papaversomniferum (= Schlafmohn), Pentazocin (FORTAL), Pethidin (Wirkstoff in DOLANTIN), Phenmetrazin (Wirkstoff in CAFILON), Secobarbital (VESPARPX, MEDINOX), Tilidin (Wirkstoff in VALORON).

Pflanzen und Pflanzenteile der zur Gattung Cannabis gehörender Pflanzen, fallen grundsätzlich unter die Anlage I. Ausgenommen sind hiervon deren Samen, sofern er nicht zum unerlaubten Anbau bestimmt ist. Ebenfalls ausgenommen sind Pflanzen von nahezu THC-freien Sorten mit zertifiziertem Saatgut aus den Ländern der Europäischen Union.

IV. Straftatbestände § 29

§ 29 Abs. 1 enthält einen langen Katalog von Möglichkeiten, eine Tat zu begehen. Dadurch soll annähernd lückenlos eine wirkungsvolle Bekämpfung des illegalen Umgangs mit Betäubungsmitteln sichergestellt werden. Mit Geldstrafe oder mit Freiheitsstrafe bis zu fünf Jahren wird bestraft, wer Betäubungsmittel

- unerlaubt anbaut
- unerlaubt herstellt
- unerlaubt Handel treibt (= mit Gewinnabsicht verkauft)
- unerlaubt einführt oder ausführt (= über die Landesgrenzen)
- unerlaubt veräußert (= zum Selbstkostenpreis weitergibt)
- unerlaubt abgibt (= verschenkt)
- unerlaubt sonstig in den Verkehr bringt
  (z. B. zufällig findet und behält)
- unerlaubt erwirbt (= selber kauft)
- unerlaubt sich verschafft in sonstiger Weise
  (= in Besitz nimmt z. B. durch Diebstahl, Raub oder Erpressung)
- unerlaubt ausgenommene Zubereitungen herstellt
- unerlaubt besitzt
- unerlaubt durchführt
- unerlaubt verschreibt
- unerlaubt verabreicht
- unerlaubt zum Verbrauch überlässt
- missbräuchlich in Apotheken abgibt
- missbräuchlich bewirbt
- Verschreibungen erschleicht
- wer öffentlich oder eigennützig eine Gelegenheit zum unbefugten Erwerb oder zur unbefugten Abgabe mitteilt
- wer eine Gelegenheit zum unbefugten Verbrauch, Erwerb oder Abgabe verschafft oder gewährt
- wer zum unbefugten Verbrauch verleitet
- wer öffentlich zum Verbrauch auffordert.

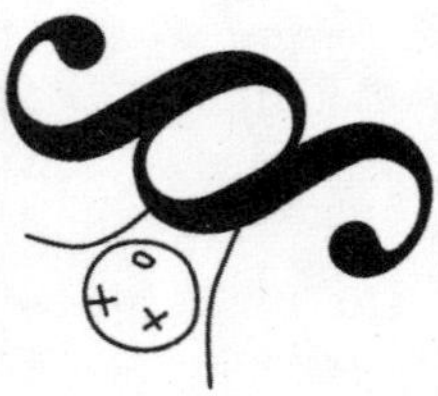

Der Konsum wird nicht erwähnt. Damit bleibt er straffrei. Der Konsum setzt allerdings sowohl Besitz voraus als auch den – wie auch immer gearteten – Erwerb, was wiederum unter Strafe gestellt ist. Diese etwas willkürlich anmutende Konstruktion trägt dem juristischen Grundsatz Rechnung, dass Selbstschädigung straffrei ist. Erwerb und Besitz aber tragen die Gefahr der Weitergabe in sich, was andere gefährden könnte und deshalb sind sie unter Strafe gestellt. Der Strafrahmen für vorsätzliche Verstöße gegen das BtMG reicht bis zu fünf Jahren. Bei Fahrlässigkeitstaten liegt die obere Grenze bei einem Jahr. Die besonders schweren Fälle (§ 29 Abs. 3: gewerbsmäßiges Handeln oder die Gesundheit mehrerer Menschen durch sein Handeln gefährden) werden mit Freiheitsstrafe nicht unter einem Jahr geahndet. Dies gilt auch für den, der Betäubungsmittel an Personen unter 18 Jahren abgibt, dabei über 21 Jahre alt ist und den, der Betäubungsmittel in nicht geringen Mengen herstellt, abgibt, Handel treibt oder besitzt (§ 29 a). Mit einer Freiheitsstrafe nicht unter zwei Jahren wird bestraft, wer dabei als Mitglied einer Bande handelt (§ 30 Abs. 1 Nr. 1), gleiches gilt für die Weitergabe mit Todesfolge (§ 30 Abs. 1 Nr. 3).

Das sogenannte Jugendgerichtsgesetz gilt, wenn ein Jugendlicher oder ein Heranwachsender eine Straftat begangen hat. Jugendlicher ist, wer zur Tatzeit vierzehn, aber noch nicht achtzehn, Heranwachsender, wer zur Tatzeit achtzehn, aber noch nicht einundzwanzig Jahre alt ist. Ein Jugendlicher ist strafrechtlich verantwortlich, wenn er nach seiner geistigen und sittlichen Entwicklung reif genug ist, das Unrecht der Tat einzusehen (§ 3 Satz 1 JGG). Wenn ein Heranwachsender eine Straftat begeht, kommt das Jugendgerichtsgesetz dann zur Anwendung, wenn dieser von seiner geistigen und sittlichen Entwicklung noch einem Jugendlichen gleichsteht (§ 105 Abs. 1 Nr. 1 JGG), oder es sich bei der Tat nach den Umständen oder Beweggründen um eine Jugendverfehlung handelt (§ 105 Abs. 1 Nr. 2 JGG). Das Höchstmaß der Jugendstrafe für Heranwachsende beträgt 10 Jahre (§ 105 Abs. 3 JGG).

Als Folgen einer Jugendstraftat können Erziehungsmaßregeln angeordnet werden. Erziehungsmaßregeln sind z. B. Weisungen, sich nicht mehr in der Szene aufzuhalten, eine Ausbildungsstelle anzunehmen, bei einer Familie oder in einem Heim zu wohnen, an einem sozialen Trainingskurs teilzunehmen, einen Ausgleich mit dem Verletzten zu erreichen, den Besuch von Gast- oder Vergnügungsstätten zu unterlassen (§§ 10 f JGG). Wenn Erziehungsmaßregeln nicht ausreichen, wird mit Zuchtmitteln oder Jugendstrafe geahndet. Zuchtmittel sind Verwarnungen, Auflagen z. B. den Schaden wieder gut zu machen, sich bei dem Verletzten zu entschuldigen, Arbeitsleistungen zu erbringen, einen Geldbetrag zugunsten einer gemeinnützigen Einrichtung zu zahlen (§§ 13 ff JGG). Jugendstrafe ist der Freiheitsentzug in einer Jugendstrafanstalt (§ 17 JGG). Das Höchstmaß der Jugendstrafe beträgt fünf Jahre (§ 18 Abs. 1 Satz 1 JGG).

Von Zuchtmitteln oder Jugendstrafe wird abgesehen, wenn der Betreffende in einem psychiatrischen Krankenhaus oder einer Entziehungsanstalt behandelt wird. Generell geht es im Jugendstrafrecht mehr darum, den jungen Menschen auf den richtigen Weg zurückzuleiten, als ihn zu bestrafen.

V. Absehen von Strafe

Bei geringfügigen Verstößen gem. § 29 Abs. 5 oder gem. § 31 a kann das Gericht von Strafe absehen, wenn die Straftat dem Eigenverbrauch in geringer Menge dient. Es kann die Strafe mildern oder von Strafe absehen gem. § 31, wenn der Täter durch freiwillige Offenbarung der Tataufklärung oder der Verhinderung von Straftaten dient. Es gibt ferner die Möglichkeit, dass das Gericht von einer Verurteilung absieht, wenn der drogenabhängige Täter sich freiwillig in Therapie begeben hat (§ 37).

Absehen von Strafe gem. § 29 Abs. 5

Der Zweck dieser Vorschrift ist, den Eigenverbrauch als eine Form der Selbstschädigung straflos zu belassen, den Erwerb und Besitz zum Eigenverbrauch aber wegen der Gefahr der Weitergabe unter Strafe zu stellen. Die Vorschrift ist Ausdruck des Grundsatzes: Hilfe statt Strafe. Sie trägt aber auch dazu bei, den Verwaltungsaufwand des Staates zu reduzieren.

VORAUSSETZUNGEN

Tathandlung: Ein Absehen von Strafe ist bei allen Tatbegehungsweisen des § 29 Abs. 1 möglich, die den Eigenkonsum vorbereiten können und als Selbstgefährdungsakte angesehen werden können: Anbau, Herstellung, Beschaffung in sonstiger Weise und Besitz. Abgabe, Veräußern, Inverkehrbringen und Handeltreiben sind ausdrücklich ausgenommen, da sie dritte Personen gefährden können (z. B. der Dealer und derjenige, der Drogen mit Freunden teilt).

Täter: § 29 sollte denjenigen vor Strafe und Eintragung in das BZR bewahren, der erstmals und einmalig mit Drogen in Berührung kommt. Der Wortlaut der Vorschrift schließt aber den Wiederholungstäter, den einschlägig vorbestraften oder den Dauerkonsumenten nicht aus, sodass diese Vorschrift in Ausnahmefällen auch auf diese Personengruppe angewendet werden könnte (vgl. Körner, BTMG, 5. Aufl. München 2001, § 29, Rz 1654).

Art der Betäubungsmittel: Die Vorschrift des § 29 Abs. 5 gilt für alle Stoffe und Zubereitungen der Anlagen I–III. Das Gesetz unterscheidet nicht nach weichen und harten Drogen. Im Rahmen des Ermessens können aber die Besonderheiten der einzelnen Betäubungsmittel (Wirkstoffgehalt, Gefährlichkeit, Konsumfähigkeit usw.) berücksichtigt werden.

Die geringe Menge: Im BtMG wurde nicht definiert, was unter einer geringen Menge zu verstehen ist. Die meisten Oberlandesgerichte orientieren sich bei der Definition von geringen Mengen am Tagesbedarf eines nicht abhängigen Konsumenten. Die Menge ist so lange gering, wie sie bei ein bis drei Gelegenheiten verbraucht werden kann (3 Konsumeinheiten).

Nach Rechtsprechung des BGH obliegt die Frage der geringen Menge der tatrichterlichen Würdigung. D. h. das jeweils zuständige Gericht hat anhand aller Umstände des Einzelfalles zu bestimmen, ob eine geringe Menge vorliegt. Diese ist nicht mit der Gewichtsmenge, sondern mit der Wirkstoffmenge der vorgefundenen Stoffe zu bestimmen. Da bei Kleinmengen eine Qualitätsuntersuchung vielfach nicht möglich ist, muss im Zweifel von einer für den Angeklagten günstigen, also geringen Konzentration ausgegangen werden.

- **Geringe Cannabismenge:** Der BGH entschied, dass zur Erzielung eines Rauschzustandes durch Rauchen 0,015 g THC notwendig sind. Er hat nach Auswertung der Haschischqualitäten auf dem illegalen Cannabismarkt bei fehlender Wirkstoffbestimmung unter Zugrundelegung einer schlechten Qualität zugunsten des Konsumenten eine Bruttogewichtsmenge bis zu 10 g als geringe Menge i. S. d. § 29 Abs. 5 anerkannt (BGH NJW 1996, 794). Dabei ging er von 1,5 % THC = 0,15 g THC aus, was 10 Konsumeinheiten von 0,015 g THC ausmacht.

- **Geringe Amphetaminmenge:** Von einer geringen Menge ist bei 0,2 g Amphetaminzubereitung unbekannter Qualität (= unbekannter Wirkstoffgehalt) ausgegangen worden (OLG Karlsruhe MDR 1997, 85). Spätestens bei 0,15 g Amphetamin-Base (Wirkstoffmenge) ist die Obergrenze der geringen Menge erreicht.
- **Geringe Kokainmenge:** Bei Kokain ließen die Gerichte Kokaingemische von drei Konsumeinheiten a 0,3 g Wirkstoff als geringe Menge zu (BayObLG NStZ 1982, 473, OLG Stuttgart NJW 1998, 134).
- **Geringe Heroinmenge:** Nach der Rechtsprechung der Oberlandesgerichte liegt die Grenze für eine geringe Menge Heroin bei höchstens drei Konsumeinheiten eines Gelegenheitskonsumenten. Der BGH hat bei der Bestimmung einer nicht geringen Menge eine durchschnittliche Konsumeinheit eines Heroingemisches bei 0,01 g festgelegt.

Ermessensausübung: Selbst wenn alle Voraussetzungen des § 29 Abs. 5 vorliegen, steht es im Ermessen des Gerichts, ob von Strafe abgesehen werden soll oder nicht. Das Gericht kann, muss aber nicht von Strafe absehen. Von Legalisierung geringer Drogenmengen kann also keine Rede sein. Bei der Ermessensausübung ist eine Gesamtbetrachtung aller Umstände des Einzelfalles vorzunehmen.

Verfahren: Die Polizei kann auch bei geringfügigen BtM-Mengen nicht von der Einleitung der Ermittlungen absehen. Sie ist verpflichtet, bei der Staatsanwaltschaft Strafanzeige zu erstatten (= Legalitätsprinzip). Die Staatsanwaltschaft unterliegt – wie die Polizei – ebenfalls dem Legalitätsprinzip und ist verpflichtet einzuschreiten, sofern hinreichend tatsächliche Anhaltspunkte für eine Straftat vorliegen.

Sie kann nicht nach Gutdünken von einer Anklageerhebung absehen. Die Vorschrift des § 29 Abs. 5 ermöglicht aber der Staatsanwaltschaft mit Zustimmung des zuständigen Gerichts von der Anklage abzusehen. Stimmt das Gericht zu, kann sie aber bei veränderten Erkenntnissen immer noch Anklage erheben.

Strafmilderung oder Absehen von Strafe gem. § 31

Die Vorschrift soll dem nicht organisierten Täter, der über das Geständnis seiner eigenen Taten hinaus Angaben über Auftraggeber und kriminelle Organisationen macht, Vergünstigungen gewähren. § 31 gilt also für Straftäter, die eine erweiterte tätige Reue gezeigt haben.

VORAUSSETZUNGEN DES § 31 NR. 1

Gem. § 31 Nr. 1 kann die Strafe nach Ermessen gemildert werden, wenn der Täter durch freiwillige Offenbarung über seinen eigenen Tatbeitrag hinaus wesentlich zur Tataufdeckung beiträgt.

Offenbarung: Unter Offenbarung ist die Mitteilung von Fakten zu verstehen, die dem Adressaten – also den Strafverfolgungsbehörden – ganz oder teilweise unbekannt sind (Körner, BtMG, München 2001, § 31, Rz 8). D. h., der Gefasste gibt der Staatsanwaltschaft z. B. Hinweise über Hintermänner.

Freiwilligkeit der Offenbarung: Dies muss freiwillig – also in freier Entscheidung – geschehen sein, was nicht schon dann ausgeschlossen ist, wenn der Täter aus Angst oder unter dem Eindruck der Festnahme, Straferwartung usw. z. B. Aussagen überHintermänner macht. Unfreiwillig ist die Offenbarung, wenn sein Hintergrundwissen z. B. durch Komplizen oder Zellgenossen bekannt wird.

Motive der Offenbarung: Im Rahmen des § 31 spielen nicht die Motive, sondern der Aufklärungserfolg die entscheidende Rolle. Es müssen keine ethisch anzuerkennenden Motive sein, die den Täter zu seinen Aussagen veranlassen. Die Hoffnung auf Strafmilderung reicht z. B. völlig aus.

Form, Inhalt und Wahrheitsgehalt: Der Täter muss sich eindeutig zu seinen Aussagen bekennen, anonyme Hinweise oder verdeckte Vernehmungen sind keine Offenbarung. Des Weiteren setzt eine Offenbarung Wissen voraus. Bloße Vermutungen oder Verdächtigungen ohne konkreten Hintergrund stellen keine Offenbarung von Wissen dar. Die Aussagen müssen sich zur Aufklärung eignen. Daraus ergibt sich die Voraussetzung, dass sie wahr sein müssen. Der Angeklagte kann z. B. nicht einfach irgendwelche Namen ihm bekannter Personen angeben, er muss schon die Leute benennen, von denen er und eventuell Freunde regelmäßig seine Ware bezogen haben.

Der eigene Tatbeitrag: Um in den Genuss der Vergünstigungen des § 31 Nr. 1 zu kommen muss der Täter Taten erhellen, zu denen er selbst einen eigenen Tatbeitrag geleistet hat und er muss das Tatgeschehen über seinen eigenen Tatbeitrag hinaus aufklären. Z. B. wenn er Drogen an Freunde weiterverkauft hat, könnte er diejenigen benennen, von denen er größere Mengen hat abnehmen können.

Zeitpunkt: Es reicht aus, wenn der Täter seine wesentlichen tataufklärenden Angaben am Ende der Beweisaufnahme macht. Wichtig ist, dass Ermittlungen noch durchgeführt werden können.

Ziel der Offenbarung: Ziel der Offenbarung ist der Aufklärungserfolg. Die Äußerung eines Verdachts, die Schaffung einer Aufklärungsmöglichkeit oder das Aufklärungsbemühen reichen nicht aus. Ein Aufklärungserfolg ist eingetreten, wenn Personen verdächtig sind, gegen das BtMG verstoßen zu haben, wenn diese identifiziert und überführt werden können. Also – um bei dem Beispiel zu bleiben – wenn die Polizei Namen und Anschrift der Hintermänner hat und bei einer Kontrolle dort größere Mengen an Drogen gefunden hat, sodass es zur Anklage kommen kann.

VORAUSSETZUNGEN DES § 31 NR. 2

Nach § 31 Nr. 2 muss der Täter sein Wissen so rechtzeitig mitteilen, dass Straftaten noch verhindert werden können. Die Vorschrift setzt also voraus, dass der Täter durch freiwillige und rechtzeitige Angaben schwere BtM-Delikte verhindert, die sich noch im Planungsstadium befanden. Z. B. wenn der Betroffene von seinem »Hausdealer« erfahren hat, dass demnächst eine große Menge geliefert wird und er dieses Wissen entsprechend weitergibt.

ANWENDUNG DES § 31

Die in § 31 genannten Vergünstigungen können nur durch das zuständige Gericht nach Durchführung einer Hauptverhandlung gegen den Täter gewährt werden.

Absehen von Verfolgung gem. § 31 a

ABGRENZUNG

Im Verhältnis zu § 29 Abs. 5 verlangt § 31 a weitere Voraussetzungen, nämlich geringe Schuld und fehlendes öffentliches Interesse. Liegen diese vor, ist § 31 a lex specialis zu § 29 Abs. 5 und §§ 153, 153 StPO (lex specialis geht als das speziellere Gesetz dem Allgemeineren vor). Fehlt das Merkmal der geringen Schuld oder gibt es ein öffentliches Interesse, ist § 29 Abs. 5 einschlägig.

§§ 45, 47 JGG gehen wiederum als jugendstrafrechtliche Spezialregelungen dem § 31 a vor, wenn Jugendliche oder Heranwachsende als Täter betroffen sind. § 31 a soll die Strafverfolgungsbehörden entlasten; §§ 37 Abs. 1, 38 Abs. 2 soll zu möglichst frühzeitiger Therapieaufnahme anregen. Selbst bei Straferwartungen von bis zu zwei Jahren Freiheitsstrafe kann die Aufnahme der Therapie mit dem Absehen von der Anklage belohnt werde, wenn das zuständige Gericht zustimmt.

VORAUSSETZUNGEN

Tathandlung: § 31 a findet auf Vergehen Anwendung, die in dem Straftatenkatatog des § 29 Abs. 1, 2 und 4 enthalten sind, wenn der Täter Betäubungsmittel lediglich zum Eigenverbrauch in geringer Menge anbaut, herstellt, erwirbt usw.

Täter: Die Vorschrift ist nicht auf eine bestimmte Auswahl von Tätern wie z. B. Erstkonsumenten beschränkt und verlangt auch kein bestimmtes Verhalten wie z. B. Aufklärungshilfe oder Therapiebereitschaft.

Betäubungsmittel: § 31 a gilt für alle Betäubungsmittelarten. Die Gefährlichkeit einer Droge darf dem Angeklagten bei einer ausschließlichen Selbstschädigung nicht angelastet werden. Die Art der Betäubungsmittel kann aber bei der Ermessensentscheidung berücksichtigt werden.

Geringe Menge: Unter geringer Menge ist eine kleine Verbrauchsmenge eines Gelegenheitskonsumenten zu verstehen, (vgl. Kapitel: V).

Eigenverbrauch: Eine geringe Menge indiziert noch keinen Eigenverbrauch. Der Täter muss die Betäubungsmittel ausschließlich selbst verbrauchen.

Geringe Schuld: Nach Abwägung aller die Tat und die Täterpersönlichkeit betreffenden Einzelumstände ist eine Schuldbeurteilung zu treffen. Dabei spielen eine Rolle: die Gefährlichkeit, die Gewichtsmenge, die Wirkstoffmenge, die Beweggründe, das Vorleben, das Tatverhalten, die soziale Situation, die Unrechtseinsicht, die Aufklärungsbereitschaft, die Therapiebereitschaft, das Verhalten nach der Tat, etc. Diese Umstände müssen überwiegend zugunsten des Täters sprechen und erheblich unter dem durchschnittlichen Maß von Schuld bei vergleichbaren Verfehlungen liegen.

Fehlendes öffentliches Interesse: Ein öffentliches Interesse darf nicht vorliegen. Es liegt vor, wenn das friedliche Zusammenleben der Bürger über den Lebensbereich des Beschuldigten hinaus gestört ist und die spezielle Strafverfolgung ein Anliegen der Allgemeinheit ist. Z. B. ist das öffentliche Interesse berührt, wenn sich eine Gruppe von Junkies auf einem Kinderspielplatz aufhalten und ihre Spritzen dort zurücklassen.

Ermessensentscheidung: Auch § 31 a ist eine Kann-Vorschrift, das heißt, es liegt im Ermessen der Behörde, ob sie Anwendung findet oder nicht. Die Staatsanwaltschaft hat alle Umstände des Einzelfalles bei ihrer Ermessensentscheidung zu berücksichtigen. Hat die Staatsanwaltschaft Anklage erhoben, kann noch das Gericht gem. § 31 a Abs. 2 S 1 nach einer Gesamtabwägung von Strafe absehen. Diese Einstellung des Verfahrens setzt aber die Zustimmung der Staatsanwaltschaft und des Beschuldigten voraus.

VI. Therapie statt Strafvollzug § 35

Die Zurückstellung der Strafvollstreckung soll betäubungsmittelabhängigen Verurteilten sowohl den Aufschub einer noch ausstehenden als auch die Unterbrechung einer bereits begonnenen Strafvollstreckung ermöglichen.

Die Therapie tritt an Stelle der Strafe, wird auf diese angerechnet und steht somit gleichrangig neben der Strafvollstreckung. Auch bei schlechter Prognose und hoher Strafe ermöglicht diese Vorschrift sofort oder nach Absitzen eines Teils der Strafe eine Therapie, wenn eine verbindliche Erklärung über die Bereitschaft zur Therapie des Betreffenden vorliegt.

MATERIELLE VORAUSSETZUNGEN

Eine Zurückstellung der Strafvollstreckung nach § 35 setzt u. a. voraus, dass jemand

- eine Straftat begangen hat, und deshalb
- rechtskräftig verurteilt ist,
- dass der Verurteilte betäubungsmittelabhängig war und ist,
- die Straftat auf dieser Abhängigkeit beruhte – also kausal mit dieser zusammenhängt (z. B. Erwerb von Drogen),
- dass die verhängte Strafe unter zwei Jahren liegt,
- dass der Betreffende therapiebedürftig und -bereit ist,
- dass eine Kostenzusage des Kostenträgers vorliegt,
- dass der Verurteilte die Zusage für einen Therapieplatz hat und der Therapiebeginn feststeht.

FORMELLE VORAUSSETZUNGEN

Liegen die materiellen Voraussetzungen einer Zurückstellung der Strafvollstreckung vor, kann die Vollstreckungsbehörde die Vollstreckung zurückstellen, sofern

- ein Antrag des Verurteilten vorliegt,
- die Mitwirkung eines Verteidigers sichergestellt ist,

- die Zustimmung des Gerichts des ersten Rechtszuges vorliegt und
- eine Stellungnahme dieses Gerichts vorliegt.

VII. Therapie statt Strafe § 37

Wenn nach Ermittlung des Falles durch die Kriminalpolizei die Staatsanwaltschaft von hinreichendem Tatverdacht ausgeht und eine Anklageerhebung beabsichtigt, regelt § 37 die Möglichkeit, doch von einer Anklageerhebung abzusehen. Die Vorschrift soll ermöglichen, dass unter bestimmten Voraussetzungen eine begonnene Therapie fortgesetzt werden kann und nicht durch eine Hauptverhandlung oder eine Strafverbüßung abgebrochen werden muss. § 37 ermöglicht also Therapie statt Strafe, während § 35 lediglich Therapie statt Strafvollstreckung bzw. Therapie vor Strafvollstreckung ermöglicht.

MATERIELLE VORAUSSETZUNGEN

Straftat: Der Betreffende muss eine Straftat begangen haben. In Betracht kommen alle Straftaten, nicht nur Verstöße gegen das Betäubungsmittelgesetz (Diebstahl, Hehlerei, Erpressung usw.).

hinreichender Tatverdacht: Es muss ein hinreichender Verdacht, der zur Anklage führen könnte, bestehen, dass der Betreffende die Straftat begangen hat.

Betäubungsmittelabhängigkeit: Es muss wenigstens der Verdacht einer Abhängigkeit bestehen. Bei Gelegenheitskonsumenten liegt dieser z. B. nicht vor. Sie kommen somit nicht in den Genuss von Therapie statt Strafe.

Kausalität: Die Straftat muss aufgrund der Betäubungsmittelabhängigkeit begangen worden sein. Erforderlich ist ein Zusammenhang zwischen der Abhängigkeit und der Straftat. Es reicht nicht aus, dass eine entsprechende Abhängigkeit zur Tatzeit bestand. Ein Beispiel für einen solchen Zusammenhang ist der Drogenabhängige, der Diebstähle begeht, um seine Sucht zu finanzieren.

Straferwartung: Straferwartung von bis zu zwei Jahren, aber eben nicht darüber hinaus gehend.

Therapie: Der Betreffende muss sich in eine anerkannte Einrichtung begeben, die dazu dient, seine Abhängigkeit zu beheben. Es reicht aus, dass sich der Beschuldigte im Zeitpunkt der Entscheidung in Therapie befindet. Der Antritt der Behandlung muss nachgewiesen werden. Bei Abbruch der Therapie wird das Strafverfahren fortgesetzt.

Erwartung der Resozialisierung: Im Gegensatz zu § 35 ist bei § 37 eine Prognose über den Therapieerfolg zu stellen. Das freiwillige Antreten der Therapie ist für eine vorläufige Einschätzung ausreichend. Der Anwendung des § 37 steht nicht entgegen, dass der Beschuldigte ein Wiederholungstäter ist.

Abschluss der Ermittlungen: Die Ermittlungen müssen abgeschlossen sein und alle Beweismittel müssen gesichert sein. So kann im Falle eines Therapieabbruchs das Verfahren fortgeführt werden.

FORMELLE VORAUSSETZUNGEN

Ermessen der Staatsanwaltschaft: § 37 Abs. 1 ist eine Kann-Bestimmung. Das heißt, die Entscheidung Anklage zu erheben oder davon abzusehen, liegt im Ermessen der Staatsanwaltschaft. Diese hat in jedem Einzelfall zwischen dem Strafverfolgungsanspruch des Staates und dem allgemeinen und individuellen Interesse am Therapieerfolg abzuwägen.

Zuständigkeit des Gerichts: Im Gegensatz zu § 31 a bedarf die Staatsanwaltschaft bei § 37 Abs. 1 der Zustimmung des für die Eröffnung des Hauptverfahrens zuständigen Gerichts, wenn sie von der Anklage absehen will. (nach § 38 Abs. 2 gilt § 37 auch für Jugendliche und Heranwachsende)

** Gesetze ohne nähere Bezeichnung sind solche des BtMG*

Teil 8

ANHANG

Adressen und Telefonnummern von Ansprechpartnern in Deutschland

Die nach den Vergiftungszentralen aufgeführten Adressen sind nach Bundesländern und innerhalb der Bundesländer alphabetisch nach Städten geordnet. Ich habe mich um Vollständigkeit und Aktualität bemüht, doch es ist nicht auszuschließen, dass die ein oder andere wichtige Adresse fehlt. Schon jetzt bitte ich dafür um Nachsicht. Falls eine Adresse oder Telefonnummer im Laufe der Zeit geändert wird, erfährt man die Anschrift möglicher Hilfsangebote über die jeweilige Stadtverwaltung oder über Suchmaschinen im Internet. Stichwort Internet: Gute Beratungsangebote bieten z.B. www.dancecube.de, www.dhs. de, www.drogenhilfe-koeln.de und www.drugcom.de

Telefonische Informationen bietet die Bundeszentrale für gesundheitliche Aufklärung (BzgA): 0221-89 20 31.

ANSPRECHPARTNER AUF BUNDESEBENE

Bundesverband der Elternkreise drogengefährdeter und drogenabhängiger Jugendlicher e.V.
Ansbacher Str. 11,
10787 Berlin
Tel: 030-556 70 20
Fax: 030-556 70 021

Bundesministerium für Gesundheit
Am Probsthof 78a,
53121 Bonn
Tel: 0228-941-0
Fax: 0228-941 49-37/39/71

Deutsche Hauptstelle gegen die Suchtgefahren
Westring 2
59065 Hamm
02381-9015-0

Raucher-Telefon des Deutschen Krebsforschungszentrums
Im Neuenheimer Feld 280
69120 Heidelberg
Tel: 06221 424200

Bundesverband für stationäre Suchtkrankenhilfe e.V.
Kurt-Schumacher Str. 2
34117 Kassel
Tel: 0561-77 93 5
Fax: 0561-10 28 83

VERGIFTUNGS-ZENTRALEN

Der Notruf (bundesweit) ist: Tel: 112.

Im Internet kann man sich bei Vergiftungen z.B. informieren über www.meb.uni-bonn.de/giftzentrale, www.giftnotruf.de, www.giftberatung.de, www.giz-nord.de, www.giftinfo.uni-mainz.de, www.toxinfo.org, www.giftinformation.de

Beratungsstelle für Vergiftungserscheinungen
Spandauer Damm 130
14050 Berlin
Tel: 030-192 40

Virchow-Klinikum, Giftinformationszentrum
Augustenburger Platz 1
13353 Berlin
Tel: 030-450-55 35 55 oder -55 39 09

Informationszentrale gegen Vergiftungen, Universitäts-Kinderklinik
Adenauerallee 119
53113 Bonn
Tel: 0228-287-3211

Institut für Pharmakologie und Toxikologie der Techn. Universität
Mendelssohnstraße 1
38106 Braunschweig
Tel: 0531-391 5665

Gemeinsames Giftinformationszentrum der Länder Mecklenburg-Vorpommern, Sachsen, Sachsen-Anhalt und Thüringen, c/o Klinikum Erfurt
Nordhäuser Str. 74
99089 Erfurt
Tel: 0361-73073-0

Informationszentrale für Vergiftungen, Universitäts-Kinderklinik
Mathildestr. 1
70196 Freiburg
Tel: tagsüber: 0761-2700-4300 oder -4301; nachts -4361

Giftinformationszentrum Nord
Robert-Koch-Str. 40
37075 Göttingen
Tel: 0551-19240

Universitätsklinik für Kinder- und Jugendmedizin
66421 Homburg/Saar
Tel: 06841-162257 und 162846

Beratungsstelle bei Vergiftungen, II. Medizinische Klinik und Poliklinik der Johannes-Gutenberg-Universität
Langenbeckstraße 1
55131 Mainz
Tel: 06131-232 466 oder 06131-19240

Giftnotruf München
Ismaninger Str. 22

81675 München,
Tel: 089-19240

2. Medizinische Klinik
der Städt. Krankenanstalten
Flurstraße 17
90419 Nürnberg
Tel: 0911-398 2451

BERATUNGS- UND THERAPIEANGEBOTE

BADEN-WÜRTTEMBERG

Caritasverband Ostwürttemberg e.V, Psychosoziale Beratungsstelle für Suchtkranke
Weidenfelder Straße 12
73430 Aalen
Tel: 07361-590-60

Diakonische Bezirksstelle Aalen
Marienstraße 12
73431 Aalen
Tel: 07361-32726

Ostalbkreis, Gesundheitsamt
Ziegelstraße 27
73431 Aalen
Tel: 07361-9303-0

Badischer Landesverband gegen die Suchtgefahren e.V., Psychosoziale Beraungsstelle für Suchtkranke
Friedrichstraße 1
77855 Achern
Tel: 07841-699021
oder -204 836

Badischer Landesverband gegen die Suchtgefahren e.V.
Hauptstr. 116a,
77855 Achern
Tel: 07841-699021

Caritasverband für die Diözese Rottenburg-Stuttgart e.V., Psychosoziale Beratung
Albertstraße 8
71522 Backnang
Tel: 07191-1699

Diakonische Bezirksstelle Backnang, Alkohol- und Drogenberatung
Eduard-Breuninger-Straße 47
71522 Backnang
Tel: 07191-1566

Beratungsstelle für Jugend- und Drogenprobleme
Ooser Gartenstr. 2
76532 Baden-Baden
Tel: 07221-55903
Fax: 07221-55904

Psychosoziale Beratungsstelle für Alkohol- und Medikamentenprobleme
Sinzheimer Str. 38
76532 Baden-Baden
Tel: 07221-61698
Fax: 07221-61699

Arbeitsgemeinschaft für Gefährdeten-Hilfe und Jugendschutz e.V., Psychosoziale Beratungs- und ambulante Behandlungsstelle
Bahnhofplatz 3
97980 Bad Mergentheim
Tel: 07931-6362

Diakonisches Werk, Beratungsstelle für Suchtkranke
Auf dem Graben 23
72336 Balingen
Tel: 07433-7066

Landratsamt Zollernalbkreis, Gesundheitsamt
Beckstraße 5
72336 Balingen
Tel: 07433-92-1541

Caritasverband der Diözese Rottenburg-Stuttgart e.V. Psychosoziale Beratungsstelle für Suchtkranke
Ehinger-Tor-Platz 3
88400 Biberach a. d. Riß
Tel: 07351-5049-0

Blaues Kreuz in Deutschland e.V., Beratungsstelle für Suchtkranke
Rollinstraße 28
88400 Biberach a. d. Riß
Tel: 07351-71367

Diakonisches Werk, Beratungsstelle für Suchtkranke
Am Japangarten 6
74321 Bietigheim-Bissingen
Tel: 07142-9743-0

Ev. Kreisdiakoniestelle und Diakonische Bezirksstelle, Psychosoziale Beratungsdienste
Landhausstraße 58
71032 Böblingen
Tel: 07031-2165-10

Arbeitsgemeinschaft für Gefährdeten-Hilfe und Jugendschutz e.V., Psychosoziale Beratungs- und Behandlungsstelle
Kolpingstraße 14
79206 Breisach
Tel: 07667-299

Ev. Stadtmission Heidelberg e.V., Beratungsstelle für Drogenfragen
Melanchtonstraße 45
75015 Bretten
Tel: 07252-957007

Arbeitsgemeinschaft für Gefährdeten-Hilfe und Jugendschutz e.V., Beratungs- und Behandlungsstelle für Suchtkranke
Karlsruher Straße 20
76646 Bruchsal
Tel: 07251-93181-0

Badischer Landesverband gegen die Suchtgefahren e.V. Beratungsstelle für Alkohol- und Drogenprobleme
Seilersbahn 4
76646 Bruchsal
Tel: 07251-82141

Psychosoziale Beratungsstelle
Linsengasse 7
74722 Buchen
Tel: 06281 8833

Landratsamt Neckar-Odenwaldkreis Gesundheitsamt
Dr.-Konrad-Adenauer-Straße 37

74722 Buchen/Odenwald
Tel: 06281-5244-0

Badischer Landesverband
gegen die Suchtgefahren e.V.
Beratungsstelle
Aloys-Schreiber-Straße 10
77815 Bühl in Baden
Tel: 07223-1071

Badischer Landesverband gegen
die Suchtgefahren e.V.
Beratungsstelle für Alkohol-
und Medikamentenprobleme
Bahnhofstraße 31
75365 Calw
Tel: 07051-93616 oder -40313

Jugend- und
Drogenberatungsstelle
Bischofstraße 4
75365 Calw
Tel: 07051-925083

Diakonisches Werk
Suchtberatung
Langestraße 35
74564 Crailsheim
Tel: 07951-42028

Diakonische Bezirksstelle
Ditzingen
Mittlere Straße 17
71254 Ditzingen
Tel: 07156-32458

Arbeitsgemeinschaft für Gefähr-
deten-Hilfe und Jugendschutz
e.V., Psychosoziale Beratungs-
und Behandlungsstelle
für Suchtprobleme
An der Donauhalle 5
78166 Donaueschingen
Tel: 0771-5187

Badischer Landesverband
gegen die Suchtgefahren e.V.,
Beratungsstelle für
Suchtkranke
Schulstr. 13
78166 Donaueschingen
Tel: 0771-4856

Landratsamt Emmendingen,
Gesundheitsamt
Hochburger Straße 24
79312 Emmendingen
Tel: 07641-451-501

Badischer Landesverband gegen
die Suchtgefahren e.V., Bera-
tungs- und Behandlungsstelle für
Alkohol- und Drogenprobleme
Karl-Friedrich-Straße 3
79312 Emmendingen
Tel: 07641-7315

Arbeitsgemeinschaft für Gefähr-
deten-Hilfe und Jugendschutz
e.V., Jugend- und Drogen-
beratung EMMA
Liebensteinstraße 11
79312 Emmendingen
Tel: 07641-41970

Landratsamt Esslingen
Gesundheitsamt
Beblinger Straße 2
73728 Esslingen
Tel: 0711-3990660

Landratsamt Esslingen
Suchtprophylaxe
Pulverwiesen 11
73728 Esslingen
Tel: 0711-3902-2571

Caritasverband für den
Landkreis Karlsruhe,
Bezirksverband Ettlingen,
Psychosoziale Beratungsstelle
Lorenz-Werthmann-Straße 2
76275 Ettlingen
Tel: 07243-515140

Badischer Landesverband gegen
die Suchtgefahren e.V., Jugend-
und Drogenberatungsstelle
Schillerstraße 15
76275 Ettlingen
Tel: 07243-4050

Arbeitsgemeinschaft für Gefährde-
ten- Hilfe und Jugendschutz e.V.,
Modellprojekt Arbeit mit Kindern
von Suchtkranken (MAKS)
Kartäuserstraße 77
79104 Freiburg
Tel: 0761-33216

Arbeiterwohlfahrt
Kreisverband Freiburg e.V.,
Jugend- und
Drogenberatungsstelle
Faulerstraße 8
79098 Freiburg
Tel: 0761-33511

Frauen Zimmer, Suchtberatungs-
stelle für Frauen und Mädchen
Adlerstr. 12
79098 Freiburg
Tel: 0761-32211

Arbeiterwohlfahrt Kreisverband
Freiburg e.V., Suchtberatungs-
stelle, Nachsorgeberatung
Torplatz 2
79100 Freiburg
Tel: 0761-29877

Arbeitsgemeinschaft für
Gefährdeten-Hilfe und
Jugendschutz e.V.
Oberau 21
79102 Freiburg
Tel: 0761-21807-0

Arbeitsgemeinschaft für Gefähr-
detenhilfe und Jugendschutz e.V.,
Beratungs- und Behandlungsstel-
le für Suchtgefährdete, Sucht-
kranke und Angehörige
Oberau 20
79102 Freiburg
Tel: 0761-207620

Beratungs- und Behandlungs-
stelle für Suchtkranke
Schwarzwaldstraße 24
79102 Freiburg
Tel: 0761-21807-50

Badischer Landesverband
gegen die Suchtgefahren e.V.,
Beratungs- und
Behandlungsstelle für
Alkohol- und
Drogenprobleme
Uhlandstraße 11
79102 Freiburg
Tel: 0761-74112

Stadt Freiburg, Beauftragter
für Suchtprophylaxe
Hermann-Herder-Straße 6
79104 Freiburg
Tel: 0761-201-3754

Arbeitsgemeinschaft für Gefährdeten-Hilfe und Jugendschutz e.V., Modellprojekt Arbeit mit Kindern von Suchtkranken (MAKS)
Kartäuserstraße 77
79104 Freiburg
Tel: 0761-33388

Arbeiterwohlfahrt Kreisverband Freiburg e.V.
Praxis für Drogenabhängige
Rheinstraße 34
79104 Freiburg
Tel: 0761-207660

Landratsamt Breisgau-Hochschwarzwald, Beauftragter für Suchtprophylaxe
Stadtstraße 2
79104 Freiburg
Tel: 0761-2187-0

Ev. Stadtmission Freiburg e.V., Beratungsstelle für Suchtgefährdete und Suchtkranke
Lehener Straße 54a
79106 Freiburg
Tel: 0761-285830-0

Diakonisches Werk Freudenstadt e.V., Psychosoziale Beratungs- und ambulante Behandlungsstelle
Herrenfelder Straße 26
72250 Freudenstadt
Tel: 07441-8840-0

Caritasverband für Württemberg e.V., Psychosoziale Beratungs- und Behandlungsstelle für Suchtkranke
Katharinenstraße 16
88045 Friedrichshafen
Tel: 07541-3000-30

Landratsamt des Bodenseekreises, Staatliches Gesundheitsamt
Schmidstraße 7
88045 Friedrichshafen
Tel: 07541-2079-0

Diakonisches Werk, Bezirksstelle, Psychosoziale Suchtberatungs- und -behandlungsstelle
Ailingerstraße 33
88046 Friedrichshafen
Tel: 07541-32350

Landkreis Göppingen, Gesundheitsamt
Burgstraße 14
73033 Göppingen
Tel: 07161-9743-0

Diakonisches Werk Suchtkrankenberatungsstelle
Pfarrstraße 45
73033 Göppingen
Tel: 07161-96367-70

free clinic e.V., Psychosoziale und Suchtberatungsstelle
Rohrbacher Straße 87
69115 Heidelberg
Tel: 06221-12131

Psychosoziale Beratungs- und Behandlungsstelle f. Suchtgefährdete und Suchtkranke
Bahnhofstr. 55 - 57
69115 Heidelberg
Tel: 06221-29051

Ev. Stadtmission Heidelberg e.V., Psychosoziale Beratungs- und Behandlungsstelle
Landfriedstraße 16
69117 Heidelberg
Tel: 06221-90536-0

Aktionsgemeinschaft Drogenberatung e.V. Drogenberatungsstelle
Theaterstraße 9
69117 Heidelberg
Tel: 06221-23432

Landratsamt Heidenheim, Staatliches Gesundheitsamt
Karlstraße 17
89518 Heidenheim a. d. Brenz
Tel: 07321-38-0

Diakonisches Werk im ev. Kirchenbezirk Heidenheim e.V., Suchtberatung
Hintere Gasse 64
89522 Heidenheim a. d. Brenz
Tel: 07321-9378-40

Caritasverband für die Diözese Rottenburg-Stuttgart e.V. Psychosoziale Beratungsstelle
Gymnasiumstraße 34
74072 Heilbronn
Tel: 07131-85010

Kreisdiakoniestelle Beratungs- und Behandlungsstelle für Suchtkranke
Schellengasse 7
74072 Heilbronn
Tel: 07131-964450

Jugend- und Drogenberatung Heilbronn
Karlstr. 15
74072 Heilbronn
Tel: 07131-10027

Verein Suchtkrankenhilfe e.V. Teestube
Neckarsulmer Straße 9
74076 Heilbronn
Tel: 07131-179890

Verein für Jugendhilfe e.V. Jugend- und Drogenberatungsstelle
Bahnhofstraße 47
71083 Herrenberg
Tel: 07032-6168

Badischer Landesverband gegen die Suchtgefahren e.V.
Marktplatz 27
72160 Horb
Tel: 07451-622479

Diakonische Bezirksstelle Psychosoziale Beratungsstelle
Ihlinger Straße 33
72160 Horb
Tel: 07451-4059

Arbeiterwohlfahrt Kreisverband Karlsruhe Stadt e.V., Beratungsstelle für Drogenabhängige Eltern und ihre Kinder
Kronenstraße 15
76133 Karlsruhe
Tel: 0721-3500747

Arbeiterwohlfahrt Kreisverband Karlsruhe Stadt e.V., Anlauf- und Kontaktstelle für DroengebraucherInnen »Get-in«

Kriegsstr. 16
76133 Karlsruhe
Tel: 0721-375635

Badischer Landesverband gegen die Suchtgefahren, Psychosoziale Beratungs- und Behandlungsstelle
Karlstr. 61
76133 Karlsruhe
Tel: 0721-29849

Diakonisches Werk Pychosoziale Beratungs- und Behandlungsstelle
Bunsenstr.10
76135 Karlsruhe
Tel: 0721-850230

Diakonisches Werk Karlsruhe e.V., Psychosoziale Beratungs- und Behandlungsstelle
Stephanienstr. 98
76133 Karlsruhe
Tel: 0721-167-292

Stadt Karlsruhe Jugend- und Drogenberatung
Kaiserstr. 64
76133 Karlsruhe
Tel: 0721-133-5391

Badischer Landesverband gegen die Suchtgefahren e.V. Drogenberatung
Bankstraße 5
77694 Kehl
Tel: 07851-2923

Caritasverband, Psychosoziale Beratungs- und Behandlungsstelle
Hauptstraße 60
77694 Kehl
Tel: 07851-2148

Landkreis Esslingen, Jugend- und Drogenberatung
Marktstraße 48
73230 Kirchheim/Teck
Tel: 07021-97043-0

Badischer Landesverband gegen die Suchtgefahren e.V., Psychosoziale Beratungsstelle für Alkohol- und Medikamentenprobleme
Bodanplatz 4
78462 Konstanz
Tel: 07531-29757

Badischer Landesverband gegen die Suchtgefahren e.V., Psychosoziale Beratungsstelle für Alkohol- und Medikamentenprobleme
Rheingutstraße 7
78462 Konstanz
Tel: 0753-29757

Suchtberatung Landkreis Konstanz, Drogenberatungsstelle
Untere Laube 11
78462 Konstanz
Tel: 07531-919191

Landratsamt Hohenlohekreis, Sozial- und Jugendamt
Allee 17
74653 Künzelsau
Tel: 07940-18-289

Suchtberatung Hohenlohekreis
Amrichshäuser Straße 4
74653 Künzelsau
Tel: 07940-8966

Landratsamt Hohenlohekreis, Gesundheitsamt
Schulstraße 12
74653 Künzelsau
Tel: 07940-9221-0

Drogenhilfe Lahr e.V., Jugend- und Drogenberatungsstelle
Goethestraße 10
77933 Lahr
Tel: 07821-21873

Psychosoziale Beratungsstelle für Alkohol und Medikamente
Friedrichstr. 3
77933 Lahr
Tel: 07821-1842

Caritasverband Darmstadt e.V., Beratungs- und Behandlungsstelle
Wilhelmstraße 70
68623 Lampertheim
Tel: 06206-910416

Arbeiterwohlfahrt, PRISMA, Jugend- und Drogenberatung
Wormser Straße 19
68623 Lampertheim
Tel: 06206-54800

Verein für Jugendhilfe e.V., Jugend- und Drogenberatungsstelle
Marktplatz 13
71229 Leonberg
Tel: 07152-26051

Beratungsstelle für Suchtgefährdete und Suchtkranke
Tumringer Straße 229
79539 Lörrach
Tel: 07621-84604

Blaues Kreuz, Suchtkrankenhilfe
Spitalstraße 60
79539 Lörrach
Tel: 07621-44612

Arbeitskreis Rauschmittel (AKRM) e.V., Beratungsstelle
Spitalstraße 68
79539 Lörrach
Tel: 07621-956789-0 oder 2085

Badischer Landesverband gegen die Suchtgefahren e.V., Beratungsstelle für Suchtgefährdete und Suchtkranke
Tumringer Straße 229
79539 Lörrach
Tel: 07621-84604

Diakonische Bezirksstelle, Beratungs- und Behandlungsstelle für Suchtkranke
Mörikestraße 21
71636 Ludwigsburg
Tel: 07142-41012

Caritasverband für den Kreis Ludwigsburg e.V., Psychosoziale Beratungsstelle, Suchtkrankenhilfe
Mömpelgardstraße 4
71640 Ludwigsburg
Tel: 07141-924061

Institut für Sozialtherapie, Beratung und Behandlung bei Abhängigkeitserkrankungen
Dorfmitte 1
74535 Mainhardt
Tel: 07903-1409

Arbeitsgemeinschaft des Mannheimer, Therapiezentrums für Abhängigkeitskranke e.V., Suchtberatungsstelle
Adlerstraße 57
68119 Mannheim
Tel: 0621-857109

Diakonisches Werk, Beratungs- und Behandlungsstelle für Alkohol- und Medikamentenabhängige
M 7, 22
68161 Mannheim
Tel: 0621-12989-0
Fax: 0621-12989-22

Caritasverband Mannheim e.V., Psychosoziale Beratungsstelle, Suchtkrankenberatung
D 7,5
68159 Mannheim
Tel: 0621-24875

Drogenverein Mannheim e.V., Jugend- und Drogenberatungsstelle
K 3/ 11-14
68159 Mannheim
Tel: 0621-15900-0

Game Over Drogenverein Mannheim e.V.
K3 11-14
68159 Mannheim
Tel: 0621 105511

Stadt Mannheim, Gesundheitsamt
L 1/ 1
68161 Mannheim
Tel: 0621-293-2230

Badischer Landesverband gegen die Suchtgefahren e.V.
Tattersallstraße 35
68165 Mannheim
Tel: 0621-23991

Diakonische Bezirksstelle, Beratungs- und Behandlungsstelle für Suchtkranke
Schillerstraße 6
71672 Marbach
Tel: 07142-41012

Landratsamt Neckar-Odenwaldkreis, Gesundheitsamt
Alte Schefflenzer Steige 8
74821 Mosbach
Tel: 06261-9320-0

Badischer Landesverband gegen die Suchtgefahren e.V., Beratungsstelle für Alkohol- und Drogenprobleme
Forstraße 2, 74821 Mosbach
Tel: 06261-18832 oder -5110

Badischer Landesverband gegen die Suchtgefahren e.V., Jugend- und Drogenberatungsstelle
Renzstraße 8
74821 Mosbach
Tel: 06261-18696

Arbeitsgemeinschaft für Gefährdeten-Hilfe und Jugendschutz e.V., Beratungs- und Behandlungsstelle für Suchtkranke
Moltkestraße 1
79379 Müllheim
Tel: 07631-5015 oder -172235

Psychosoziale Beratungs- und Behandlungsstelle, für Alkohol- und Drogenprobleme
Hebelstraße 2
79379 Müllheim
Tel: 07631-8254

Psychosoziale Beratungsstelle, Suchtberatung
Kirchstraße 17
72622 Nürtingen
Tel: 07022-93244-0

Drogenberatung, Kontaktladen
Metzinger Straße 35
72622 Nürtingen
Tel: 07022-8508

Badischer Landesverband gegen die Suchtgefahren e.V., Beratungs- und Behandlungsstelle für Alkohol- und Drogenprobleme
Im Alten Rathaus, 78727 Oberndorf am Neckar
Tel: 07423-82719

Badischer Landesverband gegen die Suchtgefahren e.V,
Beratungs- und Behandlungsstelle für Alkohol- und Drogenprobleme
Obertorplatz 5
78727 Oberndorf am Neckar
Tel: 07423-80820

Suchtberatung Hohenlohekreis
Tiele-Winckler-Straße 56
74613 Öhringen
Tel: 07941-2022

Badischer Landesverband gegen die Suchtgefahren e.V.
Alte Langestr.5
77652 Offenburg
Tel: 0781-9708430

Badischer Landesverband gegen die Suchtgefahren e.V., Beratungsstelle für Alkohol- und Medikamentenprobleme
Grabenallee 5
77652 Offenburg
Tel: 0781-24120

Diakonisches Werk im Ortenaukreis e.V., Beratungsstelle
Okenstraße 8
77652 Offenburg
Tel: 0781-92222-1

Stadt Ostfildern, Sozialamt, Suchtberatung
Ruiter Straße 1
73760 Ostfildern
Tel: 0711-3404-531

Zentrum Zinsholz
Zinsholzstraße 1
73760 Ostfildern
Tel: 0711-3400292

Badischer Landesverband gegen die Suchtgefahren e.V., Beratungsstelle für Alkohol- und Medikamentenprobleme
Luisenstr. 54-56
75172 Pforzheim
Tel: 07231-32112 und 354810

Diakonisches Werk Pforzheim Stadt e.V., Beratungsstelle für Suchtabhängige und -gefährdete
Baumgäßchen 1

75172 Pforzheim
Tel: 07231-313111

Aktionsgemeinschaft Drogen Pforzheim e.V., Jugend- und Drogenberatungsstelle
Schießhausstraße 6
75173 Pforzheim
Tel: 07231-922770

Landratsamt Enzkreis, Gesundheitsamt
Blumenthalstraße 6
75177 Pforzheim
Tel: 07231-308-0

Badischer Landesverband gegen die Suchtgefahren e.V., Beratungsstelle für Alkohol- und Drogenprobleme
Hessenstraße 1
75177 Pforzheim
Tel: 07231-32112

Landratsamt Enzkreis, Koordinationsstelle für Suchtprophylaxe
Zähringer Allee 3
75177 Pforzheim
Tel: 072131-308-75

Badischer Landesverband gegen die Suchtgefahren e.V., Beratungs- und Behandlungsstelle für Alkohol- und Medikamentenprobleme
Höllstraße 17
78315 Radolfzell
Tel: 07732-960412

Badischer Landesverband gegen die Suchtgefahren e.V., Beratungsstelle für Alkohol- und Drogenprobleme
Ritterstraße 19a
76437 Rastatt
Tel: 07222-37555

Evgl. Kirche, Psychosoziale Beratungs- und Behandlungsstelle für Suchtkranke
Oberamteigasse 1
88214 Ravensburg
Tel: 0751-3054

Caritasverband der Diözese Rottenburg-Stuttgart e.V., Psychosoziale Beratungsstelle für Suchtkranke
Schwanenstraße 5
88214 Ravensburg
Tel: 0751-36256-80

Drogenberatung, Psychosoziale Beratungs- und Behandlungsstelle
Metzgerstraße 67
72764 Reutlingen
Tel: 07121-1655-0

Diakonisches Werk, Beratungs- und Behandlungsstelle für Suchtgefährdete und Suchtkranke
Planie 17
72764 Reutlingen
Tel: 07121-9486-15

Landratsamt Rottweil, Gesundheitsamt
Bismarckstraße 19
78628 Rottweil
Tel: 0741-7445-37

Badischer Landesverband gegen die Suchtgefahren e.V., Beratungsstelle für Alkohol, -Drogen und Medikamentenprobleme
Schramberger Straße 23
78628 Rottweil
Tel: 0741-8082-0

Diakonisches Werk, Suchtberatungsstelle
Kirchplatz 1
73614 Schorndorf
Tel: 07181-929831

Badischer Landesverband gegen die Suchtgefahren e.V., Beratungs- und Behandlungsstelle für Alkohol- und Drogenprobleme
Tiersteinstraße 22
78713 Schramberg
Tel: 07422-22306

Caritasverband für die Diözese Rottenburg-Stuttgart e.V., Bezirksstelle, Beratungsstelle für Suchtkranke
Parlerstraße 29
73525 Schwäbisch-Gmünd
Tel: 07171-63015

Psychosoziale Beratungsstelle der Diakonie
Gemeindehausstr. 7
73525 Schwäbisch-Gmünd
Tel: 07171-63244

Psychosoziale Beratungsstelle, Sozialberatung
Milchgässle 11
73525 Schwäbisch-Gmünd
Tel: 07171-605560

Diakonisches Werk, Suchtberatung, Psychosoziale Beratungsstelle
Am Schuppach 5
74523 Schwäbisch Hall
Tel: 0791-72003

Landratsamt Schwäbisch Hall, Gesundheitsamt, Beratungsstelle
Bahnhofstraße 26
74523 Schwäbisch Hall
Tel: 0791-97865-0

Arbeitsgemeinschaft für Gefährdeten-Hilfe und Jugendschutz e.V., Psychosoziale Beratungs- und ambulante Behandlungsstelle
Karlstraße 29
72488 Sigmaringen
Tel: 07571-4188

Landratsamt Sigmaringen, Gesundheitsamt
Karlstraße 38
72488 Sigmaringen
Tel: 07571-102-808

Verein für Jugendhilfe e.V., Jugend- und Drogenberatungsstelle
Alexanderstraße 6
71063 Sindelfingen
Tel: 07031-815011

Badischer Landesverband gegen die Suchtgefahren e.V., Psychosoziale Beratungsstelle bei Alkohol- und Medikamentenproblemen
Hegaustraße 27a
78224 Singen
Tel: 07731-61787

Drogenhilfe Konstanz e.V., Drogenberatung

Mühlenstraße 17
78224 Singen
Tel: 07731-61497

Badischer Landesverband
gegen die Suchtgefahren e.V.
Sallancher Str.2
78549 Spaichingen
Tel: 07424-504027

Badischer Landesverband gegen
die Suchtgefahren e.V., Bera-
tungs- und Behandlungsstelle
für Suchtkranke, Jugend-
und Drogenberatung
Marktplatz
78549 Spaichingen
Tel: 07424-70946

Badischer Landesverband gegen
die Suchtgefahren e.V., Bera-
tungsstelle für Suchtgefährdete
und -kranke, »Haus Arche«
Bundesstraße 20
78112 St. Georgen
Tel: 07724-5292

Badischer Landesverband
gegen die Suchtgefahren e.V.,
Psychosoziale Beratungsstelle
für Alkohol- und Medi-
kamentenprobleme
Am Stadtgarten 10
78333 Stockach
Tel: 0777-4799

Landeshauptstadt Stuttgart,
Suchthilfe Koordination
Eberhardstraße 61
70173 Stuttgart
Tel: 0711-216-7474

Landeshauptstadt Stuttgart,
Gesundheitsamt, Beratungs-
und Betreuungsstelle für
Abhängigkeitskranke und
-gefährdete
Bismarckstraße 3
70176 Stuttgart
Tel: 0711-216-0

Blaues Kreuz Stuttgart e.V.,
Suchtkrankenberatungsstelle
Senefelder Straße 109
70176 Stuttgart
Tel: 0711-2238088

Therapiezentrum der
Gerhard-Alber-Stiftung
Christophstraße 8
70178 Stuttgart
Tel: 0711-966966-1

Release Stuttgart e.V., Beratung
und Hilfe bei Drogenproblemen
Furthbachstraße 10
70178 Stuttgart
Tel: 0711-26843230
oder -261342

LAGAYA,
Frauen-Sucht-Beratungsstelle
Hohenstaufenstraße 17b
70178 Stuttgart
Tel: 0711-6405490

Caritasverband für
Stuttgart e.V., Suchthilfen
Paulinenstraße 47
70178 Stuttgart
Tel: 0711-66834-10

Caritasverband für Stuttgart
e.V., Fachdienst Drogen
Heusteigstraße 20
70182 Stuttgart
Tel: 0711-2364626

Aktion Jugendschutz,
Landesarbeitsstelle
Baden-Württemberg e.V.
Stafflenbergstraße 44
70184 Stuttgart
Tel: 0711-23737-0

Caritasverband für Stuttgart
e.V., Beratungs- und Behand-
lungsstelle für Suchtkranke
und -gefährdete
Strombergstraße 11
70188 Stuttgart
Tel: 0711-2809-152

Ev. Gesellschaft
Suchtberatungsstelle
Büchsenstr. 34-36
70174 Stuttgart
Tel: 0711-2054345

Release Stuttgart e.V.,
Beratung und Hilfe
bei Drogenproblemen
Neckarstraße 233
70190 Stuttgart
Tel: 0711-261342

Arbeitsgemeinschaft für Gefähr-
deten-Hilfe und Jugendschutz
e.V., Psychosoziale Beratungs-
und Behandlungsstelle
Schloßplatz 6
97941 Tauberbischofsheim
Tel: 09341-1677

Arbeitsgemeinschaft für Gefähr-
deten-Hilfe und Jugendschutz
e.V., Beratungsstelle
Adolf-Kolping-Straße 19
79822 Titisee-Neustadt
Tel: 07651-5175

Badischer Landesverband gegen
die Suchtgefahren e.V., Bera-
tungs- und Behandlungsstelle für
Alkohol- und Drogenprobleme
Schillerstraße 12
79822 Titisee-Neustadt
Tel: 07651-2422

Badischer Landesverband gegen
die Suchtgefahren e.V., Bera-
tungs- und Behandlungsstelle
für für Suchtkranke, Jugend-
u. Drogenberatung
Rosenstr.8
78647 Trossingen
Tel: 07425 32215

Badischer Landesverband
gegen die Suchtgefahren e.V.,
Beratungs- und
Behandlungsstelle
für Suchtkranke, Jugend-
u. Drogenberatung
Ernst-Hohner-Straße 14
78647 Trossingen
Tel: 07425-1244

Drogenhilfe Tübingen e.V.,
Kontaktladen
Kelternstraße 30
72070 Tübingen
Tel: 07071-41113

Drogenhilfe Tübingen e.V.,
Beratungsstelle
Westbahnhofstraße 2
72070 Tübingen
Tel: 07071-43031

Stadt Tübingen, Gesundheitsamt
Europastraße 6
72072 Tübingen
Tel: 07071-207-0

Diakonisches Werk Tübingen e.V., Suchtberatung
Hechinger Straße 13
72072 Tübingen
Tel: 07071-9304-74

Drogenhilfe Tübingen e.V., Therapiezentrum
Bebenhäuser Straße 17
72074 Tübingen
Tel: 07071-9266-0

Badischer Landesverband gegen die Suchtgefahren e.V., Drogenberatungsstelle
Bahnhofstraße 8
78532 Tuttlingen
Tel: 07461-14324

Badischer Landesverband gegen die Suchtgefahren e.V., Beratungs- und Behandlungsstelle für Alkohol- und Drogenprobleme
Königsstraße 64
78532 Tuttlingen
Tel: 07461-71546

Landratsamt Bodenseekreis, Gesundheitsamt
Mühlenstraße 26
88662 Überlingen
Tel: 07551-836-333

Caritasverband der Diözese Rottenburg-Stuttgart e.V., Psychosoziale Beratungsstelle für Suchtkranke
Baldingerweg 4
89073 Ulm
Tel: 0731-9316550

Kreisdiakoniestelle, Beratungsstelle für Suchtkranke
Promenade 26
89073 Ulm
Tel: 0731-96708-31

Drogenhilfe Ulm-Alb-Donau e.V., Drogenberatungsstelle, Teehaus
Radgasse 3
89073 Ulm
Tel: 0731-24066

Diakonische Bezirksstelle, Beratungs- und Behandlungsstelle für Suchtkranke
Heilbronner Straße 19
71665 Vaihingen
Tel: 07142-41012

Zentrale Kontaktstelle für Alkoholkranke und Medikamentenabhängige e.V., Beratungsstelle
Amastraße 26
68519 Viernheim
Tel: 06204-79669

Caritasverband Darmstadt e.V., Beratungsstelle
Jägerstraße 18
68519 Viernheim
Tel: 06204-912675

Badischer Landesverband gegen die Suchtgefahren e.V., Jugend- und Drogenberatungsstelle
Großherzog-Karl-Straße 6
78050 Villingen-Schwenningen
Tel: 07721-903272

Psychosoziale Beratungs- und Behandlungsstelle für Alkohol- und Drogenprobleme
Schlachthausstraße 9
78050 Villingen-Schwenningen
Tel: 07721-903370

Diakonisches Werk, Haus der Diakonie, Drogenberatung
Theodor-Kaiser-Straße 33/I,
71332 Waiblingen
Tel: 07151-95919-19

Badischer Landesverband gegen die Suchtgefahren e.V., Beratungs- und Behandlungsstelle für Alkoholkranke und Angehörige
Langestraße 76
79183 Waldkirch
Tel: 07681-24623 oder -3891

Badischer Landesverband gegen die Suchtgefahren e.V., Beratungsstelle für Alkohol- und Medikamentenprobleme
Kaiserstraße 17
79761 Waldshut
Tel: 07751-910150

Badischer Landesverband gegen die Suchtgefahren e.V., Jugend- und Drogenberatungsstelle
Ziegelfeldstraße 19
79761 Waldshut
Tel: 07751-70650

Psychosoziale Beratungsstelle der Caritas Bodensee Oberschwaben
Isnyer Str. 25
88239 Wangen
Tel: 07522-6075
Fax: 07522-6076

Badischer Landesverband gegen die Suchtgefahren e.V.
Gosheimer Str.14-18
78564 Wehingen
Tel: 07426-94700

Suchtberatung Weinheim e.V., Psychosoziale Beratungs- und Behandlungsstelle
Händelstraße 48a
69469 Weinheim/Bergstraße
Tel: 06201-62542

Diakonische Bezirksstelle Welzheim
Johann-von-Hieber-Straße 7
73642 Welzheim
Tel: 07182-7375

Arbeitsgemeinschaft für Gefährdeten-Hilfe und Jugendschutz e.V., Psychosoziale Beratungs- und ambulante Behandlungsstelle
Schützenstraße 13
97877 Wertheim
Tel: 09342-1233

Aktionsgemeinschaft Drogenberatung e.V., Beratungsstelle
Zur Helde 5
69168 Wiesloch
Tel: 06222-52088

Badischer Landesverband gegen die Suchtgefahren e.V., Städtisches Krankenhaus
Schopfheimer Str. 55

79669 Zell im Wiesental
Tel: 07623-61046

BAYERN

Landratsamt Aichach-Friedberg, Staatliches Gesundheitsamt
Schloßplatz 5
86551 Aichach
Tel: 08251-92-0

Diakonisches Werk, Sozialberatung, Suchtberatung
Oberer Markt 21
90518 Altdorf
Tel: 09187-80232

Landratsamt Altötting, Staatliches Gesundheitsamt, Suchtberatung
Neuöttinger Straße 10
84503 Altötting
Tel: 08671-13075

Caritasverband Amberg e.V., Fachambulanz für Suchtprobleme, Beratungsstelle für Alkohol- und Drogenfragen
Luitpoldstraße 2
92224 Amberg
Tel: 09621-4755-40

Innere Mission Ansbach e.V., Drogenberatungsstelle
Karolinenstraße 29
91522 Ansbach
Tel: 0981-9690611

Caritasverband Aschaffenburg e.V., Psychosoziale Beratungsstelle für Suchtprobleme
Treibgasse 26
63739 Aschaffenburg
Tel: 06021-392-208

Drogenhilfe Schwaben e.V., Beratungsstelle
Johannes-Rösle-Str. 6
86152 Augsburg
Tel: 0821-3439010

Drogenhilfe Schwaben e.V., Notschlafstelle
Johannes-Rösle-Str. 6
86152 Augsburg
Tel: 0821-3439020

Drogenhilfe Schwaben e.V., Beratungsstelle
Mittlerer Lech 39
86150 Augsburg
Tel: 0821-3493863

Drogenhilfe Schwaben e.V., Beratungsstelle
Am Katzenstadel 5
86152 Augsburg
Tel: 0821-30955

Drogenhilfe Schwaben e.V., Notschlafstelle
Am Katzenstadel 7
86152 Augsburg
Tel: 0821-518800

Drogenhilfe Schwaben e.V., Therapie Sofort »TheSo Augsburg«, Beratungsstelle
Stadtberger Str. 38
86157 Augsburg
Tel: 0821-2293753

Caritasverband für die Diözese Augsburg e.V., Psychosoziale Beratungs- und Behandlungsstelle für Suchtkranke
Doktorgäßchen 7
86152 Augsburg
Tel: 0821-3156-281

Landratsamt Augsburg, Staatliches Gesundheitsamt
Jesuitengasse 13
86152 Augsburg
Tel: 0821-3102-101

Stadt Augsburg, Gesundheitsamt, Sozialpsychiatrie
Karmelitengasse 11
86152 Augsburg
Tel: 0821-324-2055

Drogenhilfe Schwaben e.V., Jugendcafe
Kohlergasse 10
86152 Augsburg
Tel: 0821-513642

Landratsamt Bad Kissingen, Staatliches Gesundheitsamt, Dienststelle Bad Brückenau
Kirchgasse 6
97764 Bad Brückenau
Tel: 09741-2361

Caritasverband für den Landkreis Bad Kissingen e.V., Suchtberatung
Hartmannstraße 2a, 97688 Bad Kissingen
Tel: 0971-7246-29

Landratsamt Bad Kissingen, Staatliches Gesundheitsamt
Salinenstraße 1
97688 Bad Kissingen
Tel: 0971-7165-0

Caritasverband für den Landkreis Rhön-Grabfeld e.V., Psychosoziale Beratungsstelle
Kellereigasse 12-16
97616 Bad Neustadt a. d. Saale
Tel: 09771-6116-0

Landratsamt Rhön-Grabfeld, Staatliches Gesundheitsamt
Otto-Hahn-Straße 17
97616 Bad Neustadt a. d. Saale
Tel: 09771-6101-0

Caritasverband, Psychosoziale Beratungs- und Behandlungsstelle für Suchtkranke
Wittelsbacherstraße 10b
83435 Bad Reichenhall
Tel: 08651-9585-0

Landratsamt Bad Tölz - Wolfrathshausen, Staatliches Gesundheitsamt, Suchtberatung
Rieschstraße 15
83646 Bad Tölz
Tel: 08041-7832-0

Caritasverband für die Erzdiözese München und Freising e.V., Beratungsstelle für psychische Gesundheit
Salzstraße 1
83646 Bad Tölz
Tel: 08041-6015

Innere Mission Ansbach e.V., Beratungsstelle für Suchtgefährdete und Suchtkranke

Rothenburger Straße 42
91438 Bad Windsheim
Tel: 09841-2859

Caritasverband für die Erzdiözese Bamberg e.V., Beratungs- und Behandlungsstelle für Suchtkranke
Hainstraße 15
96047 Bamberg
Tel: 0951-21009

Landratsamt Bamberg, Staatliches Gesundheitsamt, Suchtberatung
Kapuzinerstraße 25
96047 Bamberg
Tel: 0951-98061-0

Landratsamt Bayreuth, Staatliches Gesundheitsamt
Friedrichstraße 14
95444 Bayreuth
Tel: 0921-6062222

Diakonisches Werk Stadtmission Bayreuth e.V., Beratungsstelle für Suchtfragen
Schulstraße 15
95444 Bayreuth
Tel: 0921-24433

Landratsamt Cham, Abt. Gesundheitswesen
Arbeitsamtstraße 8
93413 Cham
Tel: 09971-8520-0

Caritasverband, Fachambulanz für Suchtprobleme
Klosterstraße 13
93413 Cham
Tel: 09971-1221

Diakonisches Werk Coburg e.V., Suchtberatungsstelle
Pfarrgasse 7
96450 Coburg
Tel: 09561-99408

DROBS e.V.
Augsburger Straße 43
85221 Dachau
Tel: 08131-80160

Caritas-Sozialzentrum, Beratungsstelle für psychisch Kranke und Suchtkranke
Landsberger Straße 11
85221 Dachau
Tel: 08131-298-140

Caritas-Zentrum, Fachambulanz für Suchtprobleme
Bahnhofstraße 7
94469 Deggendorf
Tel: 0991-3741000

Landratsamt Dillingen a.d. Donau, Staatliches Gesundheitsamt
Weberstraße 14
89407 Dillingen a. d. Donau
Tel: 09071-5893-0

Caritasverband Dingolfing, Fachambulanz
Kirchgasse 12
84130 Dingolfing
Tel: 08731-2001

Psychosoziale Beratungsstelle für Alkohol und Suchtfragen
Kirchgasse 12
84130 Dingolfing
Tel: 08731-2001

Landratsamt Dingolfing-Landau, Sozialer Dienst
Obere Stadt 1
84130 Dingolfing
Tel: 08731-87-532

Caritasverband Dingolfing, Beratungsstelle für Alkohol- und Drogenfragen
84130 Dingolfing
Tel: 08731-3160-0

Innere Mission Ansbach e.V., Suchtberatungsstelle
Nördlinger Straße 4
91550 Dinkelsbühl
Tel: 09851-4760

Landratsamt Donau-Ries, Staatliches Gesundheitsamt
Langemarckstraße 1
86609 Donauwörth
Tel: 0906-3071

Landratsamt Ebersberg, Staatliches Gesundheitsamt
Von-Feury-Straße 10
85560 Ebersberg
Tel: 08092-24061

Landratsamt Eichstätt, Staatliches Gesundheitsamt
Römerstraße 30
85072 Eichstätt
Tel: 08421-9899-0

Psychosoziale Behandlungs- und Beratungsstelle
Ostenstr. 31 a, 85072 Eichstätt
Tel: 08421/9736-0

Caritas-Zentrum, Beratungsstelle für psychische Gesundheit
Kirchgasse 7
85435 Erding
Tel: 08122-3048

prop e.V., Psychosoziale Beratungs- und Behandlungsstelle
Münchener Str. 1
85435 Erding
Tel: 08122-91081

Landratsamt Erlangen-Höchstadt, Staatliches Gesundheitsamt
Schubertstraße 14
91052 Erlangen
Tel: 09131-7144-0

Stadt Erlangen, Drogen- und Suchtberatungsstelle
Henkestr. 53
91054 Erlangen
Tel: 09131-86-2295
Fax: 09131-86-2761

Stadt Erlangen, Therapeutische Wohngemeinschaften, Nachsorgeeinrichtung für Suchtmittelabhängige
Theaterplatz 7
91054 Erlangen
Tel u. Fax: 09131-205648

Caritasverband für den Landkreis Forchheim e.V., Psychosoziale Beratungsstelle für Suchtkranke
Birkenfelder Straße 15
91301 Forchheim
Tel: 09191-60112

*Landratsamt Freising,
Staatliches Gesundheitsamt
Johannisstraße 8
85354 Freising
Tel: 08161-94026*

*PROP e.V., Drogenberatungsstelle, Prop-Shop
Oberer Graben 22
85354 Freising
Tel: 08161-3416*

*Caritas-Zentrum Freising,
Soziale Beratung
Rindermarkt 16
85354 Freising
Tel: 08161-94015/-16*

*Landratsamt Freyung-Grafenau,
Staatliches Gesundheitsamt
Bahnhofstraße 10
94078 Freyung
Tel: 08551-814*

*Caritasverband Freyung-Grafenau e.V., Psychosoziale Suchtberatungs- und -behandlungsstelle
Passauer Straße 35
94078 Freyung
Tel: 08551-585-0*

*Landratsamt Fürstenfeldbruck,
Staatliches Gesundheitsamt,
Suchtberatung
Hans-Sachs-Straße 9
82256 Fürstenfeldbruck
Tel: 08141-406-0*

*Caritasverband,
Suchtberatungsstelle
Hauptstraße 25
82256 Fürstenfeldbruck
Tel: 08141-3126-11*

*Caritasverband für die Stadt
und den Landkreis Fürth e.V.,
Psychosoziale Beratung
und Behandlung
Alexanderstraße 30
90762 Fürth
Tel: 0911-74050-20*

*Landratsamt Fürth,
Gesundheitsamt,
Gesundheitsförderung
An der Post 7
90762 Fürth
Tel: 0911-74914-44*

*Caritasverband für die Diözese
Augsburg e.V., Psychosoziale
Beratungsstelle für Abhängige
Augsburger Straße 15
87629 Füssen
Tel: 08362-37269*

*Condrobs e.V., Suchthilfe
und Prävention
Martinswinkelstraße 13
82467 Garmisch-Partenkirchen
Tel: 08821-72021
Fax: 08821-72023*

*Landratsamt Garmisch-Partenkirchen, Staatliches
Gesundheitsamt
Partnachstraße 26
82467 Garmisch-Partenkirchen
Tel: 08821-71024*

*Caritasverband für die Erzdiözese München und Freising e.V.,
Beratungsstelle für
psychische Gesundheit
Kolbenheger Straße 15
82538 Geretsried
Tel: 08171-63756*

*Caritas-Zentrum Ebersberg,
Fachambulanz für Suchtkranke
Kircherstraße 6
85567 Grafing
Tel: 08092-5024*

*Caritasverband für die Diözese
Augsburg e.V., Psychosoziale
Beratungsstelle
Zankerstraße 1a
89312 Günzburg
Tel: 08221-32673*

*Landratsamt Weißenburg -
Gunzenhausen,
Staatliches Gesundheitsamt,
Dienststelle Gunzenhausen
Saarstraße 4
91710 Gunzenhausen
Tel: 09831-4071*

*Landratsamt Haßberge,
Staatliches Gesundheitsamt
Heideloffplatz 14
97437 Haßfurt
Tel: 09521-2011*

*Caritasverband für den
Landkreis Haßberge e.V.,
Psychosoziale Beratungsstelle,
Suchtberatung
Obere Vorstadt 19
97437 Haßfurt
Tel: 09521-691-20
Fax: 09521-691-50*

*Diakonisches Werk,
Psychosoziale Beratungsstelle
Nikolaus-Selnecker-Platz 2
91247 Hersbruck
Tel: 09151-813-30*

*Landratsamt Erlangen-Höchstadt, Staatliches Gesundheitsamt, Dienststelle Höchstadt
Bamberger Straße 6
91315 Höchstadt a. d. Aisch
Tel: 09193-4918*

*Diakonisches Werk Hof e.V.,
Psychosoziale Beratungsstelle,
Suchtberatung
Klostertor 2
95028 Hof
Tel: 09281-837-200*

*Landratsamt Hof, Abt.
Gesundheitswesen
Theaterstraße 8
95028 Hof
Tel: 09281-721-0*

*Caritasverband für die Diözese
Eichstätt e.V., Psychosoziale
Beratungsstelle für Suchtgefährdete und -erkrankte
Jesuitenstraße 4
85049 Ingolstadt
Tel: 0841-309-138*

*Landratsamt Main-Spessart,
Staatliches Gesundheitsamt,
Sozialdienst
Schillerweg 9
97753 Karlstadt
Tel: 09353-7536*

*Landratsamt Ostallgäu,
Staatliches Gesundheitsamt,
Sozialer Dienst*

Prinzregentenstraße 9
87600 Kaufbeuren
Tel: 08341-8801

Caritasverband für die Diözese Augsburg e.V., Psychosoziale Beratungsstelle für Abhängige
Spitaltor 4
87600 Kaufbeuren
Tel: 08341-9382-36

Landratsamt Kelheim, Staatliches Gesundheitsamt, Beratungsstelle
Klosterstraße 2
93309 Kelheim
Tel: 09441-5022-0

Caritasverband, Alkohol- und Drogenberatungsstelle
Pfarrhofgasse 1
93309 Kelheim
Tel: 09441-5007-22

Landratsamt Tirschenreuth, Staatliches Gesundheitsamt, Beratung für Suchtkranke
Bayreuther Straße 17
95478 Kemnath Stadt
Tel: 09642-1338

Caritasverband für die Stadt Kempten e.V., Psychosoziale Beratungs- und Behandlungsstelle für Abhängige
Lingstraße 4
87435 Kempten
Tel: 0831-25019

Landratsamt Kitzingen, Staatliches Gesundheitsamt
Bismarckstraße 7
97318 Kitzingen
Tel: 09321-8005

Caritasverband für den Landkreis Kitzingen e.V., Suchtberatung
Schrannenstraße 10
97318 Kitzingen
Tel: 09321-8393

Diakonisches Werk Coburg e.V., Suchtberatungsstelle
Kreuzbergstraße 16
96317 Kronach
Tel: 09261-93299

Landratsamt Kronach, Gesundheitswesen
Langer Steig 10
96317 Kronach
Tel: 09261-52081

Landratsamt Kulmbach, Staatliches Gesundheitsamt
Konrad-Adenauer-Straße 2
95326 Kulmbach
Tel: 09221-7902

Caritasverband für den Landkreis Landsberg e.V., Psychosoziale Beratung
Brudergasse 215
86899 Landsberg a. Lech
Tel: 08191-942916

Landratsamt Landsberg a. Lech, Staatliches Gesundheitsamt
Kohlstattstraße 8
86899 Landsberg a. Lech
Tel: 08191-4071

S.O.S.-Kinderdorf e.V., Beratungsstelle für Kinder, Jugendliche und Erwachsene
Spöttinger Straße 4
86899 Landsberg a. Lech
Tel: 08191-11103

Caritasverband Landshut e.V., Psychosoziale Beratungsstelle für Alkohol- und Drogenfragen
Freyung 619
84028 Landshut
Tel: 0871-805-160

Landratsamt Landshut, Staatliches Gesundheitsamt, Suchtarbeitskreis
Gestütstraße 10
84028 Landshut
Tel: 0871-808-3000

Landshuter Institut für psychosoziale Rehabilitation e.V., Mobile Drogenprävention
Neustadt 455
84028 Landshut
Tel: 0871-23322

Diakonisches Werk, Suchtberatungsstelle
Hersbrucker Straße 23a
91207 Lauf a. d. Pegnitz
Tel: 09123-84218

Diakonisches Werk, Beratungsstelle für Suchtgefahren
Kronacher Straße 16a
96215 Lichtenfels
Tel: 09571-71234

Landratsamt Lichtenfels, Staatliches Gesundheitsamt
Kronacher Straße 20
96215 Lichtenfels
Tel: 09571-6016

Caritasverband für den Landkreis Lindau e.V., Psychosoziale Beratungsstelle
Maximilianstraße 52
88131 Lindau
Tel: 08382-25995

Caritasverband für die Diözese Augsburg e.V., Psychosoziale Beratungsstelle für Abhängige
Hirschstraße 13
88161 Lindenberg i. Allgäu
Tel: 08381-84183

Landratsamt Karlstadt, Staatliches Gesundheitsamt, Sozialer Dienst
Hauptstraße 17
97816 Lohr a. Main
Tel: 09352-2351

Drogenberatungsstelle Lohr
Vorstadtstraße 68
97816 Lohr a. Main
Tel: 09352-89715

Caritasverband für den Landkreis Main-Spessart e.V., Psychosoziale Beratungsstelle für Suchtprobleme
Vorstadtstraße 68
97816 Lohr a. Main
Tel: 09352-8717-22

Caritas-Zentrum, Ebersberg
Zinngießerstraße 33
85570 Markt Schwaben
Tel: 08121-4633

Landratsamt Karlstadt,
Staatliches Gesundheitsamt,
Dienststelle Marktheidenfeld
Petzoltstraße 21
97828 Marktheidenfeld
Tel: 09391-3071

Arbeiterwohlfahrt Kreisverband
Memmingen e.V., Beratungsstelle
für Suchtgefährdete und
Suchtkranke
Hallhof 5a
87700 Memmingen
Tel: 08331-5084

Landratsamt Miesbach,
Staatliches Gesundheitsamt,
Allgemeine Suchtberatung
Dirnberger Weg 3
83714 Miesbach
Tel: 08025-6047

Caritasverband, Psychosoziale
Beratungs- und Behandlungs-
stelle für Suchtkranke
Wallenburger Straße 25
83714 Miesbach
Tel: 08025-7049-0

Landkreis Miltenberg,
Gesundheitsamt,
Soziale Beratung
Brückenstraße 23
63897 Miltenberg
Tel: 09371-6072

Caritasverband für den Land-
kreis Miltenberg e.V., Psychoso-
ziale Beratungsstelle für Sucht-
probleme
Hauptstraße 60
63897 Miltenberg
Tel: 09371-2018

Landratsamt Unterallgäu,
Abt. Gesundheitswesen
Bad Wörrishofenstraße 33
87713 Mindelheim
Tel: 08261-995-420

Arbeiterwohlfahrt Bezirks-
verband Schwaben e.V.,
Psychosoziale Beratungsstelle
Steinstraße 20
87719 Mindelheim
Tel: 08261-6100

Condrobs, Suchthilfe
und Prävention
Am Anger 2
82481 Mittenwald
Tel: 08823-932412
Fax: 08823-932413

Caritas-Zentrum,
Psychosoziale Beratungs-
und Behandlungsstelle
Kirchenplatz 7
84453 Mühldorf am Inn
Tel: 08631-4041

Beratungs und Therapie-
zentrum für Suchtgefährdete
und Abhängige
Tal 19
80331 München
Tel: 089-242080-0

Blaues Kreuz in Deutschland
e.V., Beratungsstelle für
Suchtgefährdete
Kurfürstenstraße 34
80801 München
Tel: 089-332020

Caritasverband für die Erzdiöze-
se München und Freising e.V.,
Alkoholfreie Gaststätte
»Zum Steg« und Club 29 e.V.
Dachauer Straße 29
80335 München
Tel: 089-597412

Caritasverband für die Erzdiöze-
se München und Freising e.V.,
Psychosoziale Beratung,
Fachambulanz für
junge Suchtkranke
Dachauer Straße 29
80335 München
Tel: 089-545832-0

Caritasverband für die Erzdiöze-
se München und Freising e.V.,
Psychosoziale Beratung,
Fachambulanz für Eßstörungen
Dachauer Straße 29
80335 München
Tel: 089-548226-0

Caritasverband für die Erzdiöze-
se München und Freising e.V.,
Substitutionsambulanz
Lämmerstraße 5
80335 München
Tel: 089-55169-393

Caritasverband für die Erzdiöze-
se München und Freising e.V.,
Psychosoziale Beratung,
Fachambulanz für Erwachsene
Schwanthaler Straße 84
80336 München
Tel: 089-530991-0

Cinderella e.V., Aktionskreis
für Eß- und Magersucht
Westendstraße 35
80339 München
Tel: 089-5021212

ConDrobs e.V., Drogenberatung
Konradstraße 2
80801 München
Tel: 089/3 88 37 66
Fax: 089/3 88 37 683

Drogen- und Kontaktzentrum
EXTRA für drogenabhängige
Frauen und Mädchen
Corneliusstraße 2
80469 München
Tel: 089-236063

Landeshauptstadt München,
Beratungsstelle für
Drogenabhängige
Pestalozzistraße 2
80469 München
Tel: 089-23322844

Psychosoziale Beratung
für Alkohol- und
Medikamentenprobleme
Klenzestr. 36 / Rgb., 80469
München
Tel: 089-23337563

Institut für Therapieforschung,
Beratungsstelle
Parzivalstraße 25
80804 München
Tel: 089-36080481

Landeshauptstadt München,
Referat für Gesundheit und
Umwelt, Präventionszentrum
Implerstraße 9
81371 München

Tel: 089-233-27022
Fax: 089-233-27023

Mind Zone
Lessingstraße 3
80336 München
Tel: 089-22 80 17 19

Therapie Sofort
Rablstr. 41
81669 München
Tel: 089-4599236
Fax: 089-45992375

Condrobs e.V.,
Suchthilfe und Prävention
Burggraben 20
82418 Murnau
Tel: 08841-47788
Fax: 08841-627378

Diakonisches Werk Hof e.V.,
Psychologische Beratungsstelle
Neulandstraße 12
95119 Naila
Tel: 09281-837200

Landratsamt Neuburg-Schobenhsn., Staatliches Gesundheitsamt, Sozialer Dienst
Müller-Gnadenegg-Weg 1
86633 Neuburg a. d. Donau
Tel: 08431-41025

Landratsamt Neumarkt i. d. Oberpfalz, Staatliches Gesundheitsamt, Suchtberatungsstelle
Dr.-Grundler-Straße 1
92318 Neumarkt i. d. Oberpfalz
Tel: 09181-470-512

Landratsamt Neustadt a. d. Aisch - Bad Windsheim, Staatliches Gesundheitsamt, Sozialer Beratungsdienst
Konrad-Adenauer-Straße 2
91413 Neustadt a. d. Aisch
Tel: 09161-780-16

Diakonisches Werk Donau-Ries e.V., Psychosoziale Beratungs- und Behandlungsstelle für Abhängige und Gefährdete
Bürgermeister-Reiger-Straße 38
86720 Nördlingen
Tel: 09081-87475

Landratsamt Donau-Ries, Staatliches Gesundheitsamt
Bürgermeister-Reiger-Straße 25
86720 Nördlingen
Tel: 09081-9011

Enterprise-partydrugsproject
Vordere Ledergasse 27
90402 Nürnberg
Tel: 0911-20 30 33

Drogenhilfe Nürnberg e.V., »Mudra« Beratungsstelle
Ludwigstraße 67
90402 Nürnberg
Tel: 0911-19237

Caritasverband Nürnberg e.V., Psychosoziale Beratungsstelle für Suchtkranke
Obstmarkt 28
90403 Nürnberg
Tel: 0911-2354-26

Stadtmission Nürnberg e.V., Drogen- und Suchtberatung
Solgerstraße 21
90429 Nürnberg
Tel: 0911-286031

Landratsamt Passau, Staatliches Gesundheitsamt, Sozialer Beratungsdienst
Augustinergasse 4
94032 Passau
Tel: 0851-95939-0

Caritasverband für die Diözese Passau e.V., Alkohol- und Drogenberatungs- und -behandlungsstelle
Obere Donaulände 8
94032 Passau
Tel: 0851-5018-42

Anon. Drogenberatung Peiting
Kapellenstraße 1
86971 Peiting
Tel: 08861-66801

Drogenhilfe Oberland e.V.
Langenried, 86971 Peiting
Tel: 08861-69854

Diakonisches Werk, Psychosoziale Beratungs- und Behandlungsstelle für Suchtkranke und -gefährdete
Am Ferchenholz 13
82377 Penzberg
Tel: 08856-3930

Landratsamt Pfaffenhofen a. d. Ilm, Staatliches Gesundheitsamt, Sozialdienst
Joseph-Maria-Lutz-Straße 10
85276 Pfaffenhofen a. d. Ilm
Tel: 08441-5006

Landratsamt Rottal-Inn, Beratungsstelle für Suchtkranke und Suchtgefährdete
Ringstraße 6
84347 Pfarrkirchen
Tel: 08561-20-0

Landratsamt Regen, Staatliches Gesundheitsamt
Guntherstraße 12
94209 Regen
Tel: 09921-9400-35

Caritasverband, Beratungsstelle für Alkohol- und Drogenfragen
Von- der-Tann-Straße 9
93047 Regensburg
Tel: 0941-5021-119

Landratsamt Regensburg, Staatliches Gesundheitsamt, Suchtberatungsstelle
Sedanstraße 1
93055 Regensburg
Tel: 0941-6002-0

Diakonisches Werk Hof e.V., Psychologische Beratungsstelle
Maxplatz 7
95111 Rehau
Tel: 09281-837200

Landratsamt Rosenheim, Staatliches Gesundheitsamt
Rathausstraße 30
83022 Rosenheim
Tel: 08031-305-03

Diakonisches Werk Rosenheim e.V., Suchtberatungsstelle
Reifenstuelstraße 9
83022 Rosenheim
Tel: 08031-300946

Diakonisches Werk Schwabach e.V., Suchtberatungsstelle
Hauptstraße 47
91154 Roth
Tel: 09171-9627-0

Landratsamt Roth, Staatliches Gesundheitsamt, Beratungsstelle
Hilpoltsheimer Straße 30a
91154 Roth
Tel: 09171-9603-0

Landratsamt Weilheim-Schongau, Staatliches Gesundheitsamt
Liedlstraße 24
86956 Schongau
Tel: 08861-7272

Landratsamt Roth, Staatliches Gesundheitsamt, Dienststelle Schwabach
Bahnhofstraße 26
91126 Schwabach
Tel: 09122-9293-0

Caritasverband, Fachambulanz für Suchtprobleme, Beratungsstelle für Alkohol- und Drogenfragen
Ettmannsdorfer Straße 21
92421 Schwandorf
Tel: 09431-1766

Landratsamt Schwandorf, Staatliches Gesundheitsamt, Sozialdienst
Wackersdorfer Straße 78a,
92421 Schwandorf
Tel: 09431-386-0

Psychosoziale Beratungs- und Behandlungsstelle, -Suchtberatung- des Diakonischen Werkes Schweinfurt
Bauerngasse 95
97421 Schweinfurt
Tel: 09721-20955-0
Fax: 09721-20955-22

Landratsamt Schweinfurt, Staatliches Gesundheitsamt, Sozialer Dienst
Alte Bahnhofstraße 25
97422 Schweinfurt
Tel: 09721-203-0

Landratsamt Oberallgäu, Staatliches Jugendamt, Fachdienst für Suchtfragen und Prävention
Bahnhofsplatz 3
87527 Sonthofen
Tel: 08321-612-155

Caritasverband für den Landkreis Oberallgäu e.V., Sozialzentrum
Martin-Luther-Straße 10b
87527 Sonthofen
Tel: 08321-6601-0

Landratsamt Starnberg, Staatliches Gesundheitsamt
Dampfschiffstraße 2a, 82319 Starnberg
Tel: 08151-6081

Con-Drobs e.V., Suchtberatung
Ferdinand-Maria-Straße 20
82319 Starnberg
Tel: 08151-918203

Caritasverband für die Stadt und den Landkreis Straubing e.V., Psychosoziale Beratungs- und Behandlungsstelle, Fachambulanz
Obere Bachstraße 12
94315 Straubing
Tel: 09421-9912-24

Landratsamt Straubing-Bogen, Staatliches Gesundheitsamt
Schloßplatz 2
94315 Straubing
Tel: 09421-946-6

Landratsamt Tirschenreuth, Gesundheitswesen
Metzgerstraße 19
95643 Tirschenreuth
Tel: 09631-4922

Caritasverband, Psychosoziale Beratung und Behandlung, Fachambulanz für Suchtprobleme
Ringstraße 55
95643 Tirschenreuth
Tel: 09631-1733

Landratsamt Traunstein, Staatliches Gesundheitsamt
Bachmayerstraße 13
83278 Traunstein
Tel: 0861-58-147

Caritas-Zentrum, Fachambulanz für Suchtkranke
Herzog-Wilhelm-Straße 20
83278 Traunstein
Tel: 0861-98877-41

Landratsamt Neustadt a. d. Aisch - Bad Windsheim, Staatliches Gesundheitsamt
Marktplatz 16
97215 Uffenheim
Tel: 09841-8001

Landratsamt Neustadt a. d. Waldnaab, Staatliches Gesundheitsamt, Sozialer Dienst
Maistraße 7-9
92637 Weiden i. d. Oberpfalz
Tel: 0961-6711-0

Caritasverband, Beratungsstelle für Alkohol- und Drogenfragen
Nikolaistraße 6
92637 Weiden i. d. Oberpfalz
Tel: 0961-38914-33

Landratsamt Weilheim-Schongau, Staatliches Gesundheitsamt
Oberer Graben 6
82362 Weilheim
Tel: 0881-9450-2

Psychosoziale Beratungsstelle der Herzogsägemühle für Suchtkranke und Suchtgefährdete
Rathausplatz 5
82362 Weilheim
Tel: 0881-61133

Diakonisches Werk des Ev.-Luth. Dekanatsbezirks Pappenheim und Weißenburg, Beratungsstelle für Suchtgefährdete und -erkrankte
Dr.-Martin-Luther-Platz 1
91781 Weißenburg
Tel: 09141-72099

Landratsamt Weißenburg - Gunzenhausen, Staatliches Gesundheitsamt
Rothenburger Straße 45
91781 Weißenburg
Tel: 09141-4051

Stadt Würzburg, Jugend- und Drogenberatungsstelle
Beim Grafeneckart 10
97070 Würzburg
Tel: 0931-59056

Blaues Kreuz in Deutschland e.V., Ev. Beratungsstelle für Suchtgefährdete
Ottostraße 12
97070 Würzburg
Tel: 0931-54330

Caritasverband für die Diözese Würzburg e.V., Psychosoziale Beratungsstelle für Suchtprobleme
Röntgenring 3
97070 Würzburg
Tel: 0931-35283-0

Landratsamt Würzburg, Staatliches Gesundheitsamt
Theaterstraße 23
97070 Würzburg
Tel: 0931-3574-5

Landratsamt Wunsiedel, Abt. Gesundheitswesen, Suchtberatung
Von-Kotzau-Straße 4
95631 Wunsiedel
Tel: 09232-9911-01

BERLIN

Anonyme Alkoholkrankenhilfe Berlin (AKB) e.V, Beratungsstelle
Gustav-Meyer-Straße 7
14195 Berlin
Tel: 030-84109444

Anti-Drogen-Verein e.V., Geschäftsstelle
Schillerstraße 10
10625 Berlin
Tel: 030-319003-0
Fax: 030-319003-33

ASH Alkoholiker-Strafgefangenen-Hilfe e.V., Beratungsstelle Filmriss
Erasmusstr. 17
10553 Berlin
Tel: 030 3452797

Beratungsstelle für Alkoholabhängige und Suchtkranke, Hohenschönhausen
Oberseestraße 98
13053 Berlin
Tel: 030-9765447

Blaues Kreuz in Deutschland e.V., Landesverband Berlin-Brandenburg
Riemannstraße 12
10961 Berlin
Tel: 030-692743-0

BOA e.V. Jugend- und Drogenhilfe, Drogenberatung Prenzlauer Berg
Ueckermünder Straße 2
10439 Berlin
Tel: 030-4446890

BOA e.V. Jugend- und Drogenhilfe, Drogenberatung Mahrzahn
Helene-Weigel-Platz 10
12681 Berlin
Tel: 030-545 89 45

BOA e.V. Jugend- und Drogenhilfe, Drogenberatung Tiergarten
Zwinglistraße 5
10555 Berlin
Tel: 030-3927020

Büro für Suchtprophylaxe, Senatsverwaltung für Schule, Jugend und Sport
Beuthsstr. 6 - 8
10117 Berlin
Tel: 030-9026 5555
Fax: 030-9026 5009

Caritasverband für Berlin e.V., Große Hamburger 18
Suchtberatung-Mindway
Große Hamburger Straße 18-19
10115 Berlin
Tel: 030-2805112

Caritasverband für Berlin e.V,. Cafe Beispiellos
Zillestraße 109
10585 Berlin
Tel: 030-3426666

Caritasverband für Berlin e.V., Beratungsstelle für Alkoholabhängige und andere Suchtkranke
Königsberger Straße 11-12
12207 Berlin
Tel: 030-7725071

Caritasverband für Berlin e.V., Drogenberatung
Beyrothstraße 4
12277 Berlin
Tel: 030-7224108

Caritasverband für Berlin e.V.; Beratungszentrum
Gürtelstraße 8. 13088 Berlin
Tel: 030-9654116

Caritasverband für Berlin e.V. Jugend- und Drogenberatungsstelle, Spandau
Hasenmark 3
13585 Berlin
Tel: 030-3334089

Diakonisches Werk Berlin-Brandenburg e.V., Beratungsstelle für Alkohol- und Medikamentenabhängige
Prenzlauer Allee 27
10405 Berlin
Tel: 030-4407170

Diakonisches Werk Berlin-Brandenburg e.V., Beratungsstelle für Alkohol- und Medikamentenabhängige
Oderberger Straße 3
10435 Berlin
Tel: 030-4407170

Diakonisches Werk Berlin-Brandenburg e.V., Beratungsstelle für Suchtkranke
Segnitzdamm 46
10969 Berlin
Tel: 030-6143056

Drogenberatung Confamilia
Warthestraße 4
12051 Berlin
Tel: 030-62590-15

Drogenberatung Nord Wrieze-Haus
Alt-Reinickendorf 23-24

13407 Berlin
Tel: 030-4938088

Drogenhilfe
Tannenhof Berlin e.V.
Mozartstraße 32
12307 Berlin
Tel: 030-7443055

Drogeninfo
Freienwalderstraße 33
13359 Berlin
Tel: 030-4932085

Drogenselbsthilfe Release II
Urbanstraße 64
10967 Berlin
Tel: 030-6915093

Drogentherapie-Zentrum
Berlin e.V.
Frankfurter Allee 40
10247 Berlin
Tel: 030-29385-200
Fax: 030-2946558

eclipse e.V.
Mülhauser Str. 3-4
10405 Berlin
Tel: 030-44 05 68 91

Ev. Krankenhaus Königin
Elisabeth Herzberge, Abt. Kinder- und Jugendpsychiatrie
Herzbergstraße 79
10365 Berlin
Tel: 030-5472-0

Fixpunkt e.V. Verein für
suchtbegleitende Hilfen
Boppstraße 7
10967 Berlin
Tel: 030-6944111

Frauenladen Drogenberatung
für Frauen
Nazarethkirchstraße 42
13347 Berlin
Tel: 030-4552093

Haltestelle Beratung
zur Überwindung
von Sucht
Muskauer Straße 55
10997 Berlin
Tel: 030-6124047

Ilse Arbeitsqualifizierungsprojekt
für medikamentengestützt lebende Rauschmittelabhängige
Ilsenburger Str. 33
10589 Berlin
Tel: 030-344 51 00
Fax: 030-34 35 80 47

Kreuzbund Diözesanverband
Berlin eV., Selbsthilfe und
Helfergemeinschaft für Alkohol- und Medikamentenabhängige
und deren Angehörige
Marthastr. 10
13156 Berlin
Tel: 030-4762828
Fax: 030-47611180

Landesstelle Berlin gegen die
Suchtgefahren e.V., »Die Gierkezeile«, Beratungsstelle für Alkohol- u. Medikamentenabh.
Gierkezeile 39
10585 Berlin
Tel: 030-348009-0

Notdienst für Suchtmittel-
gefährdete und -abhängige
Berlin e.V., Drop-in
Erdmannstraße 5
10827 Berlin
Tel: 030-7817017

Notdienst für Suchtmittel-
gefährdete und -abhängige
Berlin e.V., Strass, Kontaktladen
Yorckstraße 19
10965 Berlin
Tel: 030-2157820

Notdienst für Suchtmittelgefährdete und -abhängige Berlin e.V.,
OLGA, Treffpunkt für Frauen
Derfflinger Straße 19
10785 Berlin
Tel: 030-2628959

Notdienst für Suchtmittelgefährdete und -abhängige Berlin e.V.,
Drogennotdienst
Ansbacher Straße 11
10787 Berlin
Tel: 030-19237

Notdienst für Suchtmittelgefährdete und -abhängige Berlin e.V.

Prinzenallee 48
13359 Berlin
Tel: 030-4942085

päd e.V. Eltern und Jugendliche
gegen Drogenmißbrauch
Kontaktladen BÖ9
Böcklinstraße 9
10245 Berlin
Tel: 030-2924715

pad e.V. Eltern und Jugendliche
gegen Drogenmißbrauch
Geschäftsstelle
Basdorfer Straße 8
12679 Berlin
Tel: 030-9350405

Projekt Misfits Beratungsstelle
Schlesische Straße 25
10997 Berlin
Tel: 030-6121313

Psychosoziale Beratungs-
und Behandlungsstelle für
Alkohol-Medikamentenabhängige (PBAM) e.V.
Goebenstraße 8
10783 Berlin
Tel: 030-216-5008

Rettungsring e.V. Kontakt-
und Beratungsstelle für Alkohol-
und Medikamenten- abhängige
Backnanger Straße 9
13467 Berlin
Tel: 030-40533176

SCHWINDEL-FREI Informations- und Beratungsstelle
Frauen und Medikamente
Schönburgstraße 2
12103 Berlin
Tel: 030-7528034

STAB Sucht-Therapie-
Anlaufstelle
Kavalierstraße 4
13187 Berlin
Tel: 030-47534958

Stiftung Synanon
Redaktion
SuchtReport
Bernburger Straße 10
10963 Berlin

Tel: 030/55000-111
Fax: 030/55000-110

Suchtberatungsstelle Marzahn
Altbisdorf 63
12683 Berlin
Tel: 030-5143969

Therapeutische Arbeits-
gemeinschaft für alkohol-
und medikamenten-
gefährdete Frauen (T.A.G.)
Merseburger Straße 3
10823 Berlin
Tel: 030-7828989

Verein für Suchtprävention
und Therapie mit
Drogenabhängigen e.V.
Jessner Straße 57
10247 Berlin
Tel: 030-20913932

Verein zur Hilfe suchtmittel-
abhängiger Frauen e.V.,
STOFFBRUCH
Dirksenstraße 47
10178 Berlin
Tel: 030-2812350

Verein zur Hilfe suchtmittel-
abhängiger Frauen e.V.,
Violetta Clean
Bettinastraße 12
14193 Berlin
Tel: 030-8257101

Verein zur sozialen und
psychotherapeutischen Betreu-
ung, Suchtmittelgefährdeter
Giebelplatz 9
10585 Berlin
Tel: 030-3417047

Verein zur sozialen und
psychotherapeutischen
Betreuung, Suchtmittelge-
fährdeter Therapieladen
Potsdamer Straße 131
10783 Berlin
Tel: 030-217 517 41
Fax: 030-217 517 42

Zentrum für ambulante
Drogentherapie e.V. »Kokon«
Obentrautstr. 57
10963 Berlin
Tel: 030/2173970

zora galvani Ambulante
Suchttherapie
Galvanistr. 14
10587 Berlin
Tel: 030-881 30 43
Fax: 030-88 86 22 87

BRANDENBURG

Landkreis Uckermark,
Neuropsychiatrischer Dienst
Berliner Straße 72
16278 Angermünde
Tel: 03331-268-350

Kontakt- und Beratungsstelle,
»Ausweg« e.V.
Heinrich-Heine-Straße 40
04924 Bad Liebenwerda
Tel: 035341-10475

Diakonisches Werk
Belzig e.V., Alkohol-
und Drogenberatungsstelle
Glienerstraße 9
14806 Belzig
Tel: 033841-30365

Suchtberatung Bernau GmbH,
Psychosoziale Beratungs-
und Behandlungsstelle
für Abhängigkeitskranke
Mühlenstraße 20
16321 Bernau
Tel: 03338-763278

Landkreis Barnim,
Gesundheitsamt,
Suchtberatung
Schönfelderweg 10
16321 Bernau
Tel: 03338-8936

Abhängigenhilfe Branden-
burg/Havel, Beratungsstelle
für Suchtkranke, -gefährdete
und deren Angehörige
Rathenower Straße 3
14770 Brandenburg
Tel: 03381-226024

Landkreis Oberspreewald-
Lausitz, Gesundheitsamt,
Alkohol- und Drogenberatung
Jahnstraße 12
03205 Calau
Tel: 03541-82-0

Caritasverband der Diözese Gör-
litz e.V., Drogenberatungsstelle
Straße der Jugend 23
03046 Cottbus
Tel: 0355-23105

Kontakt- und Beratungsstelle,
»Ausweg« e.V.
Karl-Liebknecht-Straße 32
03253 Doberlug-Kirchhain
Tel: 035322-2466

Landkreis Barnim, Gesund-
heitsamt, Sozialpsychiatrischer
Dienst, Suchtberatung
Alexander-von-Humboldt-
Straße 27
16225 Eberswalde
Tel: 03334-23187

Landkreis Oder-Spree,
Gesundheitsamt, Psychosoziale
Beratungsstelle für Suchtkranke
und Angehörige
Am Trockendock 1a
15890 Eisenhüttenstadt
Tel: 03364-56545

Arbeiterwohlfahrt Kreisverband
Eisenhüttenstadt e.V., Kontakt-
und Beratungsstelle
Karl-Marx-Straße 1
15890 Eisenhüttenstadt
Tel: 03364-414745

Arbeiterwohlfahrt,
Suchtberatungsstelle
Ernst-Thälmann-Straße 12b
15537 Erkner
Tel: 03362-75365

Arbeiterwohlfahrt,
Suchtberatungsstelle
Friedrichstraße 52
15537 Erkner
Tel: 03362-25037

Landkreis Havelland,
Gesundheitszentrum Falkensee

Fehrbelliner Straße 28
14612 Falkensee
Tel: 03322-274-0

Landkreis Elbe-Elster,
Gesundheitsamt, Beratungsstelle
für Suchtkranke
Kirchhainer Straße 1
03238 Finsterwalde
Tel: 03531-7901-29

Kontakt- und Beratungsstelle,
»Ausweg« e.V.
Tuchmacherstraße 24
03238 Finsterwalde
Tel: 03531-704865

Landkreis Spree-Neiße,
Gesundheitsamt, Alkohol-
und Drogenberatung
Hermannstraße 5
03149 Forst
Tel: 03562-989-351

DPWV, Beratungsstelle
für Suchtkranke
Rosa-Luxemburg-Straße 24
15230 Frankfurt/Oder
Tel: 0335-6802735

Landkreis Gransee, Gesund-
heitsamt, Sozialpsychiatrischer
Dienst, Aids- und
Drogenberatung
Koliner Straße 12a
16775 Gransee
Tel: 03306-2431

Deutsches Rotes Kreuz Kreisver-
band Guben e.V., Beratungs-
und Begegnungszentrum
Platanenstraße 4
03172 Guben
Tel: 03561-551922

Landkreis Spree-Neiße,
Gesundheitsamt
Uferstraße 22-26
03172 Guben
Tel: 03561-6870-0

Landkreis Oberhavel, Gesund-
heitsamt, Beratungsstelle
Fontanestraße 71
16761 Hennigsdorf
Tel: 03302-224974

Deutsches Rotes Kreuz
Kreisverband Oranienburg e.V.,
Drogenberatungsstelle für Ju-
gendliche und junge Erwachsene
Rathenaustraße 17
16761 Hennigsdorf
Tel: 03302-801645

PuR GmbH, Projekt Output
Werkstraße, 16761 Hennigsdorf
Tel: 03302-802961

Landkreis Elbe-Elster,
Gesundheitsamt, Suchtberatung
Grochwitzer Straße 20
04916 Herzberg/Elster
Tel: 03535-46-101

Arbeiter-Samariter-Bund
Ortsverband Falkenberg e.V.,
Beratungszentrum, Sucht-
und Drogenberatung
Karl-Liebknecht-Straße 19
04916 Herzberg/Elster
Tel: 03535-3444

Landkreis Teltow-Fläming,
Gesundheitsamt, Jugend-
gesundheitsdienst
Am Dammtor 8-10
14913 Jüterbog
Tel: 03372-414-370

Arbeiterwohlfahrt Brandenburg
e.V., Kontakt- und Beratungs-
zentrum Grünstraße 1
14913 Jüterbog
Tel: 03372-2554

Suchtberatungsstelle
Schulweg 13
15711 Königs Wusterhausen
Tel: 03375-293585/86

Landkreis Ostprignitz-Ruppin,
Gesundheitsamt, Sozialpsychi-
atrischer Dienst, Suchtberatung
Perleberger Straße 33
16866 Kyritz
Tel: 033971-71049

Arbeiter-Samariter-Bund Orts-
verband Luckau/Dahme e.V.
Lübbenauer Straße 37
15926 Luckau
Tel: 03544-5022-0

Arbeiterwohlfahrt
Wohnstätten Fläming
Mozartstraße 20
14943 Luckenwalde
Tel: 03371-6278-0

Gefährdetenhilfe e.V.
Schützenstraße 6a
14943 Luckenwalde
Tel: 03371-610151

Landkreis Teltow-Fläming,
Gesundheitsamt,
Psychosoziale Beratungsstelle
Am Nuthefließ 2
14943 Luckenwalde
Tel: 03371-608-3870/71/72

Landkreis Dahme-Spreewald,
Gesundheitsamt
Paul-Gerhardt-Straße 2-4
15907 Lübben
Tel: 03546-20-2145

Caritasverband Nauen,
Beratungsstelle für
Alkohol- und Medika-
mentenabhängige
Dammstraße 36
14641 Nauen
Tel: 03321-453757

Landkreis Havelland,
Gesundheitsamt,
Beratungsstelle für
Suchtkranke
Waldemardamm 3
14641 Nauen
Tel: 03321-417-0

Drogenhilfe Tannenhof e.V.
August-Bebel-Straße 21
16816 Neuruppin
Tel: 03391-398686

Ruppiner Kliniken,
Fachambulanz der Abteilung
für Suchtkrankheiten
Fehrbelliner Straße 38
16816 Neuruppin
Tel: 03391-39-2507

DHTB e.V., Suchtberatungsstelle
Präsidentenstraße 56-57
16816 Neuruppin
Tel: 03391-652980

Deutsches Rotes Kreuz Kreisverband Oranienburg e.V., Suchtberatung
Berliner Straße 104
16515 Oranienburg
Tel: 03301-530549

Landkreis Oberhavel, Gesundheitsamt, Sozialpsychiatrischer Dienst
Havelstraße 29
16515 Oranienburg
Tel: 03301-3412

Landkreis Prignitz, Gesundheitamt
Wittenberger Straße 45
19348 Perleberg
Tel: 03876-713-0

Suchthilfe Prignitz e.V.
Wollweberstr. 22b
19348 Perleberg
Tel: 03876-789859

Fachhochschule Potsdam, Fachbereich Sozialwesen
Friedrich-Ebert-Straße 4
14467 Potsdam
Tel: 0331-5801100

Chill Out e.V., Jugendamt Potsdam
Wattstr. 16
14482 Potsdam
Tel: 0331-740 55 40

Diakonisches Werk Berlin-Brandenburg e.V., Suchtgefährdetendienst, Landesdienst ELAS
Lindenstraße 56
14467 Potsdam
Tel: 0331-2800150

Arbeiterwohlfahrt Kreisverband Potsdam e.V., Alkohol- und Drogenberatungsstelle
Heinrich-Mann-Allee 103
14473 Potsdam
Tel: 0331-864520

Caritasverband, Beratungsstelle für Alkohol- und Medikamentenabhängige
Plantagenstraße 23
14482 Potsdam
Tel: 0331-710298

»Land in Sicht« e.V., Beratungsstelle
Karl-Marx-Straße 8
17291 Prenzlau
Tel: 03984-6616

Diakonisches Werk Berlin-Brandenburg e.V., Suchtberatungsstelle
Thomas-Müntzer-Platz 3
17291 Prenzlau
Tel: 03984-5000

Suchthilfe Prignitz e.V., Beratungsstelle
Hainholzweg 49
16928 Pritzwalk
Tel: 03395-303552

Suchthilfe Prignitz e.V., Cafe »Der kleine Prinz«
Hainholzweg 49
16928 Pritzwalk
Tel: 03395-304863

Suchthilfe Prignitz e.V.
Kirchstr. 1
16028 Pritzwalk
Tel: 03395-303552

Landkreis Havelland, Gesundheitsamt, Beratungsstelle für Alkohol- und Drogenkranke
Geschwister-Scholl-Straße 7
14712 Rathenow
Tel: 03385-551-604

Diakonisches Werk Märkisch-Oderland e.V., Suchtberatungs- und Behandlungsstelle
Feldstraße 3
15306 Seelow
Tel: 03346-8969-13

Landkreis Oberspreewald-Lausitz, Gesundheitsamt, Psychosoziale Beratungsstelle, Alkohol- und Drogenberatung
Joachim-Gottschalk-Straße 22
01968 Senftenberg
Tel: 03537-7069-55

Abstinenzler-Verein Spremberg e.V.
Gärtnerstraße 3
03130 Spremberg
Tel: 03563-600253

Landkreis Spree-Neiße, Sozialpsychiatrischer Dienst
Schloßbezirk 3
03130 Spremberg
Tel: 03563-57-0

Landkreis Märkisch-Oderland, Gesundheitsamt, Sozialpsychiatrischer Dienst
Ernst-Thälmann-Straße 117
15344 Strausberg
Tel: 03341-423010

Arbeiterwohlfahrt, Drogen- und Suchtberatungsstelle
Otto-Grothewohl-Ring 1
15344 Strausberg
Tel: 03341-31734/-35

Arbeiterwohlfahrt Ortsverband Kleinmachnow, Beratungsstelle für Suchterkrankungen
Potsdamer Straße 7-9
14513 Teltow
Tel: 03328-427-249

Landkreis Uckermark, Gesundheitsamt
Friedrich-Engels-Straße 11
17268 Templin
Tel: 03987-41-1140

Suchthilfe U.S.I.S. e.V.
Karl-Marx-Straße 123
15745 Wildenau
Tel: 03375-500017

Suchthilfe Prignitz e.V.
Röhlstr. 21
19322 Wittenberge
Tel: 03877-928410

Adveniat-Wohlfahrtswerk e.V., Suchtkrankenhilfe
Werderstraße 55
15569 Woltersdorf
Tel: 03362-5220

Christlicher Treffpunkt für Suchtgefährdete e.V.

Forstweg 30
15738 Zeuthen
Tel: 033762-71594

Landkreis Teltow-Fläming, Gesundheitsamt, Alkohol- und Drogenberatungsstelle
Wasserstraße 6a, 15806 Zossen
Tel: 03377-332893

BREMEN

Caritasverband Bremen e.V., Psychosoziale Beratungs- und Behandlungsstelle für Suchtkranke und -gefährdete
Kolpingstraße 3
28195 Bremen
Tel: 0421-33573-0

Blaues Kreuz in Deutschland e.V.
Martinikirchhof 1
28195 Bremen
Tel: 0421-470139

Senat der Hansestadt Bremen, Kontakt- und Beratungszentrum
lmühlenstraße 2
28195 Bremen
Tel: 0421-361-5470

Senat der Hansestadt Bremen, Kontakt- und Beratungszentrum
Rembertiring 2
28195 Bremen
Tel: 0421-361-6812

Senat der Hansestadt Bremen, Drogenberatungsstelle Süd
Große-Johannis-Straße 52
28199 Bremen
Tel: 0421-594328

Drogenhilfe Bremen GmbH, META-Beratungsstelle
Johannisstraße 171
28199 Bremen
Tel: 0421-5980131

Senat der Hansestadt Bremen, Schulpsychologischer Dienst, Suchtvorbeugung und Beratung
Langemarckstraße 113
28199 Bremen
Tel: 0421-361-8535

Drogenhilfe Bremen GmbH, Notruf »La Campagne«
28199 Bremen
Tel: 0421-77777

Senat der Hansestadt Bremen, Sozialpsychiatrischer Dienst und Suchtkrankenhilfe, Beratungsstelle Süd
Kornstraße 13
28201 Bremen
Tel: 0421-361-5860

Senat der Hansestadt Bremen, Sozialpsychiatrischer Dienst, Beratungsstelle Mitte
Horner Straße 60
28203 Bremen
Tel: 0421-361-15566

Bremer Hilfe zur Selbsthilfe e.V., Ambulante Therapie und Ganztagsbetreuung, Geschäftsstelle
Schmidtstraße 34
28203 Bremen
Tel: 0421-78767

Drogenhilfe Bremen GmbH, Beratungsstelle für Substituierte
Johannisstraße 171
28207 Bremen
Tel: 0421-445173

party-project e.V.
Am Dobben 91
28203 Bremen
Tel: 0421-33 99 334

Verein für Innere Mission, Beratungsstelle
Blumenthalstraße 10
28209 Bremen
Tel: 0421-34967-0

Senat der Hansestadt Bremen, Drogenberatungsstelle Ost
Hans-Böckler-Straße 9
28217 Bremen
Tel: 0421-361-8213

Senat der Hansestadt Bremen, Sozialpsychiatrischer Dienst, Beratungsstelle West
Helgolander Weg 73
28217 Bremen
Tel: 0421-361-8270

Senat der Hansestadt Bremen, Drogenberatungsstelle West
Gröpeliner Heerstraße 9
28237 Bremen
Tel: 0421-361-96985

Senat der Hansestadt Bremen, Drogenberatungsstelle Nord
Goerg-Gleistein-Straße 13
28757 Bremen
Tel: 0421-6580843

Senat der Hansestadt Bremen, Sozialpsychiatrischer Dienst, Beratungsstelle Nord
Rohrstraße 4
28757 Bremen
Tel: 0421-659-7221

Bremer Hilfe zur Selbsthilfe e.V., Präventionszentrum
Weserstraße 16
28757 Bremen
Tel: 0421-661798

Zentralkrankenhaus Bremen Ost, Zentrum für Psychiatrie und Psychotherapie
Saarburger Str. 56
28309 Bremen
Tel: 0421 4081921

Diakonisches Werk Bremerhaven e.V., Suchtberatungs- und Behandlungsstelle
Jakobistraße 44
27576 Bremerhaven
Tel: 0471-52085

Arbeiterwohlfahrt KV Bremerhaven e.V., Suchtberatungszentrum
Wursterstraße 55
27580 Bremerhaven
Tel: 0471-805090

HAMBURG

Landesamt für Rehabilitation, Referat Drogen und Sucht
Sachsenstraße 16

20097 Hamburg
Tel: 040-78964-0

Landesstelle gegen die
Suchtgefahren e.V.
Brennerstraße 90
20099 Hamburg
Tel: 040-2849918-0
oder -2803812

Ecstasy – 3 cities project (3CP)
Brennerstraße 90
20099 Hamburg
Tel: 040-284 99 18 -13

Alkoholfreie Selbsthilfe e.V., Beratungs- und Behandlungsstelle
Brennerstraße 90
20099 Hamburg
Tel: 040-2802170

Jugendhilfe e.V.,
Drob Inn St. Georg
Kirchenallee 25
20099 Hamburg
Tel: 040-244607

Die Brücke, Beratungs-
und Therapiezentrum e.V.
Durchschnitt 27
20146 Hamburg
Tel: 040-4504482

Die Brücke, Beratungs-
und Therapiezentrum
Walddörfer Straße 337
22047 Hamburg
Tel: 040 668-3637

Die Brücke, Ambulante
Suchttherapie
Neue Grosse Bergstr. 20
22767 Hamburg
Tel: 040 38613035

Die Boje in Eimsbüttel,
Treffpunkt und Beratung
für junge Erwachsene
Laufgraben 37
20146 Hamburg
Tel: 040-444091

Die Hummel,
Beratungsstelle für
Suchtkranke
Am Hehsel 40
22339 Hamburg
Tel: 040 5381038

Universitätskrankenhaus
Eppendorf, Psychiatrische
Klinik und Nervenklinik
Martinistraße 52
20251 Hamburg
Tel: 040-4717-3210

Drogenhilfe Eimsbüttel e.V.
Kaiser-Friedrich-Ufer 28a
20253 Hamburg
Tel: 040-4229086
Fax: 040-4203305

Waage e.V., Kontakt-, Informations- und Beratungsstelle für
Frauen mit Eßstörungen
Schopstraße 1
20255 Hamburg
Tel: 040-4914941

Beratungsstelle für Suchtkranke
und deren Angehörige in
der Bethlehemskirche
Eppendorfer Weg 131
20259 Hamburg
Tel: 040-4911161

Palette 2
Beratung, Betreuung
und ambulante Therapie
Paulinenallee 32
20259 Hamburg
Tel: 040-4399071

Palette 1
Beratung, Betreuung
und ambulante Therapie
Bartelsstraße 12
20357 Hamburg
Tel: 040-3892691

Jugendhilfe e.V.,
»Stay alive« St. Pauli
Davidstraße 30
20359 Hamburg
Tel: 040-3178720

Gemeinwesenarbeit
(GWA),
St. Pauli Süd
Hamburger Hochstraße 2
20359 Hamburg
Tel: 040-3193623

Psychologische Beratung für
Frauen von Frauen e.V.
Klaus-Groth-Straße 25
20535 Hamburg
Tel: 040-2507130

M.A.T. Therapiehilfe e.V.
Hammer Landstraße 56
20537 Hamburg
Tel: 040-2517618

Landesamt für Rehabilitation,
Beratungsstelle
Haeckelstraße 1
21073 Hamburg
Tel: 040-77170-2825

M.A.T. Therapiehilfe e.V.
Krummholzberg 11
21073 Hamburg
Tel: 040-7654743

Lotse, Kontakt- und Beratungsstelle für Wilhemsburg
Fährstraße 70
21107 Hamburg
Tel: 040-75660175

Jugendhilfe e.V.,
VIVA Wandsbeck, Drogen-
und Suchtberatung
Tonndorfer Hauptstraße 60
22045 Hamburg
Tel: 040-668-2088

Die Brücke,
Beratungs-
und Therapiezentrum e.V.
Walddörfer Straße 337
22047 Hamburg
Tel: 040-668-3637

Hilfe für alkoholgefährdete
Kinder und Jugendliche,
Beratungsstelle Kompaß
Spohrstraße 1
22083 Hamburg
Tel: 040-2792266

Therapiehilfe e.V.,
Seehaus-Projekt,
Beratung für
Drogenabhängige
Hasselbrookstraße 94a
22089 Hamburg
Tel: 040-20001011

Therapiehilfe e.V.
Hasselbrookstraße 94a
22089 Hamburg
Tel: 040-20001010
Fax: 040-2002057

Landesamt für Rehabilitation,
Beratungsstelle Hamburg Ost
Bei der Martinskirche 8
22111 Hamburg
Tel: 040-6514192

Therapiehilfe e.V., Come in,
Einrichtung für süchtige
Kinder und Jugendliche
Moorfleeter Deich 341
22113 Hamburg
Tel: 040-7374368

Die Boje, Beratung und Therapie
Möllner Landstraße 61
22117 Hamburg-Billstedt
Tel: 040-731 49 49
Fax: 040-731 49 48

Jugendhilfe e.V., VIVA Rahlstedt,
Drogen- und Suchtberatung
Stapelfelder Straße 13
22143 Hamburg
Tel: 040-6779583

Fürstenberg Institut GmbH,
Beratungsstelle
Amtsstr. 29
22143 Hamburg
Tel: 040-675957-0

Behörde für Arbeit, Gesundheit
und Soziales, Beratung für
Drogenabhängige
Drosselstraße 1
22305 Hamburg
Tel: 040-29843190

Die Hummel, Beratungsstelle
für Suchtkranke
Am Hehsel 40
22339 Hamburg
Tel: 040-5381038

Krankenhaus Ochsenzoll,
Psychiatrische Abteilung,
Suchtambulanz
Langenhorner Chaussee 560
22419 Hamburg
Tel: 040-5271-2524

EVAS, Alkoholgefähr-
detenberatung
Schenefelder Holt 1
22589 Hamburg
Tel: 040-871929

Landesamt für Rehabilitation,
Beratungsstelle
Haubachstraße 72
22765 Hamburg
Tel: 040-3805991

Frauenperspektiven e.V.,
Drogenberatung für Frauen
Holstenstraße 115
22765 Hamburg
Tel: 040-4302532

Jugend hilft Jugend e.V.,
Geschäftsstelle
Max-Brauer-Allee 116
22765 Hamburg
Tel: 040-306882-0

Drogenambulanz,
Substitutionsbehandlung
Max-Brauer-Allee 152
22765 Hamburg
Tel: 040-381314

Frauenperspektiven e.V.,
Drogentherapie für Frauen
Suttnerstraße 12
22765 Hamburg
Tel: 040-4304623

Straßensozialarbeit St. Pauli
Große Freiheit 58
22767 Hamburg
Tel: 040-310252

Frauenperspektiven e.V.,
Mädchenprojekt Kajal
Hospitalstraße 69
22767 Hamburg
Tel: 040-3806987

Drogenberatungszentrum
Königsstraße 16a
22767 Hamburg
Tel: 040-3807-2666

Diakonisches Werk Hamburg
e.V., Ev. Landesarbeitsgemein-
schaft für Suchtkrankenhilfe
Königsstraße 54
22767 Hamburg
Tel: 040-30620-0

Palette 3
Beratung, Betreuung und
ambulante Therapie
Schillerstraße 44
22767 Hamburg
Tel: 040-3805389

Palette e.V., Geschäftsstelle
Schillerstraße 47
22767 Hamburg
Tel: 040-3892691

IGLU, Hilfe für Kinder
drogenabhängiger Eltern
Lippmannstraße 22
22769 Hamburg
Tel: 040-4305081

Jugendhilfe Norderstedt e.V.,
Drogenberatungsstelle
Kohfurth 1
22850 Hamburg
Tel: 040-5233222

HESSEN

Diakonisches Werk,
Dekanatsstelle Vogelsberg
Färbergasse 5
36304 Alsfeld
Tel: 06631-4596

Vogelbergkreis, Jugend-
und Drogenberatungsstelle
Grünberger Straße 39
36304 Alsfeld
Tel: 06631-1566

Diakonisches Werk, Sucht-
beratung, Jugend- und
Drogenberatung
Helenenstr. 14A
34454 Arolsen
Tel: 0591-50804

Diakonisches Werk
in den Kirchenkreisen,
Hersfeld und
Rotenburg e.V., Jugend-
und Drogenberatung
Kaplangasse 1

36251 Bad Hersfeld
Tel: 06621-61091

Diakonisches Werk in den Kirchenkreisen , Hersfeld und Rotenburg e.V., Erwachsenen- und Suchtberatung
Kaplangasse 1
36251 Bad Hersfeld
Tel: 06621-61092

Hochtaunuskreis, Jugend- und Drogenberatung
Audenstraße 1
61348 Bad Homburg
Tel: 06172-6008-0 oder -22041

Freiwillige Suchtkrankenhilfe e.V.
Schöne Aussicht 25
61348 Bad Homburg
Tel: 06172-23233

Arbeitsgemeinschaft gegen die Suchtgefahren e.V., Beratungsstelle für Suchtgefährdete und deren Angehörige
Kelkheimer Straße 60
65812 Bad Soden
Tel: 06196-23059

Stadt Bad Vilbel, Drogenberatung
Frankfurter Straße 75
61118 Bad Vilbel
Tel: 06101-83459

Diakonisches Werk, Beratungsstelle bei Sucht- und Drogenproblemen
Am Kirchplatz 9
34537 Bad Wildungen
Tel: 05621-4499

Caritasverband Bebra e.V., Psychosoziale Beratungsstelle
Mühlenstraße 10
36179 Bebra
Tel: 06622-3131

Arbeiterwohlfahrt, PRISMA, Jugend- und Drogenberatung
Zeller Straße 3
64625 Bensheim
Tel: 06251-64565

Caritasverband Darmstadt e.V., Beratungs- und Behandlungsstelle
Hauptstraße 81
64625 Bensheim
Tel: 06251-63809

Hahnenholz e.V., Beratungszentrum, Der Treff
Hainstraße 39
35216 Biedenkopf
Tel: 06461-2056

Wetteraukreis, Jugend- und Drogenberatungsstelle
Müllergasse 4
63654 Büdingen
Tel: 06042-3044

Caritasverband Darmstadt e.V., Beratungs- und Behandlungsstelle für Suchtkranke und deren Angehörige
Heinrichstraße 32a
64283 Darmstadt
Tel: 06151-999-130

Drogenberatungsstelle
Bessunger Straße 80
64285 Darmstadt
Tel: 06151-664566

Fachstelle für Suchtprävention
Bessunger Straße 80
64285 Darmstadt
Tel: 06151-664835

Diakonisches Werk, Suchtberatung
Zweifalltorweg 10
64293 Darmstadt
Tel: 06151-926-132

Ev. Pfarramt Nord, Suchtberatungsstelle
Babenhäuser Straße 33
63128 Dietzenbach
Tel: 06074-41535

Lahn-Dill-Kreis, Gesundheitsamt, Sozialpsychiatrischer Dienst
Bismarckstraße 30
35683 Dillenburg
Tel: 02771-407-500

Diakonisches Werk, Dekanatsstelle, Suchtberatung
Maibachstraße 2a
35683 Dillenburg
Tel: 02771-7031

Diakonisches Werk Dillenburg e.V., Drogenberatungsstelle
Uferstraße 16
35683 Dillenburg
Tel: 02771-21288

Wildhof e.V., Jugend- und Drogenberatung
Hauptstraße 32
63303 Dreieich
Tel: 06103-964-6

Deutsches Rotes Kreuz, Jugend- und Drogenberatungsstelle
Gabelsberger Straße 5
64711 Erbach
Tel: 06062-1575

Odenwaldkreis, Gesundheitsamt, Suchtberatung
Michelstädter Straße 12
64711 Erbach
Tel: 06062-70-296

Diakonisches Werk - Jugend- und Drogenberatung, Suchthilfe und Prävention
Neuer Steinweg 9
37269 Eschwege
Tel: 05651-76102

Diakonisches Werk, Suchtberatung, Jugend- und Drogenberatung
Auf der Burg 11
35066 Frankenberg/Eder
Tel: 06451-6891

Caritasverband Frankfurt e.V., Beratungs- und Behandlungsstelle für Suchtkranke
Alte Mainzer Gasse 10
60311 Frankfurt/Main
Tel: 069-2982-183

Stadt Frankfurt, Sozialamt, Suchtkranken-Beratungsdienst
Berliner Straße 25
60311 Frankfurt/Main
Tel: 069-212-38173

Jugendberatung und Jugendhilfe e.V., Drogen- und Aidsberatung
Bleichstraße 20
60313 Frankfurt/Main
Tel: 069-20995

Jugendberatung und Jugendhilfe e.V., Jugend- und Drogenberatungsstelle
Musikantenweg 39
60316 Frankfurt/Main
Tel: 069-4950999

Alice – the drug and culture project
Musikantenweg 22
60316 Frankfurt/Main
Tel: 069-48 00 49 50

Bürger-Hospital Frankfurt am Main, Drogen-Notfall-Prophylaxe
Nibelungenallee 37-41
60318 Frankfurt/Main
Tel: 069-1500-0

Frankfurter Zentrum für Eßstörungen e.V.
Hansaallee 18
60322 Frankfurt/Main
Tel: 069-550176

Drogenhilfe der Lebenswende e.V., Haus Metanoia
Wolfsgangstraße 14
60322 Frankfurt/Main
Tel: 069-556213

Diakonisches Werk in Hessen-Nassau e.V., Beratungsstelle für Suchtkrankenhilfe
Wolfsgangstraße 109
60322 Frankfurt/Main
Tel: 069-5970175

Stadt Frankfurt, Beratungsstelle für Jugendliche und Drogengefährdete, Westend
Corneliusstraße 15
60325 Frankfurt/Main
Tel: 069-746055

Frankfurter Verein für soziale Heimstätten e.V., Beratungsstelle für Alkoholkranke und -gefährdete
Frankenallee 157-159
60326 Frankfurt/Main
Tel: 069-734240

Verein Arbeits- und Erziehungshilfen e.V., Fachstelle Suchtprävention
Frankenallee 157-159
60326 Frankfurt/Main
Tel: 069-973839-31

Jugendberatung und Jugendhilfe e.V., Drogennotdienst
Elbestraße 38
60329 Frankfurt/Main
Tel: 069-230204

Drogennotruf e.V., Jobbörse
Mainzer Landstraße 93
60329 Frankfurt/Main
Tel: 069-231199

Drogennotruf e.V.
Mainzer Landstraße 93
60329 Frankfurt/Main
Tel: 069-623451

Verein Arbeits- und Erziehungshilfen e.V., Drogennotdienst, Cafe Fix
Moselstraße 47
60329 Frankfurt/Main
Tel: 069-233361

Jugendberatung und Jugendhilfe e.V., Externe Drogenberatung in der JVA Frankfurt III und Weiterbetreuung
Bergerstraße 211
60385 Frankfurt/Main
Tel: 069-459045

Jugendberatung und Jugendhilfe e.V., Externe Drogenberatung in der JVA Frankfurt III und Weiterbetreuung
Obere Kreuzäckerstraße 4
60435 Frankfurt/Main
Tel: 069-13671378

Verein Arbeits- und Erziehungshilfen e.V., Jugend- und Drogenberatungsstelle
Ben-Gurion-Ring 138a
60437 Frankfurt/Main
Tel: 069-501035

Verein Arbeits- und Erziehungshilfen e.V., drop-in
Ben-Gurion-Ring 138a
60437 Frankfurt/Main
Tel: 069-501035

Diakonisches Werk in Hessen-Nassau e.V., Fachstelle für Suchtkranke
Ederstraße 12
60486 Frankfurt/Main
Tel: 069-7947-255

Jugendberatung und Jugendhilfe e.V., Jugend- und Drogenberatungsstelle
Varrentrappstraße 36
60486 Frankfurt/Main
Tel: 069-777817

Guttemplerverein Frankfurt, Psychosoziale Beratungs- und Behandlungsstelle für Suchtkranke und deren Angehörige
Metzlerstraße 34
60594 Frankfurt/Main
Tel: 069-618124

Staatliches Schulamt für die Stadt Frankfurt, Fachberatung für Suchtprävention und Drogenfragen
Seehofstraße 41
60594 Frankfurt/Main
Tel: 069-609102-0

Stadt Frankfurt, Beratungsstelle für Jugendliche und Drogengefährdete, Sachsenhausen
Wallstraße 25
60594 Frankfurt/Main
Tel: 069-623031

Stadt Frankfurt, Drogenreferat
Walter-Kolbe-Straße 9-11
60594 Frankfurt/Main
Tel: 069-212-30122

Stadt Frankfurt, Jugend- und Drogenberatung, Hoechst
Bolongarostraße 97
65929 Frankfurt/Main
Tel: 069-302003

Diakonisches Werk in Hessen-Nassau e.V., Beratungsstelle für

Suchtkrankenhilfe
Hospitalstraße 42
65929 Frankfurt/Main
Tel: 069-306508

Zentrum für Jugendberatung und Suchthilfe für den Wetteraukreis, Fachstelle für Suchtprävention
Schützenrain 9
61169 Friedberg
Tel: 06031-7210-0

Caritasverband, Beratungs- und Behandlungsstelle für Suchtkranke und deren Angehörige
Schützenrain 15
61169 Friedberg
Tel: 06031-4488

Diakonisches Werk Fulda e.V., Suchtberatungsstelle
Heinrich-von-Bibra-Platz 14
36037 Fulda
Tel: 0661-838888

Caritasverband für Stadt und Landkreis Fulda e.V., Sucht- und Drogenberatung
Wilhelmstraße 10
36037 Fulda
Tel: 0661-2428-360
Fax: 0661-2428-309

Landkreis Fulda, Gesundheitsamt, Suchtberatung
Ottfried-von-Weißenburg-Straße 3
36043 Fulda
Tel: 0661-6006-623

Arbeiterwohlfahrt, Jugend- und Drogenberatungsstelle
Berliner Straße 45
63571 Gelnhausen
Tel: 06051-4478

Caritasverband für den Main-Kinzig-Kreis e.V., Beratungsstelle für Suchtkranke und deren Angehörige
Holzgasse 17
63571 Gelnhausen
Tel: 06051-9245-0

Diakonisches Werk, Suchtberatung
Gartenstraße 11
35390 Gießen
Tel: 0641-93228-0

Arbeitsgemeinschaft Rauschmittelprobleme e.V., Haus Gartfeld
Gartfeld 2
35390 Gießen
Tel: 0641-32015

Landkreis Gießen, Gesundheitsamt, Sozialpsychiatrischer Dienst, Beratungsstelle
Ostanlage 40
35390 Gießen
Tel: 0641-9390-428

Jugend- und Drogenberatung
Schanzenstraße 16
35390 Gießen
Tel: 0641-78027

Verein für Psychosoziale Forschung und Therapie Giessen e.V., Beratungszentrum Grünberg
Alsfelder Straße 8
35305 Grünberg/Hessen
Tel: 06401-90236
Fax: 06401-90218

Diakonisches Werk Hanau e.V., Sucht-beratung für Erwachsene
Johanniskirchplatz 1
63450 Hanau
Tel: 06181-92340-70

Diakonisches Werk Hanau e.V., Jugend- und Drogenberatung
Johanniskirchplatz 1
63450 Hanau
Tel: 06181-92340-60

Jugendberatung und Jugendhilfe e.V., Jugend- und Drogenberatung
Im Wiesfeld 24
65795 Hattersheim
Tel: 06190-71152

Stadt Hattersheim, Aufsuchende Drogenhilfe in Hattersheim
Rathausstraße 10
65795 Hattersheim
Tel: 06190-71152

Caritasverband Darmstadt e.V., Beratungsstelle für Suchtkranke
Weiherhausstraße 6
64646 Heppenheim
Tel: 06252-72173

Drogenverein Nordhessen e.V., Drogenberatung und Prävention
Bürgermeister-Laneus-Straße 1
34369 Hofgeismar
Tel: 05671-50199

Zentrum für Jugendberatung und Suchthilfe im Main-Taunus-Kreis
Hattersheimer Straße 5
65719 Hofheim
Tel: 06192-99 59 60

Schwalm-Eder-Kreis, Gesundheitsamt, Sozialpsychiatrischer Dienst, Sucht-beratungsstelle
Freiheiter Straße 29
34576 Homberg/Efze
Tel: 05681-775-448

Schwalm-Eder-Kreis, Jugend- und Drogenberatungsstelle
Schlesierweg 1
34576 Homberg/Efze
Tel: 05681-7095

Caritasverband für Stadt und Landkreis Fulda e.V., Beratungsstelle
Kirchplatz 3
36088 Hünfeld
Tel: 06652-2513

Rheingau-Taunus-Kreis, Gesundheitsamt
Black & Decker-Straße 17c
65510 Idstein
Tel: 06126-6001-1062

Stadt Karben, Suchtprävention und Drogenberatung
Bahnhofstraße 205
61184 Karben
Tel: 06039-45952

Drogenverein Nordhessen e.V., Kontaktladen

Werner-Hilpert-Straße 25
34117 Kassel
Tel: 0561-12115

Drogenverein Nordhessen e.V., Jugend- und Drogenberatungsstelle
Wilhelmshöher Allee 23
34117 Kassel
Tel: 0561-103641

Stadt Kassel, Gesundheitsamt, Sozial-psychiatrischer Dienst
Wilhelmshöher Allee 32a
34117 Kassel
Tel: 0561-787-5031

Diakonisches Werk Kassel e.V., Beratungsstelle für Suchtkranke
Goethestraße 96
34119 Kassel
Tel: 0561-93895-0

Drogenverein Nordhessen e.V., Substitutionsfachambulanz
Wilhelmshöher Allee 124
34119 Kassel
Tel: 0561-711813

Drogenverein Nordhessen e.V., Drogenberatung
Karolinenstraße 5
34127 Kassel
Tel: 0561-84001

Blaues Kreuz Kassel e.V., Psychosoziale Beratungs- und Behandlungsstelle für Suchtkranke
Landgraf-Karl-Straße 26
34131 Kassel
Tel: 0561-93545-0

Eve & Rave Kassel
Tel: 0561-87 05 202

Diakonisches Werk, Beratungsstelle für Jugendliche und Drogengefährdete
Wiesenstraße 11
34497 Korbach
Tel: 05631-60330

Fachstelle für Suchtprävention, Mobile Beratung Kriftel
Lindenstraße 57
65830 Kriftel
Tel: 06192-910187

Verein für Psychosoziale Forschung und Therapie Giessen e.V., Beratungszentrum Laubach
Am Marktplatz 3
35321 Laubach
Tel: 06405-90236
Fax: 06405-90218

Diakonisches Werk, Dekanatsstelle Vogelsberg, Beratungsstelle
Schlitzer Straße 2
36341 Lauterbach
Tel: 06641-3041

Vogelbergkreis, Jugend- und Drogenberatungsstelle
Steinweg 13
36341 Lauterbach
Tel: 06641-4849

Caritas Kreisstelle, Psychosoziale Beratung für Suchtkranke
Triftstraße 28
37327 Leinefeld
Tel: 03605-512642

Jugend- und Drogenberatung, Limburg e.V.
Fahrgasse 6
65549 Limburg
Tel: 06431-2216-3

Diakonisches Werk Dekanatsstelle Limburg-Weilburg, Beratungsstelle für Suchtkranke
Parkstraße 12
65549 Limburg
Tel: 06431-24021

Jugend- und Familienhilfe e.V., Die Welle
Kennedystraße 45
63477 Maintal
Tel: 06181-497490

Ev. Kirche, Beratungsstelle für Sucht-kranke und Gefährdete
Frankfurter Straße 35
35037 Marburg
Tel: 06421-26033

Landkreis Marburg-Biedenkopf, Gesundheitsamt
Schwanallee 23
35037 Marburg
Tel: 06421-189-0

Blaues Kreuz in Deutschland e.V., Suchtberatungsstelle
Wilhelmstraße 8a
35037 Marburg
Tel: 06421-23129

Jugend- und Drogenberatungsstelle
Hermannstraße 3
64546 Mörfelden-Walldorf
Tel: 06105-24676

Kreis Offenbach, Gesundheitsamt, Suchtberatungsstelle
Berliner Straße 60
63065 Offenbach
Tel: 069-8068-590

Kontaktladen Bella Vista
Berliner Straße 118
63065 Offenbach
Tel: 069-818402

Wildhof e.V., Suchthilfezentrum
Kaiserstraße 42
63065 Offenbach
Tel: 069-811711

Wildhof e.V., Jugend- und Suchtberatungsstelle
Breslauer Straße 43
63110 Rodgau
Tel: 06106-883-0

Ev. Kirchengemeinde Nieder-Roden
Am Forschheimer See 27
63110 Rodgau
Tel: 06106-733655

Rheingau-Taunus-Kreis, Gesundheitsamt
Am Eibinger Tor 14
65385 Rüdesheim
Tel: 06722-407-106

Caritasverband für den Landkreis Groß-Gerau e.V., Jugend- und Drogenberatung
Freiligrathstraße 10
65428 Rüsselsheim
Tel: 06142-68288

Jugendberatung und Jugendhilfe e.V., Drogenberatung
Schützenstraße 16
65824 Schwalbach
Tel: 06196-3071

Ev. Kirche, Jugend- und Drogenberatungsstelle
Steingasse 36
34613 Schwalmstadt
Tel: 06691-21334

Psychologie im Alltag e.V., Beratungs-stelle für Abhängigkeitsgefährdete und -erkrankte
Jügesheimer Weg 19
63500 Seligenstadt
Tel: 06182-5257

Beratungsstelle »Lok 2«, Fachstelle für Suchtprävention
Am Bahnhof 10
35260 Stadtallendorf
Tel: 06428-7333

Ev. Kirche, Jugend- und Drogenberatungsstelle
Zum Schwimmbad 12
65232 Taunusstein
Tel: 06128-3736

Hochtaunuskreis, Jugend- und Drogenberatung
Schloßplatz 6
61250 Usingen
Tel: 06081-68159

Caritasverband Darmstadt e.V., Beratungs- und Behandlungsstelle
Ludwigstraße 32
69483 Wald-Michelbach
Tel: 06207-1257

Jugend- und Drogenberatung e.V.
Adelheidstraße 3
35781 Weilburg
Tel: 06471-2283

Interessensgemeinschaft ehemaliger Alkoholkranker (IGEA) e.V., Beratungsstelle für Suchtmittel-abhängige
Amnauer Straße 21
35083 Wetter/Hessen
Tel: 06423-6042

Suchthilfe Wetzlar e.V., Jugend- und Drogenberatungsstelle
Ernst-Leitz-Straße 50
35578 Wetzlar
Tel: 06441-22029

Caritasverband Wiesbaden e.V., Jugend- und Drogenberatung
Stiftstraße 12
65183 Wiesbaden
Tel: 0611-524018

Caritasverband Wiesbaden e.V., Beratungs- und Behandlungsstelle für Suchtkranke und -gefährdete
Luisenstraße 27
65185 Wiesbaden
Tel: 0611-174-146

MECKLENBURG-VORPOMMERN

Landkreis Demmin, Gesundheitsamt, Sozialpsychiatrischer Dienst
Holländer Gang 1
17087 Altentreptow
Tel: 03961-270-0

Evangelische Suchtberatung
Dammchaussee 30 (Ärztehaus),
18209 Bad Doberan
Tel: 038203-77455
Fax: 038203-77456

Diakonisches Werk in der Pommerschen Evgl. Kirche e.V., Suchtberatungs- und Behandlungsstelle
Bahnhofstraße 34
18528 Bergen/Rügen
Tel: 03838-252189

Landkreis Güstrow, Gesundheitsamt
Forsthof 22
18246 Bützow
Tel: 038461-49-0

Landkreis Demmin, Gesundheitsamt, Beratungsstelle für Alkohol- und Drogenkranke
A.-Pompe-Straße 12-15
17109 Demmin
Tel: 03998-434224

Stadt Greifswald, Regionalstelle für Suchtvorbeugung und Konfliktbewältigung
Anklamer Straße 15
17489 Greifswald
Tel: 03834-521-203

Stadt Greifswald, Fachambulanz für Alkohol- und Drogenkranke
Hans-Fallada-Straße 7
17489 Greifswald
Tel: 03834-899235

Suchtberatungs- und Behandlungsstelle der Johanna-Odebrecht-Stiftung
Lange Str. 10
17489 Greifswald
Tel: 03834-892440

Landkreis Nordvorpommern, Gesundheitsamt, Sozialpsychiatrischer Dienst
Bahnhofstraße 12
18507 Grimmen
Tel: 038326-59-0

Deutsches Rotes Kreuz KV Güstrow e.V., Suchtberatung
Eschenwinkel 9
18273 Güstrow
Tel: 03843-212823

Landkreis Güstrow, Gesundheitsamt, Sozialpsychiatrischer Dienst
Franz-Parr-Platz 6
18273 Güstrow
Tel: 03843-755-540

Landkreis Ludwigslust, Gesundheitsamt
Parkstraße 12
19230 Hagenow
Tel: 03883-739-0

Diakonieverein des Kirchenkreises Parchim e.V., Suchtberatungsstelle
Lindenstraße 29

19288 Ludwigslust
Tel: 03874-29037

Landkreis Ludwigslust,
Gesundheitsamt, Suchtberatung
Techentiner Weg 1d
19288 Ludwigslust
Tel: 03874-57-2360

Arbeiterwohlfahrt Kreisverband
Demmin e.V., Beratungsstelle
für Alkohol- und Drogenkranke
Am Markt 11
17139 Malchin
Tel: 03994-632833

Landkreis Demmin,
Gesundheitsamt
Fritz-Reuter-Platz 9
17139 Malchin
Tel: 03994-635-0

Landkreis Nordvorpommern,
Gesundheitsamt, Sozial-
psychiatrischer Dienst
Ernst-Thälmann-Straße 20
18337 Marlow
Tel: 038221-80998

NB-Drobs
Am Pferdemarkt 2
17033 Neubrandenburg
Tel: 0395-556 53 14

Stadt Neubrandenburg,
Gesundheitsamt
Friedrich-Engels-Ring 53
17033 Neubrandenburg
Tel: 0395-555-2577

Diakonisches Werk, Sucht-
und Drogenberatungsstelle
Bruchstr. 15
17235 Neustrelitz
Tel: 03918-203035

Landkreis Parchim,
Gesundheitsamt
Am Buchholz 11
19370 Parchim
Tel: 03871-75-230

Landkreis Uecker-Randow,
Gesundheitsamt, Sozial-
psychiatrischer Dienst
Löcknitzer Straße 1
17309 Pasewalk
Tel: 03973-210008

Landkreis Nordvorpommern,
Gesundheitsamt, Beratungsstelle
für Alkohol- und Drogenkranke
Damgartner Chaussee 40
18311 Ribnitz-Damgarten
Tel: 03821-883-706

Diakonisches Werk, Sucht-
und Drogenberatungsstelle
Kurze Straße 33
17207 Röbel
Tel: 039931-50143

Diakonisches Werk
Rostock e.V., Sucht- und
Drogenberatungsstelle
Dalwitzhofer Weg 1
18055 Rostock
Tel: 0381-455128

Volkssolidarität Rostock-Stadt
e.V., Suchtberatungsstelle
St.-Georg-Straße 100
18055 Rostock
Tel: 0381-4923441

Kabinett für Suchtprävention,
Ärztehaus
Rigaer Straße 21
18107 Rostock
Tel: 0381-702312

Stadtmission e.V.,
Suchtberatungsstelle
Ferdinand-Schultz-Straße 12
19055 Schwerin
Tel: 0385-5507561

Stadt Schwerin,
Gesundheitsamt, Sozial-
psychiatrischer Dienst
Zum Bahnhof 5-7
19055 Schwerin
Tel: 0385-559-352

Landkreis Parchim,
Gesundheitsamt
Am Berge 3
19401 Sternberg
Tel: 03847-20-239

Samaritas Stralsund e.V.,
Sozialtherapeutisches Über-
gangswohnheim für Alkohol-
und Medikamentenabhängige
Prohner Straße 31a
18435 Stralsund
Tel: 03831-399975

Deutsches Rotes Kreuz,
Kreisverband Stralsund e.V.,
Sucht- und Drogenberatung
Wallensteinstraße 7a
18435 Stralsund
Tel: 03831-390096

Krankenhaus West, Alkohol-
und Drogenberatungsstelle
Rostocker Chaussee 70
18437 Stralsund
Tel: 03831-45-1700

Landkreis Stralsund, Gesund-
heitsamt, Sozialpsychiatrischer
Dienst
Tribser Damm 1a
18437 Stralsund
Tel: 03831-379434

Hansestadt Stralsund,
Gesundheitsamt
Drogenberatung
Alter Markt, 18439 Stralsund
Tel: 03831-3794-23

Diakonisches Werk des Kirchen-
kreises Malchin e.V., Sucht-
und Drogenberatungsstelle
Strelitzer Straße 27
17192 Waren
Tel: 03991-664380

Verein zur Förderung der
gruppenunterstützten,
außerstationären Sucht-
krankenbehandlung e.V.
Hartwich-Marx-Haus
17379 Wilhelmsburg
Tel: 030-8813043

Diakonieverein des Kirchen-
kreises Wismar e.V., Suchtbera-
tungs- und Behandlungsstelle
Dr.-Leber-Straße 63
23966 Wismar
Tel: 03841-283246

AIDS-Hilfe
West-Mecklenburg e.V.

Mühlenstraße 32
23966 Wismar
Tel: 03841-214755

Stadt Wismar, Gesundheitsamt
Vogelsang 3
23970 Wismar
Tel: 03841-2624-0

Suchthilfe Prignitz e.V.,
Mobile Drogenprävention
Wahrenberger Straße 2
19322 Wittenberge
Tel: 03877-60353

Suchthilfe Prignitz e.V.,
Suchtberatungsstelle
Zimmerstraße 5
19322 Wittenberg
Tel: 03877-92841-0

NIEDERSACHSEN

Beratungsstelle für Suchtkranke
Feldstraße 2
28832 Achim
Tel: 04202-8798

Verein für Sozialmedizin Alfeld e.V., Beratungsstelle
Heinzestraße 38
31061 Alfeld/Leine
Tel: 05181-24839

Anonyme Jugend- und Drogenberatung, Beratungsstelle
Georgswall 18a, 26603 Aurich
Tel: 04941-67967

Diakonisches Werk Aurich e.V., Beratungsstelle für Suchtgefährdete und Suchtkranke
Marktstraße 19
26603 Aurich
Tel: 04941-4142

Suchtberatung DW Aurich
Kirchdorfer Str.15
26603 Aurich
Tel: 04941 604160

Diakonisches Werk des Ev.-Luth. Kirchenkreises Emsland-Bentheim, Suchtberatung
Schüttorfer Straße 2
48455 Bad Bentheim
Tel: 05921-5428

Lukas-Werk Suchthilfe, Psychosoziale Beratungsstelle
Lutherstraße 7
38667 Bad Harzburg
Tel: 05321-26059

Ev.-Luth. Kirchenkreis Hameln-Pyrmont, Sucht- und Drogenberatungsstelle
Wallstraße 5
31848 Bad Münder/Deister
Tel: 05042-2626

Landkreis Hameln-Pyrmont, Gesundheitsamt, Kinder- und Jugend-psychologischer Dienst
Grießemer Straße 19
31812 Bad Pyrmont
Tel: 05281-6059-13

Blaues Kreuz in Deutschland e.V. Bad Salzuflen, Fachstelle für Suchtprophylaxe
Am Steinbrink 44
32105 Bad Salzuflen
Tel: 05222-60254

Blaues Kreuz in Deutschland e.V. Bad Salzuflen, Suchtberatungsstelle
Stauteichstraße 21
32105 Bad Salzuflen
Tel: 05222-6914

Diakonisches Werk Ammerland e.V., Beratungs- und Behandlungsstelle für Suchtgefährdete und Suchtkranke
Fährweg 2
26160 Bad Zwischenahn
Tel: 04403-3179

Jugend- und Drogenberatung e.V., Rose 12
Lange Straße 20
26160 Bad Zwischenahn
Tel: 04403-63520

Suchtberatung Barsinghausen und Umgebung e.V.
Deisterplatz 2
30890 Barsinghausen
Tel: 05105-515855

Caritasverband, Psychosoziale Beratungs- und Behandlungsstelle für Suchtkranke
Grüner Weg 2
49593 Bersenbrück
Tel: 05439-94230

Diakonisches Werk Bockenem-Hoheneggelsen e.V., Suchtberatung
Bürgermeister-Sander-Straße 10
31167 Bockenem
Tel: 05067-6811

Diakonisches Werk, Beratungs- und Behandlungsstelle für Suchtgefährdete und Suchtkranke
Milchstraße 11
26919 Brake
Tel: 04401-4717

Diakonisches Werk, Suchtberatung
Münsterstraße 15
49565 Bramsche
Tel: 05461-62660

Lukas-Werk Suchthilfe, Suchtberatung und -behandlung
Jasperallee 33
38102 Braunschweig
Tel: 0531-338096

Deutscher Paritätischer Wohlfahrtsverband, Jugend- und Drogenberatungszentrum »DROBS«
Kurt-Schumacher-Straße 26
38102 Braunschweig
Tel: 0531-22090-0

Stadt Braunschweig, Gesundheitsamt
Hamburger Straße 226
38114 Braunschweig
Tel: 0531-470-7003

Verein für Sozialmedizin Bremervörde e.V., Suchtberatungsstelle
Bahnhofstraße 16
27432 Bremervörde
Tel: 04761-70919

Diakonisches Werk Buchholz e.V., Beratung von Suchtgefährdeten und deren Angehörigen
Am langen Sal 1
21244 Buchholz
Tel: 04181-4000

Landkreis Harburg, Sozialpsychiatrischer Dienst und Suchtberatung
Steinbecker Straße 44
21244 Buchholz
Tel: 04181-131921

Diakonisches Werk Burgdorf e.V., Suchtberatungsdienst
Schillerslager Straße 9
31303 Burgdorf
Tel: 05163-8973-21

Diakonisches Werk, Beratungs- und Behandlungsstelle für Suchtkranke
Im Mitteldorf 1
30938 Burgwedel
Tel: 05139-80915

Diakonisches Werk, Beratungsstelle
Hansestraße 1
21614 Buxtehude
Tel: 04161-6444-40

Diakonisches Werk, Beratungsstelle für psychisch Kranke und Suchtgefährdete
Hehlentorstraße 20
29221 Celle
Tel: 05141-28008

Drobs Cloppenburg, Anonyme Drogenhilfeeinrichtung
Eschstraße 31a
49661 Cloppenburg
Tel: 04471-4686

Caritasverband, Psychosoziale Beratungs- und Behandlungsstelle, Stiftung Edith Stein
Kirchhofstraße 14
49661 Cloppenburg
Tel: 04471-81673

Jugendhilfe Cloppenburg e.V.
Schulstraße 21
49661 Cloppenburg
Tel: 04471-83777

Ev.-Luth. Kirchenkreis Hameln-Pyrmont, Sucht- und Drogenberatungsstelle
Niederstraße 11
31863 Coppenbrügge
Tel: 05156-1556

Verein zur Bekämpfung der Suchtgefahren im Landkreis Cuxhaven e.V., Beratungsstelle
Reinekestraße 12
27472 Cuxhaven
Tel: 04721-37067

Deutscher Paritätischer Wohlfahrtsverband, Suchtberatung
Marschtorstraße 44
29451 Dannenberg/Elbe
Tel: 05861-4949

Stadt Delmenhorst, Gesundheitsamt, Sozialpsychiatrischer Dienst
Rathausplatz 1
27749 Delmenhorst
Tel: 04221-99-2616

Arbeiterwohlfahrt Bezirksverband Weser-Ems e.V., Anonyme Drogenberatung
Scheunebergstraße 41
27749 Delmenhorst
Tel: 04221-14055

Diakonisches Werk Diepholz e.V., Suchtberatung
Hinterstraße 15
49356 Diepholz
Tel: 05441-9879-20

SORRAL Diepholz e.V., Suchtberatungsstelle
Lange Straße 56
49356 Diepholz
Tel: 05441-3822

Landkreis Diepholz, Gesundheitsamt, Sozialpsychiatrischer Dienst
Wellestraße 14
49356 Diepholz
Tel: 05441-95-01

Caritasverband für Stadt und Landkreis Göttingen e.V., Beratungsstelle für Suchtkranke und Suchtgefährdete
Bahnhofstraße 20
37115 Duderstadt
Tel: 05527-73008

Stadt und Landkreis Göttingen, Gesundheitsamt
Ebertring 25
37115 Duderstadt
Tel: 05527-2950

Stadt Emden, Gesundheitsamt, Aids- und Drogenberatung
Am Alten Binnenhafen 2
26721 Emden
Tel: 04921-25004

Beratungs- und Behandlungsstelle für Suchtgefährdete der Ev. Kirche
Zwischen beiden Bleichen 9
26721 Emden
Tel: 04921-25899

DROBS, Anonyme Jugend- und Drogenberatungsstelle
Friedrich-Naumann-Straße 16
26725 Emden
Tel: 04921-23466

Diakonisches Werk des Ev.-Luth. Kirchenkreises Emsland-Bentheim, Suchtberatung
Wintershallstraße 3
49824 Emlichheim
Tel: ü: 05921-5428

Diakonisches Werk Esens e.V., Beratungs- und Behandlungsstelle für Suchtkranke
Kirchplatz 5
26427 Esens
Tel: 04971-919715

Caritasverband Hannover e.V., Psychosoziale Beratungsstelle für Suchtkranke und Angehörige
Am Osterberge 1
30823 Garbsen
Tel: 05137-78859

Suchtberatung Barsinghausen und Umgebung e.V., Beratungs-

und Behandlungsstelle für Suchtgefährdete und -kranke
Kirchstraße 4
30989 Gehrden
Tel: ü. 05105-515855

Diakonisches Werk, Beratungsstelle für Suchtkranke
Kirchstraße 1
49124 Georgsmarienhütte
Tel: 05401-34933

Lankreis Gifhorn, Gesundheitsamt, Sozialpsychiatrischer Dienst
Allerstraße 21
38518 Gifhorn
Tel: 05371-82-701

Diakonisches Werk, Suchtberatungsstelle
Steinweg 1
38518 Gifhorn
Tel: 05371-57175

Diakonisches Werk, Drogenberatungsstelle
Düstere Straße 20
37073 Göttingen
Tel: 0551-487122

Kontakt- und Beratungsstelle für Jugendliche und junge Erwachsene
Goslerstraße 23
37073 Göttingen
Tel: 0551-39-2690

Gesellschaft für Suchttherapie und Mitarbeiterfortbildung e.V., Suchtambulanz
Obere Karspüle 10
37073 Göttingen
Tel: 0551-484646

Stadt und Landkreis Göttingen, Gesundheitsamt, Sozialpsychiatrischer Dienst
Theaterplatz 4
37073 Göttingen
Tel: 0551-400-4802

Diakonisches Werk, Beratungs- und Behandlungsstelle für Suchtkranke, Gefährdete und Angehörige
Schillerstraße 21
37083 Göttingen
Tel: 0551-72051

Jugend- und Drogenberatung
Breite Straße 30
38640 Goslar
Tel: 05321-20862

Lukas-Werk Suchthilfe, Suchtberatung und -behandlung
Lindenplan 1
38640 Goslar
Tel: 05321-26050

Ev.-Luth. Kirchenkreis Hameln-Pyrmont, Beratungs- und Behandlungsstelle für Suchtgefährdete und -kranke
Platzstraße 5a
31785 Hameln
Tel: 05151-7667

Jugend- und Drogenberatungsstelle DROBS Hameln
Hermannstr. 5
31785 Hameln
Tel: 05151-940000
Fax: 05151-925400

Diakonisches Werk Stadtverband Hannover e.V., Beratungs- und Behandlungsstelle für Suchtkranke
Burgstraße 8-10
30159 Hannover
Tel: 0511-36871-48

Diakonisches Werk Stadtverband Hannover e.V., Suchtberatung für Frauen
Kreuzkirchhof 3
30159 Hannover
Tel: 0511-320054

Gesellschaft für Sozialtherapie und Pädagogik Hannover, Jugend- und Drogenberatungsstelle - Drobs -
Odeonstraße 14
30159 Hannover
Tel: 0511-70146-0

Neues Land e.V., Drogenberatungsstelle
Steintorfeldstraße 11
30161 Hannover
Tel: 0511-319715

Deutscher Paritätischer Wohlfahrtsverband, Cafe Connection
Tivolistraße, 30161 Hannover
Tel: 0511-3360412

Landesverband für Elternkreise Drogenabhängiger e.V.
Jakobistraße 43
30163 Hannover
Tel: 0511-393030

Landeshauptstadt Hannover, Gesundheitsamt, Sozialpsychiatrischer Dienst
Freytagstraße 12a
30169 Hannover
Tel: 0511-168-3837

Drogenberatungsstelle »La Strada« für Mädchen und Frauen
Goethestraße 42
30169 Hannover
Tel: 0511-14023

Caritasverband Hannover e.V., Psychosoziale Beratungsstelle für Suchtkranke
Albert-Niemann-Straße 3
30171 Hannover
Tel: 0511-806444

Drogenberatung PRISMA
Am Südbahnhof 38
30171 Hannover
Tel: 0511-921750
Deutscher Paritätischer Wohlfahrtsverband, Fachambulanz für Alkohol- und Medikamentenabhängige
Marienstraße 3
30171 Hannover
Tel: 0511-325101

Verein zur Prävention von Drogenabhängigkeit und Integration Drogenabhängiger, Drogenberatung »Prisma«
Fössestraße 77
30451 Hannover
Tel: 0511-92175-0

Gesundheitsamt für die Stadt und den Landkreis Göttingen

Breite Gasse 5
34346 Hannoversch Münden
Tel: 05541-912900

Diakonisches Werk, Beratungs- und Behandlungsstelle für Suchtkranke, -gefährdete und deren Angehörige
Ziegelstraße 16
34346 Hannoversch Münden
Tel: 05541-9819-20

Landkreis Helmstedt, Gesundheitsamt
Elzweg 19
38350 Helmstedt
Tel: 05351-121-0

Lukas-Werk Suchthilfe, Suchtberatungs- und Behandlungsstelle
Poststraße 5a
38350 Helmstedt
Tel: 05351-8030

Diakonisches Werk Herford e.V., Beratungsstelle für Glücksspielabhängige und Angehörige
Auf der Freiheit 25
32052 Herford
Tel: 05221-599850

Diakonisches Werk Herford e.V., Jugend- und Drogenberatungsstelle
Hämelinger Straße 10
32052 Herford
Tel: 05221-1659-0

Diakonisches Werk Suchtberatung
Juesseestraße 17
37412 Herzberg am Harz
Tel: 05521-6916

Stadt Hildesheim Drogenberatung
Almstraße 8
31134 Hildesheim
Tel: 05121-12854

Landkreis Hildesheim, Gesundheitsamt, Sozialpsychiatrischer Dienst
Bischof-Jansen-Straße 31
31134 Hildesheim
Tel: 05121-309-167

Diakonisches Werk Hildesheim e.V., Beratungsstelle für Suchtgefährdete
Theaterstraße 2
31141 Hildesheim
Tel: 05121-1675-0

Diakonisches Werk Peine e.V., Suchtberatung
Marktstraße 13
31249 Hohenhameln
Tel: ü. 05171-584990

Suchtberatung und -behandlung Friesland
Kostverloren 2
26441 Jever
Tel: 04461-913650

Diakonisches Werk der Landeskirche Hannover e.V., Beratungs- und Behandlungsstelle für Suchtkranke
Kiefernweg 2
30880 Laatzen
Tel: 0511-827602

DROBS, Anonyme Jugend- und Drogenberatungsstelle
Bahnhofsring 12
26789 Leer
Tel: 0491-2400

AOK Leer/Borkum, Suchtberatung
Brunnenstraße 20
26789 Leer
Tel: 0491-6006-157

Diakonisches Werk Leer e.V., Beratungs- und Behandlungsstelle für Suchtkranke
Friesenstraße 65a
26789 Leer
Tel: 0491-6098-20

Diakonisches Werk, Suchtberatungsdienst
Manskestraße 16
31275 Lehrte
Tel: 05132-52661

Beratungs- und Behandlungsstelle für Suchtkranke und -gefährdete, Jugend- und Drogenberatung Emsland im Diakonischen Werk
Georgstr. 15
49809 Lingen/Ems
Tel: 0591-9150285

Caritasverband, Psychosoziale Beratungsstelle für Suchtkranke
Bögenstraße 12
49808 Lingen/Ems
Tel: 0591-80062-30

Diakonisches Werk, Beratungs- und Behandlungsstelle für Abhängigkeitskranke
Pfarrstraße 1
32312 Lübbecke
Tel: 05741-3184-31

Diakonisches Werk Lüneburg e.V., Suchtberatung und -behandlung für Jugendliche und Erwachsene
Heiligengeiststraße 19
21335 Lüneburg
Tel: 04131-45055

Caritasverband Melle-Wittlage e.V., Suchtberatung
Kohlbrink 8
49324 Melle
Tel: 05422-3006

Caritasverband Meppen e.V., Psychosoziale Beratungs- und Behandlungsstelle
Domhof 18
49716 Meppen
Tel: 05931-9842-0

Beratungs- und Behandlungsstelle für Suchtkranke und -gefährdete Jugend- und Drogenberatung Emsland im Diakonischen Werk
Schützenstr. 16
49716 Meppen
Tel: 05931-9815-0

Deutscher Paritätischer Wohlfahrts-verband, LV Niedersachsen e.V., Suchtberatungsstelle
Bahnhofstraße 3

31582 Nienburg/Weser
Tel: 05021-9735-0

Diakonisches Werk Norden e.V., Beratungsstelle für Suchtkranke
Am Alten Siel 1
26506 Norden
Tel: 04931-15152

Diakonisches Werk, Beratungs- und Behandlungsstelle für Suchtgefährdete und Suchtkranke
Hafenstraße 13
26954 Nordenham
Tel: 04731-88040

Jugend- und Drogenberatung, Rose 12
Blexersanderstr. 6
26954 Nordenham
Tel: 04731-310992

Caritasverband, Psychosoziale Beratungs- und Behandlungsstelle für Suchtkranke
Bentheimer Straße 33
48529 Nordhorn
Tel: 05921-14014

Diakonisches Werk Synodalverband Grafschaft Bentheim e.V., Suchtberatung
Geisinkstraße 1
48527 Nordhorn
Tel: 05921-8802-25

Verein für Sozialmedizin Grafschaft Bentheim e.V., Beratungs- und Behandlungsstelle für Suchtkranke
Karlstraße 13
48527 Nordhorn
Tel: 05921-2544

Drogengefährdetenhilfe Grafschaft Bentheim e.V.
Kistemakerstraße 5
48527 Nordhorn
Tel: 05921-34700

Landkreis Graftschaft Bentheim, Drogenberatungsstelle
Kistemakerstraße 5
48527 Nordhorn
Tel: 05921-33766

Diakonisches Werk des Ev.-Luth., Kirchenkreises Emsland-Bentheim e.V., Suchtberatung
Stadtring 21
48527 Nordhorn
Tel: 05921-5428

Lukas-Werk Suchthilfe, Suchtberatung und -behandlung
Schlachthausweg 25
37154 Northeim
Tel: 05551-2671

Landkreis Northeim, Gesundheitsamt, Sozialpsychiatrischer Dienst
Wallstraße 38
37154 Northeim
Tel: 05551-62006

Jugend- und Drogenberatung, Rose 12
Alexanderstraße 17
26121 Oldenburg
Tel: 0441-83500
Fax: 0441-8850444

Diakonisches Werk Oldenburg e.V., Beratungs- und Behandlungsstelle für Suchtgefährdete und Suchtkranke
Bloherfelder Straße 7
26121 Oldenburg
Tel: 0441-72051

Diakonisches Werk Oldenburg e.V., Fachkrankenhaus für suchtkranke Männer und Frauen
Ofener Straße 20
26121 Oldenburg
Tel: 0441-97283

Caritasverband für die Diözese Osnabrück e.V., Psychosoziales Beratungs- und Behandlungsstelle für Suchtkranke
Johannisstraße 91
49074 Osnabrück
Tel: 0541-341-0

Diakonisches Werk im Ev.-Luth. Kirchenkreis Osnabrück e.V., Connection, Kontaktzentrum
Hermannstraße 1
49078 Osnabrück
Tel: 0541-804489

Diakonisches Werk im Ev.-Luth. Kirchenkreis Osnabrück e.V., Beratungs- und Behandlungsstelle für Suchtkranke und -gefährdete
Lotterstraße 125
49078 Osnabrück
Tel: 0541-94010-0

Beratungsstelle für Alkoholgefährdete
Heinrichstraße 75
49080 Osnabrück
Tel: 0541-84300

Landkreis Osnabrück, Gesundheitsamt
Am Schölerberg 1
49082 Osnabrück
Tel: 0541-501-0

Diakonisches Werk, Suchtberatung und -behandlung
Kirchenstraße 5
27711 Osterholz-Scharmbeck
Tel: 04791-806-90

Diakonisches Werk, Suchtberatung
Schloßplatz 3
37520 Osterode am Harz
Tel: 05522-73736

Beratungs- und Behandlungsstelle für Drogenkranke und -gefährdete Jugend- und Drogenberatung Emsland im Diakonischen Werk
Hauptkanal rechts 79
26871 Papenburg
Tel: 04961-9888-0

Diakonisches Werk Peine e.V., Beratungs- und Behandlungsstelle für Suchtkranke
Zehnerstraße 6
31226 Peine
Tel: 05171-5849-90

Diakonisches Werk, Suchtberatung
Goethestraße 10
49610 Quakenbrück
Tel: 05431-2822

Diakonisches Werk, Suchtkrankenberatung
Bäckerstraße 8
31737 Rinteln
Tel: 05751-9621-0

Suchtberatung Barsinghausen und Umgebung e.V., Beratungs- und Behandlungsstelle für Suchtgefährdete und -kranke
Stille Straße 8a
30952 Ronnenberg
Tel: 05105-515855

Landkreis Rotenburg, Gesundheitsamt, Sozialpsychiatrischer Dienst
Bahnhofstraße 15
27356 Rotenburg/Wümme
Tel: 04261-75-260

Lukas-Werk Suchthilfe, Sucht-beratungs- und Behandlungsstelle
Berliner Straße 189
38226 Salzgitter
Tel: 05341-61042

Lukas-Werk Suchthilfe, Drogenberatung
Lichtenberger Straße 5
38226 Salzgitter
Tel: 05341-67162

Diakonisches Werk, Beratungsstelle für Suchtkranke
Neustadt 1
31157 Sarstedt
Tel: 05066-64800

Diakonisches Werk des Synodalverbandes Graftschaft Bentheim e.V., Suchtberatung
Gemeindehaus der ev. Kirche,
48465 Schüttorf
Tel: 05921-880225

Verein für Sozialmedizin Grafschaft Bentheim e.V.
Pferdemaute 2
48465 Schüttorf
Tel: ü: 05921-2544

Drogenhilfe Bremen GmbH, Therapiezentrum Hohehorst
Hauptstraße 1
28769 Schwanenwede
Tel: 0421-69287-0

Lukas-Werk Suchthilfe, Psychosoziale Beratungsstelle
Jacobsonstraße 51
38723 Seesen
Tel: 05321-26059

Beratungs- und Behandlungsstelle für Suchtkranke und -gefährdete, Jugend- und Drogenberatung Emsland im Diakonischen Werk
Bahnhofstr. 10
49751 Sögel
Tel: 05952-3920

Teestube Soltau e.V.
Bahnhofstraße 18
29614 Soltau
Tel: 05191-2222

Landkreis Soltau-Fallingbostel, Gesundheitsamt, Sozialpsychiatrischer Dienst
Bornemannstraße 12
29614 Soltau
Tel: 05191-2072

Diakonisches Werk, Beratungs- und Behandlungsstelle für Suchtkranke
Pastor-Schmedes-Straße 6
31832 Springe/Deister
Tel: 05041-62159

Landkreis Stade, Gesundheitsamt, Suchtpräventionsstelle
Heckenweg 7
21677 Stade
Tel: 04141-9209-0

Diakonisches Werk Stadte e.V., Beratungs- und Behandlungsstelle für Suchtkranke
Löffelstraße 2
21682 Stade
Tel: 04141-3011

Diakonisches Werk, Drogen- und Jugendberatung
Bahnhofstraße 16
31655 Stadthagen
Tel: 05721-76013

Diakonisches Werk, Alkoholberatung
Bahnhofstraße 16
31655 Stadthagen
Tel: 05721-76083

Diakonisches Werk, Drogen- und Jugendberatung
Querstraße 13
31655 Stadthagen
Tel: 05721-76013

Release e.V., Beratungsstelle
Bahnhofstraße 29
28816 Stuhr-Heiligenrode
Tel: 0421-893233

Diakonisches Werk Diepholz e.V., Beratungs- und Behandlungsstelle für Suchtgefährdete und Suchtkranke
Amselweg 6
27232 Sulingen
Tel: 04271-1400

Suchtberatungsstelle Tornesch-Uetersen
Bahnhofsplatz 4
25436 Tornesch
Tel: 04122-960040
Fax: 04122-960041

Caritasverband, Psychosoziale Beratungs- und Behandlungsstelle für Suchtkranke und Drogenabhängige
Steller Straße 22
27239 Twistingen
Tel: 04243-2058

Sozialpsychiatrischer Dienst und Suchtfachambulanz, Beratungsstelle
Brauerstraße 26
29525 Uelzen
Tel: 0581-15088

Diakonisches Werk Uelzen e.V., Beratungs- und Behandlungsstelle für Suchtkranke
Veerßer Straße 23
29525 Uelzen
Tel: 0581-70093

Suchtberatung und -behandlung Friesland

Bahnhofstraße 6
26316 Varel
Tel: 04451-9642-0

Psychosoziale Beratungs- und Behandlungsstelle für Suchtkranke
Bremer Straße 19
49377 Vechta
Tel: 04441-6533

Diakonisches Werk, Beratungs- und Behandlungsstelle für Suchtgefährdete und Suchtkranke
Lugenstein 14
27283 Verden an der Aller
Tel: 04231-82812

Landkreis Verden, Gesundheitsamt, Sozialpsychiatrischer Dienst
Lindhooper Str. 67
27283 Verden an der Aller
Tel: 04231-15-530

Landkreis Soltau-Fallingbostel, Gesundheitsamt, Sozialpsychiatrischer Dienst
Dierkingstraße 19
29664 Walsrode
Tel: 05161-9806-0

Krankenhaus Rheiderland, Suchtberatung
Neue Straße 22
26826 Weener/Ems
Tel: 04951-301-0

Diakonisches Werk, Beratungs- und Behandlungsstelle für Suchtgefährdete und Suchtkranke
Kirchenstraße 20
26655 Westerstede
Tel: 04488-8308-40

Landkreis Ammerland, Gesundheitsamt, Sozialpsychiatrischer Dienst und Suchtberatungsstelle
Mozartstraße 4
26655 Westerstede
Tel: 04488-7609-0

Jugendberatung - Therapie und Weiterbildung e.V., Drogenberatung
Ahlhorner Straße 10
27793 Wildeshausen
Tel: 04431-3535

Diakonisches Werk Oldenburg e.V., Beratungs- und Behandlungsstelle für Suchtgefährdete und Suchtkranke
Bahnhofstraße 2
27793 Wildeshausen
Tel: 04431-2964

Diakonisches Werk des Kirchenkreises Wilhelmshaven e.V., Beratungs- und Behandlungsstelle für Suchtkranke
Werftstraße 71
26382 Wilhelmshaven
Tel: 04421-26060

Landkreis Harburg, Gesundheitsamt, Sozialpsychiatrischer Dienst und Suchtberatung
Schloßplatz 6
21423 Winsen/Luhe
Tel: 04171-693-517

Diakonisches Werk, Beratungsstelle für Suchtkranke
Bahnhofstraße 25
29378 Wittingen
Tel: 05831-1666

Diakonisches Werk, Beratungs- und Behandlungsstelle für Suchtkranke
Burgstraße 9
26409 Wittmund
Tel: ü: 04971-919715

Landkreis Wittmund, Gesundheitsamt, Sozialpsychiatrischer Dienst
Isumser Straße 5
26409 Wittmund
Tel: 04462-86-1520/21

Caritasverband, Beratungs- und Behandlungsstelle für Suchtkranke
Am Brauhaus 7
37213 Witzenhausen
Tel: 05542-1766

Lukas-Werk Suchthilfe, Suchtberatungs- und Behandlungsstelle
Dr.-Heinrich-Jasper-Straße 5
38304 Wolfenbüttel
Tel: 05331-298556

Diakonisches Werk Wolfsburg e.V., Suchtberatungsstelle
Goethestraße 11
38440 Wolfsburg
Tel: 05361-12808

Suchtkrankenhilfe e.V.
Goethestraße 32
38440 Wolfsburg
Tel: 05361-21341

Jugend und Drogenberatungszentrum
Lessingstraße 27
38440 Wolfsburg
Tel: 05361-27900

Stadt Wolfsburg, Gesundheitsamt, Sozialpsychiatrischer Dienst
Seilerstraße 6
38440 Wolfsburg
Tel: 05361-28-2040

Suchtkrankenhilfe e.V.
Hoffmannstraße 7
38442 Wolfsburg
Tel: 05361-5777

Verein für Sozialmedizin Bremervörde e.V., Beratungsstelle für Abhängigkeitskranke
Kattrepel 15
27404 Zeven
Tel: 04281-1551

NORDRHEIN-WESTFALEN

Chill out e.V.
Sebastianstr. 10
52066 Aachen
Tel: 0241-99 65 895

Stadt Aachen, Gesundheitsamt, Psychosoziale Beratungsstelle
Vereinsstraße 25
52058 Aachen
Tel: 0241-32-5366

Jugend- und Drogenberatung KRABAT e.V.

Harscampstraße 20
52062 Aachen
Tel: 0241-4091414
Fax: 0241-4091517

Drogenhilfe Aachen e.V.
Kaiserplatz 15
52062 Aachen
Tel: 0241-408646

Suchtberatung Aachen des Regionalen Caritasverbandes für die Regionen Aachen-Stadt und Aachen-Land e.V.
Scheibenstraße 16
52070 Aachen
Tel: 0241-94926-0
Fax: 0241-9492629

Fürstenberg Institut GmbH, Fachambulanz und Beratungsstelle
Stapperstr. 38
52080 Aachen
Tel: 0241-550077

Caritasverband für die Dekanate Ahaus und Vreden e.V., Suchtberatungsstelle
Bahnhofstraße 19
48683 Ahaus
Tel: 02561-1290

Arbeitskreis für Jugend- und Drogenberatung im Kreis Warendorf e.V.
Königstraße 9
59227 Ahlen
Tel: 02382-83790

Caritasverband für das Dekanat Ahlen e.V., Beratungsstelle für Suchtkranke
Südstraße 3-5
59227 Ahlen
Tel: 02382-893-128

Kontaktladen für Drogengebraucher Cafe Baustein
Bahnhofstr. 46a, 52477 Alsdorf
Tel: 02404 26532

Suchtberatung »Baustein« Träger Diakonisches Werk im Kirchenkreis Aachen e.V.
Bodelschwinghweg 4
52477 Alsdorf
Tel: 02404 913340

Caritasverband für das Dekanat Altena e.V., Psychosoziale Beratungsstelle
Bahnhofstraße 37
58762 Altena
Tel: 02352-1375

Märkischer Kreis, Gesundheitsamt, Sozialpsychiatrischer Dienst
Bismarckstraße 15
58762 Altena
Tel: 02352-966-60

Sozialpsychiatrischer Dienst, Märkischer Kreis
Bismarckstr.17
58672 Altena
Tel: 02352 9667138

Beratungsstelle Wendepunkt, Suchthilfe, Beratung
Lange Wende 16a
59755 Arnsberg
Tel: 02932-83050

Diakonisches Werk Wittgenstein e.V., Suchtberatungsstelle
Schützenstraße 4
57319 Bad Berleburg
Tel: 02751-921-3

Diakonisches Werk, Suchtberatungsstelle
Elisabethstraße 7
32545 Bad Oeynhausen
Tel: 05731-2523-61

Dekanats-Caritasverband Beckum, Psychosoziale Beratungs- und Behandlungsstelle bei Abhängigkeitsproblemen
Paterweg 50
59269 Beckum
Tel: 02521-8401-0

Dekanats-Caritasverband Beckum, Haus Unterberg, Sozialtherapeutisches Zentrum für Suchtkranke
Unterberg 50
59269 Beckum
Tel: 02521-8401-100

Drogenhilfe Köln e.V., Beratungsstelle Bergheim
Hauptstraße 48
50126 Bergheim
Tel: 02271-4764-0

Drogenhilfe e.V., Fachdienst Suchtvorbeugung
Kalkstraße 41
51465 Bergisch-Gladbach
Tel: 02202-54071

Caritasverband für den Rheinisch-Bergischen Kreis e.V., Psychosozialer Dienst für Suchtkranke
Laurentiusstraße 32
51465 Bergisch-Gladbach
Tel: 02202-1008-44

Drogenberatung e.V., Beratungs- und Geschäftsstelle
August-Schroeder-Straße 3a,
33602 Bielefeld
Tel: 0521-967800

Stadt Bielefeld, Gesundheitsamt, Sozialpsychiatrischer Dienst, Suchtberatungsstelle
Nikolaus-Dürrkopp-Straße 5-9
33602 Bielefeld
Tel: 0521-51-0

Caritasverband für das Dekanat Bielefeld e.V., Suchtkrankenhilfe
Turnerstraße 4, 33602 Bielefeld
Tel: 0521-9619-0

Trockendock Teestube
Hoeper Straße 60 (Hinterhof),
33607 Bielefeld
Tel: 0521-172580

Innere Mission im ev. Johanneswerk e.V., Suchtberatungs-und Behandlungsstelle
Schildescher Straße 101
33611 Bielefeld
Tel: 0521-801-2747

Von Bodelschwinghsche Anstalten, Sozialdienst, Ambulante Suchtkrankenhilfe
Quellenhofweg 25
33617 Bielefeld
Tel: 0521-144-3543

*Diakonisches Werk,
Beratungsstelle für Sucht-
gefährdete und -kranke
Auf der Schanze 3
33647 Bielefeld
Tel: 0521-94239-0*

*Sozialwerk Katholischer Männer
Gruppe Bocholt e.V.,
Drogenberatungsstelle
Römerstraße 7a
46395 Bocholt
Tel: 02871-1051*

*Krisenhilfe e.V., Jugend-
und Drogenberatungsstelle
Viktoriastraße 67
44787 Bochum
Tel: 0234-96478-0*

*inECHTZEIT, Beratungsstelle
für synthetische Drogen
und Cannabis
Alte Hattinger Str. 20
44789 Bochum
Tel: 0234-30 94 38*

*Caritasverband für
die Stadt Bochum e.V.,
Psychosoziales Beratungs-
und Behandlungszentrum
Lohbergstraße 2a
44789 Bochum
Tel: 0234-30705-0*

*Diakonisches Werk, Beratungs-
stelle für Suchtkranke
Max-Kolbe-Straße 49
44793 Bochum
Tel: 0234-96108-0*

*Caritasverband
Wattenscheid e.V.,
Psychosoziale Beratungs-
und Behandlungsstelle
für Suchtkranke
An der Papenburg 9
44866 Bochum
Tel: 02327-9848-51*

*Arbeiterwohlfahrt
Kreisverband Bochum e.V.,
Suchtberatungsstelle
Bußmannsweg 16
44866 Bochum
Tel: 02327-6807-14*

*Krisenhilfe e.V., Fachstelle
für Suchtvorbeugung
Voedestraße 66
44866 Bochum
Tel: 02327-910340*

*Caritasverband für die Stadt
Bonn e.V., Suchtberatung für
Alkohol-, Drogen- und
Medikamentenabhängige
Fritz-Tillmann-Straße 12
53113 Bonn
Tel: 0228-108-245*

*Diakonisches Werk Bonn e.V.,
Fachstelle für Suchtprophylaxe,
Suchtberatung
Lessingstraße 24
53113 Bonn
Tel: 0228-217120*

*PAUKE e.V.
Endenicher Straße 43
53115 Bonn
Tel: 0228-630683*

*Kreis Borken, Gesundheitsamt,
Suchtberatungsstelle, Fachstelle
für Suchtprophylaxe
Burloer Straße 93
46325 Borken
Tel: 02861-82-0*

*Caritasverband für die Stadt
Bottrop e.V., Psychosoziales Be-
ratungs- und Behandlungsstelle
Adolf-Kolping-Straße 3
46236 Bottrop
Tel: 02041-20550*

*Jugendhilfe Bottrop e.V.,
Jugend- und Drogenberatungs-
stelle, Fachstelle für Prävention
Gerichtsstraße 20
46236 Bottrop
Tel: 02041-29031*

*Gesundheitsamt Bottrop,
Suchtberatungsstelle
für Suchtkranke
Gladbeckerstr. 66
46236 Bottrop
Tel: 02041-703528*

*Caritasverband für den Kreis
Höxter e.V., Beratungszentrum
Brakel, Drogen- und
Suchtberatung
Kirchplatz 2
33034 Brakel
Tel: 05272-3714-60*

*Caritasverband Brilon e.V.,
Suchtberatung
Am Markt 7
59929 Brilon
Tel: 02961-3053*

*Drogenhilfe Köln e.V.,
Beratungsstelle Brühl
Heinrich-Esser-Straße 37
50321 Brühl
Tel: 02232-1893-0*

*Diakonisches Werk, Beratungs-
stelle für Suchtkranke
und deren Angehörige
Biesenkamp 24
44575 Castrop-Rauxel
Tel: 02305-92133-0*

*Caritasverband für den Kreis
Coesfeld e.V., Fachstelle für
Suchtprävention, Alkohol-
und Drogenberatung
Wiesenstraße 18
48653 Coesfeld
Tel: 02541-7205-22*

*Diakonisches Werk im Ostwest
Reklinghausen e.V., Beratungs-
stelle für Suchtkranke und
deren Angehörige
Pevelingstraße 30
45711 Datteln
Tel: 02363-5650-30*

*Kreis Lippe, Gesundheitsamt
Felix-Fechenbach-Straße 5
32754 Detmold
Tel: 05231-62-0*

*Drogenberatung e.V. in Lippe,
Beratungsstelle Detmold
Sofienstr. 65
32756 Detmold
Tel: 05231-21035
Fax: 05231-22813*

*Diakonisches Werk im Kirchen-
kreis Dinslaken e.V., Drogenbe-
ratungsstelle*

Duisburger Straße 103
46535 Dinslaken
Tel: 02064-4145-50

Caritasverband für das Dekanat Dorsten e.V., Beratungsstelle für Suchtkranke und -gefährdete
Westgraben 18
46282 Dorsten
Tel: 02362-918-730

Deutscher Paritätischer Wohlfahrtsverband, Drogenberatungsstelle DROBS
Schwanenwall 42
44135 Dortmund
Tel: 0231-522123

Jes Dortmund e.V., Cafe und Büro
Eisenmarkt 5
44137 Dortmund
Tel: 0231-163888

Stadt Dortmund, Gesundheitsamt
Hövelstraße 8
44137 Dortmund
Tel: 0231-50-0

Caritasverband Dortmund e.V., Psychosoziale Beratungs- und Behandlungsstelle für Alkoholkranke und -gefährdete
Propsteihof 10
44137 Dortmund
Tel: 0231-1848-145

Diakonisches Werk, Beratungs- und Behandlungsstelle für Suchtkranke
Heroldstraße 72
44145 Dortmund
Tel: 0231-8494-461

Arbeiterwohlfahrt Unterbezirk West-Münsterland e.V., Drogenberatung
Schloßstraße 7
48249 Dülmen
Tel: 02594-9100-40

Caritasverband Düren-Jülich e.V., Drogenberatungsstelle
Bismarckstraße 6
52351 Düren
Tel: 02421-10001

Drogenberatung komm-pass
Charlottenstr. 30
40210 Düsseldorf
Tel: 0211-175 2088-0
Fax: 0211-175 2088-19

Telefonnotruf für Suchtgefährdete
Schadowstraße 74
40212 Düsseldorf
Tel: 0211-325555

Drogenberatung Düsseldorf e.V.
Bolkerstraße 14
40213 Düsseldorf

Stadt Düsseldorf, Gesundheitsamt, Psychiatrischer und neurologischer Gesundheitsdienst
Talstraße 74
40217 Düsseldorf
Tel: 0211-89-97196

Stadt Düsseldorf, Gesundheitsamt, Psychiatrischer und neurologischer Gesundheitsdienst
Willi-Becker-Allee 10
40220 Düsseldorf
Tel: 0211-89-95391

Diakonie in Düsseldorf e.V., Suchtkrankenhilfe, Fachambulanz
Langerstraße 2
40233 Düsseldorf
Tel: 0211-7353-264

Diakonie in Düsseldorf e.V., Treff in, Suchtmittelfreie Begegnungsstätte
Langerstraße 2
40233 Düsseldorf
Tel: 0211-7353-206

Diakonie in Düsseldorf e.V., Fachstelle für Suchtprävention
Langerstraße 20
40233 Düsseldorf
Tel: 0211-7353-0

Stadt Düsseldorf, Gesundheitsamt, Psychiatrischer und neurologischer Gesundheitsdienst
Blumenthalstraße 11
40476 Düsseldorf
Tel: 0211-89-93721

Stadt Düsseldorf, Gesundheitsamt Sozialpsychiatrischer Dienst
Benrodestraße 31
40597 Düsseldorf
Tel: 0211-89-97196

Stadt Duisburg, Suchtprophylaxe
Friedenstraße 100
47053 Duisburg
Tel: 0203-83-7905

Caritasverband für die Stadt Duisburg e.V., Psychosoziales Beratungs- und Behandlungszentrum
Fürst-Bismarck-Straße 34
47119 Duisburg
Tel: 0203-870986

St. Barbara-Hospital
Barbarastraße 67
47167 Duisburg
Tel: 0203-5199-510

Stadt Duisburg, Suchtprophylaxe
Schulstraße 9
47179 Duisburg
Tel: 0203-283-5646

Caritasverband Kleve e.V., Beratungsstelle für Suchtkranke
Kurze Straße 2
46446 Emmerich
Tel: 02822-4743

Caritasverband für das Dekanat Emsdetten-Greven e.V., Beratungsstelle für Suchtkranke, Drogenberatung
Bachstraße 15
48282 Emsdetten
Tel: 02572-157-0

Caritasverband, Begegnungsstätte, Sucht- und Drogenberatungsstelle
Engelsplatz 8
51766 Engelskirchen
Tel: 02263-20078

Kreis Heinsberg, Beratungsstelle für Suchtkranke
Freiheitsplatz 2
41812 Erkelenz
Tel: 02431-9771820

Ev. Kirchengemeinden Erkrath, Haan, Hochdahl, Suchtberatungs- und -behandlungsstelle Erkrath
Hildener Str. 19
40699 Erkrath
Tel: 02104-47171
Fax: 02104-46779

Kontaktladen Komma
Brechtstraße 4
40699 Erkrath
Tel: 02104-47974
Fax: 02104-46779

Diakonisches Werk, Suchtberatung / Rave-Shuttle
Langwahn 16
52249 Eschweiler
Tel: 02403-88305-0

Krisenhilfe Essen e.V., Drogenhilfezentrum
Hoffnungstr. 24
45127 Essen
Tel: 0201-86030

Krisenhilfe Essen e.V., Kontaktcafe
Hoffnungstr. 24
45127 Essen
Tel: 0201-8603110

Fachstelle für Suchtprävention
Hoffnungstr. 24
45127 Essen
Tel: 0201-86034-34/-01/-13/-09

Diakonisches Werk, Suchtkrankenberatungsstelle
Rottstraße 9
45127 Essen
Tel: 0201-2205273

Caritasverband Essen e.V., Psychosoziale Beratungs- und Behandlungsstelle für Alkohol- und Medikamentenabhängige
Niederstraße 12
45141 Essen
Tel: 0201-32003-60

Telefonnotruf für Suchtgefährdete
Am Korstick 22
45239 Essen
Tel: 0201-403840

Arbeiter-Samariter-Bund, Kinder- und Jugendhaus Kupferdreh
Benderstraße 15
45257 Essen
Tel: 0201-482871

Kreisverwaltung Euskirchen, Abteilung Gesundheit
Jülicher Ring 32
53877 Euskirchen

Caritasverband für das Kreisdekanat Euskirchen e.V., Suchthilfe
Kölner Straße 15
53879 Euskirchen
Tel: 02251-9418-12

Kreis Heinsberg, Beratungsstelle für Suchtkranke
Vogteistraße 16
52511 Geulenkirchen
Tel: 02451-69800

Diakonisches Werk im Kirchenkreis Kleve e.V., Suchtberatung, Fachstelle für Suchtprophylaxe
Gelderstraße 39
47608 Geldern
Tel: 02831-7079

Sucht - Jugend - Kommunikation e.V., Kontaktzentrum, Drogenberatung
Husemannstraße 39
45879 Gelsenkirchen
Tel: 0209-209800

Caritasverband für die Stadt Gelsenkirchen e.V., Beratungs- und Behandlungsstelle für Suchtkranke
Husemannstraße 52
45879 Gelsenkirchen
Tel: 0209-205756

Sucht - Jugend - Kommunikation e.V., Drogenberatung
Paulstraße 4
45889 Gelsenkirchen
Tel: 0209-9882997

Sozialdienst Kath. Männer e.V., Beratungsstelle
Hochstraße 47
45894 Gelsenkirchen
Tel: 0209-33330

Sozialdienst Kath. Frauen e.V., Beratungsstelle
Hochstraße 47
45894 Gelsenkirchen
Tel: 0209-31494

Caritasverband Gladbeck e.V., Psychosoziale Beratungs- und ambulante Behandlungsstelle für Suchtkranke
Goethestraße 61
45964 Gladbeck
Tel: 02043-23072

Diakonisches Werk Gronau e.V., Suchtberatung
Gildehauser Straße 67
48599 Gronau
Tel: 02562-4691

Sozialberatung Gronau e.V., Drogenberatung
Poststraße 17
48599 Gronau
Tel: 02562-96666

Drogenberatung e.V.
Daltropstraße 13
33330 Gütersloh
Tel: 05241-27200

Caritasverband für den Kreis Gütersloh e.V., Beratungsstelle für Suchtbefährdete
Friedhofstraße 11
33330 Gütersloh
Tel: 05241-12930

Oberbergischer Kreis, Gesundheitsamt
Am Wiedenhof 1
51643 Gummersbach
Tel: 02261-88-5304

Caritas-Suchthilfe
Talstr. 1
51643 Gummersbach
Tel: 02261-306-68/69
Fax: 02261-306 76

Stadt Hagen, Drogenberatung, Gemeindenahe Therapie
Vorhaller Straße 42
58089 Hagen
Tel: 02331-302994

Stadt Hagen, Drogenberatungsstelle
Bergstraße 99
58095 Hagen
Tel: 02331-15636

Arbeiterwohlfahrt Bezirk Westl. Westfalen e.V., Suchtberatung
Böhmerstraße 11
58095 Hagen
Tel: 02331-381-24

Blaues Kreuz in Deutschland e.V., Psychosoziale Beratungsstelle Haspe
Voerder Straße 4a
58135 Hagen
Tel: 02331-41791

Stadt Hamm, Gesundheitsamt
Heinrich-Reinköster-Straße 8
59065 Hamm
Tel: 02381-176405

Caritasverband für die Stadt Hamm e.V., Beratungs- und Behandlungsstelle für Suchtkranke
Franziskanerstr. 3
59065 Hamm
Tel: 02381-144-132
Fax: 02381-144-103

Arbeitskreis für Jugendhilfe e.V., Beratungsstelle
Widumstraße 1
59065 Hamm
Tel: 02381-92153-0

Arbeitskreis für Jugendhilfe e.V., Kontaktladen
Sedanstraße 22
59073 Hamm
Tel: 02381-13140

Caritasverband für das Dekanat Hattingen e.V., Beratungs- und Behandlungsstelle für Suchtkranke
Bahnhofstraße 60
45525 Hattingen
Tel: 02324-21016

Ennepe-Ruhr-Kreis, Gesundheitsamt
Eickener Straße 41
45525 Hattingen
Tel: 02324-92360

Caritasverband für das Dekanat Hattingen e.V., Drogenberatungsstelle
Heggerstraße 11
45525 Hattingen
Tel: 02324-9256-0

Kreis Heinsberg, Beratungsstelle für Suchtkranke
Valkenburger Straße 45
55525 Heinsberg
Tel: 02452-135323

Märkischer Kreis, Gesundheitsamt, Sozialpsychiatrischer Dienst, Fürsorge- und Beratungsstelle
Parkstraße 38
58675 Hemer
Tel: 02372-13028

Arbeiterwohlfahrt Bezirk Westl. Westfalen e.V., Drogenberatungsstelle, Krisenladen
Hauptstraße 14
58313 Herdecke
Tel: 02330-3153

Suchtberatung für Alkohol- und Medikamentenabhängige und ihre Angehörigen, Diakonischer Werk Herford
Auf der Freiheit 25
32052 Herford
Tel: 05221-5998-49
Fax: 05221-5998-75

Beratungsstelle für Glücksspielabhängige und Angehörige, Diakonisches Werk Herford
Auf der Freiheit 25
32052 Herford
Tel: 05221-5998-50
Fax: 05221-5998-75

Jugend- und Drogenberatungsstelle, Diakonisches Werk Herford
Hämelinger Str. 10
32052 Herford
Tel: 05221-16590
Fax: 95221-1659-19

Diakonisches Werk, Beratungsstelle für Suchtkranke und deren Angehörige
Hauptstraße 245a
44649 Herne
Tel: 02325-9718-13

Jugend-, Konflikt- und Drogen-Beratungsstelle e.V.
Haupstraße 94
44651 Herne
Tel: 02325-3891

Diakonisches Werk Herten e.V., Suchtkrankenberatungsstelle
Ewaldstraße 72
45699 Herten
Tel: 02366-1067-30

Sozialpädagogische Einrichtung Mühle e.V., Drogen- und Suchtberatung
Marktstraße 5
40721 Hilden
Tel: 02103-54011

Caritasverband für die Region Heinsberg e.V., Beratungsstelle für Alkohol-, Medikamenten- und Drogenfragen
Parkhofstraße 93a
41836 Hückelhoven
Tel: 02433-86238

Diakonisches Werk im Kirchenkreis Lennep e.V., Suchtberatung
42499 Hückeswagen
Tel: 02192-7046

Partypack / Drogenhilfe Köln e.V.
Hans-Böckler Str. 5
50354 Hürth
Tel: 0233-70 92 58

Kreis Steinfurt, Gesundheitsamt,
Drogenberatungsstelle
Zum Wellecken 2
49477 Ibbenbüren
Tel: 05451-45908

Anonyme Drogenberatung e.V.
Am dicken Turm 9
58636 Iserlohn
Tel: 02371-22851

Märkischer Kreis, Jugendamt,
Soziale Dienste
Friedrichstraße 70
58636 Iserlohn
Tel: 02371-966-60

Caritasverband Iserlohn e.V.,
Psychosoziale Beratungsstelle
Bahnhofsplatz 2
58644 Iserlohn
Tel: 02371-8186-0

Caritasverband Düren-Jülich
e.V., Drogenberatungsstelle
Ellbachstraße 16
52428 Jülich
Tel: 02461-53537

Kreis Düren, Gesundheitsamt,
Sozialpsychiatrischer Dienst
Karthäuserstraße 2
52428 Jülich
Tel: 02461-9736-0

Drogenberatung e.V.
Ringstraße 92
47475 Kamp-Lintfort
Tel: 02842-13069

Caritasverband für den
Erftkreis e.V., Psychosoziale
Beratungsstelle
Erftstraße 5
50170 Kerpen
Tel: 02273-52727

Caritasverband Geldern-
Kevelaer e.V., Beratungsstelle
für Suchtkranke
Ladestraße 2
47623 Kevelaer
Tel: 02832-4198

Märkischer Kreis, Gesundheits-
amt, Sozialpsychiatrischer
Dienst, Fürsorge-
und Beratungsstelle
Kölner Straße 37
58566 Kierspe
Tel: 02359-3334

Kreis Kleve, Gesundheitsamt,
Sozialpsychiatrischer Dienst
Nassauer Allee 15
47533 Kleve
Tel: 02821-85326

Caritasverband Kleve e.V.,
Beratungsstelle für Suchtkranke
Van-den-Bergh-Straße 10
47533 Kleve
Tel: 02821-9545

Stadt Köln, Gesundheitsamt,
Sozialpsychiatrischer Dienst
Neumarkt 15-19
50667 Köln
Tel: 0221-221-2949

Amt für Diakonie,
Suchtberatung
Brandenburger Straße 23
50668 Köln
Tel: 0221-16038-0

Drogenhilfe Köln e.V.,
Linksrheinische Beratungsstelle
Viktoriastraße 12
50668 Köln
Tel: 0221-912797-0

Telefonnotruf für
Suchtgefährdete
Blaubach 24
50676 Köln
Tel: 0221-315555

Drogenhilfe Sozialdienst Kath.
Männer e.V.
Mauritiussteinweg 66
50676 Köln
Tel: 0221-2074-0

Blaues Kreuz in
Deutschland e.V.,
Psychosoziale
Beratungs- und
Behandlungsstelle
Piosstraße 101
50823 Köln
Tel: 0221-527979

Suchtnotruf Köln e.V.
Sülzgürtel 47
50937 Köln
Tel: 0221-19700

Drogenhilfe Köln e.V.,
Rechtsrheinisches
Drogenhilfezentrum
Berliner Str. 77a
51063 Köln
Tel: 0221-964 17 94

Junkie-Bund Köln e.V.
Berliner Straße 98-100
51063 Köln
Tel: 0221-622081

Eve & Rave NRW
Liebigstr. 26
50823 Köln
Tel: 0221-55 23 98

Verein zur Hilfe bei Problemen
mit Alkohol, Drogen und
Medikamenten
Hauptstraße 399
51143 Köln
Tel: 02203-52339

Stadt Krefeld, Gesundheitsamt,
Sozialpsychiatrischer Dienst
Gartenstraße 30
47798 Krefeld
Tel: 02151-86 35 30
Tel: 02151-86 35 29

Caritasverband für die Region
Krefeld e.V., Beratungsstelle
für Alkohol- und Drogenfragen
Südstraße 43
47798 Krefeld
Tel: 02151-844 94-0

Caritasverband
für die Region
Krefeld e.V., Cafe Pause
Westwall 151
47798 Krefeld
Tel: 02151-20 34 41

Caritasverband
für die Region Krefeld e.V.,
Drobs-Laden
Kölner Straße 29-31
47805 Krefeld
Tel: 02151-31 31 83

Caritasverband für die Region Krefeld e.V., Notschlafstelle für Konsumenten illegaler Drogen
Melanchtonstr. 68
47805 Krefeld
Tel: 02151-31 06 56

Kreis Siegen-Wittgenstein, Drogenberatungsstelle
Pfarrstraße 2
57223 Kreuztal
Tel: 02732-28097

Kreis Lippe, Gesundheitsamt
Ohrser Straße 5a
32791 Lage
Tel: 05232-64350

Arbeiterwohlfahrt Kreisverband Mettmann e.V., Suchtberatung
Solinger Straße 103
40764 Langenfeld
Tel: 02173-21444

Psychosoziale Beratungsstelle
Korl-Biegemann-Straße 9
32657 Lemgo
Tel: 05261-12474

Diakonisches Werk im Kirchenkreis Tecklenburg e.V., Beratungsstelle für Suchtkranke und -gefährdete
Schulstraße 71
49525 Lengerich
Tel: 05481-2231

Suchthilfe gGmbH, gemeinnützige Gesellschaft für Suchtkrankenversorgung und Prävention mbH
Rat-Deycks-Str. 15-17
51379 Leverkusen
Tel: 02171-395-0

Suchthilfe gGmbH, Kontaktladen KL49
Hardenbergstraße 49
51373 Leverkusen
Tel: 0214-86861-0

Caritasverband Soest e.V., Suchtberatungsstelle
Brüderstraße 13
59555 Lippstadt
Tel: 02941-5503

Märkischer Kreis, Gesundheitsamt, Sozialpsychiatrischer Dienst
Heedfelder Straße 45
58509 Lüdenscheid
Tel: 02351-966-60

Diakonisches Werk im E. Kirchenkreis Lüdenscheid-Plettenberg e.V.
Heedfelder Str. 22
58509 Lüdenscheid
Tel: 02351-907457

Märkischer Kreis, Gesundheitsamt, Sozialpsychiatrischer Dienst
Staberger Straße 11
58511 Lüdenscheid
Tel: 02351-966-0

Anonyme Drogenberatung e.V.
Körnerstraße 10a
59507 Lüdenscheid
Tel: 02351-27707

Caritasverband für den Kreis Coesfeld e.V., Beratungsstelle
Liudostraße 13
59348 Lüdinghausen
Tel: 02591-235-32

Anonyme Drogenberatung Unna e.V., Beratungsstelle Lünen
Münsterstraße 1
44534 Lünen
Tel: 02306-57050

Deutsches Rotes Kreuz Kreisverband e.V., Beratungsstelle
Moltkestraße 88
44536 Lünen
Tel: 02306-20301-0

Caritasverband Marl e.V., Psychosoziale Beratungs- und Behandlungsstelle für Suchtkranke und -gefährdete
Max-Planck-Straße 36
45768 Marl
Tel: 02365-6908-32

Beratungsdienst für gefährdete junge Menschen e.V.
Zeppelinstraße 3
45768 Marl
Tel: 02365-17464

Märkischer Kreis, Gesundheitsamt
Volmestraße 1
58540 Meinerzhagen
Tel: 02354-2695

Anonyme Drogenberatung e.V.
An der alten Stadtmauer 4a,
58706 Menden
Tel: 02373-12824

Märkischer Kreis, Gesundheitsamt, Soziale Dienste
Brückstraße 9
58706 Menden
Tel: 02373-9373-0

Diakonisches Werk Iserlohn e.V., Beratungsstelle für Suchtgefährdete
Westwall 19
58706 Menden
Tel: 02373-2688

Märkischer Kreis, Soziale Dienste
Lendringser Platz 1
58710 Menden
Tel: 02373-8088-38

Caritasverband Brilon e.V., Suchtberatungsstelle
Arnsberger Straße 16
59872 Meschede
Tel: 0291-9997-0

Caritas Suchthilfe e.V., Nebenstelle Mettmann
Lutterbecker Str. 31
40822 Mettmann
Tel: 02104-807562
Fax: 02104-807563

Diakonisches Werk Minden e.V., Beratungsstelle für Alkohol- und Medikamentenabhängige und Eßgestörte
Fischerallee 3a, 32423 Minden
Tel: 0571-88804-0

Landkreis Mindem-Lübbecke, Drogenberatungsstelle
Rosentalstraße 3

32423 Minden
Tel: 0571-23121

Stadt Mönchengladbach,
Gesundheitsamt, Sucht-
beratungsstelle
Am Steinberg 55
41050 Mönchengladbach
Tel: 02161-256586

Diakonisches Werk Mönchen-
gladbach e.V., Suchtberatung
Kapuzinerstraße 44
41061 Mönchengladbach
Tel: 02161-209478

Drogenberatung
Mönchengladbach e.V.
Waldnieler Straße 67
41068 Mönchengladbach
Tel: 02161-837077

Caritasverband, Suchtberatungs-
und Behandlungsstelle für
Alkohol- und Medikamenten-
abhängige oder -gefährdete
Asberger Straße 4
47441 Moers
Tel: 02841-16264

Drogenhilfe Moers
Uerdinger Straße 103
47441 Moers
Tel: 02841-93820

Arbeiterwohlfahrt Kreisverband
Mettmann e.V., Suchtberatung
Friedenauer Straße 17a
40789 Monheim
Tel: 02173-50788

Arbeiterwohlfahrt,
Drogenberatung DROBS
Georgstraße 4
45468 Mülheim an der Ruhr
Tel: 0208-45003-45

Ambulatorium, Beratungs- und
Behandlungsstelle für Suchtkran-
ke und deren Angehörige des
Diakonischen Werkes
im Kirchenkreis An der Ruhr
Leineweberstr. 2
45468 Mülheim an der Ruhr
Tel: 0208-30 15 90
Fax: 0208-3015 92 5

ginko, Verein für psychosoziale
Betreuung im DPWV e.V.
Kaiserstraße 90
45468 Mülheim an der Ruhr
Tel: 0208-30069-31

ginkomobil, Lebendige
Suchtvorbeugung NRW
Kaiserstraße 90
45468 Mülheim an der Ruhr
Tel: 0208-30069-33/34/45

Caritasverband Mülheim e.V.,
Psychosoziale Beratungs- und
Behandlungsstelle für Sucht-
kranke und deren Angehörige
Dimbeck 6
45470 Mülheim an der Ruhr
Tel: 0208-30008-0

Kreuzbund e.V., Selbsthilfe
für Suchtkranke
Dimbeck 6
45470 Mülheim an der Ruhr
Tel: 0208-30008-72

Stadt Münster, Drogenberatung
Schorlemerstraße 8
48143 Münster
Tel: 0251-523355

Eve & Rave Münster
Schorlemerstraße 8
48143 Münster
Tel: 0251-492 58 89

Caritasverband Münster e.V.,
Psychosoziale Beratungs-
und Behandlungsstelle für
Suchtkranke und -gefährdete
Josefstraße 2
48151 Münster
Tel: 0251-53009-371

INDRO e.V.,
Kontaktladen
für Drogengebraucher
Bremer Platz 18
48155 Münster
Tel: 0251-60123

Frauen helfen Frauen e.V.,
Beratungsstelle
Hansaring 32b
48155 Münster
Tel: 0251-67666

Stadt Neuss, Jugend-
und Drogenberatungsstelle
Augustinusstraße 21
41460 Neuss
Tel: 02131-905326

Kreis Neuss, Gesundheitsamt,
Aids- und Drogenberatung
Carossastraße 1
41464 Neuss
Tel: 02131-928-698

Caritasverband Dekanat Neuss
e.V., ons' Zentrum, Alkoholfreie
Begegnungsstelle
Jülicher Straße 46
41464 Neuss
Tel: 02131-49100

Caritasverband für die Stadt
Neuss e.V., Fachambulanz für
Suchtkranke und -gefährdete
und deren Angehörige
Rheydter Straße 176
41464 Neuss
Tel: 02131-889-170

Gemeinsame Suchtberatung
der Caritas und des Diakoni-
schen Werkes für Alkohol-
und Medikamentenabhängige
Westfälische Straße 21
46117 Oberhausen
Tel: 0208-895551

Stadt Oberhausen,
Drogenberatungsstelle
Dorstener Straße 52
46145 Oberhausen
Tel: 0208-667313

Caritasverband für
das Dekanat Beckum e.V.,
Psychosoziale Bera-
tungs- und Behandlungsstelle
für Suchtkranke
Am Markt 8
59302 Oelde
Tel: 02522-9304-0

Kreis Warendorf,
Gesundheitsamt, Sozial-
psychiatrischer Dienst
von-Nagel-Str. 26a
59302 Oelde
Tel: 02522-2362

Caritasverband für den Kreis Olpe e.V., Psychosoziale Beratungs- und Behandlungsstelle für Suchtkranke
Bruchstraße 3
57462 Olpe
Tel: 02761-929370
Fax: 02761-929372

DROBS, Jugend- und Drogenberatungsstelle
Am Haxthausenhof 14
33098 Paderborn
Tel: 05251-23964

Suchtkrankenhilfe Paderborn e.V., Psychosoziale Beratungs- und Behandlungsstelle für Suchtkranke
Ückern 13
33098 Paderborn
Tel: 05251-22508

Diakonisches Werk, Suchtberatung
Bahnhofstraße 27
58840 Plettenberg
Tel: 02391-9540-12

Märkischer Kreis, Gesundheitsamt, Sozialpsychiatrischer Dienst
Umlauf 23
58840 Plettenberg
Tel: 02391-2051

Drogenhilfe Köln e.V., Beratungsstelle Pulheim
Hackenbroicher Straße 16
50259 Pulheim
Tel: 02238-82710

Diakonisches Werk im Kirchenkreis Lennep e.V., Sozialtherapeutischer Dienst
Grabenstraße 18
42477 Radevormwald
Tel: 02195-70 11
Fax: 02195-70 12

Diakonie in Ratingen e.V.
Angerstraße 11
40878 Ratingen
Tel: 02102-1091-0

Drogenberatungsstelle
Hochlarmarkstraße 73
45661 Recklinghausen
Tel: 02361-36022

Diakonisches Werk im Kirchenkreis Lennep e.V., Suchtberatungsstelle
Schulgasse 3
42853 Remscheid
Tel: 02191-92 74 63
Fax: 02191/92 74 68

Stadt Remscheid, Gesundheitsamt, Sozialpsychiatrischer Dienst
Hastener Straße 15
42855 Remscheid
Tel: 02191-163946

Diakonisches Werk im Kirchenkreis Lennep e.V., Suchtberatungsstelle
Bermesgasse 11
42897 Remscheid
Tel: 02191-66 33 99
Fax: 02191/66 33 34

Caritasverband für den Kreis Gütersloh e.V., Drogenberatungs- und Behandlungsstelle
Kirchstraße 12
33378 Rheda-Wiedenbrück
Tel: 05242-57615

Caritasverband für den Rhein-Sieg-Kreis e.V., Psychosozialer Dienst
Langgasse 19
53359 Rheinbach
Tel: 02226-12404

Caritasverband Moers-Xanten e.V., Suchtberatungsstelle
Goldstraße 19
47495 Rheinberg
Tel: 02843-9710-30

Caritasverband Rheine e.V., Beratungsstelle für Suchtgefährdete und -kranke
Lingener Straße 11
48429 Rheine
Tel: 05971-862-360

Drogenberatung e.V.
Thiemauer 42
48431 Rheine
Tel: 05971-51111

Drogenberatungsstelle, Schwelm / Ennepetal / Breckerfeld
Hauptstraße 17
58332 Schwelm
Tel: 02336-7002

Diakonie Schwerte, Suchtberatung
Kötterbachstraße 16
58239 Schwerte
Tel: 02304-18267

Caritasverband für den Rhein-Sieg-Kreis e.V., Psychosozialer Dienst
Bambergstraße 6
53721 Siegburg
Tel: 02241-51014

Fachstelle Suchtprävention im Diakonischen Werk
Kleiberg 19
53721 Siegburg
Tel: 02241-66525
Fax: 02241-976658

Drogenhilfe im Diakonischen Werk
Ringstraße 60
53721 Siegburg
Tel: 02241-66656
Fax: 02241-67703

Diakonisches Werk – Innere Mission im Kirchenkreis Siegen, Suchtkrankenberatungsstelle
Oranienstraße 7
57072 Siegen
Tel: 0271-5003-250

Kreis Siegen-Wittgenstein, Gesundheitsamt, Suchtberatung
Hauptmarkt 12
57076 Siegen
Tel: 0271-48849-0

Kreis Soest, Gesundheitsamt, Fachbereich 4.3.
Hoher Weg 1-3, 59491 Soest
Tel: 02921-30-2151

Diakonisches Werk Soest e.V., Beratungsstelle für Suchtgefähr-

dete und -abhängige
Postgasse 2
59494 Soest
Tel: 02921-13232

Jugend- und Drogenberatung, Anonym e.V.
Kasinostraße 65
42697 Solingen
Tel: 0212-204454

Caritasverband für das Dekanat Steinfurt e.V., Suchtberatungsstelle
Kirchplatz 8
48565 Steinfurt
Tel: 02552-706-0

Anonyme Drogenberatung e.V.
Bahnhofstraße 33
59423 Unna
Tel: 02303-2602

Kreis Unna, Gesundheitsamt, Sozialpsychiatrischer Dienst, Suchtkrankenberatungsstelle
Massener Straße 35
59423 Unna
Tel: 02303-27-1729

Diakonisches Werk des Kirchenkreises Unna e.V., Beratungsstelle für Suchtkranke
Mozartstraße 20
59423 Unna
Tel: 02303-288-134

Anonyme Drogenberatung e.V., Kontaktladen
Rembrandtstraße 1
59423 Unna
Tel: 02303-238095

Diakonisches Werk im Kirchenkreis Niederberg, Suchtberatungsstelle
Bahnhofstraße 36
42551 Velbert
Tel: 02051-52055 und 52056
Fax: 02051-52057

Kontakt- Rat- Hilfe e.V., Drogenberatung
Kreuzherrenstraße 17-19
41751 Viersen
Tel: 02162-9511-0

Diakonisches Werk, Beratungsstelle
Sternstraße 19
34414 Warburg
Tel: 05641-2039

Katholischer Verband für soziale Dienste, Suchtberatungsstelle
Kirchstraße 5
48231 Warendorf
Tel: 02581-3317/5101

Kreis Warendorf, Gesundheitsamt, Sozialpsychiatrischer Dienst
Waldenburger Straße 2
48231 Warendorf
Tel: 02581-53-2037

Diakonisches Werk im Kirchenkreis Arnsberg e.V., Beratungsstelle für Suchtgefährdete
Hauptstraße 7
59581 Warstein
Tel: 02902-1714

Märkischer Kreis, Gesundheitsamt, Fürsorge- und Beratungsstelle
Goethestraße 47
58791 Werdohl
Tel: 02392-2608

Anonyme Drogenberatung e.V.
Goethestraße 47
58791 Werdohl
Tel: 02392-12260

Diakonisches Werk, Beratungsstelle für Suchtgefährdete und -abhängige
Kämperstraße 42
59457 Werl
Tel: 02922-3353

Diakonisches Werk im Kirchenkreis Lennep e.V., Suchtberatung
Eich 4c, 42929 Wermelskirchen
Tel: 02196-93 34 31
Fax: 02196-73 24 94

Information und Hilfe in Drogenfragen e.V., Drogenberatungsstelle
Fluthgrafstraße 21
46483 Wesel
Tel: 0281-22432
Fax: 0281-28691

Betriebliches Beratungszentrum für Abhängigkeitsprobleme BBZ
Pastor-Wolf-Straße 13
46487 Wesel
Tel: 02803-4623

Arbeiterwohlfahrt, Sucht- und Drogenberatungsstelle
Bismarckstraße 32
58300 Wetter/Ruhr
Tel: 02335-9183-0

Diakonisches Werk des Kirchenkreises Hattingen-Witten e.V., Beratungsstelle für Drogenabhängige
Johannisstraße 48
58452 Witten
Tel: 02302-82586

Diakonisches Werk des Kirchenkreises Hattingen-Witten e.V., Suchtkrankenberatungsstelle
Sandstraße 12
58455 Witten
Tel: 02302-28222-0

Kreis Mettmann, Gesundheitsamt, Sozialer Dienst
Wilhelmstraße 88
42489 Wülfrath
Tel: 02058-2547

Caritas Suchthilfe
Nordstr. 2a, 42489 Wülfrath
Tel: 02058-7802-0
Fax: 02058-7802-29

Beratungsstelle für Drogenprobleme e.V., Suchtprophylaxe
Döppersberg 22
42103 Wuppertal
Tel: 0202-443559

Caritasverband Wuppertal e.V., kumenische Suchtberatung
Laurentiusstraße 7
42103 Wuppertal
Tel: 0202-38903-30

Freundes- und Förderkreis Suchtkrankenhilfe e.V., Drogen- und Suchtberatung, Cafe Okay

Besenbruchstraße 10
42285 Wuppertal
Tel: 0202-87888

Blaues Kreuz Wuppertal e.V.,
Suchtkrankenberatung
Heckinghauser Straße 206
42289 Wuppertal
Tel: 0202-622003

RHEINLAND PFALZ

Diakonisches Werk des
Kirchen- Kreises Altenkirchen
e.V., Suchtberatungsstelle
Stadthallenweg 16
57610 Altenkirchen
Tel: 02681-8008-20

Diakonisches Werk Hessen-
Nassau e.V., Beratungsstelle
Schloßgasse 14
55232 Alzey
Tel: 06731-9503-0

Mit Jugend gegen Drogen e.V.
Jugend- und Drogen-
beratungsstelle
Schloßgasse 11
55232 Alzey
Tel: 06731-1372

Diakonisches Werk der
ev. Kirche der Pfalz e.V.,
Suchtberatungsstelle
Weinstraße Süd 60
67098 Bad Dürkheim
Tel: 06322-66501 oder -66197

Caritasverband für die Region
Rhein-Hunsrück-Nahe e.V.,
Suchtberatung, Geschäftsstelle
Bad Kreuznach
Bahnstr.26
55543 Bad Kreuznach
Tel: 0671 83828-0

Caritasverband für die Region
Rhein-Hunsrück-Nahe e.V.,
Jugend- und Drogen-
beratungsstelle
Salinenstraße 1
55543 Bad Kreuznach
Tel: 0671-2457

Caritasverband für die Region
Rhein-Hunsrück-Nahe e.V.,
Psychosozialer Dienst
Mannheimer Straße 167
55543 Bad Kreuznach
Tel: 0671-45825

Caritasverband für die Region
Rhein-Mosel-Ahr e.V., Psycho-
soziale Beratungs- und
Behandlungsstelle
Landrat-Joachim-Weiler-Platz,
Bahnhofstr.5
53474 Bad Neuenahr-Ahrweiler
Tel: 02641 759880

Caritasverband für die
Region Rhein-Mosel-Ahr e.V.,
Psychosoziale Beratungsstelle
Hauptstraße 96
53474 Bad Neuenahr-Ahrweiler
Tel: 02641-25578

Kreis Ahrweiler Gesundheitsamt
Wilhelmstraße 75
53474 Bad Neuenahr-Ahrweiler
Tel: 02641-975-0

Kreis Bernkastel-Kues
Gesundheitsamt,
Suchtberatung
Im Viertheil 26
54470 Bernkastel-Kues
Tel: 06531-59-0

Caritasverband für die Region
Rhein-Wied-Sieg e.V., Psycho-
soziale Beratungsstelle
für Suchtkranke
Wagnerstraße 1
57518 Betzdorf/Sieg
Tel: 02741-9760-0

Caritasverband Mainz e.V.,
Drogenberatung
Rochusstraße 8
55411 Bingen
Tel: 06721-9177-33

Drogenberatung e.V.
Kurfürstenstraße 8
55411 Bingen
Tel: 06721-14912

Caritasverband für die Westeifel
Brodenheckstraße 1
54636 Bitburg
Tel: 06561-9671-0

Caritasverband für die Region
Mosel-Eifel-Hunsrück e.V.,
Psychosoziale Beratungsstelle
für Suchtkranke
Herrenstraße 9
56812 Cochem
Tel: 02671-9752-0

Kreisverwaltung Cochem-Zell
Gesundheitsamt
Bergstraße 25
56812 Cochem
Tel: 02671-61-470

Caritasverband für die Region
Westeifel e.V., Psychosozialer
Dienst, Beratung Hilfe
für Suchtkranke
Gartenstraße 24
54550 Daun
Tel: 06592-3055

Rhein-Lahn-Kreis
Gesundheitsamt, Sozial-
psychiatrischer Dienst
Wilhelmstraße 42
65582 Diez
Tel: 06432-9261-0

Beratungs- und Behandlungs-
stelle für Suchtkranke
Wormser Straße 56
67227 Frankenthal
Tel: 06233-22266

Landkreis Ludwigshafen,
Gesundheitsamt
Gabelsberger Straße 18
67227 Frankenthal
Tel: 06233-3157-0

Caritasverband für die Diözese
Speyer e.V., Suchtberatung
Josef-Probst-Straße 9
76726 Germersheim
Tel: 07274-7046020

Caritasverband
für den Kreis Birkenfeld e.V.,
Suchtberatung
Friedrichstraße 1
55743 Idar-Oberstein
Tel: 06781-22019

Ev. Drogenberatungsstelle e.V.
Hauptstraße 23
55743 Idar-Oberstein
Tel: 0172-6812889

Diakonisches Werk Hessen-Nassau e.V., Suchtberatung und ambulante Behandlung
Binger Straße 45
55218 Ingelheim
Tel: 06132-73056

Suchtkrankenhilfe für junge Menschen, Jugend- und Drogenberatung
An der Griesmühle 7
55218 Ingelheim
Tel: 06132-1020

Diakonisches Werk der ev. Kirche der Pfalz e.V., Suchtberatungsstelle
Schubertstraße 17
67655 Kaiserslautern
Tel: 0631-61744

Drogenhilfe »Release« Kaiserslautern e.V., Jugend- und Drogenberatung
Am Gottesacker 13
67655 Kaiserslautern
Tel: 0631-64575

Caritasverband Koblenz e.V. Psychosoziale Beratung, - Jugend und Drogen
Rizzastraße 14
56068 Koblenz
Tel: 0261-12320

Zentrum für Abhängigkeitsprobleme
Hohenzollernstraße 147
56068 Koblenz
Tel: 0261-12441

Rhein-Lahn-Kreis Gesundheitsamt, Suchtberatungsstelle
Bodewigstraße 32
56112 Lahnstein
Tel: 02621-9411-0

Diakonisches Werk Beratungs- und Behandlungsstelle für Suchtkranke und -gefährdete
Westring 3a
76829 Landau
Tel: 06341-4093

Caritasverband Psychosozialer Dienst, Suchtkrankenhilfe
Rottstraße 41
67061 Ludwigshafen
Tel: 0621-563377

Diakonisches Werk Ludwigshafen, Beratungsstelle für Suchtkranke
Goerdelerplatz 7
67063 Ludwigshafen
Tel: 0621-52044-51

Stadt Ludwigshafen Jugend- und Drogenberatung
Goethestraße 12
67063 Ludwigshafen
Tel: 0621-504-2870

Stadt und Landkreis Ludwigshafen, Alkohol- und Drogenberatungsstelle
Dörrhorststraße 36
67059 Ludwigshafen
Tel: 0621-513005

Caritasverband Mainz e.V. Beratung und Behandlung von Suchtkranken und deren Angehörigen
Backmuhlstraße 10
55120 Mainz
Tel: 06131-96292-0

Jugend - und Drogenberatung Brücke
Münsterstraße 31
55116 Mainz
Tel: 06131-234577

Jugend - und Drogenberatung Brücke, Cafe Balance Kontaktladen
Augustusstraße 29a
55131 Mainz
Tel: 06131-574784

Kreis Mainz-Bingen Gesundheitsamt, Sucht- und Drogenberatungsstelle
Große Langgasse 29
55116 Mainz
Tel: 06131-205-0

Caritasverband für die Region Rhein-Mosel-Ahr e.V., Psychosoziale Beratungsstelle
Im Bannen 6
56727 Mayen
Tel: 02651-9869-60

Westerwaldkreis Gesundheitsamt
Kirchstraße 45
56410 Montabaur
Tel: 02602-2033

Diakonisches Werk der ev. Kirche der Pfalz e.V., Jugend-, Drogen- und Suchtberatung
Landauer Straße 55
67434 Neustadt a.d. Weinstraße
Tel: 06321-30085

Diakonisches Werk der ev. Kirche der Pfalz e.V., Suchtberatungsstelle Schwerpunkt Alkohol
Schillerstraße 11
67434 Neustadt a.d. Weinstraße
Tel: 06321-35933

Kreis Bad Dürkheim Gesundheitsamt, Psychosoziale Beratungsstelle
Neumayerstraße 10
67433 Neustadt a.d. Weinstraße
Tel: 06321-383-0

Caritasverband für die Region Rhein-Wied-Sieg e.V., Suchtberatungsstelle
Heddesdorfer Straße 5
56564 Neuwied
Tel: 02631-9875-60

Diakonisches Werk, Psychosoziale Beratungsstelle
Rheinstraße 71
56564 Neuwied
Tel: 02631-3922-0

Reling Psychosoziale Beratungsstelle
Pariser Straße 88
55268 Nieder-Olm
Tel: 06136-7516

Caritasverband für die Diözese Speyer e.V., Beratungs- und Behandlungsstelle für Psychisch- und Suchtkranke

Klosterstraße 9a
66953 Pirmasens
Tel: 06331-78864

Diakonisches Werk, Jugend- und Drogenberatungsstelle
Am Nagelschmiedsberg 6
66953 Pirmasens
Tel: 06331-41473

Diakonisches Werk Beratungsstelle für Suchtkranke
Waisenhausstraße 5
66954 Pirmasens
Tel: 06331-534-230

Caritasverband für die Region Westeifel e.V., Psychosozialer Dienst.
Kalvarienbergstraße 1
54595 Prüm
Tel: 06551 971090

Caritasverband für den Rhein-Hunsrück-Kreis e.V.
Bahnhofstraße 1
55469 Simmern
Tel: 06761-5142

Drogenberatungsstelle
Vor dem Tor 16
55469 Simmern
Tel: 06761-6940

Caritasverband für die Diözese Speyer e.V., Psychosoziale Beratungsstelle
Bahnhofstraße 31
67346 Speyer
Tel: 06232-209-120

Landkreis Ludwigshafen, Gesundheitsamt, Sozialpsychiatrischer Dienst
Maximilianstraße 8
67346 Speyer
Tel: 06232-107-219

»Die Tür« Suchtberatung Trier
Schöndorferstraße 20
54292 Trier
Tel: 0651-9911022

Caritasverband für die Region Trier e.V., Suchtberatung
Petrusstraße 28
54292 Trier
Tel: 0651-14778-20

Diakonisches Werk im Kirchenkreis Trier e.V., Suchtberatung
Theobaldstraße 10
54292 Trier
Tel: 0651-20900-58

Palais e.V. Beratungsstelle für Arbeitslose, Jugendliche und Suchtgefährdete
Domfreihof 1
54290 Trier
Tel: 0651-42014/4106

Diakonisches Werk in Hessen-Nassau e.V., Dekanatsstelle Westerwald, Soziale Beratungsstelle
Wilhelmstraße 28
56457 Westerburg
Tel: 02663-9430-0

Caritasverband Worms e.V., Beratungs- und Behandlungsstelle für Suchtkranke
Lutherring 25
67547 Worms
Tel: 06241-6175

Diakonisches Werk Beratungs- und Behandlungsstelle für Suchtkranke
Seminariumsgasse 4-6
67547 Worms
Tel: 06241-920290

Mit Jugend gegen Drogen e.V., Kontakt- und Beratungsstelle
Karmeliterstraße 2
67547 Worms
Tel: 06241-24490

Caritasverband für die Diözese Speyer e.V., Psychosoziale Beratungsstelle
Ludwigstraße 4
76744 Wörth am Rhein
Tel: 07271-3421

Caritasverband für die Region Mosel-Eifel-Hunsrück e.V., Psychosoziale Beratungsstelle
Brandenburg 19
56856 Zell/Mosel
Tel: 06542-4564

Kreis Cochem-Zell Gesundheitsamt
Brandenburg 19
56856 Zell/Mosel
Tel: 06542-4041

Diakonisches Werk, Suchtberatungsstelle
Wallstraße 46
66482 Zweibrücken
Tel: 06332-73618

Drogenhilfe Zweibrücken e.V,. Psychosoziale Beratungsstelle
Herzogstraße 13
66482 Zweibrücken
Tel: 06332-871-564

SAARLAND

Gesundheitsamt Saarpfalz – Kreis
Scheffelplatz 1
66424 Homburg
Tel: 06841-9 34 94-0

Psychosoziale Beratungs – und Behandlungsstelle, – Suchthilfe –
Bexbacherstr. 4
66424 Homburg
Tel: 06841/934 85 20

Verbund Sozialpädagoischer Einrichtungen (VESPE), Suchtpräventionsfachstelle der Arbeiterwohlfahrt
Zweibrückerstr. 20a
66424 Homburg
Tel: 06841-15 10 44

Caritasverband für die Region Saar-Hochwald e.V., Psychosozialer Dienst
Mottenerstraße 61
66822 Lebach
Tel: 06881-52524

Caritasverband Psychosozialer Dienst
Bahnhofstraße 47

66663 Merzig
Tel: 06861-6010

Haus der Beratung/Sucht-prävention Arbeiterwohlfahrt
LV Saarland e.V.
Schankstr. 22
66663 Merzig
Tel: 06861-93 48-0

Landkreis Merzig-Wadern,
Gesundheitsamt,
Psychosoziale Beratungsstelle
Hochwaldstraße 44
66663 Merzig
Tel: 06861-703-320

Psychosoziale Beratungs- und Behandlungsstelle,
Caritasverband für die Region Saar - Hochwald e.V.
Bahnhofstr. 47
66663 Merzig
Tel: 06861-60 10

DIE BRIGG Beratungs- und Behandlungsstelle für Jugendliche und junge Erwachsene
Caritasverband für die Region Schaumberg - Blies e.V.
Saarbrücker Str. 7
66538 Neunkirchen
Tel: 06821 920940

Gesundheitsamt
Landkreis Neunkirchen
Lindenallee 13
66538 Neunkirchen
Tel: 06821-913-0

Psychosozialer Dienst,
Caritasverband für die Region Schaumburg - Blies e.V.
Saarbrücker Str. 7
66538 Neunkirchen
Tel: 06821-92 90 70

Aktionsgemeinschaft Drogenberatung e.V., Cafe HIFI
Brauerstraße 39
66123 Saarbrücken
Tel: 0681-372293

Gesundheitsamt,
Stadtverband Saarbrücken
Malstatter Str. 17
66117 Saarbrücken
Tel: 0681-58 65-0

Psychosoziale Beratungs- und Behandlungsstelle Diakonisches Werk an der Saar und Caritasverband Saarbrücken und Umgebung e.V.
Karcherstr. 13
66111 Saarbrücken
Tel: 0681 3799830

Psychosoziale Beratungsstelle Aktions-Gemeinschaft, Drogenberatung e.V.
Saargemünder Straße 76
66119 Saarbrücken
Tel: 0681-98541-0

Psychosoziale Beratungsstelle Aktions-Gemeinschaft Drogenberatung, - Außenstelle -
Lerchesflurweg 56
66119 Saarbrücken
Tel: 0681-5 89 81 69

Stadt Saarbrücken Gesundheitsamt, Abt. Gesundheitsförderung
Malstatter Straße 17
66117 Saarbrücken
Tel: 0681-5865-454

Verein zur Förderung der Bewährungs- und Jugendgerichtshilfe im Saarland e.V.
Knappenstrasse 3
66111 Saarbrücken
Tel: 0681/9 48 23-0

Zentrum für Abhängigkeitsprobleme
Viktoriastr. 66
66111 Saarbrücken
Tel: 0681-9386212

Gesundheitsamt
Landkreis Saarlouis
Choisy - Ring 5
66740 Saarlouis
Tel: 06831-444 - 700

Haus der Beratung - Suchtprävention -,
Arbeiterwohlfahrt
LV Saarland e.V.
Vaubanstr. 21
66740 Saarlouis
Tel: 06831-94 69-0

IANUA Gesellschaft für Prävention und Sozialtherapie mbH
Lisdorfer Str. 2
66740 Saarlouis
Tel: 06831/460055 bzw.-56

Psychosoziale Beratungsstelle, Caritasverband für die Region Saar - Hochwald e.V.
Lisdorfer Str. 13
66740 Saarlouis
Tel: 06831-93 99-0

Psychosoziale Beratungs- und Behandlungsstelle, - Suchthilfe -
Poststr. 5
66386 Sankt Ingbert
Tel: 06894-2751

Psychosoziale Beratungs - und Behandlungsstelle, Caritasverband für die Diözese Speyer e.V.
Poststr. 5
66386 Sankt Ingbert
Tel: 06894-2751

Landkreis St. Wendel Gesundheitsamt, Psychosoziale Beratungsstelle
Mommstraße 31
66606 St. Wendel
Tel: 06851-9300-30

Psychosozialer Dienst, Caritasverband für die Region Schaumburg - Blies e.V.
Hospitalstr. 35/37
66606 St. Wendel
Tel: 06851-93 56-0

Stiftung Hospital St. Wendel
Hospitalstr. 35 - 37
66606 St. Wendel
Tel: 06851-89 08 - 0

Psychosoziale Beratungs- und Behandlungsstelle, Diakonisches Werk an der Saar und Caritasverband Saarbrücken und Umgebung e.V.
Gatterstr. 13
66333 Völklingen
Tel: 06898 294580

Psychosoziale Beratungsstelle
Aktions-Gemeinschaft
Drogenberatung, -
Außenstelle Völklingen -
Pasteurstraße 7
66333 Völklingen
Tel: 0681-2 10 30
Fax: 06898-1 62 35

Landkreis Merzig-Wadern,
Gesundheitsamt, Psycho-
soziale Beratungsstelle
Oberstraße 9
66687 Wadern
Tel: 06871-2114

SACHSEN

Suchtkrankenhilfe e.V.
Markt 31
08626 Adorf/Vogtland
Tel: 037423-48282

Verein zur Integration psycho-
sozial behinderter Menschen
Markt 31
08626 Adorf/Vogtland
Tel: 037423-3231

Blaues Kreuz in Deutschland
e.V., Kontakt- und Vermittlungs-
stelle für Suchtkranke und
Angehörige
Große Kirchgasse 26
09456 Annaberg-Buchholz
Tel: 03733-23702

VIP Annaberg e.V. Suchtbera-
tungs- und Behandlungsstelle
Silberstraße 14
09456 Annaberg-Buchholz
Tel: 03733-64555

Deutsches Rotes Kreuz Kreisver-
band Aue-Schwarzenberg,
Suchtberatung
Thomas-Mann-Straße 5
08280 Aue
Tel: 03771-20115

Ev. Meth. Kirche
Kinder- und
Jugendwerk
Schneeberger Straße 85
08280 Aue
Tel: 03771-257042

Arbeiterwohlfahrt KV Bautzen
e.V., Psychosoziale Beratungs-
stelle für Suchtgefährdete
und -kranke
Töpferstraße 17
02625 Bautzen
Tel: 03591-45069

Arbeiterwohlfahrt Bautzen e.V.,
Beratungsstelle für
Suchtkrankheiten
Lutherplatz 7
01877 Bischofswerda
Tel: 03594-703408

Arbeitsgemeinschaft Alkohol-
kranke und Suchtgefährdete e.V.
08318 Blauenthal
Tel: 037752-6282

Diakonisches Werk Borna e.V.,
Suchtberatungsstelle
Am Gericht 3
04552 Borna
Tel: 03433-2740-0

Landkreis Leipziger Land,
Gesundheitsamt, Suchtbe-
ratungs-und Behandlungsstelle
Pawlowstraße 56
04552 Borna
Tel: 03433-241513

Verein für soziale Dienste,
Jugendarbeit und Beratung e.V.,
Suchtberatungsstelle
Freiberger Straße 8
09618 Brand-Erbisdorf
Tel: 037322-2505

Advent-Wohlfahrtswerk e.V.,
Suchtkrankenhilfe
Hans-Sachs-Straße 9
09126 Chemnitz
Tel: 0371-5380625
oder -232621

Klinikum Chemnitz
Psychiatrische Instituts-
ambulanz
Parkstraße 35
09120 Chemnitz
Tel: 0371-302917

Kontaktstelle Jugendsucht-
und Drogenberatung der
Stadtmission Chemnitz e.V.
Dresdner Str. 11
09111 Chemnitz
Tel: 0371 4792823

Stadt Chemnitz Gesundheits-
amt, Suchtberatungszentrum
Rathausstraße 12
09111 Chemnitz
Tel: 0371-488-5363

Stadtmission Chemnitz e.V.,
Suchtberatungsstelle
Glockenstraße 5-7
09130 Chemnitz
Tel: 0371-4334-111

Diakonisches Werk Meißen e.V.,
Suchtberatungsstelle
Am Mittelfeld 3
01640 Coswig
Tel: 03523-61663

Landratsamt Delitzsch,
Suchtberatungsstelle
Bonhoefferstraße 4
04509 Delitzsch
Tel: 034202-61428

Landratsamt Weißeritzkreis,
Gesundheitsamt,
Suchtberatungsstelle
Rabenauer Straße 27
01741 Dippoldiswalde
Tel: 03504-612097

Caritasverband für das Bistum
Dresden-Meißen e.V., Suchtbe-
ratungs- und Behandlungsstelle
Görlitzer Str. 18
01099 Dresden
Tel: 0351 8043804

Diakonisches Werk Stadtmission
Dresden e.V., Suchtberatungs-
und Behandlungsstelle Neustadt
Glacisstraße 42
01099 Dresden
Tel: 0351 8172400

Diakonisches Werk Stadtmission
Dresden e.V., Suchtberatungs-
und Behandlungsstelle Mitte
Gerichtsstr. 5

01069 Dresden
Tel: 0351 4468977

GESOP gGmbH
Suchtberatungs- und
Behandlungsstelle Süd
Eva-Schulze-Knabe-Str. 15/17
01219 Dresden
Tel: 0351 2879177

Jugend- und
Drogenberatungsstelle
Florian-Geyer-Str. 13
01307 Dresden
Tel: 0351 4412633

Mobile Suchtberatung für
sozial benachteiligte chronisch
Suchtkranke im Sozialamt
Riesaer Str. 7 (Zi. 235)
01127 Dresden
Tel: 0351 48849-87
und -89 und -91

Suchtzentrum Leipzig e.V. in
Dresden, Suchtberatungs-
und Behandlungsstelle,
»Horizont« Dresden Cotta
Hebbelstr. 7
01159 Dresden
Tel: 0351 42077-38 und –39

Diakonisches Werk Döbeln e.V.,
Suchtberatungs- und
Behandlungsstelle
Otto-Johnsen-Straße 4
04720 Döbeln
Tel: 03431-7126-0/-1

Landkreis Döbeln
Gesundheitsamt
Mastener Straße 15
04720 Döbeln
Tel: 03431-74-1122

Blaues Kreuz in
Deutschland e.V., Sucht-
und Drogenberatungsstelle
Freiberger Straße 15
09669 Frankenberg
Tel: 037206-3366

Diakonisches Werk Freiberg e.V.,
Suchtberatungs- und
Behandlungsstelle
Wernerstraße 1
09599 Freiberg
Tel: 03731-356250

Verein für soziale Dienste,
Jugendarbeit und Beratung e.V.
Bahnhofstraße 8
09599 Freiberg
Tel: 03731-23113

Arbeiterwohlfahrt und
Diakonisches Werk e.V.,
Suchtberatungsstelle
Am Glaswerk 12
01705 Freital
Tel: 0351-6482-270

Landratsamt Weißeritzkreis,
Gesundheitsamt,
Suchtberatungsstelle
Wilsdruffer Straße 23
01705 Freital
Tel: 0351-642651

Diakonisches Werk
Glauchau e.V,
Beratungsstelle
Kirchplatz 1
08371 Glauchau
Tel: 03763-2378

Diakonisches Werk Großenhain
e.V., Suchtberatungs-
und Behandlungsstelle
Naundorfer Straße 9
01558 Großenhain
Tel: 03522-326-30

Landkreis Riesa-Großenhain,
Gesundheitsamt,
Suchtberatungsstelle
Remonteplatz 8
01558 Großenhain
Tel: 03522-303-521

Förderverein für Psychosoziale
Beratung und Behandlung e.V.,
Beratungsstelle
Zittauer Straße 17
02826 Görlitz
Tel: 03581-306995

Blaues Kreuz in
Deutschland e.V.,
Sucht- und Drogen-
beratungsstelle
Gellertplatz 5
09661 Hainichen
Tel: 037207-53092

Diakonisches Werk Hoyerswer-
da, Psychosoziale Beratungs-
und Behandlungsstelle
für Suchtgefährdete
Schulstraße 5
02977 Hoyerswerda
Tel: 03571-428504

Stadt Hoyerswerda Gesundheits-
amt, Beratungsstelle für Alko-
hol-, und psychisch Kranke
Salomon-Gottlieb-Frentzel-Str.,
02977 Hoyerswerda
Tel: 03571-45-60

Blaues Kreuz in Deutschland
e.V., Kreisverband Schwarzen-
berg e.V., Beratungsstelle für
Alkohol- und Drogenabhängige
Kanstraße 2
08349 Johanngeorgenstadt
Tel: 03774-63000

Diakonisches Werk Kamenz e.V.,
Psychosoziale Beratungs- und
Behandlungsstelle für
Suchtkranke
Fichtestraße 8
01917 Kamenz
Tel: 03578-3854-20

Diakonisches Werk Auerbach
e.V., Suchtberatungsstelle
Wettinstraße 2
08248 Klingenthal
Tel: 037467-23604

AL-ANON Angehörigengruppe,
Kontakt über SKIS
(Selbsthilfe-, Kontakt-
und Informationsstelle)
Hans-Poeche-Str. 6
04103 Leipzig
Tel: 0341/9617462

ALTERNATIVE/Alkohol- u.
Drogenhilfe
Chopinstraße 13
04103 Leipzig
Tel: 0341 2122530

Beratungs- und ambulante
Behandlungsstelle für Sucht-

erkrankungen Leipzig-Grünau
Potschkaustraße 50
04209 Leipzig
Tel: 0341 4217211

Drug Scouts, Suchtzentrum
Leipzig e.V.
Eutritzscher Straße 9
04105 Leipzig
Tel: 0341 211 20 22

Gesundheitsamt
der Stadt Leipzig: Drogen-
referat/Suchtprävention
Friedrich-Ebert-Straße 19a
04109 Leipzig
Tel: 0341-123-6774

Stadt Leipzig Gesundheitsamt,
Suchtkontakt Süd
August-Bebel-Straße 67
04275 Leipzig
Tel: 0341-3913033

Suchtberatung Südwest,
Beratungsstelle
Lützner Str. 60
04177 Leipzig
Tel: 0341-4011264

Suchtberatungsstelle »Impuls«
Pölitzstr. 11
04155 Leipzig
Tel: 0341 5662424

Suchtberatungsstelle
BLAUES KREUZ
Gneisenaustraße 10
04105 Leipzig
Tel: 0341 5931-300

Suchtberatungsstelle Cafe Okay
- Beratungsstelle, alkoholfreies
Kontaktcafe, niedrigschwellige
Angebote
Konradstraße 47
04315 Leipzig
Tel: 0341-6884385

Suchtkontakt »Känguruh« -
anerkannte Therapie-
Einrichtung, alkoholfreies
Kontaktcafe
Floßplatz 35
04107 Leipzig
Tel: 0341-9618073

Regionalverband Sucht e.V.,
Beratungsstelle
Glauchauer Straße 18
09350 Lichtenstein
Tel: 037204-2636

Advent-Wohlfahrtswerk e.V,.
Suchtkrankenhilfe
Goethestraße 17
09212 Limbach-Oberfrohna
Tel: 03722-95906

Stadt Chemnitz Ev. Kirche,
Suchtberatungsstelle
Marktstraße 8
09212 Limbach-Oberfrohna
Tel: 0371-80205

Diakonisches Werk Marienberg
e.V., Suchtberatungsstelle
Zschopauer Straße 35
09496 Marienberg
Tel: 03735-9115-0

Mittlerer Erzgebirgskreis,
Gesundheitsamt
Obere Bahnhofstraße 7
09496 Marienberg
Tel: 03735-663-3

Deutsches Rotes Kreuz Leipzig
Land e.V., Suchtberatungsstelle
Geschwister-Scholl-Straße 11
04416 Markkleeberg
Tel: 0341-3580762

Diakonisches Werk Meißen e.V,
Suchtberatungs- und
Behandlungsstelle
Johannesstraße 9
01662 Meißen
Tel: 03521-738173

Blaues Kreuz in
Deutschland e.V.,
Suchtberatung
Hainichener Straße 53
09648 Mittweida
Tel: 03727-930579

Landratsamt
Mittweida,
Gesundheitsamt
Am Landratsamt 3
09648 Mittweida
Tel: 03727-950-437

Diakonisches Werk Pirna e.V,.
Suchtberatungs- und
Behandlungsstelle Pirna
Dr.-Martin-Luther-Straße 7
01844 Neustadt i. Sachsen
Tel: 03596 4645

Gemeinsame Suchtberatungs-
stelle des Gesundheitsamtes
und der Abstinenz-gruppe
Stollberg e.V.
Dorfstraße 13
09366 Niederdorf
Tel: 037296-58-289

Regionalverband Sucht e.V.,
Suchtberatung
Chemnitzer Straße 36
08371 Niederlingwitz
Tel: 03763-12099

Niederschlesischer Oberlausitz-
kreis, Gesundheitsamt
Görlitzerstraße 19
02906 Niesky
Tel: 03588-85-41

Suchtberatungsstelle
Marienstift
Falkensteiner Str. 54
08606 Oelsnitz
Tel: 037421 26-700
Fax: 037421 26-701

Diakonisches Werk Torgau e.V.,
Psychosoziale Beratungsstelle
für Suchtkranke
Friedrich-Naumann-
Promenade 9
04758 Oschatz
Tel: 03435-931725

Diakonisches Werk
Pirna e.V., Suchtberatungs-
und Behandlungsstelle
Nicolaistraße 2
01796 Pirna
Tel: 03501-528646

Diakonisches Werk
Plauen e.V.,
Suchtberatungs- und
Behandlungsstelle
Marktstraße 15
08523 Plauen
Tel: 03741-223489

Diakonisches Werk - Stadtmission Dresden e.V., Beratungsstelle für Suchtkranke und Angehörige
Bennostraße 29
01445 Radebeul
Tel: 0351-8308790

Diakonisches Werk Plauen e.V., Suchtberatungsstelle
Friedensstraße 58
08468 Reichenbach
Tel: 03765-63907

Diakonisches Werk Riesa e.V., Suchtberatungs- und Behandlungsstelle
Alleestraße 46
01587 Riesa
Tel: 03525-632136

Evang. Kontaktstelle der Siebenten-Tages-Adventisten
Lessingstraße 2
01587 Riesa
Tel: 03525-734623

Landkreis Riesa-Großenhain, Gesundheitsamt, Beratungsstelle für Alkohol und andere Suchtformen
Heinrich-Heine-Straße 1
01587 Riesa
Tel: 03525-716-922

Blaues Kreuz in Deutschland e.V., Sucht- und Drogenberatungsstelle
Bismarckstraße 39
09306 Rochlitz
Tel: 03737-4928-0

Beratungsstelle Trias
Kirchstr.21
04435 Schkeuditz
Tel: 03420 414000

Diakonisches Werk Aue-Schwarzenberg e.V., Suchtberatung
Hohe Straße 5
08301 Schlema
Tel: 03772-3601-18

Deutsches Rotes Kreuz Kreisverband Aue-Schwarzenberg, Suchtberatung
Hartensteiner Straße 35
08289 Schneeberg
Tel: 03772-22299

Diakonisches Werk Aue-Schwarzenberg e.V., Suchtberatungsstelle
Erlaer Straße 15
08340 Schwarzenberg
Tel: 03774-1408-16

Diakonisches Werk Stolberg e.V., Kontakt- und Vermittlungsstelle, Suchtkranke und Angehörige
Bahnhofstraße 1
09366 Stollberg
Tel: 037296-787-0

Gemeinsame Suchtberatungsstelle des Gesundheitsamtes und der Abstinenzgruppe Stollberg e.V.
Schillerstraße 26
09366 Stollberg
Tel: 037296-12987

Diakonisches Werk Torgau e.V., Suchtberatungsstelle
Schloßstraße 2
04860 Torgau
Tel: 03421-7245-0

Landratsamt Torgau-Oschatz, Gesundheitsamt
Puschkinstraße 2
04860 Torgau
Tel: 03421-7221-0

Blaues Kreuz in Deutschland e.V., Jugend Cafe
Gartenstraße
08134 Wildenfels
Tel: 037603-8907

Landratsamt Muldentalkreis, Gesundheitsamt
Am Bahnhof 1
04808 Wurzen
Tel: 03425-8950-0

Suchtberatungs- und Behandlungsstelle der Ev.-meth. Kirche
Theodor-Korselt-Straße 18
02763 Zittau
Tel: 03583-510770

Diakonisches Werk Marienberg e. V. Suchtberatungsstelle
Spinnereistraße 112
09405 Zschopau
Tel: 03725-84997

Mittlerer Erzgebirgskreis, Gesundheitsamt
Johannisstraße 58
09405 Zschopau
Tel: 03725-43-119

Caritasverband Zwickau e.V., Suchtberatungsstelle
Reichenbacher Straße 36
08056 Zwickau
Tel: 0375-39038-0

Landkreis Zwickau Beratungs- und Therapiezentrum
Walter-Rathenau-Straße 6
08056 Zwickau
Tel: 0375-212631

SACHSEN-ANHALT

Diakonisches Werk in den Kirchen- kreisen Ballenstedt, Bernburg und Köthen e.V.
Altstädter Kirchhof 10
06406 Bernburg
Tel: 03471-352038
Fax: 03471-352026

Landkreis Bernburg Gesundheitsamt, Psychosozialer Dienst
Friedensallee 25
06406 Bernburg
Tel: 03471-324-0

Diakonisches Werk Dessau e.V. Suchtberatungsstelle
Binnengärtenstraße 16
06749 Bitterfeld
Tel: 03493-42831

Landkreis Bitterfeld Gesundheitsamt
Mittelstr. 20
06749 Bitterfeld
Tel: 03493 341350

Suchtberatung des Diakonischen Werkes

Walther-Rathenau-Str. 31
06749 Bitterfeld
Tel: 03493 42831

Diakonisches Werk Braunschweig Suchtberatungsstelle
Ludwig-Rudolf-Straße 3-4
38889 Blankenburg
Tel: 03944-900041

Aufbruch e.V. Beratungsstelle für Sucht und Drogen
Kreuzgang 11
39288 Burg
Tel: 03921-989020

Landkreis Jerichoer Land Gesundheitsamt, Sozialpsychiatrischer Dienst
Markt 15
39288 Burg
Tel: 03921-988348

Arbeiterwohlfahrt Kreisverband Dessau e.V., Suchtberatung
Parkstraße 5
06846 Dessau
Tel: 0340-619002

Diakonisches Werk der Ev. Landeskirche Anhalts e.V., Suchtberatung
Puschkinallee 1
06846 Dessau
Tel: 0340-613071

Ev. Beratungsstelle Ehe-, Familien-, Lebensberatung, Schwangerschaftskonfliktberatung
Mützelstr. 18
39307 Genthin
Tel: 03933-805900

Arbeiter-Samariter-Bund Ortsverband Halberstadt e.V., Soziale Beratungsstelle
Voigtei 38
38820 Halberstadt
Tel: 03941-24144

Landkreis Halberstadt Gesundheitsamt, Sozialpsychiatrischer Dienst
Friedrich-Ebert-Straße 42
38820 Halberstadt
Tel: 03941-577-485

DROBS Halle Jugend- und Drogenberatung
Moritzzwinger 17
06108 Halle
Tel: 0345-5170401
Fax: 0345-5170402

Ev. Stadtmission Halle e.V. Suchtberatungsstelle und Wärmestube
Weidenplan 4
06108 Halle
Tel: 0345-3881165

Gesundheitszentrum Silberhöhe, Psychosoziale Kontaktstelle, »Stadtinsel« e.V.
Wilhelm-von-Kleewitz-Straße 11
06132 Halle
Tel: 0345-7748-207

Stadtverwaltung Halle Gesundheitsamt, Sozialpsychiatrischer Dienst
Taubenstraße 4
06108 Halle
Tel: 0345-502272

Stadtverwaltung Halle Gesundheitsamt, Psychosozialer Dienst
Paul-Thiersch-Straße 1
06124 Halle
Tel: 0345-8044124

Suchtberatungsstelle der AWO KV Halle e.V.
Zerbster Str. 14
06124 Halle
Tel: 0345-8057066
Fax: 0345-8062791

Landkreis Stendal Gesundheitsamt
Genthiner Straße 17
39539 Havelberg
Tel: 03938-70-5

Deutsches Rotes Kreuz Kreisverband Weißenfels e.V., Sucht- und Drogenberatung
Werkstraße 17-18
06679 Hohenmölsen
Tel: 034441-20440

Landkreis Weißenfels Gesundheitsamt, Sozialpsychiatrischer Dienst, Alkoholikerberatung
Ernst-Thälmann-Straße 58
06679 Hohenmölsen
Tel: 034441-21690

Arbeiterwohlfahrt Kreisverband Wittenberg e.V., Nebenstelle Jessen
Straße der Jugend 11
06917 Jessen/Elster
Tel: 03537-212274

Deutsches Rotes Kreuz KV Klötze e.V., Jugend- und Suchthilfeberatung
Hagenstraße 2
38486 Klötze
Tel: 03909-41987

Diakonisches Werk Suchtberatung
Bärteichpromenade 12b
06366 Köthen
Tel: 03496-429521
Fax: 03496-429511

Landkreis Mansfelder Land, Gesundheitsamt, Sozialpsychiatrischer Dienst
Größlerstraße 2
06295 Lutherstadt Eisleben
Tel: 03475-66-1826

Beratungsstelle für Suchtkranke und -gefährdete der Paul-Gerhardt-Stiftung
Dessauer Straße 13
06886 Lutherstadt Wittenberg
Tel: 03491-661837

Landkreis Wittenberg Gesundheitsamt, Psychosozialer Dienst
Wallstraße 1
06886 Lutherstadt Wittenberg
Tel: 03491-426-0

Deutsches Rotes Kreuz Kreisverband Weißenfels e.V., Sucht- und Drogenberatungsstelle
Weißenfelder Straße 1

06686 Lützen
Tel: 03444-20066

Arbeiterwohlfahrt Landesverband Sachsen e.V., Suchtpräventionsstelle
Klausener Straße 17
39112 Magdeburg
Tel: 0391-6279-0

Arbeiterwohlfahrt KV Magdeburg Beratungszentrum für Suchtprobleme
Thiemstraße 12
39104 Magdeburg
Tel: 0391-4042600

Ev. Kirche der Kirchenprovinz Sachsen, Amt für Jugendarbeit
Draeseckeplatz 1
39106 Magdeburg
Tel: 0391-5616373

Landeshauptstadt Magdeburg Gesundheitsamt, Sozialpsychiatrischer Dienst Suchtberatung und -prävention
Lübecker Straße 32
39090 Magdeburg
Tel: 0391-540-6009

Burgenlandkreis Gesundheitsamt
Nordstraße 5
06618 Naumburg
Tel: 03445-73-2259

Kreisstelle für Diakonie Suchtberatungsstelle
Neuengüter 16
06618 Naumburg
Tel: 03445-778054

Landratsamt
Nebra Gesundheitsamt
Schloßhof 5
06642 Nebra
Tel: 034461-35-330

Kirchenkreis Dessau e.V.
Suchtberatungsstelle
Brauerstraße 26
06785 Oranienbaum
Tel: 034904-21573

ALBATROS-Suchtkrankenhilfe G.e.V.
Friedrichstr. 28a
39387 Oschersleben
Tel: 03949-9217-470
Fax: 01805-66166642904

Diakonieverein St. Nicolai
Suchtberatung
Hornhäuser Str. 19a
39387 Oschersleben/Bode
Tel: 03949 2205

Arbeiterwohlfahrt
Suchtberatung
Naumannstraße 19
39605 Osterburg
Tel: 03937-82963

Landkreis Stendal
Gesundheitsamt
Bismarkerstraße 36
39606 Osterburg
Tel: 03937-82023

Landkreis Quedlinburg
Gesundheitsamt
Schmale Straße 13
06484 Quedlinburg
Tel: 03946-221-2220

Altmarkkreis Gesundheitsamt, Sozialpsychiatrischer Dienst
Karl-Marx-Straße 32
29410 Salzwedel
Tel: 03901-840-0

Arbeiterwohlfahrt KV Salzwedel e.V., Sucht- und Drogenberatungsstelle
Am Hafen 11
29410 Salzwedel
Tel: 03901-33564

Kontext Fachambulanz für Suchtberatung
Marienstraße 2
06526 Sangerhausen
Tel: 03464-570108

Landkreis Sangerhausen, Gesundheitsamt, Ambulante Beratungs- und Behandlungsstelle f. Alkohol- und Med.abh.
An der Gonna 31
06526 Sangerhausen
Tel: 03464-535-0

Landkreis Merseburg, Psychologisches Suchtbetreuungszentrum
Pfalzstraße 4-6
06258 Schkopau
Tel: 03461-213170

Arbeiterwohlfahrt KV Schönebeck e.V., Suchtberatung
Otto-Kohle-Straße 23
39218 Schönebeck/Elbe
Tel: 03928-7020-10

Landkreis Schönebeck, Gesundheitsamt
Breiteweg 48
39218 Schönebeck/Elbe
Tel: 03928-780-541

Caritasverband Suchtberatung
Bahnhofstraße 8
39576 Stendal
Tel: 03931-715566

Diakonieverein St. Nicolai, Suchtberatungsstelle
Ritterstr. 17-19
39164 Wanzleben
Tel: 039209 47508

Deutsches Rotes Kreuz Kreisverband Weißenfels e.V., Sucht- und Drogenberatung
Feldstraße 4a, 06667 Weißenfels
Tel: 03443-200239

Landkreis Weißenfels Jugendamt, Erzieherischer Jugendschutz
Am Stadtpark 6
06667 Weißenfels
Tel: 03443-372-319

Landkreis Weißenfels Jugendamt, Freizeiteinrichtung Kugelberg
Luise-Barchmann-Straße 12
06667 Weißenfels
Tel: 03443-303518

Diakonisches Werk, Suchtberatungsstelle
Degener Straße 8
38855 Wernigerode
Tel: 03944-900041

Diakonisches Werk Infoladen
Minzlebener Straße 10a

38855 Wernigerode
Tel: 03943-21007

Landkreis Wernigerode, Gesundheitsamt
Kurtstraße 13
38855 Wernigerode
Tel: 03943-535-0

Deutsches Rotes Kreuz Wolfen e.V., Sucht- und Drogenberatungsstelle
Raguhner Schleife 9
06766 Wolfen
Tel: 03494-20819

Deutsches Rotes Kreuz Sucht- und Drogenberatungsstelle
Frau Rappl / Frau Müller
Paracelsusstr. 54
06766 Wolfen
Tel: 03494 208-18 und -19

Diakonisches Werk der Ev. Landes- kirche Anhalts e.V., Beratungsstelle für Suchtgefährdete
Damaschkestraße
06766 Wolfen
Tel: 03494-21573

Landratsamt Ohrekreis, Gesundheitsamt
Farsleberstraße 19
39326 Wolmirstedt
Tel: 039201-67-342

Kreisstelle für Diakonie Naumburg, Suchtberatungsstelle
Neumarktstraße 12
06712 Zeitz
Tel: 03441-623109

Landkreis Anhalt-Zerbst, Gesundheitsamt
Fritz-Brandt-Straße 16
39261 Zerbst
Tel: 03923-730-100

SCHLESWIG-HOLSTEIN

Landkreis Stormarn Gesundheitsamt
Rathaus, 22926 Ahrensburg
Tel: 04531-50119

Landkreis Stormarn Gesundheitsamt, Suchtberatungsstelle
Wolkenweherweg 13
23843 Bad Oldesloe
Tel: 04531 189060 oder -2236

Therapiehilfe e.V.
Suchtberatungsstelle
23843 Bad Oldesloe
Tel: 04531-86402

Landesverein für Innere Mission Schleswig-Holstein, Suchtberatungsstelle
Gartenstraße 17
23795 Bad Segeberg
Tel: 04551-84358

Landkreis Segeberg Gesundheitsamt, Sozialpsychiatrischer Dienst
Hamburger Straße 30
23795 Bad Segeberg
Tel: 04551-951-344

Diakonisches Amt Beratungsstelle für Drogengefährdete, Psychosoziale Beratungsstelle
Kieler Str. 73
24340 Eckernförde
Tel: 04351-7306-0

Diakonisches Werk Beratungsstelle gegen Drogengefahren
Gartenstraße 17
24340 Eckernförde
Tel: 04351-2133

Therapiehilfe e.V. Sozialtherapeutisches Zentrum, Drogen- und Jugendberatungsstelle
Mühlendamm 17
25337 Elmshorn
Tel: 04121-77877

Arbeiterwohlfahrt Kreisverband Ost-Holstein e.V., Suchtberatung
Dunckernbek 1
23701 Eutin
Tel: 04521-71091

Landkreis Ostholstein Gesundheitsamt, Suchtkrankenhilfe und Suchtberatung
Holstenstraße 52
23701 Eutin
Tel: 04521-809-28

Deutscher Guttemplerorden, Beratungsstelle für Alkoholkranke
Schloßstraße 35
24939 Flensburg
Tel: 0461-20506

Drobs-Kontaktladen
Norderstraße 121
24939 Flensburg
Tel: 0461-12322

Drogenberatung für junge Menschen
Johanniskirchhof 19
24937 Flensburg
Tel: 0461-26677

Stadt Flensburg Gesundheitsamt, Beratungsstelle für Suchtgefährdete und -kranke
Norderstraße 58-60
24939 Flensburg
Tel: 0461-852741

Ev. Jugendhilfe e.V. Alkohol- und Drogenberatung
Markt 3
21502 Geesthacht
Tel: 04152-79148

Landkreis Herzogtum Lauenburg Gesundheitsamt, Sozialpsychiatrischer Dienst
Otto-Brüggemann-Straße 8
21502 Geesthacht
Tel: 04152-8098-0

Bund für drogenfreie Erziehung e.V.
Postfach 1422
21496 Geesthacht
Tel: 040-71 09 48 10

Diakonisches Werk Meldorf e.V., Kirchenkreis Süderdithmarschen, Beratungs- und Behandlungsstelle für Suchtkranke
Am Markt 26a, 25746 Heide
Tel: 0481-61211

Landkreis Dithmarschen, Gesundheitsamt, Beratungsstelle für Abhängige und Suchtkranke

Neue Anlage 18
25746 Heide
Tel: 0481-6896-0

»Die Brücke« e.V. Rendsburg-Eckernförde e.V., Suchtberatungsstelle
Rendsburger Straße 16
24594 Hohenwestedt
Tel: 04871-8373

Diakonisches Werk Husum-Bredstedt e.V., Beratungs- und Behandlungsstelle für Suchtkranke
Theodor-Storm-Straße 7
25813 Husum
Tel: 04841-6023

Landkreis Nordfriesland Gesundheitsamt, Sozialpsychiatrischer Dienst
Damm 8
25813 Husum
Tel: 04841-897033

Landkreis Steinburg Gesundheitsamt, Sozialpsychiatrischer Dienst
Viktoriastraße 17
25524 Itzehoe
Tel: 04821-69-0

Therapiezentrum Rimmelsberg
Paulsgaber Weg 14
24992 Janneby
Tel: 04607-1337

Suchtberatung im Beratungszentrum
Kirchenstraße 2
24568 Kaltenkirchen
Tel: 04191-3625

Landkreis Schleswig-Flensburg Gesundheitsamt
Schmiedestraße 4
24376 Kappeln
Tel: 04642-2550

Beratungsstelle am ZOB
Auguste-Viktoria-Straße 14
24103 Kiel
Tel: 0431-672148

Beratungsstelle für Alkoholkranke
Körnerstraße 7
24103 Kiel
Tel: 0431-94741

Blaues Kreuz in Deutschland e.V. Beratungs- und Behandlungsstelle für Suchtmittelabhängige
Fleethörn 61
24103 Kiel
Tel: 0431-93133

Claro Kontaktladen für Drogenabhängige
Boninstraße 47
24114 Kiel
Tel: 0431-13792

donna klara e.V,. Verein für feministisch-psychosoziale Arbeit und Selbsthilfe, Beratungsstelle
Schaßstraße 4
24103 Kiel
Tel: 0431-61549

Drogenambulanz Schleswig- Holstein
Damperhofstraße 12
24103 Kiel
Tel: 0431-96827

Drogenberatungs- und Suchttherapie- zentrum Kiel, Beratungsstelle
Brunswiker Straße 46
24105 Kiel
Tel: 0431-579590-0

Drogenhilfe Kiel e.V. Jugendhilfezentrum
Sophienblatt 73a
24114 Kiel
Tel: 0431-61048

Frauentreff Kiel-Mettendorf, Treffpunkt, Beratung, Info
Kurt-Schumacher-Platz 5
24109 Kiel
Tel: 0431-524241

Guttempler-Jugendzentrum Kiel, Drogenberatungsstelle für Jugendliche
Damperhofstraße 26
24103 Kiel
Tel: 0431-96626

Hilfe für Gefährdete e.V., Straffälligen- und Suchtkrankenhilfe
Holtenauer Straße 243
24106 Kiel
Tel: 0431-338726

Kieler Institut für Suchtprävention KIS
Königsweg 9
24103 Kiel
Tel: 0431-665250

Landesstelle gegen die Suchtgefahren für Schleswig-Holstein e.V.
Schaumburgstraße 36
24105 Kiel
Tel: 0431-564770

Stadt Kiel Gesundheitsamt, Haus der Gesundheit Sozialpsychiatrischer Dienst
Fleethörn 18-24
24103 Kiel
Tel: 0431-901-2110

Ev. Jugendhilfe e.V. Alkohol- und Drogenberatung
Fürstengraben 20
21481 Lauenburg
Tel: 04153-2071

Diakonisches Werk Lübeck e.V. Beratungsstelle für Suchterkrankungen
Breite Straße 60
23552 Lübeck
Tel: 0451-704515

Ecstasy Online, Medizinische Universität zu Lübeck
Seelandstr. 1a, 23569 Lübeck
Tel: 0451-3909-506

Jugendhilfe- und Sozialverbund der Arbeiterwohlfahrt in Lübeck, AWO DrogenHilfe Lübeck
Wakenitzmauer 176
23552 Lübeck
Tel: 0451-79988-0
Fax: 0451-79988-28

Klinik Holstein Klinik und Fachambulanz für Abhängigkeits-

erkrankungen
Weidenweg 9-15
23562 Lübeck
Tel: 0451-5894-0

Kontaktladen tea & talk
Schmiedestr. 5-7
23552 Lübeck
Tel: 0451-704851

Medizinische Universität zu Lübeck, Klinik für Psychiatrie, Fachambulanz für Abhängigkeitserkrankungen
Ratzeburger Allee 160
23538 Lübeck
Tel: 0451-500-0

Senat der Hansestadt Lübeck, Gesundheitsamt
Schmiedestraße 7
23539 Lübeck
Tel: 0451-12-0/-2534

Diakonisches Amt Meldorf, Beratungs- und Behandlungsstelle für Suchtkranke
Grabenstraße 7
25704 Meldorf
Tel: 04832-9720

Landkreis Dithmarschen, Gesundheitsamt, Beratungsstelle für Abhängige und Suchtkranke
Bütjestraße 1
25704 Meldorf
Tel: 04832-7011

Ev. Jugendhilfe e.V. Alkohol- und Drogenberatung
Wasserkrügerweg 14
23879 Mölln
Tel: 04542-841684

AWO Suchtberatung Neumünster
Haart 15a, 24534 Neumünster
Tel: 04321-92292-0
Fax: 04321/92292-18

Ev. Jugendgemeinschaftswerk Drogenhilfe und Beratung
Großflecken 34
24534 Neumünster
Tel: 04321-42723
Fax: 04321-43472

Stadt Neumünster Gesundheitsamt
Meßtorfweg 8
24534 Neumünster
Tel: 04321-942-0

Kirchenkreis Oldenburg Diakonisches Amt
Hochtorstraße 22
23730 Neustadt i. Holstein
Tel: 04561-1027

Diakonisches Werk Südtondern, Beratungs- und Behandlungsstelle für Suchtkranke
Rathausstraße 10
25899 Niebüll
Tel: 04661-4893

Sozialwerk Norderstedt e.V., Suchtkrankenberatungsstelle
Ochsenzoller Straße 85
22848 Norderstedt
Tel: 040-5237160

Suchtberatungsstelle des Diakonischen Werkes des Kirchenkreises Pinneberg
25421 Pinneberg
Tel: 04101-205470

Landkreis Plön Gesundheitsamt, Sozialpsychiatrischer Dienst
Heinrich-Rieper-Straße 6
24306 Plön
Tel: 04522-743-0

Landkreis Plön Suchtberatungsstelle
Gasstraße 25
24211 Preetz
Tel: 04342-7627-0

Landesverein für Innere Mission in Schleswig-Holstein, Suchtberatungsstelle
Feldbehnstraße 23
25451 Quickborn
Tel: 04106-60000

Ev. Jugendhilfe e.V. im Landkreis Herzogtum Lauenburg, Alkohol- und Drogenberatung
Am Markt 7
23909 Ratzeburg
Tel: 04541-84776

Landkreis Herzogtum Lauenburg, Gesundheitsamt, Sozialpsychiatrischer Dienst
Barlachstraße 4
23909 Ratzeburg
Tel: 04541-888-0

Beratungszentrum Südstormarn
Schöningstedter Straße 39
21465 Reinbek
Tel: 040-7279266

Landkreis Stormarn Gesundheitsamt
Hamburger Straße 5-7
21465 Reinbek
Tel: ü. 04531-2236

Die Brücke Rendsburg-Eckernförde e.V.
Hollesenstraße 2
24768 Rendsburg
Tel: 04331-7872-0

Droge 70 Suchtprävention
Berliner Straße 2
24768 Rendsburg
Tel: 04331-28088

Kirchenkreis Rendsburg, Jugend- und Suchtberatungsstelle
Prinzenstraße 13
24768 Rendsburg
Tel: 04331-27029

Diakonisches Werk des Kirchenkreises Schleswig e.V., Suchtberatung für Betroffene und Angehörige
Friedrichstraße 37
24837 Schleswig
Tel: 04621-3811-22

Landkreis Schleswig-Flensburg Gesundheitsamt, Alkohol- und Drogenberatung
Lutherstraße 8
24837 Schleswig
Tel: 04621-810-35

Kirchenkreis Angeln Diakonisches Amt, Suchtberatungsstelle
Mühlenstraße 34
24392 Süderbrarup
Tel: 04641-9292-0

Suchtberatung
Tornesch-Uetersen
Bahnhofplatz 4
25436 Tornesch
Tel: 04122 960040
Fax: 04122 960041

Kirchenkreis Husum-Bredstedt,
Beratungsstelle
Johann-Adolf-Straße
25832 Tönning
Tel: 04861-1628

Arbeiterwohlfahrt
KV Pinneberg, Suchtberatung
Hafenstraße 26
22880 Wedel
Tel: 04103-919634

Diakonisches Werk, Beratungsstelle für Suchtkranke
Kirchenweg 37
25980 Westerland/Sylt
Tel: 04651-22298

»Die Brücke« e.V., Alkohol- und Drogenberatungsstelle
Rebbelstieg 24
25938 Wyk auf Föhr
Tel: 04681-4611

THÜRINGEN

Diakonisches Werk Thüringen e.V., Suchtberatungsstelle
Carl-von-Ossietzky-Straße 12
04600 Altenburg
Tel: 03447-313448

Landratsamt Altenburger Land, Gesundheitsamt
Pauritzer Platz 2-3
04600 Altenburg
Tel: 03447-586-500

Kreisdiakoniestelle, Betriebliche Beratung
Ritterstraße 43
99510 Apolda
Tel: 03644-555914

Suchthilfe Thüringen GmbH, Psychosoziale Beratung für Alkohol- und Drogenprobleme
Bahnhofstraße 44
99510 Apolda
Tel: 03644-556061

Diakonisches Werk in Thüringen, Suchtberatung
Fräuleinstraße 12
06556 Artern
Tel: 03466-322076

Landratsamt Kyffhäuserkreis, Dienststelle Artern, Gesundheitsamt
Bergstraße 4
06556 Artern
Tel: 03466-741-0

Diakonisches Werk, Psychosoziale Beratungs- und Behandlungsstelle für Suchtkranke
Dr.-Martin-Luther-Straße 7
07955 Auma
Tel: 036626-20340

Diakonisches Werk, Fachklinik Klosterwald
Bahnhofstraße 33
07639 Bad Klosterlausnitz
Tel: 036601-859-0

Landratsamt Wartburgkreis, Gesundheitsamt, Sozialpsychiatrischer Dienst
Haus am See 1
36433 Bad Salzungen
Tel: 03695-605158

Sozialwerk Meiningen e.V., Suchtberatungsstelle
Friedrich-Eckhardt-Straße 9
36433 Bad Salzungen
Tel: 03695-603053

Caritasverband für das Dekanat Geisa re.V.
Hinter dem Schloß, 36466 Dermbach/Rhön
Tel: 036964-95089

Diakonisches Werk in Thüringen, Psychosoziale Beratungsstelle für Suchtkranke und Angehörige
Johannisplatz 2
99817 Eisenach
Tel: 03691-7561-0

LAS Wohlfahrtspflege GmbH Wendepunkt, Beratungsstelle für Alkohol-, Drogen- und Medikamentenabhängige
Adolf-Geyer-Straße 15
07607 Eisenberg
Tel: 036691-52976

Arbeiterwohlfahrt Erfurt e.V., Beratungs- und Behandlungsstelle für Suchtkranke und ihre Angehörigen
Liebknechtstraße 19
99085 Erfurt
Tel: 0361-5667857

Drogerie – Drogenaufklärung und Beratung
Regierungsstraße 35
99084 Erfurt
Tel: 0361-60 20 866

Ev. Stadtmission Erfurt e.V., Beratungs- und Behandlungsstelle für Menschen mit Suchtproblemen
Michaelisstraße 14
99084 Erfurt
Tel: 0361-59037-0

Alternative Suchthilfe Gera e.V., Beratungsstelle für Suchtprävention
Werner-Petzold-Straße 27
07549 Gera
Tel: 0365-7101100

Diakonisches Werk der Ev.-Luth. Kirche in Thüringen e.V., Beratungs- und Behandlungsstelle für Suchtkranke
Webergasse 4
07545 Gera
Tel: 0365-52744

LAS Wohlfahrtspflege GmbH Rasthaus Obolus, Beratungsstelle
Geschwister-Scholl-Straße 20
07545 Gera
Tel: 0365-8559111

Arbeiterwohlfahrt Kreisverband Gotha e.V., Psychosoziale Beratungs- und Behandlungsstelle für Suchtkranke

Gartenstraße 34
99867 Gotha
Tel: 03621-403388

Diakonie Kreisstelle
Beratungsstelle
Kirchplatz 3
07973 Greiz
Tel: 03661-2617

Landratsamt Muldentalkreis,
Gesundheitsamt
Leipziger Straße 42
04668 Grimma
Tel: 03437-984-538

Arbeiterwohlfahrt Jugendhaus
Naumburger Straße 32
07629 Hermsdorf
Tel: 036601-83256

Diakonisches Werk Kreisstelle,
Suchtberatung
Homburger Platz 14
98693 Ilmenau
Tel: 03677-840734

Suchthilfe in Thüringen
gGmbH, Psychosoziale Beratungs- und Behandlungsstelle für
Suchtkranke und -gefährdete
Kritzegraben 4
07743 Jena
Tel: 03641-449322

Diakonieverein Orlatal e.V.,
Suchtberatungsstelle
Karl-Marx-Straße 37
07356 Lobenstein
Tel: 036651-37483

Caritasverband Südthüringen
e.V., Suchtberatung
Anton-Ulrich-Straße 56
98617 Meiningen
Tel: 03693-4422-14

Landratsamt Schmalkalden-
Meiningen, Gesundheitsamt
Bernhardtstraße 1
98617 Meiningen
Tel: 03693-482-396

Suchthilfe Thüringen GmbH,
Psychosoziale Beratungsstelle für
Suchtgefährdete, Suchtkranke
und Angehörige
Eisenacher Straße 13b
99974 Mühlhausen
Tel: 03601-440117

Arbeiterwohlfahrt
Kreisverband Neuhaus e.V.,
Suchtberatungsstelle
Schöne Aussicht 39
98724 Neuhaus
Tel: 03679-773198

Diakonisches Werk Nordhausen
e.V., Beratungsstelle für Suchtkranke und Suchtgefährdete
Arnoldstraße 14
99734 Nordhausen
Tel: 03631-3957

Suchthilfe Thüringen GmbH,
Psychosoziale Beratungsstelle
Arnoldstraße 8
99734 Nordhausen
Tel: 03631-2923

Diakonieverein Orlatal e.V.,
Psychosoziale Beratungs-
und Behandlungsstelle für
Suchtkranke und -gefährdete
Tuchmacherstraße 6
07381 Pößneck
Tel: 03647-418909

Deutsches Rotes Kreuz
Kreisverband Rudolstadt e.V.,
Suchtberatungsstelle
Breitscheidstraße 118
07407 Rudolstadt
Tel: 03672-353006

Landratsamt Saalfeld-
Rudolstad, Gesundheitsamt
Keilhauer Straße 27
07407 Rudolstadt
Tel: 03672-423676

Deutsches Rotes Kreuz
Kreisverband Saalfeld e.V.,
Suchtberatung
Alter Markt 5
07318 Saalfeld/Saale
Tel: 03671-5505-0

Diakonisches Werk der Ev.-Luth.
Kirche in Thüringen e.V., Suchtberatungsstelle
Pößnecker Straße 14
07318 Saalfeld/Saale
Tel: 03671-5744-12

Diakonieverein Orlatal e.V.,
Suchtberatung
Kirchplatz 4
07907 Schleiz
Tel: 03663-402541

Christliche Wohnstätten
Schmalkalden GmbH,
Suchtberatungsstelle
Stillertor 1
98574 Schmalkalden
Tel: 03683-604579

Landratsamt Schmalkalden-
Meiningen, Gesundheitsamt
Kasseler Straße 48
98574 Schmalkalden
Tel: 03683-682-559

Diakonisches Werk Thüringen
e.V., Suchtberatung
Brandstraße 7
04626 Schmölln
Tel: 034491-81472

Diakonisches Werk in
Thüringen, Suchtberatungsstelle
Pfarrstraße 3
99706 Sondershausen
Tel: 03632-782638

Arbeiterwohlfahrt Kreisverband
Sonneberg e.V., Psychosoziale
Beratungsstelle Suchtberatung
Gleisdammstraße 3
96515 Sonneberg
Tel: 03675-829-0

Bezirksfachkrankenhaus
Alkohol- und Drogenberatungsstelle, Haus 31
Bahnhofstraße 1a
07646 Stadtroda
Tel: 036428-56-227

Arbeiter-Samariter-Bund Kreisverband Suhl e.V, Psychosoziale
Beratungs- und ambulante Behandlungsstelle für Suchtkranke
und ihre Angehörige
Auenstr. 3
98529 Suhl

Tel: 03681 806340
Fax: 03681 806358

PSBS Sömmerda SiT - Suchthilfe in Thüringen gGmbH
Adolf-Barth-Straße 25
99610 Sömmerda
Tel: 03634 611066
Fax: 03634 39358

Suchthilfe Thüringen GmbH, Psychosoziale Beratungsstelle für Alkohol- und Drogenprobleme
Steubenstraße 23
99423 Weimar
Tel: 03643-852134

Suchthilfe Thüringen GmbH, Kontaktstube
Ettersburger Straße 74
99427 Weimar
Tel: 03643-421156

Christliche Wohnstätten Schmalkalden GmbH, Suchtberatungsstelle
Oberhofer Straße 4-6
98544 Zella-Mehlis
Tel: 03682-46323

Diakonisches Werk, Psychosoziale Beratungs- und Behandlungsstelle für Suchtkranke
Goethestraße 5
07937 Zeulenroda
Tel.: 036628-85576

Bücher, Artikel und wissenschaftliche Publikationen (Auswahl)

Abel, E.L.: Marihuana and memory: acquisition or retrieval? Science 173, 1971

Adam, O & Forth, W.: Coffein – Umgang mit einem Genussmittel, das auch pharmakologische Wirkung entfalten kann, In: Deutsches Ärzteblatt 43/2001

Advisory Committee on Drug Dependence: The amphetamines and lysergic acid diethylamide, London, 1970

Agurell, S.: Cactaceae alkaloids I. Lloydia 32; 206-216, 1969

Aktion Psychisch Kranke (Hrsg.): Innovative Handlungsstrategien bei Alkoholproblemen – Frühe Intervention in der medizinischen Basisversorgung und ambulanten Entgiftung, Lambertus, Freiburg, 1997

Alston TA: Inhibition of vitamin B12-dependent microbial growth by nitrous oxide, Life Sci (16); 1591; 1991

Aliyev, N.A. et al.: Trial of interferon at chronic Alcoholism. Psychiatry Research 54 209-216, 1994

Ameijden, U.C., van den Hoek, J.a.R., van Haastrecht, H.J.A., Coutinho, A.: The Harm Reduction Approach and Risk Factors for Human Immundeficiency Virus (HIV) Seroconversion in Injecting Drug Users, Amsterdam. American Journal of Epidemiology 136, 128-134, 1992

Amendt, G.: Sucht, Profit, Sucht. Zweitausendundeins, Frankfurt a. M., 1984

Ammon, H.T.P.: Arzneimittelneben- und Wechselwirkungen. Wissenschaftliche Verlagsgesellschaft, Stuttgart, 1991

Andreasson, 1987

Andritsch, F: Zum aktuellen Stand der Versorgung chronisch Abhängigkeitskranker in der Bundesrepublik Deutschland, Suchtgefahren 35, 1989

Änggard, E. et al.: Pharmacokinetic and clinical studies on amphetamine dependent subjects. Europ. J. clin.-Pharmacol. 3, 3, 1970

Anton, R.F., Moak, D.H., Latham, P.: The Obsessive Compulsive Drinking Scale. A self-rated instrument for the quantification of thoughts about alcohol and drinking behavior. Alcoholism Clin Exp. Res. 19 92-99, 1995

Antons, K., Schulz, W.: Normales Trinken und Suchtentwicklung. Hogrefe Göttingen, 1990 (Bd. I, 2. Aufl.) 1987 (Bd. II, 2. Aufl.)

Appel, Christa (Hrsg.): Kinder alkoholabhängiger Eltern – Ergebnisse der Suchtforschung. Lambertus, Freiburg, 1994

Arbeitskreis Frauen und Sucht Bremen (Hrsg.): Frauen und Sucht. Neuland, Geesthacht, 1995

Arend, H.: Alkoholismus – Ambulante Therapie und Rückfallprophylaxe. Beltz, Weinheim (VT), 1994

Arenz-Greiving, Ingrid.: Selbsthilfegruppen für Suchtkranke und Angehörige; Ein Handbuch für Leiterinnen und Leiter; Lambertus, Freiburg, 1998

Ariens, E.J.: Molecular pharmacology – a basis for drug design; Fortschr. Arzneimittelforsch. 10:429-436, 1996

Ariens, E.J.: Receptor theory and structure-action relationships; Adv. Drug. Res. 3:235-249, 1966

Ariens, E.J.: Drug design (medical chemistry). Acad. Press, New York – London (Series of monographs, 11/I-IV) 1971-1973

Arnold, W.: Modern trends of the chemical analysis in the drug scene. In: Maes RAA (ed.): Topics in forensic and analytical toxology. Elsevier Science, Amsterdam-New York, 36-53, 1984

Arnold, W.: Moderne Methoden in der klinisch- und forensisch-toxikologischen Analytik. Fresenius Z. Anal. Chem., 320:680-682; 1985

Arnold, W.: Rückfall in die Sucht? Kontrolle bei Drogen- und Tablettensüchtigen; Kriminalstatistik 7:394-396, 1989

Arnold, W., Püschel, K.: Besondere Aspekte radioimmunologischer Untersuchungsbefunde bei Rauschgifttodesfällen; Zentralbl. Gesamte Rechtsmed. 20:13-15, 1980

Arnold, W., Püschel, K.: Haare als wichtiges Untersuchungsmaterial in der Rechtsmedizin, Ann. Univ. Sarav. Med. (Suppl.) 4:33-35, 1984

Arnold, W., Poser, W., Möller, M. (Hrsg.): Suchtkrankheiten, Diagnose, Therapie und analytischer Nachweis. Springer, Berlin, Heidelberg, New York, 1988

Artmaier, H., Hitzler, R., Huber, F. & Pfadenhauer, M.: Techno zwischen Lokalkolorit und Universalstruktur. München, 1997

Auterhoff, H., Kovar, K.-A.: Identifizierung von Arzneistoffen. Wissenschaftliche Verlagsgesellschaft, Stuttgart, 1985

Azzi, A., Brodbeck, U., Zahler, P. (Hrsg.:): Enzymes, receptors and carriers of biological membranes. Springer, Berlin, Heidelberg, New York, Tokio, 1984

Bader, A.: Halluzinogene Drogen und künstlerische Kreativität;

Confin, psychiat. 16, 159-176, 1973

Baker, R. & von Ilsemann, S.: Einstürzende Wände – Jahrelang bemühte sich die CIA, Drogentests an ahnungslosen Versuchspersonen zu verheimlichen, In: Spiegel Nr. 11; Hamburg, 1999

Banger, M.: Wilmsdorff, M.v., Baier, M.: Score-gesteuerte Behandlung des akuten Alkoholentzugssyndroms. Krankenhauspsychiatrie 8; 56-61; 1997

Bardeleben, U. von, Petitjean, S., Stohler, R., Natsch, C., Ladewig, D.: Substitution als Behandlungsmöglichkeit Opiatabhängiger. Psychiat. Prax. 21; 7-9, 1994

Barthels, M.: Subjektive Theorien über Alkoholismus; Versuch einer verstehenden und erklärenden Psychologie des Alkohols. Aschendorf, Münster, 1991

Barrau, J.: Nouvelles observations au sujet des plantes hallucinogènes de la Nouvelle-Guinèe, J. Agric. Trop. Bot. Appl. 9 245-249, 1962

Barrau, J.: Observations et travaux rècents sur le végétaux hallucinogénes de la Nouvelle-Guinée. J. Agric. Trop. Bot. Appl. 9, 245-249, 1962

Baselt, R.Z., Cravey, R.H.: Disposition of Toxic Drugs and Chemicals. In: Man Year book. Medical Publishers, Chicago-London, 1989

Baselt, R.C.: Urine Drug screening by immunoassay: Interpretation of results. In: Baselt, R.C. (ed): Advances in analytical toxicology, Vol. 1 Biomedical Publications, 81-123, 1994

Bateson, G.: The cybernetics of self: A theory of alcoholism. In: Bateson, G.: Steps to an ecology of mind; New York: Ballantine, 1972

Batra, A.: Tabakabhängigkeit und moderne Raucherentwöhnungsmethoden. In: Mann, K., Buchkremer, G. (Hrsg.): Sucht, Grundlagen-Diagnostik-Therapie. Fischer, Stuttgart, 1996

Batra, A.: Buchkremer, G.: Nichtraucher in 6 Wochen. Ein Ratgeber für alle, die das Rauchen aufgeben wollen, 1997

Battegay, R. et al.: Zur Drogenabhängigkeit vom Typ Cannabis; Schweiz. Med. Wschr., 99, Nr. 27; 966, 1969

Battersby, A.R.: Alkaloid biogenesis. Q. Rev. 15:259-265, 1961

Baudelaire, C.: Die künstlichen Paradiese. Hegner, Köln 1972

Bauer, G.: Rauschgift – Ein Handbuch. Schmidt-Römhild, Lübeck, 1972

Baumann, H.: Die griechische Pflanzenwelt in Mythos, Kunst und Literatur. Hirmer, München, 1982

Baumgartner, W.A.: Hair analysis for drugs of abuse: Solving the problems of urinanalysis. Testimony Janus foundation, pp 1-12; 1987

Beck, A.T. & Greenberg, A.L.: Kognitive Therapien bei der Behandlung von Depressionen, In: Hoffmann, N.: Grundlagen kognitiver Therapien, Huber, Bern, 1979

Beck, A.T. u.a.: Kognitive Therapie der Sucht. Beltz, Weinheim, 1997

Becker, H.S.: Außenseiter – Zur Soziologie abweichenden Verhaltens. Fischer, Frankfurt, 1981

Behr, H.-G.: Weltmacht Droge. Econ, Wien-Düsseldorf, 1980

Behu: Neues Medikament für Alkoholkranke: Campral R in Deutschland zugelassen. Nda 2/96, 48-49, 1996

Benazzi, F., Mazzoli, M.: Psychiatric illness associated with »ecstasy«, in: Lancet, 338; S.1335, 1991

Benesch, H.: Der Ursprung des Geistes, Deutsche Verlagsanstalt, Stuttgart, 1977

Beng, T. H.: Monoamine oxidase inhibitors. J. Pharm. Sci. 61:821-837; 1972

Benkert, O., Hippius, H.: Psychiatrische Pharmakotherapie, Springer, Berlin-Heidelberg-New York, 1980

Berger, H., Legnarao, A., Reuband, K.H. (Hrsg.): Alkoholkonsum und Alkoholabhängigkeit. Stuttgart, Kohlhammer

Berger, H., Reuband, K.-H., Widlitzek, U.: Wege in die Heroinabhängigkeit. Juventa, München, 1980

Berger, H. u.a. (Hrsg.): Frauenalkoholismus. Kohlhammer, Stuttgart, 1989

Bericht über die Lage der Psychiatrie in der Bundesrepublik Deutschland: Zur psychiatrischen und psychotherapeutischen Versorgung der Bevölkerung »Psychiatrie-Enquete«, Bundesdrucksachen 7/4200 Bonn, 1975

Beringer, K.: Der Meskalinrausch. Springer, Berlin, 1927. Neudruck Springer, New York, 1969

Bernauer, K.: Alkaloide aus Calebassenarten und südamerikanischen Strychnosarten. Fortschr. Chem. Organ. Naturstoffe 17:183-189, 1959

Bernauer, K., Schneider, F.: Alkaloide. In: Ullmans Enzyklopädie der technischen Chemie. Verlag Chemie, Weinheim, 1973

Beyer, H.: Stationäre Rehabilitation, In: DHS, Jahrbuch Sucht 1997, Stuttgart, 1996

Beutel, M. (Hrsg.): Motivation in der Suchttherapie. Intrapsychischer Prozeß und versorgungspolitische Aufgabe, Neuland, 1998

Bieler, J.: (1996). Rückfallkritische Situationen, Rückfälle und Veränderungen der allgemeinen Lebenssituation nach einer Therapie. Roderer, Regensburg, 1996

Bien, Th.H., Miller, W. & Tonigan, S. J.: Brief interventions for alcohol problems: a review. Addiction, 88, 1993

Biener, K.: Sozial- und Präventivmedizinische Studien zum Drogenproblem der Jugend. Suchtgefahren 3: 14-17, 1997

Biermann, K.: Mass spectrometrir of selected natural products. Fortschr. Chem. Organ. Naturstoffe 24: 1-12, 1966

Biggio, G., Cibin, M., Diana, M., Fadda, F., Ferrara, S. D., Gallimberti, L., Gessa, G.L., Mereu, G.P., Rossetti, Z.L., Serra, M.: Suppression of Voluntary Alcohol Intake in Rats and Alcoholics by Gamma-Hydroxybutyric Acid: A non 4-GABAergic Mechanism. in: Biggio, G., Concas, A., Costa, E. (Hrsg.): GABAergic Synaptic Transmission. Raven, New York, 1992

Bilitza, K. W. (Hrsg.): Suchttherapie und Sozialtherapie. Vandenhoek & Ruprecht, Göttingen, 1993

Bingol, N., Fuchs, M., Diaz, V.: Teratogenicity of cocaine in humans. J. Pediatr., 110 93-96, 1987

Biniek, E.: Drogenabhängigkeit, Therapie und Rehabilitation. Wissenschaftliche Buchgesellschaft, Darmstadt, 1987

BMG: Repräsentativerhebung 1990 zum Konsum und Mißbrauch von illegalen Drogen, alkoholischen Getränken, Medikamenten und Tabakwaren. Grundauswertung für die alten und neuen Bundesländer; Bonn, 1991

Böcker, M.: Segensreiches Kraut – immer mehr Schwerkranke nutzen Cannabis als Medizin, in: Der Spiegel Nr. 14, Hamburg, 1999

Böger, P. (Hrsg.): Wirkstoffe im Zellgeschehen; Universitätsverlag, Konstanz, 1985

Böllinger, L.; Stöver, H., Fetzek, L.: Drogenpraxis, Drogenrecht, Drogenpolitik. Leitfaden für Drogenbenutzer, Eltern, Drogenberater, Ärzte und Juristen, 4. neu bearb. Aufl., Frankfurt a.M., 1995

Böning, J.: Supportive medikamentöse Rückfallprophylaxe bei der Alkoholabhängigkeit. Nervenheilkunde 15, 1996

Bönner, Karl H.; Feuerlein, W., Körkel, J. u.a. (Hrsg.):. Ambulante und stationäre Suchttherapie. Möglichkeiten und Grenzen. Fachverband Sucht e. V., 1995

Böpple, F.,Knüfer, R.: Generation XTC. Techno u. Ekstase, Berlin, 1996

Booth, B., Yates, M., Petty, f:; Brown; K.: Patient factors predicting early alcohol-related readmissions for alcoholics: Role of alcoholism severity and psychiatric co-morbidity, Journal of Studies on Alcohol 52, 1991

Bose, A.K.: Aphrodisiaks – a psychological perspective. Indian. J. Hist. Sci. 16:100-103, 1981

Bové, F.J.: The Story of Ergot. S. Karger, Basel, 1970

Braun, J. & Dormann, A.: Klinik-Leitfaden Innere Medizin, Gustav-Fischer, 6. Auflage, 1996

Brennecke, R.; Schel: Sozialmedizin, Enke, 1993

Bron, B.: Drogenabhängigkeit und Psychose. Springer, Berlin-Heidelberg-New York, 1982

Bron, B.: Drogeninduzierte Intoxikation und Psychosen. Fortschr. Med. 105: 73-76. 93-96, 111f., 1987

Bron, B., Fröscher, W., Gehlen, W.: Differentialdiagnostische und syndromgenetische Probleme und Aspekte drogeninduzierter Psychosen bei Jugendlichen. Fortschr. Neurol. Psychiatr. 44: 673.68, 1976

Bron, B., Fröscher, W., Gehlen, W.: Analyse chronischer psychotischer Zustandsbilder bei jugendlichen Drogenkonsumenten. Fortschr. Neurol. Psychiatr. 45: 53-75, 1977

Brown, St.: Treating Adult Children of Alcoholics, 1997

Bruce, C.R., Andersen, M.E., Fraser, S.F. et al: Enhancement of 2000m rowing performance after caffeine ingestition, Med Sci Sports Exerc 2000; 32: 1958-1963

Bschor, F.: Die Entwicklung der Drogenscene bis heute. Z. Allgemeinmed. 53: 1251-1262, 1977

Bschor, F. & Kunze, R. (Hrsg.): Der Drogen-Notfall – Erkennung und Behandlung, Nicolaische Verlagsbuchhandlung, 1980

Buchkremer, G.; Batra, A.: Therapie der Tabakabhängigkeit 1996. In: Längle, G.; Mannn, K., Buchkremer, G. (Hrsg.): Sucht – Die Lebenswelten Abhängiger. (Studien zu Lebenswelten behinderter Menschen). Tübingen: Attempo, 1996

Bühringer, G., Spies, G., Künzel, J.: Methadon-Substitution bei Opiatabhängigen, Zeitschrift für klinische Psychologie, 24 (2), 184-192, 1995

Bündnis 90/Die Grünen: Ecstasy und Techno, Bonn, 1996

Büro für Suchtprävention: Ecstasy – XTC, Adam, MDMA. Wirkung, Risiken und Vorbeugung, Hamburg, 1996

Buffum, J.: Pharmacosexolgy: The effects drugs on sexual funktion – a review. J. Psychodelic Drugs 14/1-2;5-14, 1982

Bundeskriminalamt: Schaubild: Amphetamininderivate in Tablettenform, MDMA (sog. Ecstasy/XTC), MDA, MDE – Häufige oder auffällige Erscheinungsformen 1993/94, Wiesbaden, 1994

Bundeskriminalamt (Hrsg.): Bundeskriminalblatt Nr. 178/95 – Sonderausgabe »Ecstasy/XTC«, Wiesbaden, 1995

Bundeskriminalamt: Rauschgiftjahresbericht für die Bundesrepublik Dt., 1995, S. 35-37 und 68, 1996

Bundeskriminalamt (Hrsg): Polizeiliche Drogenbekämpfung.

BKA Wiesbaden (BKA-Schriftenreihe, Bd. 49) 1982
Bundeskriminalamt: Polizeiliche Kriminalstatistik Bundesrepublik Deutschland, Berichtsjahr 1994, BKA Wiesbaden, 1995
Bundesministerium für Gesundheit (Hrsg.): Modellprogramm Kompakttherapie im Verbund der Drogenhilfe. Qualifizierte Entzugsbehandlung und stationäre Kurzzeittherapie. Nomos, 1996
Bundesministerium für Gesundheit (Hrsg.): Modellprogramm mobile Drogenprävention. Abschlußberichte des Modellprogramms. Nomos, 1997
Bundesverband der Pharmazeutischen Industrie (Hrsg.): Rote Liste 1984-1995 (Verzeichnis der Fertigarzneimittel der Mitglieder des Bundesverbandes). BPJ, Aulendorf 1984-1995
Bundeszentrale für gesundheitliche Aufklärung: Expertise zur Primärprävention des Substanzgebrauches. Köln, 1992
Bundeszentrale für gesundheitliche Aufklärung: Fortschreibung der Expertise zur Primärprävention des Substanzgebrauches, Köln, 1994
Bundeszentrale für gesundheitliche Aufklärung: Evaluation der Kampagne »Keine Macht den Drogen«. Köln, 1994
Bundeszentrale für gesundheitliche Aufklärung: Ecstasy. Köln, 1995
Bundeszentrale für gesundheitliche Aufklärung: Praxisansätze und Theorieforschung der geschlechtsbezogenen Suchtprävention in der Jugendphase. Köln, 1996
Bundeszentrale für gesundheitliche Aufklärung: Der Konsum von Ecstasy. Köln, 1997
Bundeszentrale für gesundheitliche Aufklärung. Die Drogenaffinität Jugendlicher in der Bundesrepublik Deutschland. Köln, 1994
Bundeszentrale für gesundheitliche Aufklärung: Drogenkonsum in der Techno-Party-Szene; eine empirisch-explorative Untersuchung zur Notwendigkeit und Möglichkeiten einer zielgruppenbezogenen Drogenprävention, Köln, 1997
Bunge, A.: Beiträge zur Kenntnis der Flora Rußlands und der Steppen Zentral-Asiens. Mem. Sav. Etr. Petersburg, 7, 1847
Burian, W. (Hrsg.): Haschisch – Prohibition oder Legalisierung?, 1982
Bush, P. J.: Drugs, alcohol and sex. Marek, New York, 1980
Bye, R.A. Jr.: Hallucinogenics Plants of the Tarahumara. J. Ethnopharmacol. 1, 1979
Campbell, T. N.: Origin of the Mescal Bean Cult. Am. Anthrop. 60, 1958
Caroll, K.M., Rounsaville, B.J., Gordon, L. T., Wirtz, Ph.W., Gawin, F.: One-Year Follow-up of Psychotherapy and Pharmacotherapy for Cocaine Dependence: Delayed Emergence of Psychotherapy Effects. Archives of General Psychiatry 51 (1994) 989-999
Caspari, 1999
Cassard, G.: Zur Feststellung der nicht geringen Menge im Betäubungsmittelstrafrecht. NStZ 6:257-262 1995
Cerletti, A.: Experimentelle Möglichkeiten der Abschätzung des Drogenabhängigkeitpotentials. Bull. Schweiz. Akad. Med. Wiss. 27: 31-38 1971
Chick, J.: UK Multicentre Study of Naltrexone as Adjunctive Therapy in the Treatment of Alcoholism: Efficacy Results. Arch. Gen. Psychiatry 49, 1992, 876-880
Ciomwell, B. T.: The alkaloids. In: Peach, K., Tracey M.V. (Hrsg.): Moderne Methoden der Pflanzenanalyse, Bd. 4. Springer, Berlin, S. 376-375, 1955
Cognierai-Weber, C.: Therapie für Haschisch-Abhängige? 1983
Cohen S.: The psycotomimetic agents. Fortsch. Arzneimittelforschung 15: 144-151, 1971
Coladi, M.I., & Williams, J.L.,Green, A.R.: The hyperthermic and neurotoxic effects of »Ecstasy« (MDMA) an 3,4 methylenedioxyamphetamine (MDA) in the Dark Agouti (DA) rat, a model of the CYP2D6 poor metaboliser phenotype, in: British Journal of Pharmacology, 115, S.1281-1289, 1995
Connell, P.H.: Amphetamine psychosis, Chapman & Hall, London, 1958
Cooper. J.M.: Stimulants and narcotics. In: Steward, J.H. (Ed.): Handbook of South American Indians. Bur. Am. Ethnol. Bull. No 143, 5, 1949, 525-558
Coper, H.: Cocain and Cocainismus. D. Ä., 5, 173-180, 1981
Coper, H.: Pharmakokinetic moderner Rauschgifte. Beitr. Gerichtl. Med. 29:144-1512, 1972
Cotton, P.: 'Harm Reduction' Approach May Be Middle Ground. JAMA 271 (1994) 1641-42; 1644-1645
Covey, L.S., Glassman, A.H., Stetner, F.: Major Depression Following Smoking Cessation. Am J Psychiatry 154, 263-265, 1997
Cronholm, B. et al. (Hrsg.): Rauschmittel. Urban & Schwarzenberg, München-Berlin-Wien, 1971
Crossland, J.: Psychotropic drugs and neurohumoral substances in the central nervous system. Prog. Med. Chem. 5:251-261, 1967
Daly, D.D., Yoss, R.E.: The treatment of narcolepsy with methyl phenylpiperidylacetate; a preliminary report. Procedings of the Staff Meeting of the Mayo Clinic, 31, 620-5, 1956
Daunderer, M.: Drogen – Diagnostik und Therapie. Ecomed, Landsberg am Lech, 1991
Daunderer, M.: Akute Intoxikationen – Hausärztliche und klinische Therapie. Urban &

Schwarzenberg, München-Wien-Baltimore, 1981

Daunderer, M.: »Drogenbuch« für Klinik und Praxis. Ecomed-Verlagsges., Landsberg am Lech, 1990

Daunderer, M., Wegner, N.: Vergiftungen – Erste-Hilfe-Maßnahmen des behandelnden Arztes. Springer, Berlin-Heidelberg-New York, 1978

Davison, K.: Schizophrenieähnliche Symptome durch Drogen? Med. Trib. 4:14-19, 1976

Deckers, Daniel: Zahl der Konsumenten von Kokain nimmt zu. In: Frankfurter Allgemeine Zeitung, 9.10.1998

Degkwitz, R. et al.: Zum Drogenkonsum Jugendlicher. Lambertus, Freiburg im Breisgau, 1972

DeJong, R., Bühringer, G. (Hrsg.): Ein verhaltenstherapeutisches Jugendprogramm zur stationären Behandlung von Drogenabhängigen. Röttger, München, 1978

Delay, J., Pichot, P.: Medizinische Psychologie. Georg Thieme, Stuttgart, 1973

De Leon, George: The therapeutic community – status and evaluation, the international journal of addictions, 20 (6 & 7), 1985

Denzin, N.K.: The Alkoholic Self, Berverly Hills, Self, 1987

Deutsche Gesellschaft für Verhaltenstherapie (Hrsg): Verhaltenstherapie – Theorien und Methoden, Tübingen, 5. Aufl, 1993

Deutsche Hauptstelle gegen die Suchtgefahren (Hrsg.) Drogen- und Rauschmittelmißbrauch. Hoheneck, Hamm, 1972

Deutsche Hauptstelle gegen die Suchtgefahren (Hrsg.): Sucht und Delinquenz, Rechtsfragen und therapeutische Möglichkeiten. Hoheneck, Hamm (Probleme der Suchtgefahren, Bd. 25), 1983

Deutsche Hauptstelle gegen die Suchtgefahren (Hrsg.): Zahlen zur Gefährdung durch Alkohol, Taback, Rauschmittel und Medikamente im Jahre 1983 (DHS-Informationsdienst 37, Nr. 1 / 2), Neuland, Hamburg, 1984

Deutsche Hauptstelle gegen die Suchtgefahren (Hrsg.): Jahrbuch 1989 zur Frage der Suchtgefahren. Neuland, Hamburg, 1889

Deutsche Hauptstelle gegen die Suchtgefahren: Medikamentenabhängigkeit, Hamm, 3. Aufl. 1991

Deutsche Hauptstelle gegen die Suchtgefahren: Alkoholismus, Hamm, 3. Aufl., 1991

Deutsche Hauptstelle gegen die Suchtgefahren: Tabakabhängigkeit, Hamm, 1994

Deutsche Hauptstelle gegen die Suchtgefahren: Drogenabhängigkeit, Hamm, 1995

Deutsche Hauptstelle gegen die Suchtgefahren: Jahrbuch Sucht 97, Hamm, 1996

Deutsche Hauptstelle gegen die Suchtgefahren: (Hrsg.): Jahrbuch Sucht 98. Neuland Verlag, Hamburg, 1997

Deutsche Hauptstelle gegen die Suchtgefahren (Hrsg.): Alkohol. Konsum und Mißbrauch. Alkoholismus – Therapie und Hilfe. Freiburg, Lambertus, 1996

Deutsche Hauptstelle gegen die Suchtgefahren (Hrsg): Alkoholabhängigkeit. Motivation und Diagnose. Lambertus, Freiburg, 1996

Deutscher Verein für öffentliche und private Fürsorge: Fachlexikon der sozialen Arbeit. Frankfurt/M, 1986

Dilling, H. & Mombour, W., Schmidt, M.H.: ICD 10, Bern, 1992

Dilling, H. (Hrsg.): World Health Organisation, Internationale Klassifikation psychischer Störungen: ICD-10, Kapitel V (F); Klinisch-Diagnostische Leitlinien; 2. Aufl. Hans Huber, Bern-Göttingen-Toronto-Seattle, 1993

Dimaio, V.J.M., Garriott, J.C.: Four deaths due to intravenous injection of cocaine. For. Sci. Int., 12, 119-125, 1978

Doll, A.: Endlich reden. Frauen von alkoholabhängigen Männern berichten. Galgenberg, Hamburg, 1990

Domes, R.: Zur Lebenswelt von Ecstasykonsumenten in der Technoszene. Institut für Psychologie der TU Berlin, 1996

Dornbusch, R.L., Fink, M., Freedman, A.M.: Marihuana, memory and perception. Amer. J. Psychiat. 128, 194-198, 1971

Douglas, M. (Ed.): Constructive Drinking. Perspectives on Drinking from Anthropology. Cambridges University Press, Cambridge, 1998

DROBS Hannover: Ecstasy Raves-Guides, Herausgegeben vom Jugend- und Drogenberatungs-Zentrum, Psychosoziale Beratungsstelle der DROBS Hannover, 3. Auflage 1995

DROBS Hannover: Ecstasy – LSD – Speed: Eine Information für Eltern, Lehrer, Erzieher, Hannover, 1994

Duerr, H-P.: Traumzeit: Über die Grenze von Wildnis und Zivilisation. Syndikat, Frankfurt a. Main, 1978

Dukes, M. N. G. (Hrsg.): Meyler's side effect of Drugs, Excerpta Medica, Amsterdam-Oxford-Princeton, 1980

Eccles, J.C., Zeier, H.: Gehirn und Geist, Kindler, München, 1980

Egg, R.(Hrsg.): Drogentherapie und Strafe, Wiesbaden, (Schriftenreihe der Kriminol. Zentralstelle, Bd. 3), Wiesbaden, 1988

Egg, R. , Kurze, M.: Drogentherapie in staatlich anerkannten Einrichtungen. Eigenverlag Kriminol. Zenralstelle, Wiesbaden, 1989

Eliade, M., Jünger, E.: Drogen und Rausch. Stuttgart, 1968

Ellis, A. & Grieger, R.: Praxis der rational-emotiven Therapie, Urban und Schwarzenberg, München, 1979

Emboden, W.A. Jr.: Narcotic

fPlants of the World. Macmillan, New York, 1979
Erdheim, M.: Die gesellschaftliche Produktion von Unbewußtheit, Suhrkamp, Frankfurt, 1983
Erhard, G., Ruschig, H.: Arzneimittel: Entwicklung, Wirkung, Darstellung. Verlag Chemie, Weinheim, 1972
Eugster, C. H.: Wirkstoffe aus dem Fliegenpilz. Naturwissenschaften, 56, 305-313, 1968
Evans-Pritchard, E. E.: Theories of primitiv religion. Oxford Univ. Press, Oxford, 1965
Eve & Rave: Partydrogen – Safe the Night-Info zu Ecstasy, Speed, LSD und Kokain. 3. Auflage, Berlin, 1997
Eve & Rave & Senatsverwaltung für Schule Sport und Jugend Berlin: Safer Night Info – Party und Droge. Berlin, 1997
Fadiman, J.: Genista canariensis – a minor psychedelic; Econ. Bot. 19 383-384, 1965
Fachverband Sucht e.V. (Hrsg.): Suchttherapie unter Kostendruck. Entwicklungen und Perspektiven. Neuland, 1998
Farnsworth, N.R.: Hallucinogenic Plants. Science 162, 1086-1092, 1968
Fernandes, M.: Klinische Pharmakologie der Rauschmittel. Hippokrates 43:157-159, 464-483, 1972
Feuerlein, W.: Alkoholismus. Stuttgart, 1979
Feuerlein, W.: Cannabis heute – Bestandsaufnahme zum Haschischproblem. Akadem. Verlagsgesellschaft, Wiesbaden, 1980
Feuerlein, W.: Grundkonzepte der Behandlung süchtiger Patienten, in: Möller, H.J.: Therapie psychiatrischer Erkrankungen, Stuttgart, 1993
Feuerlein, W.; Küfner, H.; Soyka, M.: Alkoholismus, Mißbrauch und Abhängigkeit. 5. überarbeitete Auflage. Thieme, Stuttgart, 1998
Feuerlein, W.; Küfner, H.; Soyka, M.: Diagnostiküberblick S. 217-237 und Kapitel Diagnostik. 1998; In: Mann, K., Buchkremer, G. (Hrsg.): Sucht. Grundlagen-Diagnostik-Therapie. Fischer, Stuttgart, 1996
Feuerlein u. a.: Münchner Alkoholismustest (MALT). Manual. Beltz, Weinheim, 1997
Fiore, M.C., Jorenby, D.E., Baker, T.B., Kenford, S.L.: Tobacco dependence and the nicotine patch. Clinical guidelines for effective use. JAMA 269, 1993
Fiore, M.C., Smith, St.S., Jorenby, D.E., Baker, T.B.: The Effectiveness of the Nicotine Patch for Smoking Cessation: A Meta-Analysis. JAMA 271, 1994
Fischer-Jung, T. & Kurz, F.: Tausender auf die Hand – mit findigen Methoden machen Unternehmer aus Kettenrauchern Abstinenzler, in: Der Spiegel Nr. 12, Hamburg, 1999
Fleck, U.: Intoxikationspsychosen. Fortschr. Neurol. Psychiatr. 15:27-36, 1943
Fleischmann, Heribert: Chronisch mehrfach Alkoholabhängige (CMA) und Alkoholkranke in Entwöhnungstherapie (EWT) – zwei unterschiedliche Alkoholabhängiger im psychiatrischen Krankenhaus, In: Sucht 47 (5), 2001
Fliegel et al: Verhaltenstherapeutische Standardmethoden, Beltz, 3. Aufl., 1994
Forth, W., Hentschler, D., Rummel, W. (Hrsg.).: Allgemeine und spezielle Pharmakologie und Toxikologie. Bibliographisches Institut, Mannheim-Wien-Zürich, 1992
Fortmann, St.P., Killen, J.D.: Nicotine Gum and Self-Help Behavioral Treatment for Smoking Relapse Prevention: Results From a Trial Using Opulation-Based Recruitment. Journal fo Consulting and Clinical Psychology 63, 1995
Franzkowiak, P.: Risikofaktoren und das prinzipiell richtige Leben. in: Trojan, A. / Stumm, B. (Hrsg.): Gesundheit fördern statt kontrollieren. Frankfurt/M., 1992
Fredrickson, P.A., Hurt, R.D., Lee, G.M., Wingender, L., Croghan, I.T., Lauger, G., Gomez-Dahl, L., Offord, K.P.: High dose transdermal nicotine therapy for heavy smokers: sefety, tolerabilitiy and measurement of nicotine and cotinine levels. Psychopharmacology 122, 1995
Friedberg, C.: Des Banisteropsis utilisés comme drogue en Amérique du Sud. L. Agric. Trop. Bot. Appl. 12, 1965
Fritze, J.: Ecstasy – Modedrogen ohne therapeutischen Nutzen. Dtsch. Ärzteblatt 28/29, Köln, 1997
Fuchs, R.; Rainer, L.; Rummel, M. (Hrsg.): Betriebliche Suchtprävention. Hogrefe, 1998
Fuchs, W.: Biographische Forschung. Westdeutscher Verlag, Opladen, 1984
Füller, I., Glaeske, G., Nette, A.: Medikamentenmißbrauch – Frauen und Medikamente. Gesellschaftliche Situation. asj-Praxis 5, Neuland Verlag, Hamburg, 1990
Furst, P.T. (Hrsg.): Flesh of the Gods, Praeger Publishers, New York, 1972
Furst, P.T. (Hrsg.): Hallucinogenes in precolumbien art. Spec. Publ. Mus. Texas Tech. Univ. 7, 1974
Furst, P.T. (Hrsg.): Hallucinogenes and Culture. Chandler & Sharp Publishers, San Francisco, 1976
Freye, E.: Kokain und Ecstacy und verwandte Designerdrogen. Wirkungsweise, Überdosierung, therapeutische Notfallmaßnahmen. Barth, Heidelberg/ Leipzig, 1997
Funke, W. u.a.: Trierer Alkoholismusinventar. Hogrefe, Göttingen, 1987
Gabriel, E.: Die Süchtigkeit-Psy-

chopathologie der Suchten. Neuland. Hamburg, 1974

Geldmacher-von Mallinckrodt, M.: Einfache Untersuchungen auf Gifte im klinisch-chemischen Laboratorium. Thieme, Stuttgart, 1976

George, D.T., Benkelfat, Ch., Rawlings, R.R., Eckhardt, M.J., Phillips, M.J., Nutt, D.J., Wynne, D., Murphy, D.L., Linnoila, M.: Behavioral and Neuroendocrine Responses to m-Chlorophenylpiperazine in Subtypes of Alcoholics and in Healthy Comparison Subjects. Am J Psychiatry 154, 1997

Gericke, Chr.A., Ludolph, A.C.: Chronic Abuse of Zolpidem. JAMA 272, 1994

Gerlach G.: Die Untersuchung von Rauschmittelkonsumenten. Dtsch. Ärzteblatt 34:2075-2078, 1977

Geschwinde, T.: Rauschdrogen – Marktformen u. Wirkungsweisen, 3. Aufl. Berlin/Heidelberg/New York, 1996

Gierig-Hunzinger, B.; Hintermüller-Grob, A.; Müller-Pantli, E.; Walser, B.: Frauenalkoholismus. Ursachen-Folgen-Behandlung. Edition Soziothek, 1997

Glaeske, G.: Zur Epidemiologie und zum Abhängigkeitspotential von Tranquilizern und anderen Psychopharmaka. in: DHD (Hrsg.): Jahrbuch 1987 zur Frage der Suchtgefahren. Neuland, Hamburg, (1987) S. 107-136

Göbel, H.: Die Kopfschmerzen: Ursache, Mechanismen, Diagnostik und Therapie in der Praxis, Springer, Berlin-Heidelberg, 1997

Goldstein, A.: Addiction. From biology to drug policy. Freeman, New York 1993

Goncalves de Lima, O.: Observacoes sóbre o vinho de jurema utilizado pelos indios Pancarù de Tacaratú; Arquiv Inst. Pesquisas Agron. 4, 1946

Gordis, E.: Unraveling the Brain Chemistry Behind Alcohol Abuse. JAMA 272, 1994

Gorman, A.L.F., Hermann, A., Thomas, M.V.: Intracellular calcium and the control of neuronal pacemaker activity. Fed. Proc. 40:2233-2239, 1981

Griffith, Edwards et al.: Alkoholkonsum und Gemeinwohl. Strategien zur Reduzierung des schädlichen Gebrauchs in der Bevölkerung. Enke, Stuttgart, 1997.

Grof, S.,Halifax, J.: The Human encounter with Death. E.P. Dutton, New York, 1976

Gross, G., Huber, G.: Aktuelle Aspekte des Drogenmißbrauchs Jugendlicher. Dtsch. Med. Wochenschr. 97:33-42, 1972

Gross, W.: Sucht ohne Drogen. Fischer, Frankfurt a. Main, 1990

Groß, A., Syka, M.: Pharmakotherapie bei Methadon-substituierten Opiatabhängigen. Psychopharmakotherapie 4, 1997

Guntrip, H.: Schizoid phenomena, object relations and the self. Int. Univ. Press, New York, 1968

Häfner, H.: Zur Epidemiologie von Alkohol-und Drogenabhängigkeit – Bericht über eine Tagung der WHO. Fortschr. Med. 91:617-621, 1973

Halifax, j.: Shamanic Voices – a Survey of Visionary Narratives. E.P. Dutton, New York, 1979

Hagiwara, S., Beyerly, L.: Calcium channel. Annu. Rev. Neurosci. 4:69-125, 1983

Hamburgische Landesstelle gegen die Suchtgefahren (Hrsg.): Cannabiskonsum und Cannabisabhängigkeit. Hamburg, 1994

Hand, I.: Expositions-Reaktions-Management in der strategisch-systemischen Verhaltenstherapie, Verhaltenstherapie 3,1; 61-65, 1993

Harfst, G.: Rauschgift-Scenen-Jargon von A – Z. (Selbstverl.), 1984

Harner, M.J.: Hallucinogens and Shamanism. Oxford University Press, London, 1973

Harrison, P., Harrison, M.: Aphrodisiacs: From A to Z. Jupiter, London, 1979

Hartwich, K.: Die menschlichen Genußmittel. Chr. Herm. Tauchnitz, Leipzig, 1911

Hautzinger, Martin (Hrsg.): Kog nitive Therapie der Depression. Urban und Schwarzenberg, München, 1981

Heckmann, W.: Don't legalize it! In: Kommunalpolitische Beiträge, 1979

Heckmann, W. et al.: Drogennot- und Todesfälle. Eine differentielle Untersuchung der Prävalenz und Ätiologie der Drogen-Mortalität: Drogentodesfälle in Berlin, Bremen, Hamburg, Drogennotfälle in Bremen, Hamburg, Nomos, Baden-Baden, 1993

Hegnauer, R.: Chemotaxonomie der Pflanzen – Eine Übersicht über die Verbreitung und die systematische Bedeutung der Pflanzenstoffe, Bd. 1-5. Birkhäuser, Basel, 1962-1969

Heigl-Evers. A., Helas, I., Vollmer, H.C.: Suchttherapie – psychoanalytisch, verhaltenstherapeutisch. Vandenhoek und Ruprecht, Göttingen, 1991

Heim, R.: Nouvelle investigations sur le champignons hallucinogenes. Edit. Mus. Nat. Hist. Nat., Paris, 1967

Heim, R.: Les champignons toxiques et hallucinogenes. N. Boubee & Cie., Paris, 1963

Heim, R. & Wasson, R.G.: Les champignons hallucinogenes du Mexique. Ed. Mus. Nat. Hist. Nat., Paris, 1958

Heinemann, C.: Nachlassende Wirkung initialer Rauscherlebnisse und Dosissteigerung beim Haschischkonsumenten. Med. Klin. 68, 1973

Heintjes, T., Erhardt, A., Wenning, M. & Häussinger, D.: Pegyliertes (PEG-)Interferon – eine neue Therapieoption bei chronischer Hepatitis C, In: Deutsches Ärzteblatt, Jg. 98, Heft 4, 1/01

Hell, D., Baumann, U., Angst, J.: Drogenkonsum und Persönlichkeit. Dtsch. Med. J. 22:511-514, 1971

Herbig, R.: Depression und Alkoholismus. in: Schwoon, D., Krausz, M.: Suchtkranke. Die ungeliebten Kinder der Psychiatrie. Enke, Stuttgart, 1990

Herbst, Klaus: Verlaufsanalyse bei Drogenabhängigkeit, Sucht 38, 1992

Herbst, K., Kraus, L., Scherer, K.: Repräsentativerhebung zum Gebrauch psychoaktiver Substanzen bei Erwachsenen in Deutschland. München, 1996

Hermann, A., Gorman, A.L.F.: Effects of 4-aminopyridine on potassium currents in a molluscan neuron. J. Gen. Physiol. 78:63.86, 1881

Hermann, A. Hartung, K.: Ca2+ activated K + conductance in molluscan neurones. Cell Calcium 4:378-405, 1983

Herz, A.: Biologische und pharmakologische Aspekte der Drogensucht. in: Spektrum der Wissenschaft (Hrsg.): Gehirn und Nervensystem. Spektrum der Wissenschaft, Heidelberg, S. 195-205, 1984

Herz, A.: Neurobiologische Grundlagen des Suchtgeschehens. Nervenarzt 66, 3-14, 1995

Hester, R.K. & Miller, W.R. (Eds.Hr): Handbook of alkoholism treatment approaches. Boston: Allyn and Bacon, 1995.

Higgins, St.T., Budney, A.J.: Treatment of Cocaine Dependence Through the Principles of Behavior Analysis and Behavioral Pharmacology. in: Onken, L.S., Blaine, J.D., Boren, J.J. (Hrsg.): Behavioral Treatments for Drug Abuse and Dependence. NIDA Research Monograph 137. National Institutes of Drug Abuse, Rockville, 1993

Hjalmarson, A., Franzon, M., Westin, A., Wiklund, L.: Effect of Nicotine Nasal Spray on Smoking Cessation: A Randomized, Placebo-Controlled, Double-blind Study. Archives of Internal Medicine 154, 1994

Hoffer, A. & Osmomd, H.: The Hallucinogens. Academic Press, New York, 1967

Hoffmann, M, Weithmann, G., Rothenbacher, H.: Bildung von Teilgruppen bei Alkoholabhängigen in stationärer Entzugsbehandlung mit dem Trier Alkoholismusinventar, In: Sucht 43, 1997

Hofmann, A.: Die psychotropen Wirkstoffe der mexikanischen Zauberpilze. Chimia, 14, 1960

Hofmann, A.: Die Wirkstoffe der mexikanischen Zauberdroge Ololiuqui. Planta Medica, 9, 1961

Hofmann, A.: Die Mutterkornalkaloide. Ferdinand Enke Verlag, Stuttgart, 1946

Hofmann, A.: Psychomimetic agents. in: Burger, A. (Ed.)HChemical Constitution and Pharmacodynamik Action. M. Dekker, New York, vol. 2, 1968

Hofmann, A.: LSD – mein Sorgenkind. Die Entdeckung einer »Wunderdroge«, München, 1993 Horn, K.: Gesundheitserziehung im Verhältnis zu anderen sozialisatorischen Einflüssen. Grenzen individueller Problemlösungsmöglichkeiten. in: BzgA Europäische Monographien zur Forschung in Gesundheitserziehung 5. Köln, 1983

Huber, G.: Psychiatrie. Lehrbuch für Studierende und Ärzte. Stuttgart, New York, Schattauer, 1994

Hughes, J.R.: An Algorithm for Smoking Cessation. Archives of Family Medicine 3, 1994

Huether, G.: Lost in »ecstasy«. Warning Users of substituted amphetamines, in: »The lancet«, 6.12.1996

Hyman, St.E., Nestler, E.J.: Initiation and Adaptation: A Paradigm for Understanding Psychotropic Drug Action. Am J Psychiatry 153/2, 1996

INDRO e.V.: Ecstasy. Ein Ratgeber zur Droge MDMA, Münster, 1996

Jarvik, M.E., Saniga, S.S., Herskovic, J.E., Weiner, H., Oisboid, D.: Potentiation of Cigarette Craving and Satisfaction by two Types of Meals. Addictive Behaviors, 14, 1989

John, U.: Motivationsarbeit mit Alkoholabhängigen. Psychiatr. Praxis 22, 1995

Johnson, D.A. et al.: Stroke and Phenylpropanolamine Use. Lancet 970, 1983

Joyce, C.R.B. and Curry, S.H.: The Botany and Chemistry of Cannabis. J. and A. Churchill, London, 1970

Jünger, E.: Heliopolis. Rückblick auf eine Stadt, Tübingen, 1949

Jugendwerk der Deutschen Shell: Jugend 1997. Leske und Budrich, Opladen, 1997

Kampe, H., Kunz, D., Overbeck-Larisch, M., Steier, M., Schuchmann, M.: Über das Drogenverlangen bei Drogenabhängigen. Sucht 42, 1996

Kampman, K., Volpicelli, J.R., Alterman, A., Cornish, J., Weinrieb, R., Epperson, L., Sparkman, Th., O'Brian, Ch.P.: Amantadine in the early treatment of cocaine dependence: a double-blind, placebo-controlled trial. Drug and Alcohol Dependence 41, 1996

Katzung, W. & Harfst, G.: Ecstasy. Synthetische Amphetamin-Drogen vom XTC-Typ.

Würzburg, 1996

Kaufmann, E., Kaufmann, P.N.: Familientherapie bei Alkohol- und Drogenabhängigkeit. Lambertus, Freiburg, 1983

Keeley, E.C., Pirwitz, M.J., Landau, C., Lange, R.A., Hillis, L.D., Foerster, E.H., Conrad, K., Willard, J.E.: Intranasal Nicotine Spray Does Not Augment the Adverse Effects of Cigarette Smoking on Myocardial Osygen Demand or Coronary Arterial Dimension s. Excerpta Medica 1996

Keller, T., Binz, R., Regenscheid, P., Bernhard, W., Dirnhofer, R.: Ionenmobilitätsspektrometrie. Kriminalistik 1:67-70

Keup, W. (Hrsg.): Mißbrauch chemischer Substanzen. Deutsche Hauptstelle gegen die Suchtgefahren, Hamm, 1975

Keup, W.: Folgen der Sucht. Thieme, Stuttgart-New York, 1980

Keup, W. (Hrsg.): Behandlung der Sucht und des Mißbrauchs chemischer Stoffe. Thieme, Stuttgart-New York, 1981

Keup, W. (Hrsg.): Biologie der Sucht. Springer, Berlin-Heidelberg-New York-Tokio, 1985

Kielholz, P., Ladewig, D.: Über Drogenabhängigkeit bei Jugendlichen mit besonderer Berücksichtigung des Haschischrauchens. Dtsch. Med. Wochenschr. 95, 1970

Killer-Pilz gegen Koka-Pflanzen. in: Spiegel Nr. 9, Hamburg, 1999

Kindermann, W.: Drogenabhängig. Lebenswelten zwischen Szene, Justiz, Therapie und Drogenfreiheit. Lambertus, Freiburg, 1989

Kirchgässer, P.: Haschisch und Marihuana, Dissertation, München, 1969

Kleiber et al.: 1997

Kleiber, D., Kovar, K. A.: Auswirkungen des Cannabiskonsums. Wissenschaftliche Verlagsgesellschaft, Stuttgart, 1998

Kleiner, D. (Hrsg.): Langzeitverläufe bei Suchtkranken. Springer, Berlin, 1987

Klinkhammer, Gisela: Drogenkongress der freien Demokraten, Dtsch. Ärzteblatt 27, Köln, 1997

Klüver, H.: Mescal, the »Divine« Plant and ist Physiological Effects. Kegan Paul, London, 1928

Knaup, H. & Niejahr, E.: Hilfe für Süchtige. in: Spiegel Nr. 47, Hamburg, 1998

Koch-Grüngerg, T.: Vom Roraima zum Orinoco. Verlag Strecker und Schröder, Stuttgart, Band 3, 1923

Köhnlein, H.-E.; Weller, S.; Vogel, W.; Nobel, J., Pabst, K.: Erste Hilfe.

Thieme, 7. Aufl., 1985

Körkel, J., Kruse G: Mit dem Rückfall leben. Abstinenz als Allheilmittel? 3. und wesentlich erweiterte Auflage. Psychiatrie Verlag, Bonn, 1997

Körkel, J. (Hrsg.): Der Rückfall des Suchtkranken. Flucht in die Sucht. 2. Auflage. Springer, Berlin/Heidelberg, 1992

Körkel, J., Lauer, G. & Scheller, R. (Hrsg.): Sucht und Rückfall. Brennpunkte deutscher Rückfallforschung. Enke, Stuttgart, 1995

Körner, H.: Die Entpotentialisierung und die Entkriminalisierung von Cannabiskonsumenten, In: Böllinger, L. (Hrsg.): Cannabis-Wissenschaft. Frankfurt, 1997

Kohut, H.: Narzißmus. Frankfurt, 1973

Koordinationsstelle der bayrischen Suchthilfe: Partydrogen – Herausforderung in der Suchtarbeit, München, 1998

Kosten, Th.R.: Client Issues in Drug Abuse Treatment: Addressing Multiple Drug Abuse. in: Pckens, R.W., Leukefeld, C.G., Schuster, C.R. (Hg.): Improving Drug Abuse Treatment. NIDA Research Monograph 106, National Institute on Drug Abuse. Rockville, 1991

Kovar, K.-A.; Muszinsky, I.; Burmester, J. (Hrsg.): Ecstacy today and in the Future. Sonderband der Zeitschrift Sucht, 1997

Kranzler, H.R., Burleson, J.A., Del Boca, F.K., Babor, Th.F., Korner, P., Brown, J., Bohn, M.J.: Buspirone Treatment of Anxious Alcoholics: A Placebo-Controlled Trial. Archives of General Psychiatry 51, 1994

Krausz, M.; Haasen, C. (Hrsg.): Langzeitperspektiven süchtigen Verhaltens. Lambertus, Freiburg, 1996

Kreuzer, A.: Straßenverkehrsdelinquenz in Verbindung mit Drogenmißbrauch. Blutalkohol 11:329-337, 1974

Kreuzer, A.: Drogen und Delinquenz. Akademische Verlagsgesellschaft, Wiesbaden, 1975

Kreuzer, A.: Jugend – Rauschdrogen – Kriminalität. Akademische Verlagsgesellschaft, Wiesbaden, 1980

Kreuzer, A.: Zur forensischen Begutachtung »gefährlicher Drogen. NJW 24:1310-1314, 1982

Kunze, H. und Kaltenbach, L. (Hrsg.): Psychiatrie-Personalverordnung, Verlag W. Kohlhammer, Stuttgart, Berlin, Köln, 1992

Kuschinsky, K., Lüllmann, H.: Kurzes Lehrbuch der Pharmakologie und Toxikologie. Thieme, Stuttgart, 1987

Krylov, E.: Effectiveness of Psychotropic Drugs for the Treatment of the Alcohol Withdrawal Syndrome. in: s. Koehler et al.

Kryspin-Exner, K.: Drogen – Psychotrope Stoffe als Sucht- und Heilmittel. Jugend u. Volk, Wien-München, 1971

Krysta, J.H., Webb, E., Cooney, N., Kranzler, H.R., Charney, D.S.: Specifity of Ethanollike Effects Elicited by Serotoner-

gic and Noradrenergic Mechanisms. Archives of General Psychiatry 51, 1994

Küfner, H.: Die Entwöhnungsbehandlung. in: Möller, H.J.: Therapie psychiatrischer Erkrankungen. Stuttgart, 1993

Küfner, H.: Die Zeit danach – Alkoholkranke in der Nachsorgephase. in Schwoon, D., Krausz, M., 1990

Küfner, H.; Bühringer, G.: Alkoholismus. in: Hahlweg, K. & Ehlers, A. (Hrsg.): Psychische Störungen und ihre Behandlung. Enzyklopädie der Psychologie (Themengebiet D, Serie II, Bd. 2). Hogrefe, Göttingen, 1997

Kuhlmann, Th.: Ecstasy, eine Designerdroge der Techno-Szene, in: Psychiatrische Praxis, 23, S. 266-269, 1996

Kuhlmann, Th.: Harm Reduction – zum Paradigmenwechsel in der Drogenarbeit. Psychiat. Prax. 23, 1996

Kuntz, H.: Mit »Ecstacy« auf der Suche nach dem verlorenen Glück. Vorbeugung und Wege aus der Sucht und Abhängigkeit. Beltz, München, 1998

Kuzmin, A.V., Patkina, N.A., Sofzonov, A.G.: Centrally active calcium channal modulators and drug-induces reward. Possible implications in the pharmacotherapy of drug/alcohol addiction and related psychiatric disorders. International Parm. Connections 1, 1994

La Barre, W.: The Peyote cult. Yale University Publ. Anthrop., New Haven, 1938

Lachner, G., Wittchen, H.U.: Das Composite International Diagnostic Interview Substance Module (CIDI-SAM). Ein neues Instrument zur klinischen Forschung und Diagnostik. in: Mann, K., Buchkremer, G. (Hrsg.): Sucht. Grundlagen-Diagnostik-Therapie. Fischer, Stuttgart, 1996

Ladewig, D., Bardeleben, U. von: GABA an NMDA Medications in the Treatment of Alcoholism. Referat auf dem Weltkongreß für Psychiatrie in Madrid, 1996

Ladewig, D., Knecht, Th., Leher, Ph., Fendl, A.: Acamprosat – ein Stabilisierungsfaktor in der Langzeitentwöhnung von Alkoholabhängigen. Therapeutische Umschau 50, 1993

Ladewig, D., Battegay, R. & Labhardt, F.: Stimulantien: Abhängigkeit und Psychosen. Dtsch. med. Wschr. 94, 101, 1969

Längle, G., Mann, K.; Buchkremer, G. (Hrsg.): Sucht – die Lebenswelten Abhängiger (Studien zu Lebenswelten behinderter Menschen) Tübingen: Attempto, 1996

Landeskriminalamt Baden-Württemberg im Auftrag des Innenministeriums Baden Württemberg: Rauschgift ohne mich, Stuttgart, 10. Aufl. 1997

Langbein, k., Martin, H.P., Sichrovski, P., Weiss, H.: Bittere Pillen. Kiepenheuer & Witsch, Köln, 1983

Lassen HC, Henriksen E, Neukrich R et al: Treatment of tetanus, severe bone marrow depression after prolonged nitrous oxide anesthesia, Lancet 1, 1956

Layzer, R.B., Fishman, R.A., Schafer, J.A.: Neuropathy following abuse of nitrous oxide. Neurology 28:504, 1978

Leete, E.: Alkaloid biogenesis. In. Biogenesis of natural compounds. Pergamon, Oxford, 1966

Lehofer, M.: Arousal of Ex-Addicts as Predictor for Relapse. Vortrag auf dem X. Weltkongreß für Psychiatrie in Madrid 1996. Exzerpt aus dem Conifer Information System

Leucht, E.: Rauschgifte und ihre Identifikation. Diagnostik 6:101-105, 1973

Lewin, L.: Phantastica. Die betäubenden und erregenden Genußmittel. Verlag G. Stilke, Berlin, 1927

Lewin, L.: Phantastic. Narcotic and Stimulating Drugs – Their Use ans Abuse. Routledge & Kegan Paul, London, 1964

Liebowitz, M.R.: The chemistry of love. Little Brown, Boston-Toronto, 1983

Linden, M.; Hautzinger, M.: Verhaltenstherapie, Springer, 2. Aufl., 1993

Lindenmeyer, J., Schneider, R.: Qualitätssicherung in der Suchtbehandlung. in: Laireiter, A.R., Vogel, H.: Qualitätssicherung in der Rehabilitation Abhängigkeitskranker. Neuland Verlag, Geesthacht, 1998

Lintner, E.: Rauschgiftbilanz 1996, in: Drogen-Report, 1/97, Nürnberg, 1997

Loimer, N., Werner, E., Hollerer, E., Pfersmann, V., Schmidsiegel, B., Presslich, O.: Soziale und gesundheitliche Stabilisierung Drogenabhängiger durch Methadon. WMW, 1991

Lowinson, J.H., Ruiz, P. (eds.): Substance abuse – clinical problems ans perspectives. Williams & Wilkins, Baltimore-London, 1981

Lundberg, G.D., White, J.M., Hoffman, K.I.: Drugs (other than or in addition to ethylalcohol) and driving behavior – A collaborate study of the California Association of Toxicologists. J. Forensic sci. 24:207-215, 1979

Lutz, R.: Therapietheorie zur Förderung genußvollen Erlebens und Handelns, In: Zielke, M et al: Fortschritte der angewandten Verhaltensmedizin. Springer, 1990

Maas, K. (Hrsg.): Themen zur Chemie, Toxikologie und Analytik der Rauschgifte. Hüthig, Heidelberg, 1975

Malamed, Stanley F.: Sedation – a guide to patient management, Mosby, 3rd ed., 1995

Mann, K., Widmann, U.: Zur Neurobiologie der Alkoholabhängigkeit. Forschr. Neurol. Psychiat. 63, 1995

Mann , K., Buchkremer, G. (Hrsg.): Sucht / Grundlagen – Diagnostik – Therapie. Fischer, Stuttgart, 1996

Mann, K., Buchkremer, G. (Hrsg.): Suchtforschung und Suchttherapie in Deutschland. Neuland, Geesthacht, 1995

Mann, Peggy: Hasch – Zerstörung einer Legende, Fischer, 1987

Mantek, M.: Frauen-Alkoholismus. München: Reinhardt, 1979

Maremmani, I., Zolesi, O. et al.: Methadone Doses and Psychopathological Symptoms during methadone maintenance. J Psychoactive Drug 25, 1993

Markou, A., Weiss, Fr., Gold, L.H., Caine, B., Schulteis, G., Koob, G.F.: Animal models of drug Craving. Psychopharmacology 112, 1993

Marlatt, A., Vandenbos, G. (Editor): Additive behaviors: Readings on Etiologie, Prevention and Treatment. Amer Psychological Assn; 1998

Martin, W.R. (Hrsg.): Drug addition. Springer, Berlin-Heidelberg-New York (Handbook of experimental pharmacology, Vol. 45/1), 1971

McDougle, Chr.J., Clack, J.E., Malison, r.T., Zimmermann, R.C., Kosten, Th.R., Heninger, G.R., Price, L.H.: Noradrenergic Dysregulation During Discontinuation of Cocain Use in Addicts. Archives of General Psychiatry 51, 1994

McGrady, B. S. & Delaney, S. I.: Self help Groups. In: Hester, R. K. & Miller, W. R. (Eds.): Handbook of alcoholism treatment approaches. S. 160-175. Boston: Allyn and Bacon, 1995

Meert, T.F., Awouters, F., Niemegeers, K.H.l., Janssen P.A.J.: Ritanserin Reduces Abuse of Alcohol, Cocaine and Fentanyl in Rats. Pharmacopsychiat. 24, 1991

Meggendorfer, F.: Intoxikationspsychosen. In: Bunke, O. (Hrsg.) Handbuch der Geisteskrankheiten, Bd. VII, TI, III. Springer, Berlin, S. 151-400, 1928

Megges, G., Wasilewski, J.: Stellungnahme der Toxikologen der LKÄ und des BKA zur Präzisierung des Begriffs »nicht geringe Menge« i. S. §§ 29, 30 Betäubungsmittelgesetz (6. Symposium »Toxikologie« am 21./22.5.1984, Berlin), 1984

Megges, G. Steinke, W., Wasilewski, J.: Die Präzisierung des Begriffs »nicht geringe Menge« im Sinne des Betäubungsmittelgesetz. NStZ 4:163-164, 1985

Meissner, Dirk: Drogen – bei Neumond vor Marokko, In: Spiegel 1/1999

Mergern, A.: Beschaffungskriminalität – Interdependenz von Sucht, Spiel und Vermögensdelikten. Kriminalistik Verlag, Heidelberg, 1990

Metter, D.: Die Hypoglykämie als Ursache von Verkehrsunfällen. Blutalkohol 26:312-314, 1989

Miller, W. R. et al.: What works? A methodological analysis of the alcohol treatment outcome literatur. In: Hester, R. K. & Miller, W. R. (Eds): Handbook of alkoholism treatment approaches. Allyn and Bacon, Boston, 1995

Milroy, C.M./Clark, J.C./Forrest, A.R.W.: Pathology of deaths associated with »ecstasy« and »eve« misuse, In: J Clin Pathol 49, 1996

Mittermeyer, H-J.: Drogen und Straßenverkehr. Dtsch. Apotheker Zeitung 126:521-525, 1986

Modell, J.G. et al.: Obsessive and compulsive characteristics of alcohol abuse and dependence: Quantification by a newly developed questionaire. Alcohol Clin. Exp. Res. 16, 1992

Möller, Hans-Jürgen: Therapie psychischer Erkrankungen, Enke, Stuttgart, 1993

Mohr, K.: Schon die RG-Produktion erschweren...Gegen das illegale Abzweigen chemischer Basisstoffe. Kriminalistik 3:122-124, 1983

Moorey, S.: Drug abusers, In: Scott J. et al: Cognitive Therapy in clinical practice, London, 1991

Moreau de Tours, J.: Du Haschisch et de l´alienation mentale. Masson, Paris, 1845

Müller. H. R., Schacke, J., Stimmer, F.: Gemeindenahe Suchtkrankenhilfe – Versorgungswirklichkeit und Entwicklungsmöglichkeiten am Beispiel einer Region. Neuland, Hamburg, 1990

Müller-Ebeling, C., Rätsch, C.: Isoldes Liebestrank – Aphrodisiaka in Geschichte und Gegenwart. Kindler, München, 1986

Munzinger, M.: Vergiftungen durch Rauschmittel. Opiate, Halluzinogene, Weckamine. Notfallmed., 4, 650-657, 1978

Mutschler, E.: Arzneimittelwirkungen. Wissenschaftliche Verlagsgesellschaft, Stuttgart, 1991

Meyerhoff, B. J.: Peyote Hunt: The Sacred Journey of the Huichol Indians. Cornell University Press, Ithaca New York, 1974

Nahas, G.G.: Keep off the Grass. Pergamon Press, Oxford-New York-Toronto-Sydney-Paris-Frankfurt, 1979

Naranjo, C.A., Bremner, K.E.: Clinical pharmacology of serotonin-altering medications for decreasing alcohol consumption. Alcohol and Alcoholism, 1993

Naranjo, P.: Etnofarmacologia de las plantas psicotropicas de

America. Terapia, 24, 1969
Naranjo, P.: Ajahuasca – Religion y Medicina. Editorial Universitaria, 1970
Nationaler Rauschgiftbekämpfungsplan (1990) Maßnahmen der Rauschgiftbekämpfung und der Hilfe für Gefährdete und Abhängige (Hrsg. V. Bundesminister für Jugend, Familie, Frau und Gesundheit und Bundesminister des Inneren), 1990
Negrin, J.: The Huichol Creation of the World. E. B. Crocker Art Gallery, Sacramento, 1975
Neuendorff, S., Schiel, J.: Die anonymen Alkoholiker – Portrait einer Selbsthilfeorganisation. Beltz, Weinheim, 1982
Niaura, R.S., Rohsenow, D.J., Binhoff, J.A., Pedraza, M., Abrams, D.B.: Relevance of Cue Reactivity to Understanding Alcohol and Smoking Relapse. Journal of Abnormal Psychology 97, 1988
Nicholson, R.G., Amphetamine addiction, Br. Med. J. 101, 1954
Niederecker, M., Naber, D., Soyka, M., Garwers, C., Völkl, G., Hippius, H.: Methadonbehandlung opiatabhängiger Patienten. Nervenheilkund 11, 1992
Niedersächsische Landesstelle gegen die Suchtgefahren (Hrsg.): Ecstasy. Konsum, Mißbrauch, Präventionsstrategien. Hannover, 1995
Niehoff, Sozialmedizin, Syst. Uni-Med., 1995
Nimtz-Köster, Renate: Ständig unter Strom – kann die Psychopille Ritalin überdrehten Kindern und ihren Eltern helfen?, In: Spiegel Nr.52, Hamburg, 1998
Nimtz-Köster, Renate: Ich wurde untragbar – unbehaust irren Zehntausende psychisch Kranker durch die Großstädte, In: Der Spiegel Nr. 11, Hamburg, 1999
Novaco, R.W.: The cognitive regulation of anger and stress, In: Kendall et al: Cognitive behavioral interventions, Academic press, New York, 1979
Nowak, M.: Die Lust nach Ecstase – Party- oder Designerdrogen. In: Nowak, M., Schifman, R. & Brinkmann, R. (Hrsg.): Drogensucht. Entstehungsbedingungen und therapeutische Praxis. Stuttgart, New York, Schattauer, 1996
O'Brien, Ch.P., Volpicelli, L.A., Volpicelli, J.R.: Naltrexone in the Treatment of Alcoholism. A Clinical Review. Alcohol 13, 1996
O'Malley, S.S., Jaffe, A.J., Chang, G. et al.: Naltrexone and coping skills therapy for alcohol dependence. A controlled study. Archiv of General Psychiatry 49, 1992
O'Reilly, Edmund: Sobering tales: Narratives over Alkoholism and Recovery, 1997
Osterhues, U.J.: Zwanzig Jahre Daytop – zwanzig Jahre Erfahrung, München, 1992
Osmond, H.: Olulioqui – The ancient Aztec narcotic Remarks on the effects of Rivea corymbosa,. J. Ment. Sci., 101, 1955
Ott, J.: Hallucinogenic Plants of North America. Wingbow Press, Berkley, Cal., 1976
Ott, J. and Bigwood, J. (Hrsg.): Teonanacatl – Hallucinogenic Mushrooms of North America. Madrona Publishers, Seattle, Wash., 1978
Parnefjord, Ralph: Das Drogentaschenbuch. Enke, Stuttgart, 1997
Partydroge Ecstasy: Psychopiller, die Endlosnacht oder Einstieg in die Sucht, in: Stern, Nr. 38, 15.09.1994, 1994
Pauser, W.: Friede! Freude!! Eierkuchen!!! Hunderttausende auf Techno-Demonstrationen: Aber wofür oder wogegen demonstrieren sie in: Die Zeit, Nr. 28, S. 65-66, 1995
Pavlova, O.O.: Clinico-psychological peculiarities of women alcoholics deprived of parental rights. Problems of Narcology 3, 1992
Pelletier, S. W.: Chemistry of Alcaloids. Van Nostrand Reinhold Company, New York, 1970
Penkert, W. & Sonnewald, B.: Mortalitätsrisiko und Szenenentwicklung – Die Berliner Drogentodesfälle 1983-1987, In: Suchtgefahren 33, 1987
Peters, U.H.: Wörterbuch der Psychiatrie und medizinischen Psychologie, Urban & Schwarzenberg, München, Wien, Baltimore, 3. Aufl. 1984
Petry, J.: Alkoholismus – Kulturhistorische, Psychosoziale und psychotherapeutische Aspekte. Neuland, Geesthacht, 1998
Petry, J.: Alkoholismus, In: Linden, M., Hautzinger, M.(Hrsg.):) Verhaltenstherapie, Springer, 1993
Petry, Jörg.: Alkoholismustherapie. Gruppentherapeutische Motivierungsstrategien, Psychologie Verlags Union, 3. überarb. und erw. Auflage, 1998
Petry, J.: Behandlungsmotivation. Grundlagen und Anwendungen in der Suchttherapie. Beltz PVU, Weinheim, 1993
Platt, J. J.: Heroin addiction. 2 Bde. Krieger, Malabar Florida, 1995
Plowman, T., Gyllenhall, L. O. and Lindgren, J.-E.: Latua publiflora: Magic Plant from Southern Chile. Bot. Mus. Leafl., Harvard Univ., 23, 1971
Poser, Wolfgang; Poser, Sigrid: Medikamente – Mißbrauch und Abhängigkeit. Thieme, Stuttgart, 1996
Pope, H. J. Jr.: Tabernante iboga – an African narcotic plant of social importance. Econ. Bot. 23, 1969
Powell, J., Gray, J., Bradley, B.: Subjective Craving for opiates: Evaluation of a cue exposure

protocol for use with detxified opiate addicts. British Journal of Clinical Psychology 32, 1993

Rabes, Manfred, Harm, Wolfgang: XTC und XXL – Ecstasy. Rowohlt, Hamburg, 1997

Rätsch, Christian: Enzyklopädie der psychoaktiven Pflanzen, AT Verlag, 1998

Raffauf, R. J.: A Handbook of Alkaloids an Alkaloid-Containing Plants. Wiley Interscience, New York, 1970

Rakete, G./ Flüsmeier, U.: Ecstasy, eine explorative Studie zum Konsum und Mißbrauch von Ecstasy. in: Wiener Zeitschrift für Suchtforschung Jg. 18. Nr. 3, 1995

Rathmayer, W.: Gifte und Nervenforschung – Neue Erkenntnisse durch den gezielten Einsatz von Neurotoxinen. In: Sund, H., Timmermann, M. (Hrsg.): Auf den Weg gebracht. Universitätsverlag, Konstanz, S. 185-196, 1979

Reichel-Dolmatoff, G.: Amaconian Cosmos: The Sexual and Religios Symbolism of the Tukano Indians. Chicago University Press, 1971

Reichel-Dolmatoff, G.: Beyond the Milky Way: Hallucinatory Imagery of the Tukano Indians. UCLA Latin American Center Publications, Los Angeles, Cal., 1978

Reker, Dr. M.: Die qualifizierte Entzugsbehandlung Drogenabhängiger. Wer kümmert sich um den Notfall? in: FDR-Berichte Nr.3/4.96

Reuband, K.-H.: Rauschmittelkonsum. Akademische Verlagsgesellschaft, Wiesbaden, 1976

Reuter, H.: Calcium channel modulation by neurotransmitters, enzymes and drugs. Nature 301:569-574, 1983

Richards, H.G.H., Stephans, A.: Sudden death associated with taking of amphetamines by an asthmatic. Med. Sci.-Law, 13, 35-38, 1973

Rink, J. (Hrsg.): Zur Wirklichkeit der Abstinenzabhängigkeit. Kritische Betrachtungen zu Grundannahmen der Drogentherapie. Neuland, Geesthacht, 1995

Rist, F.: Therapiestudien mit Abhängigen. In: Mann, K., Buchkremer, G. (Hrsg.): Sucht / Grundlagen – Diagnostik – Therapie. Fischer, Stuttgart, 1996

Rivier, L. and Linggren, J.-E.: Ayahuasca – South American hallucinogenic drink: ethnobotanical and chemical investigations. Econ. Bot. 24, 1972

Rouhier, A.: La plante qui fait le le yeux émerveillés – le Peyotl. Gaston Doin et Cie, Paris, 1927

Roediger, E.: Wen bereichert Campral? SR H.4 1996, 46-47

Rommelspacher, Hans: Cannabis – als Arzneimittel nur von geringem Nutzen, In: Deutsches Ärzteblatt, Jg. 97, Heft 51-52, 2000

Rose, J. E.: Nicotine Ediction and Treatment. Ann. Rev. Of Medicine 47, 1996

Rost, M.: Psychoanalyse des Alkoholismus, Klett-Cotta, 1994

Rost, W. D.: Psychoanalyse des Alkoholismus. Theorie-Diagnostik-Behandlung. Clett-Kotta, Stuttgart, 4. Aufl. 1994

Roth, L.: Nikotin – Ecomed, Landsberg, 1998

Roy, M., Roy, A., Smeison, D., Weinberger, L., Williams, J.: Reduces Blue Cone ERG in Cocaine Patients. Vortrag auf dem Weltkongreß für Psychiatrie 1996 in Madrid

Rubin, E., Lieber, C.S.: Alcohol, alcoholism and drugs. Science, 172:112-130, 1971

Rübsamen, K.: Analytische und forensische Aspekte der kriminaltechnischen Untersuchung von Betäubungsmitteln. NStZ 7:310-315, 1991

Rump, A.F.E./Theison, M./Klaus, W.: The pathophysiology of cocaine cardiotoxicity, in: For Sci Int 71, S. 103-115, 1995

Sahenk Z, Mendell JR, Couri D et al: Polyneuropathy from inhalation of N2O cartridges through a whipped cream dispenser, Neurology 28:485, 1978

Sahihi, Arman: Designer-Drogen – Gifte, Sucht und Szene. Heyne, München, 1997

Saitz, R., Mayo-Smithz, M.F., Roberts, M.S. Redmond, H.A., Bernard, D.R., Calkins, D.R.: Individualized Treatment for Alcohol Withdrawal: A Randomized Double-Blind Controlled Trial. JAMA 272, 1994

Sakman, B., Neher, E.: Single-channel recording. Plenum, New York-London, 1984

Sandermann, H.: Membranbiochemie – Eine Einführung. Springer, Berlin-Heidelberg-New York-Tokyo, 1983

Saß, H., Soyka, M., Mann, K., Zieglgänsberger, W.: Relapse Prevention by Acamprosate. Arch. Gen. Psychiat. 53, 1996

Saß, H., Wittchen, Hans-Ulrich, Zaudig, Michael: Diagnostisches und Statistisches Manual Psychischer Störungen DSM IV, Hogrefe, Göttingen, 1996

Saunders, N.; Walder, P.: Ecstasy, Zürich, 1994

Schadewaldt, H.: Medizinhistorische Betrachtungen zum Rauschgiftproblem. Ärzte Praxis 3:3591 ff. 3635 ff., 1971

Schäfer, H.: Die Rauschgiftkriminalität als epochaltypisches Phänomen. Blutalkohol 19:497-516, 1982

Schall, U., Bender, St., Lodemann, E., Lutz, K.-H., Rösinger, C., Gastpar: Drogen- und Medikamentenmiß

brauch im Verlauf einer ambulanten substitutionsgestützten Behandlung von Opiatabhängigen mit Levomethadon. Sucht 40, 1994

Schediwy, D.: Zwischen Sucht und Suche – Frauenalkoholismus und Adoleszenz. Centaurus, 1995

Scherer S., Vogt, I. (Hrsg.): Drogen und Drogenpolitik – Ein Handbuch.) Campus, Frankfurt, 1989

Schlenger, R.: 50 Jahre LSD. Gastvorlesung mit Dr. Albert Hoffmann. In: Deutsche Apotheker Zeitung, 133 (32), 12. 8. 1993

Schlüter-Dupont, L. (1990) Alkoholismustherapie – Pathogenetische, psychodynamische, klinische und therapeutische Grundlagen, Schattauer, Stuttgart, 1990

Schmidt, G.: Rückfälle von als suchtkrank diagnostizierten Patienten aus systemischer Sicht. In: Körkel, J. (Hrsg.): Der Rückfall des Suchtkranken. Springer, Berlin/Heidelberg, 2. Aufl. 1992

Schmidt, L.: Alkoholkrankheit und Alkoholmißbrauch. Definition – Ursachen – Folgen – Behandlung – Prävention. 4. berarbeitete und erweiterte Auflage. Kohlhammer, Stuttgart, 1997

Schmidt, L.G., Dufeu, P., Kuhn, S., Rommelspacher, H.: Perspektiven einer Pharmakotherapie der Alkoholabhängigkeit. Nervenarzt 66, 1995

Schmoldt, A.: Hirnschäden durch Ecstasy? MDMA: Medizinische und pharmakologische Aspekte, in: Ecstasy: Prävention des Mißbrauchs, Dokumentation der Fachtagung: Konsum und Mißbrauch von Ecstasy. Bestandsaufnahme, Erfahrungsaustausch und Präventionsstrategien. Verlag Neuland Verlagsgesellschaft GmbH, Geesthacht, 1995

Schöchlin, C., Engel, R.R.: Pharmakologische Rückfallprophylaxe bei Alkoholikern – eine Metaanalyse von Studien zu Anti-Craving-Substanzen. Fortschr. Neurol. Psychiat. 64 SH2, 1996

Scholz, H.: Syndrombezogene Alkoholismustherapie. Ein verlaufsorientierter Stufenplan für die Praxis. Hogrefe, Stuttgart, 1996

Schrappe, O.: Gewöhnung und Süchte. Nervenarzt 39:337-350, 1968

Schrappe, O. (Hrsg.): Methoden der Behandlung von Alkohol, Drogen- und Medikamentenabhängigkeit (Gemeinsamkeiten und Unterschiede). Schattauer, Stuttgart-New York, 1983

Schreiber, L.H.: Drogenabhängigkeit und Spielsucht im Vergleich. Kriminalistik Verlag, Heidelberg, 1992

Schreiber, L.H.: Pathologisches Glücksspielverhalten unter dem Aspekt neurochemischer Erkenntnisse. Sucht, 7:359-361, 1994

Schröder, E., Rufer, C., Schmiechen, R: Arzneimittelchemie, Bd. I; Grundlagen, Nerven, Muskeln und Gewebe, Bd. 6. Thieme, Stuttgart, 1976

Schroers, A.: Ecstasy. Ein Ratgeber zur Droge MDMA, Münster, 1996

Schultes, R. E.: A contribution to Our Knowledge of Rivea Corymbosa – The Narcotic Ololiuqui of the Aztecs. Harvard Botanical Museum, Cambrigde, Mass., 1941

Schultes, R. E.: A new narcotic snuff from the Nothwest Amazon. Bot. Mus. Leafl. Harvard Univ. 16, 1954

Schultes, R. E.: Ein halbes Jahrhundert Ethnobotanik amerikanischer Halluzinogene. Planta Medica, 13, 1965

Schultes, R. E.: The botanical origins of South America snuffs. In: Efron, D., Holmstedt, B. and Kline, N. S.. (Eds.): Ethnopharmacological Search of Psychoactive Drugs. Public Health Serv. Publ. No. 1645, 1967

Schultes, R. E.: Hallucinogens of plant origin. Science, 163, 1969

Schultes, R. E.: The plant kingdom and hallucinogens. Bull. Narcotics 21, No. 3 (1969) 3-16; No. 4 (1969) 15-27; 22. No. 1 (1970) 25-53

Schultes, R. E.: The botanical and chemical distribution of hallucinogens. Ann. Rev. Pl. Physiol. 21, 1970

Schultes, R. E.: The utilization of hallucinogens in primitiv societies – use, misuse or abuse? In Keup, W. (Hrsg.): Drug Abuse Current Concepts and Research. Springfield, III., Charles C. Thomas, 1972

Schultes, R. E.: Hallucinogenic Plants. Golden Press, New York, 1976

Schultes, R. E.,:and Hoffman, A.: The Botany and Chemistry of Hallucinogens. Charles C. Thomas, Springfield, III, 1973

Schultes, Richard Evans & Hoffmann, Albert: Pflanzen der Götter – die magischen Kräfte der Rausch- und Giftgewächse, AT Verlag, Solothurn, 1997

Schultes, R. E. and Holmstedt, B.: De plantis toxicariis e Mundo Novo tropicale commentationes II. The vegetal ingrediens of myristicaceous snuffs of the northwest Amazon. Rhodora, 70, 1968

Schuster, P.: »Red Bull« – Mythos, Mode, Marketing, in: Das Erfrischungsgetränk – Mineralwasser-Zeitung, 1995

Schuster, P. / Wittchen, H.-U.: Ecstasy- und Halluzinogengebrauch bei Jugendlichen – Gibt es eine Zunahme? In: Verhaltenstherapie, H.6, 1996

Schwoon, D. R. & Krausz, M. (Hrsg.): Psychose und Sucht. Krankheitsmodelle, Verbreitung, therapeutische Ansätze. Lambertus-Verlag, Freiburg, 1992

Schwoon, D. Krausz, M.: Suchtkranke – Die ungeliebten Kinder der Psychiatrie. Enke, Stuttgart, 1990

Schwoon, D.: Motivationsbehandlung bei Alkoholkranken in: Schwoon, D., Krausz, M., 1990

Senatsverwaltung für Schule, Jugend und Sport Berlin: 3. Drogenbericht, Drucksache 13/545, Berlin, 1997

Senatsverwaltung für Schule, Jugend und Sport Berlin: Jahresbilanz 1998, Berlin, 1999

Sharon, D.: Wizard of the Four Winds – A Shaman's Story. The Free Press, New York, 1978

Shedlin M, Wallechinsky D: Laughing gas, nitrous oxide, Berkeley. Calif, And /Or Press, 1973

Shiffmann, S., Mason, K. M., Henning, J. E.: Tobacco dependence treatments. Review and prospectus. Ann. Rev. of Public Health, 19, 1998

Shulgin, A. T., Sargent, T. and Naranjo, C.: The Chemistry and Pharmacologie of Nutmeg and Several Related Phenolisopropylamines. In Efron, D. H. and Kline N. S. (s.): Ethnopharmacological Search for Psychoactive Drugs. Public Health Serv. Publ. No. 1645, 1967

Siegrist, J.: Medizinische Soziologie, München, Wien, Baltimore, U&S, 5.Aufl., 1995

Slotkin, J. S.: The Peyote Religion. The Free Press, Glencoe, III, 1956

Sobell, M. B., Sobell, L.: Problem drinkers. Guided self change treatment. Guilford Press, New York, 1993

Sommers, J., Tapert, S. F., Marlatt, G. A.: Harm Reduction – Grundlagen, Anwendungen und Möglichkeiten. In: Krausz, Michael, Haasen, Christian (Hrsg.): Langzeitperspektiven süchtigen Verhaltens. Lambertus, Freiburg, 1996

Sonderskov, J., Olsen, J., Sabroe, S., Meillier, L., Overvald, K.: Nicotine Patches in Smoking Cessation: A Randomized Trial among Over-the Counter Customers in Denmark. American Journal of Epidemiology 145, 1997

Soyka, M.: Anti-Craving-Substanzen in der Rückfallprophylaxe der Alkoholabhängigkeit. Sucht 41, 1995

Soyka, M.: Anti-Craving-Substanzen in der Therapie des Alkoholismus. Nervenheilkunde 16, 1997

Soyka, Michael: Die Alkoholkrankheit – Diagnose und Therapie, Chapmann und Hall, Weinheim, 1995

Soyka, M.: Klinische Erfahrungen mit »zugelassenen« Anti-Craving-Substanzen. Fortschr. Neurol. Psychiat. 64 SH 2, 1996

Soyka, M., Hippius, H.: Acamprosat in der Behandlung von Alkoholabhängigen. Psychopharmakotherapie 3, 1996

Sozialpsychiatrische Informationen: Themenschwerpunkt: Der immer wiederkehrende Patient. 21, 1991

Spruce, R.: In Wallace, A. R. (Hrsg.): Notes of a Botanist on the Amazon and Andes. Macmillan, London, 1908. (Reprinted ed.) Johnson Reprint, New York, 1970

Staak, M.: Betäubungsmittelmiß brauch. Süringer, Berlin-Heidelberg-New York-London-Paris-Tokyo, 1988

Stacy CB, DiRocci A, Gould RJ: Methionine in the treatment of nitrous oxide-induced neuropathy an myeloneuropathy, J Neurol 239 (7):401, 1992

Stafford, W. E.: Identity of cohoba – the narcotic snuff of ancient. Haiti, J. Wash. Acad. Science, 6, 1916

Stafford, W. E.: Narcotic plants and stimulants of the ancient Americans. Ann. Rep. Smithson. Inst., 1920, 1922

Stark, W. (Hrsg.): Lebensweltbezogene Prävention und Gesundheitsförderung. Freiburg i.B., 1989

Stefanis, C., Dornbush, R., Fink, M.: Hashish – Studies of Long-Term Use, Raven Press, New York, 1977

Steinbrecher, W., Solms, H. (Hrsg.): Sucht und Mißbrauch, körperliche und psychische Gewöhnung sowie Abhängigkeit von Drogen, Medikamenten und Alkohol. Thieme, Stuttgart, 1975

Stübing, G. Drogenmißbrauch und Drogenabhängigkeit. Deutscher Ärzteverlag, Köln, 1984

Suarez, R.V./Riemersma, R.: »Ecstasy« and sudden cardiac death, in: Am J Forensic Med Pathol 9, S. 339-341, 1988

Süß, H. M.: Zur Wirksamkeit der Therapie bei Alkoholabhängigen. – Ergebnisse einer Metaanalyse. Psychol. Rundschau 46, 1995

Suruda AJ, McGlothlin JD: Fatal abuse of nitrous oxide in the workplace, J Occup Med 32 (8):682, 1990

Susskind, D.J.: The idealized self-image: A new technique in confidence training, Behav. Ther., 1: 538-541, 1970

Sweeney B, Bingham RM, Amos RJ et al: Toxicity of bone marrow in dentists exposed to nitrous oxide, Br Med J 291:567, 1985

Swift, R.M.: Effect of naltrexone on human alcohol consumption. J. Clin. Psychiatry 56 (Suppl. 7) 1995

Täschner, K.L.: Rausch und Psychose. Kohlhammer Verlag, Stuttgart, 1980

Täschner, K.L.: Haschisch – Traum oder Wirklichkeit. Akademische Verlagsgesellschaft, Wiesbaden, 1981

Täschner, K.L.: Wirkung und Gefährlichkeit von Haschisch, 1983

Täschner, K. L.: Das Cannabisproblem. Deutscher Ärzte-Verlag, Köln 1986

Täschner, K.L.: Fahrtüchtigkeit bei Drogenkonsumenten, Versicherungsmedizin 43, 1991

Täschner, K.L.: Brauchen wir Methadon-Substitutionsprogramme?, Nervenarzt 62, 1991

Täschner, K.L.: Harte Drogen – weiche Drogen, trias, Thieme 2001

Talbot F: Psychic disturbances in nitrous oxide analgesia, Br Dent J 36: 668, 1915

Tashkin, D.P., Shapiro, B.J., Frank, I.M.: Acute pulmonary physiological effects of smoked marijuana and oral -9-THC in healthy young men. N. Engl. J. Med. 289, 336-341, 1973

Taylor, N.: Flight from Reality. Duell, Slone and Pearce, New York, 1949

Teale, J.D., Clough, J.M., King, L.J.: The incidence of cannabinoids in fatally injured drivers: an investigation by radioimmunoassay and high pressure liquid chromatography. J. For. Sci. Soc. 17: 177-183, 1977

Thamm, B.G.: Drogenfreigabe – Kapitulation oder Ausweg? Deutsche Polizeiliteratur, Hilden, 1989

Therapieladen e.V.: Ecstasy Hotline: Let's talk about Drugs, Berlin, 1995

Thomasius, R.: Ecstasy (MDMA) – Forschungsergebnisse und -perspektiven. Eine Information der Forschungsgruppe »Designer-Drogen« an der Psychiatrischen Klinik der Universität Hamburg, Hamburg, 1996

Thomasius, R., Jarchow, C: »Ecstacy – Psychotrope Effekte, Komplikationen, Nebenwirkungen. Deutsches Ärzteblatt 94, 1997

Thomasius, Rainer: Familiendiagnostik bei Drogenabhängigen, Springer, 1996

Thome, J.; Wiesbeck, G.A., Becker, T.: Zum Abhängigkeitspotential der Nicht-Benzodiazepin-Hypnotika Zolpidem und Zoplicon. Nervenheilkunde 10, 1997

Three found dead and laughing gas is blamed (asphyxiation from nitrous oxide inhalation), Los Angeles, Calif, The New York Times 141, 1, March 8, 1992

Tölle, Rainer: Psychiatrie, Springer, 11. Aufl. 1996

Tokarski, G.F./Paganussi, P./Urbanski, R./Carden, D./Rouge, B./Forebach, C./Tomlanovich, M.C.: An evaluation of cocaine induced chest pain, in: Annals of Emergency Medicine 19, S. 1088-1092, 1990

Tossmann, H.-P.: Schüler und die Droge Haschisch. In: Kollehn, Weber (Hrsg.): Der drogengefährdete Schüler. Schwann Verlag, Düsseldorf 1985

Toumbourou, J, Hamilton, M: Perceived Client and Program moderators of successful Therapeutic Community Treatment for Drug adddichtion, The international Journal of the Addictions, 28 (11), 1127-1146, 1993

Tretter, Felix: Ökologie der Sucht. Das Beziehungsgefüge Mensch – Umwelt – Droge. Hogrefe, Göttingen, 1998

Tresz, R.Z.: Leitfaden für Instrukteure und Ermittlungsbeamte auf dem Gebiet der Rauschmittelbekämpfung. Bundeskriminalamt, Wiesbaden (BKA Schriftenreihe, Bd. 56), 1988

Turner, D.M.: Der psychedelische Reiseführer, Nachtschatten Verlag, Solothurn, 1994

Ulrich, Andreas: Drogen – Tod ohne Warnung, die Ersatzdroge Methadon gerät in Verruf. In: Spiegel Nr.10, Hamburg, 1999

Uscategui-M. N.: The present distribution of narcotics ans stimulants amongst the indian tribes of Colombia. Bot. Mus. Leafl. Harvard Univ. 18 (1959) 273-304

van Treeck, Bernhard: Partydrogen. Schwarzkopf & Schwarzkopf, Berlin, 1997

van Treeck, Bernhard: Der Drogennotfall. Schwarzkopf & Schwarzkopf, Berlin, 2. Auflage 1999

van Treeck, Bernhard: Drogen- und Sucht-Lexikon, Lexikon-Imprint-Verlag, 2. Auflage 2000, 3. Auflage (Bechtermünz-Verlag) 2001

van Treeck, Bernhard: Das große Cannabis-Lexikon, Lexikon-Imprint-Verlag, Berlin, 2000

Veltrup, C.: Erfassung des »Craving« bei Alkoholabhängigen mit Hilfe eines neuen Fragebogens (Lübecker Craving-Risiko-Rückfall-Fragebogen). Wien. Klin. Wochenschrift 106, 1994

Villavicencio, M.: Geografica de la Republica del Equador. R. Craigshead, New York, 1858

Völger, G./Welck, K.: Rausch und Realität – Drogen im Kulturvergleich (drei Bände). Reinbek, 1982

Vogler, R. E., Revenstorf: Alkoholmißbrauch (Verhaltenstherapie). Urban und Schwarzenberg, München, 1998

Vogt, I.: Alkoholikerinnen – Eine qualitative Studie. Lambertus, Heidelberg, 1986

Vogt, I.: Zur Geschichte des Alkohols und die Alkoholwirtschaft. In: Scheerers S., Vogt, I. (Hrsg.) Drogen und Drogenpolitik – Ein Handbuch. Campus, Frankfurt, 1989

Vogt, I.: Drogenpolitik. Herder & Herder, Freiburg, 1975

Vollenweider, F. X. & Vollenweider, M. I. F.: Eine Droge berauscht die Wissenschaft. In: Psychologie heute, Mai, 1993

Yablonsky, Lewis: Die therapeutische Gemeinschaft, Beltz, Weinheim und Basel, 1990

Wahl, K., Honig, M. S., Gravenhorst, L.. Wissenschaftlichkeit und Interessen. Suhrkamp, Frankfurt, 1982

Walder, Patrick & Amendt, Günter: Ecstasy & Co., Rororo, Hamburg, 1997

Ward, S: Domains of Variables for Understanding and Improving Retention in Therapeutic Communitys, The international Journal of the Addictions, 29 (5), 593-607, 1994

Wasson, R. G.: The divine mushroom primitive religion and hallucinatory agents. Proc. Am. Phil. Soc. 102, 1958

Wasson, R. G.: The hallucinogenic mushrooms of Mexico and psilocybin – A bibliographie. Bot. Mus. Leafl. Harvard Univ. 20, 1962

Wasson, R. G.: Soma. Divine Mushroom of Immortality. Harc, Brace and World, New York, 1968

Wasson, R. G.: Marina Sabina and her Mazatec Mushroom Velada. Harcourt, Brace Jovanovic, New York, 1974

Wasson, R.G., Hofman, A. and Ruck, C. A. P.: The Road to Eleusis. Unveiling the Secrets of the Mysteries. Harcourt, Brace Ivanovic, New York, 1978

Wasson, V. P. and Wasson, R. G.: Mushrooms – Russia and History. Pantheon Books, New York, 1957

Watzl, Hans, Rockstroh, Brigitte (Hrsg.): Abhängigkeit und Missbrauch von Alkohol und Drogen. Hogrefe, 1997

Weber, Georg; Schneider, Wolfgang: Herauswachsen aus der Sucht illegaler Drogen. Selbstausstieg, kontrollierter Gebrauch und therapiegestützter Ausstieg. Hrsg.: Institut zur Förderung qualitativer Drogenforschung und akzeptierender Drogenarbeit. VWG-Verlag, 1997

Weithmann, G., Lenz-Bücker, U., Rotherbacher; H.: Unterschiedliche Formen der Chronifizierung bei suchtkranken Patienten Krankenhauses, Psychiatr. Praxis 16, 1989

Weltgesundheitsorganisation: Internationale Klassifikation psychischer Störungen ICD 10, Kapitel V (F), Verlag Hans Huber, Bern, Göttingen, Toronto, 1991

Wenig, Ch., Fleischmann, H.: Die Behandlung mehrfachgeschädigter Abhängiger, In: H.E. Klein & Fleischmann, H. (Hrsg.): Suchtkranke im psychiatrischen Krankenhaus, Neuland, 1992

Wetli, C.V., Wright, R.K.: Death caused by recreational cocaine use. J. Am. Med. Ass., 241, 2519-2522, 1979

Wetter, D.W., Fiore, M.C., Baker, T.B., Young, T.B.: Tobacco Withdrawal and Nicotine Replacement Influence Objective Measures of Sleep. Journal of Consulting and Clinical Psychology 63, 1995

Wetterling, T., Veltrup, C., Junghanns, K.: Craving – ein ausreichend fundiertes Konzept? Fortschr. Neurol. Psychiat. 64, 1996

Wienberg, G.: Die vergessene Mehrheit. Zur Realität der Versorgung alkohol- und medikamentenabhängiger Menschen. Psychiatrie-Verlag, Bonn, 1992

Wiesbeck, G.A., Weijers, H.-G., Böning, J.: Ritanserin als supportives Rezidiprophylaktikum in der Behandlung der primären Alkoholabhängigkeit – Ergebnisse einer internationalen Multicenterstudie. Fortschr. Neurol. Psychiatr. 64 SH 2, 1996

Wilkens, W.: Designer Drogen. Eine Himmelfahrt zur Hölle, Grundlageninformationen zu synthetischen Rauschmitteln, Hamburg, 1995

Wilcox, Danny M.: Alcoholic tinking: Language, Culture and Belief in Alcoholics. Praeger, 1998

Windle, M., Searles, J. S. (Eds.): Children of Alcoholics. Critical Perspectives. The Guilford Press, New York, 1990

Wirth, Nadja: Ecstasy, Mushrooms, Speed & Co, Ullstein, 2001

Wise, R.A.: The neurobiology of Craving: Implication for the understanding and treatment of addiction. J. Abnormal Psychology 97, 1988

Working Group for the Study of Transdermal Nicotine in Patients With Coronary Artery Desease: Nicotine Replacemant therapy for Patients With Coronary Artery Desease. Archives of Internal Medicine 154, 1994

Wrusch, V.: Frauenalkoholismus und Lebenslauf. Biographische Analysen. Lit. Münster, 1995

Zabaneh, R.I., Ejaz, A., Christiansen, B.: Nicotine Scores Again: In-Hospital Withdrawal. JAMA 272, 1994

Zilker, T.R./Brauer, R.B./Nathrath, W./Schweigart, U./Hölscher, A.H./Heidecke, C.D./Siewert, J.R.: Liver transplantation for the treatment of fulminant hepatic failure induced by the ingestion of ecstasy, in: Abstracts of the International Congress of the European Association of Poison Centres and Clinical Toxicologists, EAPCCT, Abstract 40, 1996

Zimmermann, A., Padilla, G.M., Cameron, I.L. (eds.): Drugs and the cell cycle. Academic Press, New York, 1973

Zimmermann, P.: Drogenschmuggel im Körper. Kriminalistik 8-9:556-559, 1995

Zimmermann, R., Hilpert, R.: Wischtest zur Drogendetektion. Kriminalistik 8-9:567 f., 1995

Zurhold, H.: Drogen Konkret. Substanzen – Wirkungen – Konsumformen – Safer-Use-Hinweise, hrg. v. Institut zur Förderung qualitativer Drogenforschung, akzeptierender Drogenarbeit und rationaler Drogenpolitik e.V. (INDRO), Münster, 1995

Die Autoren

Dr. Helmut Bläsner *(*1934) war lange Jahre leitender Arzt in rheinischen Suchtkliniken. In Berlin war er im Rahmen des Suchthilfeverbundes des Deutschen Ordens und des DZ tätig. Dr. Bläsner arbeitet zudem als Dozent für die Ärztekammer Nordrhein.*

Carsten Claus *(*1974) ist freier Autor, Fotograf, DJ und Remixer. Er ist Mitarbeiter des norddeutschen Techno-Magazin Mushroom.*

Andreas Gantner *(*1960) ist Dipl.-Psychologe und seit 1992 Leiter des Therapieladens in Berlin. Im Therapieladen werden seit 1984 Menschen mit Cannabisproblemen ambulant therapeutisch behandelt. Im November 1995 wurde dort die erste Ecstasy-Hotline Deutschlands eingeführt.*

Reiner Domes *(*1964) ist Dipl.-Psychologe und Gründungsmitglied von Eve & Rave e.V. Er entwickelte am Büro für Suchtprävention Hamburg gemeinsam mit Einrichtungen in Manchester und Amsterdam eine Serie von Info-Cards. Nebenberuflich arbeitet Domes als Autor.*

Dr. Hans Ulrich Gresch *(*1951) ist Diplompsychologe. Er arbeitet in Nürnberg beim Fachverband Freie Einrichtungen in der Suchtarbeit.*

Boris Hoppek *(*1970) ist Zeichner, Fotograf, Objektkünstler und – unter einem Pseudonym – einer der bekanntesten Sprayer Deutschlands. (Näheres unter www.borishoppek.de) Als Illustrator hat Hoppek z.B. an den Büchern »Der Drogennotfall« und dem »Drogen- und Sucht-Lexikon« (vom Autor dieses Buches) mitgearbeitet.*

Claudia van Treeck *(*1969), geb. Reis, ist Dipl. Sozialpädagogin und hat zudem Jura studiert. Sie arbeitet in einem psychiatrischen Krankenhaus in der Nähe von Düsseldorf. Nebenberuflich arbeitet sie als Autorin; sie ist u.a. für den Rechtsteil des von der BZgA-geförderten Raveline-Dancecube-Projektes (www.dancecube.de) zuständig.*

*Udo V. Wachtendonk (*1964) arbeitete bereits in einer Unternehmensberatung, in der in-haus Werbeagentur von Samsung und als Leiter der Unternehmenskommunikation eines mittelständischen Unternehmen. Es folgte 2001 der Schritt in die Selbstständigkeit. Nebenberuflich ist U. Wachtendonk seit 1998 als Autor tätig.*

*Nadja Wirth (*1970) ist Dipl. Sozialpädagogin (Sozial-/Suchttherapeutin), Vorstandsmitglied bei der AG Drogenarbeit und Drogenpolitik und Autorin des Buches »Ecstasy, Mushrooms, Speed & Co«. Nach Honorartätigkeit in der Arbeit mit Heroinabhängigen seit 1997 Aufbau und konzeptionelle Weiterentwicklung des sekundärpräventiven Fachbereichs der Krisenhilfe e.V. Bochum.*

DER HERAUSGEBER

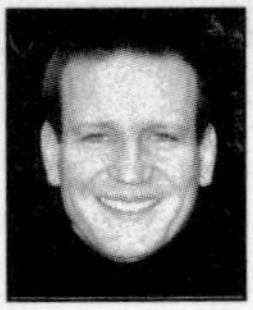

Dr. Bernhard van Treeck ist Facharzt für Psychiatrie und Psychotherapie. Er war mehrere Jahre Leiter einer Fachklinik für Abhängigkeitserkrankungen und berät aktuell die Landesverbände der Krankenkassen. Außerdem ist er ärztlicher Leiter des Kölner Lehrinstitutes für Verhaltenstherapie (KLVT). Buchveröffentlichungen von ihm sind (Auswahl): »Das große Graffiti-Lexikon«, »Partydrogen«, »Der Drogennotfall«, »Drogen- und Sucht-Lexikon« und »Das große Cannabis-Lexikon«.

DANKSAGUNG

Ich möchte mich ganz herzlich bei meiner Frau Claudia, meinem Sohn Marko und meinen Eltern dafür bedanken, dass es sie gibt. Und bei Boris Hoppek, einem großen Künstler und guten Freund, dafür, dass er für dieses Buch seine Illustrationen beigesteuert hat. Nicht zuletzt gilt mein Dank dem Verlag Schwarzkopf & Schwarzkopf: Oliver Schwarzkopf dafür, dass er auch dieses Buch mit mir gemacht hat und Daniel Spitzer für die wiederholte gute Zusammenarbeit.

IMPRESSUM

Dr. Bernhard van Treeck (Hrsg.)
DROGEN
Alles über Drogen und Drogenwirkung, Prävention und Strafverfolgung, Beratung und Therapie

Mit Beiträgen von Dr. Helmut Bläsner, Carsten Claus, Andreas Gantner, Reiner Domes, Dr. Hans Ulrich Gresch, Dr. Bernhard van Treeck, Claudia van Treeck, Udo v. Wachtendonk und Nadja Wirth
Mit Illustrationen von Boris Hoppek

ISBN 3-89602-420-5

Zweite Auflage, Berlin 2004

BILDNACHWEIS
Alle Illustrationen: Boris Hoppek

KATALOG
Wir senden Ihnen gern unseren kostenlosen Katalog.
Schwarzkopf & Schwarzkopf Verlag GmbH / Abt. Service
Kastanienallee 32, 10435 Berlin
Telefon: 030 – 44 33 63 00 / Fax: 030 – 44 33 63 044

INTERNET
Ausführliche Informationen zum Verlagsprogramm finden Sie im Internet.
www.schwarzkopf-schwarzkopf.de

EMAIL
info@schwarzkopf-schwarzkopf.de